M. V. Singer · S. Teyssen (Hrsg.)
Kompendium Alkohol

Springer
Berlin
Heidelberg
New York
Barcelona
Hongkong
London
Mailand
Paris
Tokio

M. V. Singer · S. Teyssen (Hrsg.)

Kompendium Alkohol

Folgekrankheiten
Klinik · Diagnostik · Therapie

Unter Mitarbeit von
Agarwal D. P., Agarwal-Kozlowski K., Bode C., Bode J. C.,
Chari S. T., Eggers V., Ertl G., Feuerlein W., Forßmann K.,
Gass A., van Haaren M. R. T., Hahn E. G., Hanck C., Harder H.,
Hehlmann R., Hendriks H. F. J., Hennerici M. G., Hirth K.,
Hörmann K., Hüllinghorst R., Jung E. G., Keller C. K., Kox W. J.,
Löser H., Mann K. F., Neumann T., Niebergall-Roth E.,
von der Ohe M., Rehm J., Reiter S., Riedel F., Ritz E., Rossol S.,
Rzany B., Schäfer C., Schatz M., Schmidt B. M. W., Schmidt L.,
Schmidt L. G., Schuppan D., Singer M. V., Soyka M., Spies C.,
Strotmann J., Suter P. M., Teschke R., Teyssen S., Wehling M.,
Woitge H. W., Ziegler R.

Mit 73 Abbildungen
und 66 Tabellen

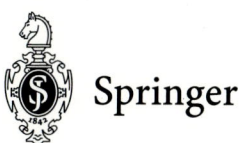 Springer

Herausgeber

Professor Dr. med. MANFRED V. SINGER
Direktor der II. Medizinischen Universitätsklinik (Schwerpunkt Gastroen-
terologie und Hepatologie), Fakultät für Klinische Medizin Mannheim der
Universität Heidelberg, Universitätsklinikum Mannheim,
Theodor-Kutzer-Ufer 1–3, 68167 Mannheim

Priv. Doz. Dr. med. STEPHAN TEYSSEN
Chefarzt der Medizinischen Klinik, Krankenhaus St. Josef Stift Bremen
Akademisches Lehrkrankenhaus der Universität Göttingen
Schwachhauser Heerstraße 54, 28209 Bremen

ISBN 3-540-41312-X Springer-Verlag Berlin Heidelberg New York

Die Deutsche Bibliothek – CIP Einheitsaufnahme
Kompendium Alkohol: Folgekrankheiten – Klinik, Diagnostik, Therapie / Hrsg.:
Manfred V. Singer; Stephan Theyssen. – Berlin ; Heidelberg ; New York ; Barcelona ;
Hongkong ; London ; Mailand ; Paris ; Tokio : Springer, 2002
ISBN 3-540-41312-X

Springer-Verlag Berlin Heidelberg New York
ein Unternehmen der BertelsmannSpringer Science+Business Media GmbH

http://www.springer.de/medizin

© Springer-Verlag, Berlin Heidelberg 2002
    Printed in Germany

Lektoratsplanung: H. Küster, Heidelberg
Einbandgestaltung: de'blik, Berlin
Satz: Fotosatz-Service Köhler GmbH, Würzburg

SPIN: 10766014   22/3130Sy – 5 4 3 2 1 0   Gedruckt auf säurefreiem Papier

Vorwort

Chronischer Alkoholkonsum unterschiedlichen Ausmaßes kann alle Lebensbereiche infiltrieren und zu zahlreichen körperlichen, seelischen (z. B. Suchtgefahr) und sozialen (z. B. Isolierung, sozialer Abstieg) Schäden führen. Nach Angaben der Deutschen Hauptstelle gegen die Suchtgefahren gibt es in Deutschland ca. 2,5 Mio. Alkoholkranke, die behandlungsbedürftig sind, und mehr als 9 Mio. Bundesbürger mit riskantem Alkoholmissbrauch. Selbst der sozial akzeptierte (moderater) Alkoholgenuss führt in bis zu 15 % der Fälle zur Abhängigkeit, wobei das Ausmaß der durch ihn hervorgerufenen organischen Krankheiten bislang unterschätzt wird. Bis zu 75 % der Alkoholiker, die zur stationären Entwöhnungsbehandlung kommen, leiden an Alkoholfolgekrankheiten. Bei 29 % der Männer und 9 % der Frauen, die in ein Allgemeinkrankenhaus eingewiesen werden, liegt eine alkoholassoziierte Erkrankung vor. Besonders betroffen sind Erwachsene im mittleren Alter (35 – 55 Jahre).

Die bisherigen Daten zu Alkoholmissbrauch oder -abhängigkeit in Allgemeinarztpraxen zeigen, dass bis zu 30 % der Patienten Alkoholmissbrauch betreiben oder alkoholabhängig sind. Jährlich sterben mehr als 40 000 Menschen an den Folgen übermäßigen Alkoholkonsums, davon 17 000 an Leberzirrhose. Für die alkoholinduzierte Morbidität und Mortalität werden jährlich in Deutschland ca. 40 Mrd. DM aufgebracht (aktuelle Krankenhausstatistik). Weltweit schätzt die WHO, dass 6 % des Bruttosozialproduktes einer Industrienation für die alkoholassoziierten Folgeschäden verwendet werden.

Es gibt kaum ein Organ, welches nicht durch Alkoholmissbrauch geschädigt werden kann. Als Beispiel seien genannt:

Karzinome des oberen Aerodigestivtraktes, Leberzirrhose mit hepatozellulärem Karzinom und chronische Pankreatitis. Dem Wissen um mögliche gesundheitlich nachteilige Folgen des Alkoholkonsums stehen Erkenntnisse gegenüber, welche einen schützenden Effekt moderaten Alkoholkonsums (10–30g pro Tag) gegenüber Herz-Kreislauf-Erkrankungen beschreiben. In der öffentlichen Diskussion wird dabei ganz außer Acht gelassen, daß Alkohol auf den gesamten Organismus wirkt, weitreichende immunologische und metabolische Veränderungen bewirkt und somit akute und chronische Erkrankungen an verschiedenen Organen induzieren kann. Da die „Public Health" einer Bevölkerung nicht nur durch die Mortalität, sondern insbesondere auch durch Morbidität und Behinderungen definiert wird, gilt es, diese Tatsache in epidemiologischen Untersuchungen, in deren Analysen und insbesondere bei den Schlussfolgerungen zu berücksichtigen, da Alkoholkonsum wesentlich stärker negativ mit Morbidität und Behinderungen verbunden ist als mit Mortalität.

Es ist wichtig für den Praktiker und Kliniker, den Alkoholgebrauch, -missbrauch und die Alkoholsucht als Ursache für die alkoholassoziierten körperlichen Erkrankungen zu erkennen. Das *Ziel* dieses Kompendiums ist es daher, für den Arzt die wichtigsten alkoholassoziierten Erkrankungen kurz und prägnant darzustellen. In der vorliegenden Kurzfassung unseres 1999 herausgegebenen Buches „*Alkohol und Alkoholfolgekrankheiten. Grundlagen – Diagnostik – Therapie*" wurden die entsprechenden Kapitel aktualisiert, auf die Klinik konzentriert und um einige wichtige Kapitel wie z.B. „Alkoholabusus: Risikofaktoren für Anästhesie und Intensivmedizin" ergänzt.

Mannheim, im Herbst 2001   MANFRED V. SINGER
                                         STEPHAN TEYSSEN

Inhaltsverzeichnis

Kapitel 4 Alkoholstoffwechsel

M. R. T. van Haaren, H. F. J. Hendriks

Kapitel 5 Genetische Aspekte von Alkoholismus und alkoholassoziierten Organschäden   54

K. Agarwal-Kozlowski, D. P. Agarwal,

Kapitel 6 Biologische Marker des Alkoholismus und alkoholassoziierter Organschäden   72

L. G. SCHMIDT

Kapitel 7 Klinisch-psychiatrische Diagnostik des Alkoholismus   85

M. SOYKA

Kapitel 11 Alkohol und Ösophagus 146
S. Teyssen, M. V. Singer

Kapitel 12 Alkohol und Magen 155
S. Teyssen, M. V. Singer

Kapitel 17 Alkoholinteraktionen mit exogenen Substanzen und Nahrungsmitteln 250

B. M. W. Schmidt, M. Wehling

Kapitel 18 Alkohol und Ernährung 271

P. M. Suter

Kapitel 22 Alkohol und Herz-Kreislauf-System 335
J. STROTMANN, G. ERTL

Autorenanschriften

AGARWAL, DHARAM P., Prof. Dr. med.
Institut für Humangenetik, Universitätskrankenhaus
Eppendorf, Universität Hamburg,
Butenfeld 32, 22529 Hamburg

AGARWAL-KOZLOWSKI, KAMAYNI, Dr. med.
Abteilung für Anästhesiologie, Universitäts-Krankenhaus
Eppendorf, Universität Hamburg,
Martinistraße 52, 20246 Hamburg

BODE, CHRISTIANE, Prof. Dr. rer. nat.
Leiterin der Abteilung Ernährungsphysiologie, Institut für
Biologische Chemie und Ernährungswissenschaft,
Universität Hohenheim, Garbenstrasse 28, 70593 Stuttgart

BODE, J. CHRISTIAN, Prof. Dr. med.
Chefarzt der Abteilung für Innere Medizin I (Schwerpunkte
Gastroenterologie, Hepatologie und Endokrinologie),
Zentrum für Innere Medizin, Robert-Bosch-Krankenhaus,
Auerbachstr. 110, 70376 Stuttgart

CHARI, SURESH T., M.D.
Mayo Clinic, Division of Gastroenterology & Hepatology,
200 First Street SW, Rochester, MN 55905, USA

EGGERS, V., Dr.
Klinik für Anästhesiologie und operative Intensivmedizin,
Universitätsklinikum Charité, Campus Mitte, Humboldt-
Universität Berlin, Schmumannstr. 20–21, 10117 Berlin

ERTL, GEORG, Prof. Dr. med.
Direktor der Medizinischen Universitätsklinik
Joseph-Schneider-Str. 2, 97080 Würzburg

FEUERLEIN, WILHELM, em. Prof. Dr. med.
Arzt für Neurologie und Psychiatrie
Heinrich-Laube-Weg 10, 81925 München

FORSSMANN, KRISTIN, Dr. med.
Haemopep Pharma GmbH,
Feodor-Lynen-Str. 5, 30625 Hannover

GASS, ACHIM, Dr. med.
Neurologische Universitätsklinik, Fakultät für
Klinische Medizin Mannheim der Universität Heidelberg,
Universitätsklinikum Mannheim,
Theodor-Kutzer-Ufer 1–3, 68167 Mannheim

VAN HAAREN, MARIAN R. T., M. Sc.
TNO Nutrition and Food Research Institute, Human
and Animal Nutrition, Department of Physiology,
Utrechtseweg 48, P. O. Box 360, 3700 AJ Zeist/The Netherlands

HAHN, ECKHART G., Prof. Dr. med.
Direktor der Medizinischen Klinik I,
Universität Erlangen-Nürnberg,
Krankenhausstr. 12, 91054 Erlangen

HANCK, CHRISTOPH, Dr. med.
II. Medizinische Universitätsklinik (Schwerpunkt
Gastroenterologie und Hepatologie), Fakultät für Klinische
Medizin Mannheim der Universität Heidelberg,
Universitätsklinikum Mannheim,
Theodor-Kutzer-Ufer 1–3, 68167 Mannheim

HARDER, HERMANN, Dr. med.
II. Medizinische Universitätsklinik (Schwerpunkt
Gastroenterologie und Hepatologie), Fakultät für Klinische
Medizin Mannheim der Universität Heidelberg,
Universitätsklinikum Mannheim,
Theodor-Kutzer-Ufer 1–3, 68167 Mannheim

HEHLMANN, RÜDIGER, Prof. Dr. med.
Direktor der III. Medizinischen Universitätsklinik
(Schwerpunkt Hämatologie/Onkologie),
Fakultät für Klinische Medizin Mannheim der Universität
Heidelberg, Universitätsklinikum Mannheim,
Wiesbadener Straße 7–11, 68305 Mannheim

HENDRIKS, HENK F. J., Ph. D.
TNO Nutrition and Food Research Institute, Human
and Animal Nutrition, Department of Physiology,
Utrechtseweg 48, P.O. Box 360, 3700 AJ Zeist/The Netherlands

HENNERICI, MICHAEL G., Prof. Dr. med.
Direktor der Neurologischen Universitätsklinik,
Fakultät für Klinische Medizin Mannheim der Universität
Heidelberg, Universitätsklinikum Mannheim,
Theodor-Kutzer-Ufer 1–3, 68167 Mannheim

HIRTH, KRISTINE, Dr. med.
Universitäts-Hals-Nasen-Ohrenklinik,
Fakultät für Klinische Medizin Mannheim der Universität
Heidelberg, Universitätsklinikum Mannheim,
Theodor-Kutzer-Ufer 1–3, 68167 Mannheim

HÖRMANN, KARL, Prof. Dr. med.
Direktor der Universitäts-Hals-Nasen-Ohrenklinik, Fakultät
für Klinische Medizin Mannheim der Universität Heidelberg,
Universitätsklinikum Mannheim,
Theodor-Kutzer-Ufer 1–3, 68167 Mannheim

HÜLLINGHORST, ROLF
Geschäftsführer der Deutschen Hauptstelle gegen
die Suchtgefahren,
Westring 2, 59065 Hamm

JUNG, ERNST G., Prof. Dr. med.
Direktor der Universitäts-Hautklinik, Fakultät für Klinische
Medizin Mannheim der Universität Heidelberg,
Universitätsklinikum Mannheim,
Theodor-Kutzer-Ufer 1–3, 68167 Mannheim

KELLER, CHRISTINE K., Dr. med.
Gemeinschaftspraxis für Diabetes und Nierenerkrankungen
Dialysezentrum Grünstadt
Hauptstraße 45, 67269 Grünstadt

KOX, W. J., Dr.
Klinik für Anästhesiologie und operative Intensivmedizin,
Universitätsklinikum Charité, Campus Mitte, Humboldt-
Universität Berlin, Schmumannstr. 20–21, 10117 Berlin

LÖSER, HERMANN, Prof. Dr. med.
Klinik und Poliklinik für Kinderheilkunde,
Westfälische Wilhelms-Universität Münster,
Albert-Schweitzer-Str. 33, 48149 Münster

MANN, KARL F., Prof. Dr. med.
Direktor der Klinik für Abhängiges Verhalten und
Suchtmedizin, Zentralinstitut für Seelische Gesundheit,
Universität Heidelberg, J5, 68159 Mannheim

NEUMANN, T., Dr.
Klinik für Anästhesiologie und operative Intensivmedizin,
Universitätsklinikum Charité, Campus Mitte,
HumboldtUniversität Berlin,
Schmumannstr. 20–21, 10117 Berlin

NIEBERGALL-ROTH, ELKE, Dr. med. vet.
II. Medizinische Universitätsklinik (Schwerpunkt
Gastroenterologie und Hepatologie),
Fakultät für Klinische Medizin Mannheim der Universität
Heidelberg, Universitätsklinikum Mannheim,
Theodor-Kutzer-Ufer 1–3, 68167 Mannheim

VON DER OHE, MANFRED, Priv.-Doz. Dr. med.
Leitender Oberarzt der II. Medizinischen Universitätsklinik
(Schwerpunkt Gastroenterologie und Hepatologie),
Fakultät für Klinische Medizin Mannheim der Universität
Heidelberg, Universitätsklinikum Mannheim,
Theodor-Kutzer-Ufer 1–3, 68167 Mannheim

REHM, JÜRGEN, Prof. Dr.
Institut für Suchtforschung
Konradstraße 32, Postfach, 8031 Zürich, Schweiz

REITER, SEBASTIAN, Priv.-Doz. Dr. med.
Oberarzt der III. Medizinischen Universitätsklinik
(Schwerpunkt Hämatologie/Onkologie),
Fakultät für Klinische Medizin Mannheim der Universität
Heidelberg, Universitätsklinikum Mannheim,
Wiesbadener Straße 7–11, 68305 Mannheim

RIEDEL, FRANK, Dr. med.
Universitäts-Hals-Nasen-Ohrenklinik, Fakultät für Klinische
Medizin Mannheim der Universität Heidelberg, Universitäts-
klinikum Mannheim,
Theodor-Kutzer-Ufer 1–3, 68167 Mannheim

RITZ, EBERHARD, Prof. Dr. med. Dr. h. c.
Leiter der Sektion Nephrologie, Abteilung Innere Medizin I,
Medizinische Universitätsklinik Heidelberg,
Bergheimer Straße 58, 69115 Heidelberg

ROSSOL, SIEGBERT, Priv.-Doz. Dr. med.
Oberarzt der II. Medizinischen Universitätsklinik
(Schwerpunkt Gastroenterologie und Hepatologie),
Fakultät für Klinische Medizin Mannheim der Universität
Heidelberg, Universitätsklinikum Mannheim,
Theodor-Kutzer-Ufer 1–3, 68167 Mannheim

RZANY, BERTHOLD, Priv.-Doz. Dr. med.
Oberarzt der Universitäts-Hautklinik,
Fakultät für Klinische Medizin Mannheim der Universität
Heidelberg, Universitätsklinikum Mannheim,
Theodor-Kutzer-Ufer 1–3, 68167 Mannheim

SCHÄFER, CHRISTIAN, Dr. med.
Abteilung für Innere Medizin I (Schwerpunkte
Gastroenterologie, Hepatologie und Endokrinologie),
Zentrum für Innere Medizin, Robert-Bosch-Krankenhaus,
Auerbachstr. 110, 70376 Stuttgart

SCHATZ, MICHAEL, Dr. med.
III. Medizinische Universitätsklinik (Schwerpunkt Hämatologie/Onkologie), Fakultät für Klinische Medizin Mannheim der Universität Heidelberg, Universitätsklinikum Mannheim, Wiesbadener Straße 7–11, 68305 Mannheim

SCHMIDT, BERNHARD M. W., Dr. med.
Medizinische Klinik 4, Schwerpunkt Nieren- und Hochdruckleiden, Universität Erlangen-Nürnberg, Medizinische Fakultät, Lehrstuhl für Innere Medizin IV Breslauer Str. 201, 90471 Nürnberg

SCHMIDT, LOTHAR, em. Prof. Dr. med.
Vizepräsident der International Commission for the Prevention of Alcoholism and Drug Dependency (ICPA) Beratender Chefarzt der Fachkliniken Haus Niedersachsen I und II Karl-Hofer-Straße 43, 14163 Berlin

SCHMIDT, LUTZ G., Prof. Dr. med. Dipl.-Psych.
Leitender Oberarzt der Psychiatrischen Klinik und Poliklinik, Freie Universität Berlin, Eschenalle 3, 14050 Berlin

SCHUPPAN, DETLEF, Prof. Dr. med. Dr. rer. nat.
Stellvertretender Direktor der Medizinischen Klinik I Universität Erlangen-Nürnberg, Krankenhausstr. 12, 91054 Erlangen

SINGER, MANFRED V., Prof. Dr. med.
Direktor der II. Medizinischen Universitätsklinik (Schwerpunkt Gastroenterologie und Hepatologie), Fakultät für Klinische Medizin Mannheim der Universität Heidelberg, Universitätsklinikum Mannheim, Theodeor-Kutzer-Ufer 1–3, 68167 Mannheim

SOYKA, MICHAEL, Priv.-Doz. Dr. med.
Oberarzt der Psychiatrischen Klinik und Poliklinik, Ludwig-Maximilians-Universität München, Nußbaumstraße 7, 80336 München

SPIES, C., Prof. Dr.
Klinik für Anästhesiologie und operative Intensivmedizin,
Universitätsklinikum Charité, Campus Mitte, Humboldt-
Universität Berlin, Schmumannstr. 20–21, 10117 Berlin

STROTMANN, JÖRG, Dr. med.
Medizinische Universitätsklinik Würzburg,
Joseph-Schneider-Str. 2, 97080 Würzburg

SUTER, PAOLO M., Priv.-Doz. Dr. med.
Medizinische Poliklinik, Universitätsspital Zürich,
Rämistr. 100, CH-8091 Zürich, Schweiz

TESCHKE, ROLF, Prof. Dr. med.
Direktor der Medizinischen Klinik II,
Stadtkrankenhaus Hanau, Akademisches Lehrkrankenhaus
der Johann-Wolfgang-Goethe-Universität Fankfurt,
Leimenstr. 20, 63450 Hanau

TEYSSEN, STEPHAN, Priv.-Doz. Dr. med.
Chefarzt der Medizinischen Klinik,
Krankenhaus St. Josef Stift Bremen,
Akademisches Lehrkrankenhaus der Universität Göttingen
Schwachhauser Heerstraße 54, 28209 Bremen

WEHLING, MARTIN, Prof. Dr. med.
Direktor des Institutes für Klinische Pharmakologie,
Fakultät für Klinische Medizin Mannheim der Universität
Heidelberg, Universitätsklinikum Mannheim,
Theodor-Kutzer-Ufer 1–3, 68167 Mannheim

WOITGE, HENNING W., Dr. med.
Abteilung Innere Medizin I, Endokrinologie und Stoffwechsel,
Medizinische Universitätsklinik Heidelberg,
Bergheimer Straße 58, 69115 Heidelberg

ZIEGLER, REINHARD, Prof. Dr. med.
Direktor der Abteilung Innere Medizin I, Endokrinologie und
Stoffwechsel, Medizinische Universitätsklinik Heidelberg,
Bergheimerstraße 58, 69115 Heidelberg

Kapitel 1
Begriffsbestimmungen

L. SCHMIDT

Bereits in der frühen Literatur wird uns vom Gebrauch, Genuss und Missbrauch alkoholischer Getränke sowie von Trunkenheit und Rausch berichtet. Im Laufe der Geschichte des Alkoholkonsums begegnen uns weitere Begriffe wie Trunksucht (Dipsomanie), Gewöhnung, Abhängigkeit, Alkoholismus und Alkoholkrankheit.

Die wissenschaftliche Auseinandersetzung mit den zunehmenden Alkoholproblemen hat zu zahlreichen neuen Erkenntnissen geführt, neue Begriffe kamen hinzu, alte wechselten ihren Inhalt, und einige werden unterschiedlich interpretiert. Eine möglichst scharfe Differenzierung von Begriffen ist für die Diagnostik von Krankheiten und somit auch von Abhängigkeitskrankheiten von großer Bedeutung. Bleibt sie ungenau und oberflächlich, sind Missverständnisse unvermeidlich, die rückwirkend Einfluss auf therapeutische Interventionen und präventive Maßnahmen nehmen können.

1.1
Alkoholgenuss

Der Begriff *Alkoholgenuss* beschreibt das Auslösen geschmacklicher und/oder stimmungsbezogener Befriedigung durch den Konsum alkoholischer Getränke. Gleiches gilt für die Genussmittel Tabak, Kaffee, Tee u.a. Der Begriff „Genussmittel" wird in wissenschaftlichen Arbeiten kaum mehr benutzt, weil er keine ausreichende Abgrenzung zwischen einzelnen Substanzen ermöglicht und willkürlich ist, da auch andere Stoffe Genuss vermitteln, die nicht zu Genussmitteln gezählt werden, z.B. Cannabisprodukte.

1.2
Alkoholgebrauch und Alkoholmissbrauch

Begriff *Alkoholgebrauch* findet sich selten und kann mit Alkoholkonsum gleichgesetzt werden. Zwischen Gebrauch und Missbrauch gibt es fließende Übergänge. Die Abgrenzung zwischen dem in unserer Gesellschaft anerkannten Gebrauch alkoholischer Getränke und ihrem Missbrauch gelingt relativ leicht, wenn Alkoholmissbrauch als falscher Gebrauch des Alkohols definiert wird, z. B.:

- Alkoholkonsum bei unpassender Gelegenheit, z. b. beim Autofahren, beim Sport, während der Arbeit, während der Schwangerschaft u. a.,
- Alkoholkonsum bis zum Rausch und anderen Intoxikationen,
- Alkoholkonsum häufig in größeren Mengen (Frauen mehr als 20 g, Männer mehr als 40 g),
- Alkoholkonsum zur Beseitigung gestörter psychischer Befindlichkeit.

Es ist sicher auch berechtigt, von Missbrauch zu sprechen, wenn der nicht medizinisch indizierte Gebrauch einer Substanz zur Gefahr für die Gesundheit wird. Diese Sicht definiert *Alkoholmissbrauch* als einen Alkoholkonsum, der zu körperlichen, psychischen und sozialen Schäden führt.

1.3
Alkoholrausch

Unter dem Begriff *Alkoholrausch* – einer vorübergehenden kurzdauernden Bewusstseins*störung* – werden einerseits verschiedene Grade der Trunkenheit, andererseits vorübergehende Zustände von gehobener Erregung, Enthemmung und oft auch von Glücks- und Omnipotenzgefühlen verstanden, ohne dass sie von der Bewusstseinstrübung entscheidend beeinflusst werden. Der Alkoholrausch steht in unmittelbarem Zusammenhang mit der Alkoholwirkung und hat enge Beziehung zur Alkoholintoxikation. Beide sind dosisabhängig und klingen mit Abbau des Alkohols ab.

Der Alkoholrausch zeigt sich im veränderten Verhalten und Erleben und ist von zahlreichen Umständen abhängig. Während des Rausches verändern sich u. a. Denken, Fühlen, Antrieb und soziales Verhalten des Alkoholkonsumenten. Es finden sich wechselnde, jedoch meistens euphorische Stimmungsschwankungen. Sinneseindrücke werden nicht mehr kritisch verarbeitet und oft falsch gedeutet.

Alkoholräusche werden nach ihrer Dauer in akute und protrahierte und nach ihrem Inhalt in „normale" (einfache), „abnorme", „komplizierte" und „pathologische" eingeteilt. Der *einfache Rausch* ist zunächst durch eine heitere Stimmung, Enthemmung, Antriebssteigerung und einen beschleunigten Gedankenablauf gekennzeichnet. Dann folgen oft depressive Verstimmungen, eine Verlangsamung psychischer Abläufe, eine allgemeine Ermüdung und Erschöpfung. Die Begriffe „abnormer" und „komplizierter" Rausch werden unterschiedlich angewendet und sind nicht scharf abgegrenzt. Der *pathologische Rausch* ist häufig durch paranoide Symptomatik, heftige Erregungszustände, aggressives Verhalten und Angst gekennzeichnet. Dabei können Zeichen von Trunkenheit weitgehend fehlen. Er findet sich vorwiegend bei hirnorganisch Kranken und auch bei Personen mit niedriger Alkoholtoleranz.

Rausch als Ausdruck verschiedenen Grades von Trunkenheit wird in leichten, mittleren und schweren entsprechend der Blutalkoholkonzentration differenziert.

1.4
Gewohnheitsbildung und Gewöhnung

Gewohnheitsbildung, Gewöhnung (Habituation) und besonders die pharmakologische Gewöhnung („drug habituation") haben enge Beziehungen zur Abhängigkeit. Unter Gewohnheiten („habits") werden weitgehend automatisierte Verhaltensweisen verstanden. Sie sind eingeschliffene Reaktionsabläufe und somit konditionierte spezifische Reaktionsweisen, die dann relativ automatisch ablaufen. Gewohnheiten sind somit sich wiederholende gleiche Reaktionen in bestimmten Situationen.

1957 definierte die WHO *Gewohnheitsbildung* („drug habituation") als Zustand wiederholter Drogeneinnahme mit folgenden Kennzeichen:

- Wunsch, die Einnahme der Substanz fortzusetzen,
- Fehlen der Tendenz zur Dosissteigerung,
- Auftreten psychischer Abhängigkeit ohne physische Folgeschäden und weitgehende Beschränkung der Folgeschäden auf den Konsumenten.

Im Gegensatz zur Gewohnheitsbildung wird unter *Gewöhnung* die Abschwächung der Reaktion auf einen Reiz nach fortgesetzter Reizwiederholung verstanden. Dabei handelt es sich nicht um einen Lernvorgang wie bei der Bildung von Gewohnheiten, sondern um spezifische Reaktionen des Organismus. Es kommt zur pharmakologischen Gewöhnung, zum Toleranzerwerb, z. B. durch Beschleunigung des Abbaus der Fremdsubstanz, Aktivierung eines zusätzlichen Abbausystems, Veränderung der Empfindlichkeit von Rezeptoren u. a. Folglich kann mit der ursprünglichen Dosis nur noch eine verringerte oder keine Wirkung mehr erzielt werden. Zur Erzeugung gleicher Wirkung muss somit die Einzeldosis oder die Einnahmefrequenz erhöht werden.

Die Zunahme der Alkoholtoleranz findet erst ihre Grenze, wenn die geschädigte Leber die vermehrte Abbauarbeit nicht mehr zu leisten vermag. Die am Beginn der Alkoholkrankheit zunehmende Alkoholtoleranz (durch Induktion alkoholabbauender Enzyme in der Leber) nimmt bei fortgeschrittenem Krankheitsprozess mit deutlicher Leberschädigung wieder ab.

Von der metabolischen ist die funktionelle Toleranz zu unterscheiden. Letztere bezieht sich auf das Nervensystem und bewirkt, dass der Alkoholkonsument auch nach hohen Dosen Alkohol weitgehend normal funktioniert.

1.5
Sucht und Abhängigkeit

Das Wort Sucht leitet sich vom althochdeutschen „suht" (Krankheit), dem späteren „siech", ab und nicht von „suchen". Doch der Begriff sagt mehr und wird verwendet, um verstärkte normabweichende und störende Verhaltensweisen auszudrücken. Nicht nur jeder menschliche Trieb, sondern auch jede menschliche Tätigkeit kann süchtig entarten. Doch wird das abnorme Verhalten in der Regel erst beim Auftreten körperlicher oder sozialer Störungen als süchtig gewertet.

1957 definierte die WHO *Sucht* („drug addiction") als Zustand periodischer oder chronischer Vergiftung, die durch wiederholte Zufuhr einer bestimmten Substanz hervorgerufen wird und durch 4 Kriterien gekennzeichnet ist:

- unbezwingbares Verlangen zur Einnahme und Beschaffung des Mittels,
- Tendenz zur Dosissteigerung,
- physische und psychische Abhängigkeit,
- Folgeschäden für den Konsumenten und die Gesellschaft.

Unterschiede zwischen nicht stoffgebundenen (Tätigkeitssüchte) und stoffgebundenen (Drogen) Süchten machten weitere Abgrenzungen notwendig. Während bei den Tätigkeitssüchten, z. B. bei der Spiel- und Arbeitssucht, der Süchtige aktiv sein muss, um seine Befindlichkeit zu ändern, kann der

Drogenabhängige dies allein durch Einnahme der Droge erreichen. Seine Entzugserscheinungen sind deutlicher und seine somatischen Folgeschäden ausgeprägter.

Auf Grund dieser Mehrdeutigkeit des Begriffes „Sucht", empfahl die WHO 1964, ihn im Drogenbereich durch den Begriff „Abhängigkeit" („drug dependence") zu ersetzen und zwischen psychischer und physischer Abhängigkeit zu unterscheiden. Somit ist die stoffgebundene Abhängigkeit von der nichtstoffgebundenen Sucht abzugrenzen und statt von Alkoholsucht von Alkoholabhängigkeit zu sprechen.

Nach der Definition der WHO handelt es sich bei der *Abhängigkeit* um einen Zustand, der sich aus der periodisch oder kontinuierlich wiederholten Einnahme einer Droge ergibt. Unter dem Begriff „Drogen" sind Substanzen zu verstehen, die Funktionen im Organismus verändern und v.a. das Nervensystem beeinflussen. Zu ihnen gehören neben den illegalen Drogen auch Alkohol und Arzneimittel. Sie entwickeln alle psychische Abhängigkeit.

1.5.1
Psychische Abhängigkeit

Als psychische Abhängigkeit wurde das unwiderstehliche Verlangen nach weiterer periodischer oder dauernder Einnahme des Mittels, um Lust zu erzeugen oder Unlust zu vermeiden, definiert (Eddy et al.1965). Zu den psychischen Entzugszeichen gehören Unruhezustände, depressive Verstimmungen, Angst und der Drang zum erneuten Drogenkonsum.

1.5.2
Physische Abhängigkeit

Beim Morphin- und Barbiturat-/Alkoholabhängigkeitstyp entwickelt sich neben psychischer auch physische Abhängigkeit, die durch das Auftreten von körperlichen Entzugssymptomen gekennzeichnet ist. Das Alkoholentzugssyndrom, das bei Unterbrechungen oder abrupter Verminderung des Alkoholkonsums auftritt, zeigt eine Vielzahl von Symptomen. Zu den häufigsten gehören vegetative Fehlfunktionen, feuchte Hände, Schweißausbrüche, innere Unruhe, Tremor, Schlaflosigkeit, Tachykardie und Blutdrucksteigerung. In ausgeprägter Form finden sich zerebrale Krampfanfälle, akute Alkoholhalluzinosen und das Delirium tremens.

1.6
Alkoholismus und Alkoholkrankheit

Magnus Huss (1849) prägte mit seiner Arbeit *Alcoholismus chronicus* erstmalig den Begriff „Alkoholismus". Er wurde in den folgenden Jahren sehr allgemein verwendet und damit unscharf abgegrenzt. Eine wichtige Definition lieferte Keller (1960):

> *Alkoholismus ist eine psychogene Abhängigkeit von oder eine physiologische Süchtigkeit nach Äthanol, die sich äußert in der dauerhaften Unfähigkeit des Alkoholikers, entweder den Anfang des Trinkens oder seine Beendigung, wenn er einmal angefangen hat, zu kontrollieren …"*

Jellinek beschrieb 1946 und 1952 Alkoholismus als Krankheit, und 1960 veröffentlichte er seine Typeneinteilung der Alkoholiker und differenzierte diese nach folgenden Kriterien:

- *Alpha-Alkoholiker*: Konflikt-, Problemtrinker, die eine psychische Abhängigkeit entwickeln, aber jederzeit ihren Alkoholkonsum beenden können;
- *Beta-Alkoholiker*: Gewohnheitstrinker, die sich zwar körperlich schädigen können, aber keine Abhängigkeit entwickeln;
- *Gamma-Alkoholiker* mit Entwicklung des Kontrollverlustes;
- *Delta-Alkoholiker* mit Entwicklung deutlicher Entzugssymptomatik und damit des Nichtaufhörenkönnens;
- *Epsilon-Alkoholiker* mit episodischen Trinkexzessen (Quartalstrinker).

Jellinek und andere kamen zu dem Ergebnis, dass es sich beim *Alkoholismus* um eine progressive Krankheit mit typischer Symptomatologie und typischem Verlauf handelt. Als zentrale Krankheitsmerkmale wurden der Kontrollverlust, Palimpseste (Gedächtnislücken), Denken an Alkohol, Leugnen des Alkoholkonsums und die Entzugssymptomatik gewertet. Neue Erkenntnisse über Einflüsse des Alkohols auf biochemische Prozesse machen uns die Entwicklung des Kontrollverlustes verstehbarer.

Der Begriff „Alkoholismus" wird heute noch häufig für chronischen Alkoholmissbrauch und Alkoholabhängigkeit verwendet. Das Expertenkomitee der WHO grenzte exzessives Trinken als nicht krankhaftes Verhalten von Alkoholismus ab. Um Missverständnisse zu vermeiden, sollte somit der Begriff „Alkoholismus" ausschließlich für Alkoholabhängigkeit, die zwar mit chronischem Alkoholmissbrauch einhergeht, verwendet werden. Chronischem Alkoholmissbrauch liegt jedoch nicht immer Alkoholabhängigkeit zugrunde, sondern kann Ausdruck reichlichen Alkoholkonsums sein, der jederzeit beendet werden kann. Schulz et al. (1992) wiesen in ihrer Studie die Existenz des Gamma- und Delta-Alkoholismus nach.

1778 bezeichnete Trotter erstmalig Trunksucht („inebriety") als Krankheit. Erst 1968 definierte das Bundessozialgericht der Bundesrepublik Deutschland Alkoholismus als Krankheit, für die der Kontrollverlust bzw. das Nichtaufhörenkönnen charakteristisch ist. Auf Grund der multifaktoriellen Ursachen formulierten Anfang der 1980er-Jahre das Bundesverwaltungs- und das Bundesarbeitsgericht Alkoholismus als in der Regel nicht selbstverschuldete Krankheit.

1992 wurde in den USA vom National Council on Alcoholism and Drug Dependence und von der American Society of Addictive Medicine folgende Definition des Alkoholismus formuliert:

„Alkoholismus ist eine primäre chronische Krankheit, deren Entstehung und Manifestation durch genetische, psychosoziale und umfeldbedingte Faktoren beeinflusst wird. Sie schreitet häufig fort und kann tödlich enden. Alkoholismus wird durch dauernd oder zeitweilig auftretende Kennzeichen charakterisiert: durch die Verschlechterung des Kontrollvermögens beim Trinken und durch die vermehrte gedankliche Beschäftigung mit dem Alkohol, der trotz besseren Wissens um seine schädlichen Folgen getrunken und dessen Konsum häufig verleugnet wird."

Die „International Classification of Diseases" (ICD 10) enthält für die Diagnose „Abhängigkeitssyndrom" 8 Kriterien, von denen während des letzten Jahres 3 oder mehr zur Diagnosesicherung erfüllt sein sollten:

- starker Wunsch zum Alkoholkonsum,
- verminderte Kontrollfähigkeit bezüglich Beginn, Beendigung und Menge des Konsums,
- Alkoholkonsum mit dem Ziel, Entzugssymptome zu mildern, und eine entsprechend positive Erfahrung,
- körperliches Entzugssyndrom,
- Toleranzsteigerung,
- eingeengtes Verhaltensmuster im Umgang mit Alkohol,
- fortschreitende Vernachlässigung anderer Interessen zugunsten des Alkohols,
- anhaltender Alkoholkonsum trotz Nachweis schädlicher Folgen.

Das von der American Psychiatric Association erarbeitete „Diagnostische und Statistische Manual Psychischer Störungen" (DSM-IV) enthält 9 ähnliche Kriterien, von denen ebenfalls 3 erfüllt sein sollen, um die Diagnose Alkoholabhängigkeit zu stellen. Diese Klassifikationen sind Hilfen für eine präzisere Diagnostik und Einschätzung der Schwere der Alkoholabhängigkeit. Sie werden ausführlich in Kap. 7 („Klinisch-psychiatrische Diagnostik des Alkoholismus") beschrieben.

Weiterführende Literatur

Eddy NB, Halbach H, Isbell H, Seevers M (1965) Drug dependence: its significance and characteristics. Bull WHO 32: 721–733

Huss M (1852) Chronische Alkoholkrankheit oder Alcoholismus chronicus. Fritze, Stockholm Leipzig

Jellinek EM (1946) Phases in drinking history of alcoholics. Q J Stud Alcohol 7: 1–8

Jellinek EM (1952) Phases of alcohol addiction. Q J Stud Alcohol 13: 673–684

Jellinek EM (1960) The disease concept of alcoholism. Hillhouse, New Haven

Keller M (1960) Definition of alcoholism. Q J Stud Alcohol 21: 125–134

Schulz W, Dörmann K, Schneider W (1992) Empirische Überprüfung der Jellinek-Typologie. Sucht 38: 27

Trotter T (1804) An essay, medical, philosophical and chemical on drunkness and its effects on the human body. London (Studie vorgetragen 1778)

Kapitel 2
Alkoholkonsum – Zahlen und Fakten

R. Hüllinghorst

Beim 27. Internationalen Kongress Alkohol und Alkoholismus 1964 in Frankfurt stellte Sully Ledermann die Frage: „Kann man den Alkoholismus, ohne gleichzeitige Änderung des Gesamtverbrauches einer Bevölkerung, reduzieren?". In seinen Schlussfolgerungen stellt er fest: „Es gibt eine beinahe mathematische Beziehung zwischen vernünftigem und unvernünftigem Alkoholgenuss". Das bedeutet, dass es einen direkten Zusammenhang zwischen der Höhe des Alkoholkonsums in einer Gesellschaft und den daraus resultierenden Schäden gibt. Edwards u. a. bestätigen in einem internationalen Überblick anhand der bis heute vorliegenden Untersuchungen diese Aussage.

Der Alkoholkonsum in Deutschland liegt auf einem so hohen Niveau, dass die gesundheitlichen, sozialen und wirtschaftlichen Schäden den Nutzen weit übersteigen. Es zeigt sich, dass bestimmte Alkoholfolgen, wie die Häufigkeit von Leberzirrhosen, eng mit dem Pro-Kopf-Konsum zusammenhängen. Ein höherer Pro-Kopf-Konsum in einem Land ist in der Regel mit einem höheren durchschnittlichen Konsum in jeder Gruppe verbunden: bei den Wenig- und bei den Vieltrinkern.

Um den Konsum auf der Basis der Gesamtbevölkerung auf ein sozial verträgliches Maß zu senken, sind dringend eine Reihe von konsumsenkenden Maßnahmen erforderlich. Dazu gehört eine Preiserhöhung durch zweckgebundene Abgaben für Prävention und Behandlung, dazu gehören Einschränkungen der Verfügbarkeit, z.B. durch Mindestabgabealter, Verkauf nur in lizensierten Geschäften sowie die Herabsetzung der Promillegrenze im Straßenverkehr.

2.1
Pro-Kopf-Verbrauch

Der Pro-Kopf-Verbrauch an reinem Alkohol stellt ein allgemein übliches Maß dar, wenn Verbreitung und Umfang in einem Land dargestellt werden sollen. Obwohl sich die Trinkmengen durchaus nicht gleichmäßig in der Bevölkerung verteilen – nach einer Schweizer Untersuchung trinken nur 10 % der Bevölkerung zwischen 15 und 74 Jahren die Hälfte aller alkoholischen Getränke (Müller 1997) –, hat sich doch gezeigt, dass der Pro-Kopf-Verbrauch die Gesamtsituation eines Landes gut abbildet.

Der durchschnittliche Alkoholgehalt alkoholischer Getränke ist von Land zu Land verschieden. So setzt z. B. der „Scandinavian Drinking Survey 1981" Bier mit 4,5 Vol.-%, Wein mit 14,5 Vol.-% und Spirituosen mit 40 Vol.-% an. Die Deutsche Gesellschaft für Suchtforschung und Suchttherapie schlägt in ihren *Dokumentationsstandards II für die Behandlung von Abhängigen* für den deutschsprachigen Raum einen Umrechnungsschlüssel von Bier mit 5 Vol.-%, Wein mit 11 Vol.-%, Sekt mit 12 Vol.-%, Südwein mit 20 Vol.-%, Likör mit 30 Vol.-% und Schnaps mit 35 Vol.-% vor. In Deutschland geht die Deutsche Hauptstelle gegen die Suchtgefahren (DHS) davon aus, dass Bier 4,4 Vol.-% enthält, Wein 12 Vol.-%, Schaumwein 12 Vol.-%, Spirituosen 38 Vol.-%, während die Industrie von 4 % beim Bier, 10 % bei Wein und Schaumwein und 33,6 % bei Spirituosen ausgeht.

Die Produktion alkoholischer Getränke und deren Umsatz in Litern Fertigware wird durch das Statistische Bundesamt erfasst. Das IFO-Institut für Wirtschaftsforschung rechnet diese Zahlen um und bewertet Umsätze und Tendenzen im Auftrag der Getränkehersteller. Auf der Grundlage dieser Angaben wird der Pro-Kopf-Verbrauch in reinem Alkohol in Deutschland errechnet. Die Zahlen werden von der DHS für das *Jahrbuch Sucht* verwendet.

Zahlenreihen

Seit 1992 sinkt der Pro-Kopf-Verbrauch, mit Ausnahme des Jahres 1994, geringfügig, wobei die Tendenz bei den Spirituosen am deutlichsten ist. In Tabelle 2-1 ist der Pro-Kopf-Verbrauch in Deutschland dargestellt. Betrachtet man den Konsum alkoholischer Getränke in Litern je Einwohner (Tabelle 2-2), so wird deutlich, dass Bier das mit Abstand am häufigsten konsumierte Getränk in Deutschland ist. Im internationalen Vergleich liegt Deutschland im Konsum alkoholischer Getränke auf Spitzenplätzen, obwohl es in dieser Darstellung auf Grund der niedrigeren Umrechnungssätze der Alkoholindustrie leichte Verschiebungen zu den deutschen Zahlen gibt.

Beim Bierkonsum liegt Deutschland an 3. Stelle, beim Weinkonsum an 15. und bei den Spirituosen an 16. Stelle. Umgerechnet auf den Pro-Kopf-Konsum stellt sich die Rangfolge wie in Tabelle 2-3 dar.

Tabelle 2-1. Pro-Kopf-Konsum in Liter Alkohol. (Aus: Jahrbuch Sucht 2001)

Jahr	Menge [*l*]	Veränderung gegen-über Vorjahr [%]
1900	10,1	
1913	7,5	
1929	5,2	
1950	3,3	
1960	7,8	
1970	11,4	
1975	12,4	
1980	12,5	
1985	12,1	
1990	12,1	
1991	12,4	2,50
1992	12,0	−3,20
1993	11,2	−4,20
1994	11,6	0,90
1995	11,1	−4,30
1996	11,0	−0,90
1997	10,8	−1,80
1998	10,6	−1,90
1999	10,6	0

Tabelle 2-2. Konsum alkoholischer Getränke je Einwohner. (Aus: Jahrbuch Sucht 2001)

Jahr	Bierkonsum [*l*]	Weinkonsum [*l*]	Sektkonsum [*l*]	Spirituosenkonsum [*l*]
1900	125,1			
1929/30	90			
1938/39	69,9			
1950	35,6	4,7		2,5
1960	94,7	10,8		4,9
1970	141,1	15,3	1,9	6,8
1975	147,8	20,5	2,6	8
1980	145,9	21,4	4,4	8
1985	145,8	21,2	4,2	6,1
1990	142,7	21,9	5,1	6,2
1991	141,9	21,3	4,7	7,5
1992	142	18,4	5	7,3
1993	135,9	17,3	5,1	7
1994	138	18	5,1	6,7
1995	135,9	17,4	4,9	6,5
1996	131,9	18,3	4,8	6,3
1997	131,2	18,1	4,9	6,1
1998	127,5	18,1	4,7	6,0
1999	127,5	18,0	4,9	5,9

Tabelle 2-3. Rangfolge ausgewählter Länder hinsichtlich des Alkoholkonsums in Litern reiner Alkohol pro Kopf. (Aus: Jahrbuch Sucht 2001)

Rang	Land	1994	1996	1998
1	Luxemburg	11,9	11,6	13,3
2	Portugal	10,8	11,6	11,2
3	Frankreich	11,4	11,2	10,8
4	Irland	8,6	9,9	10,8
5	Deutschland	10,3	11,0	10,6
6	Tschechische Republik	10,2	10,0	10,2
7	Spanien	9,7	9,3	10,1
8	Dänemark	9,9	10,0	9,5
10	Ungarn	10,3	10,3	9,4
11	Österreich	9,8	9,7	9,2
12	Schweiz	9,7	9,3	9,2
13	Griechenland	8,9	8,7	9,1
14	Belgien	9,2	9,1	8,9
16	Niederlande	7,9	8,1	8,1
18	Italien	8,7	7,9	7,7
21	Vereinigtes Königreich	7,5	7,6	7,5
22	Finnland	6,6	6,7	7,1
27	USA	6,8	6,6	6,5
28	Japan	6,6	6,7	6,5

2.2
Wirtschaftliche Bedeutung

Die Struktur der industriellen Produktion alkoholischer Getränke hat in den letzten Jahrzehnten eine dramatische Wandlung erfahren: Durch Wellen von Zusammenschlüssen und Zukäufen ist es zu einer beschleunigten Kapitalanhäufung bei den Produzenten alkoholischer Getränke gekommen. So sind große Konzerne entstanden, die ihre Produktions- und Vertriebsnetze national und international ausgedehnt haben und heute auch den größten Teil der alkoholfreien Getränke produzieren. Diese Konzentration hat v. a. in der Bier- und Spirituosenindustrie stattgefunden, weniger in der Weinwirtschaft. Allein in die Werbung für alkoholische Getränke wurden im Jahr 1998 1,2 Mrd. DM investiert, der geschätzte Umsatz betrug 1998 ca. 34 Mrd. DM.

Neben der betriebswirtschaftlichen Bedeutung hat der Alkoholkonsum auch eine volkswirtschaftliche Seite (Tabelle 2-4). Auf der einen Seite nahmen die Länder bzw. der Bund im Jahr 1998 an alkoholbezogenen Steuern

Tabelle 2-4. Einnahmen aus alkoholbezogenen Steuern. Angaben in Mrd. DM, Veränderungen gegen Vorjahr in %. (Aus: Jahrbuch Sucht 2001)

Jahr	Bier-steuer	Verände-rung [%]	Schaum-wein-steuer	Verände-rung [%]	Brannt-wein-steuer	Verände-rung [%]	Insge-samt	Verände-rung [%]
1992	1.625	−1,30	1.083	3,00	5.544	19,30	8.252	12,30
1994	1.795	1,50	1.120	−1,30	4.889	−4,80	7.804	−2,90
1996	1.719	−3,40	1.064	−3,30	5.085	5,10	7.868	2,00
1998	1.662	−2,20	1.028	−6,10	4.426	−5,10	7.116	−4,60
1999	1.655	−0,40	1.067	3,80	4.367	−1,30	7.089	−0,4

Tabelle 2-5. Preisindizes für alkoholische Getränke und für die Lebenshaltung insgesamt. (Aus: Jahrbuch Sucht 2001)

Jahr	Spirituosen	Bier	Trauben- und Fruchtweine	Lebenshaltung insgesamt
1995	100	100	100	100
1996	100	100,8	101,4	101,4
1997	100,1	101,5	102,5	103,3
1998	100,6	101,9	104,0	104,3
1999	99,6	102,2	104,3	104,9

7,116 Mrd. DM ein, auf der anderen Seite wird mit jährlichen Alkoholfolgekosten von 30–50 Mrd. DM gerechnet. Der Preis stellt eine erhebliche Einflussgröße für den Konsum alkoholischer Getränke dar. In Deutschland blieben die Preise alkoholischer Getränke in den letzten Jahren stabil, sodass bei steigenden Lebenshaltungskosten alkoholische Getränke relativ billiger wurden (Tabelle 2-5).

2.3
Konsumverhalten

Der Pro-Kopf-Verbrauch ist ein wichtiger Indikator, um Vergleiche anzustellen, um Tendenzen zu bewerten, um Konsequenzen zu ziehen. Allerdings reichen die Angaben nicht aus, um z. B. Prävention zu planen, um zielgruppengenau zu intervenieren. Deshalb werden seit vielen Jahren Umfragen zum Konsumverhalten in Form von sog. hier nicht näher erläuterten *Repräsentativerhebungen* und *Drogenaffinitätsstudien* durchgeführt.

Tabelle 2-6. Alkoholkonsum Jugendlicher (alle Angaben in %). (Aus: Bundeszentrale für gesundheitliche Aufklärung 1994)

Es trinken …	Alte Bundesländer		Neue Bundesländer		Gesamt	
	überhaupt	mindestens 1-mal pro Woche	überhaupt	mindestens 1-mal pro Woche	überhaupt	mindestens 1-mal pro Woche
Bier						
gesamt	61	32	53	28	59	31
davon:						
männlich	74	51	71	48	73	50
weiblich	48	12	35	5	45	11
Alter:						
12–13 Jahre	5	1	14	18	1	
14–17 Jahre	52	18	54	21	52	20
18–20 Jahre	73	41	58	31	70	39
21–25 Jahre	77	44	67	41	75	43
Wein/Sekt						
gesamt	71	10	77	10	72	10
davon:						
männlich	69	10	70	7	70	9
weiblich	72	11	84	14	74	12
Alter:						
12–13 Jahre	20	0	51	0	28	0
14–17 Jahre	65	4	70	7	66	5
18–20 Jahre	80	14	85	15	81	14
21–25 Jahre	84	16	89	15	85	16

Alkoholkonsum Jugendlicher

Die Ergebnisse der Drogenaffinitätsstudie in Bezug auf den Alkoholkonsum Jugendlicher lassen sich wie folgt zusammenfassen: Jugendliche trinken 1994 weniger häufig Alkohol als 1973. Die Anteile der 14- bis 25-Jährigen, die mindestens einmal pro Woche Bier, Wein bzw. Spirituosen trinken, sind in den letzten 20 Jahren deutlich zurückgegangen. Ebenfalls seit 1976 lässt sich ein Rückgang des Anteils derjenigen feststellen, die täglich oder mehrmals in der Woche Alkohol trinken (Tabelle 2-6). Es lassen sich vorerst zwei diesem langfristigen Trend zugrunde liegende Entwicklungen erkennen:

● *ein rückläufiger Anteil von Alkoholkonsumenten an Werktagen in den Freizeitbereich* (als Hinweis auf langfristige Veränderungen in Richtung

Tabelle 2-6. (Fortsezung)

Es trinken …	Alte Bundesländer		Neue Bundesläner		Gesamt	
	überhaupt	mindestens 1-mal pro Woche	überhaupt	mindestens 1-mal pro Woche	überhaupt	mindestens 1-mal pro Woche
Spirituosen						
gesamt	46	6	44	10	45	7
davon:						
männlich	55	9	56	17	55	11
weiblich	36	3	30	2	35	3
Alter:						
12–13 Jahre	3	0	10	0	5	0
14–17 Jahre	35	5	34	5	35	5
18–20 Jahre	54	8	55	15	54	10
21–25 Jahre	60	8	60	16	60	10
Alkoholhaltige Mixgetränke						
gesamt	61	8	59	15	61	10
davon:						
männlich	63	11	61	19	63	13
weiblich	60	6	57	10	60	7
Alter:						
12–13 Jahre	8	0	21	0	12	0
14–17 Jahre	56	9	57	15	56	11
18–20 Jahre	74	12	70	22	73	14
21–25 Jahre	74	9	72	18	74	11

auf eine Lebensweise, die das Alkoholtrinken mit den Anforderungen von Schule, Ausbildung, Beruf und Straßenverkehr in Einklang zu bringen weiß);

- *eine besonders starke Abnahme des Alkoholkonsums bei jüngsten Altersgruppen* (als Hinweis darauf, dass sich die Umstände, Bedingungen und Einstellungen geändert haben, die das „Erlernen" des Alkoholtrinkens bei Jugendlichen bestimmen). Dies gilt zunächst jedoch nur für die alten Bundesländer. In den neuen Bundesländern trinken mehr jüngere Jugendliche, und sie trinken auch häufiger.

Zu den Bedingungen des Alkoholkonsums gehört der soziale Kontext von Alkoholerfahrungen (vgl. Tabelle 2-7). Der wichtigste soziale Kontext jugendlichen Alkoholtrinkens, in dem sich entscheidet, ob und wieviel ge-

Tabelle 2-7. Trinkgelegenheit und Trinkgesellschaft (alle Angaben in %). (Aus: Bundeszentrale für gesundheitliche Aufklärung 1994)

	Gesamt	Alte Bundesländer	Neues Bundesländer
Beim Alkoholkonsum in Privatwohnungen trinken Jugendliche ...			
– mit gleichaltrigen Freunden und Bekannten	80	84	70
– mit Eltern, Geschwistern, Verwandten	40	34	59
– allein	8	7	11
– mit Zufallsbekanntschaften	1	2	0
Beim Alkoholkonsum in Gaststätten trinken Jugendliche ...			
– mit gleichaltrigen Freunden und Bekannten	97	98	97
– mit Eltern, Geschwistern, Verwandten	5	5	5
– allein	3	2	3
– mit Zufallsbekanntschaften	7	8	4
Beim Alkoholkonsum an anderen Orten trinken Jugendliche ...			
– mit gleichaltrigen Freunden und Bekannten	97	97	99
– mit Eltern, Geschwistern, Verwandten	3	4	0
– allein	11	12	8
– mit Zufallsbekanntschaften	9	10	5

trunken wird, ist die Gruppe gleichaltriger Freunde. Nur selten wird allein oder zusammen mit Zufallsbekanntschaften getrunken. Dem Alkohol wird zunehmend v. a. eine geselligkeitsfördernde und weniger eine belastungsreduzierende Wirkung von den Jugendlichen zugeschrieben. Was die getrunkenen Mengen betrifft, lassen sich keine grundlegenden Veränderungen erkennen. Es wird allerdings deutlich, dass in bestimmten sozialen Situationen – nach dem Einstieg ins Berufsleben, während des Wehr- und Ersatzdienstes, aber auch bei Arbeitslosigkeit – Alkoholrauscherfahrungen häufiger vorkommen.

Konsumhäufigkeit

Zur Erfassung des Gebrauchs bzw. Konsums alkoholischer Getränke wurde in der Repräsentativerhebung ein (hier nicht näher erläuterter) international üblicher *Frequenz-Menge-Index* verwendet. Die Tabellen 2-8 und 2-9 zeigen den durchschnittlichen Alkoholkonsum in Gramm Reinalkohol pro Tag für Männer und Frauen in Ost und West.

Tabelle 2-8. Konsum in Gramm Reinalkohol pro Tag; Westdeutschland: Anteil der Männer und Frauen in Prozent. (Aus: Repräsentativerhebung 1997)

Alkohol [g]	Gesamt	Altersgruppe					
		18–20	21–24	25–29	30–39	40–49	50–59
Männer:	2796	253	256	231	755	625	676
0	9,6	20,2	9,5	7,4	9,7	7,9	7,8
1–10	36,9	49,8	38,6	46,1	38,6	34,5	28,5
11–20	19,0	13,3	15,8	18,1	18,7	22,8	19,6
21–40	20,9	12,1	23,5	18,1	20,9	18,0	26,6
41–60	6,8	2,9	5,6	6,0	5,4	8,9	8,6
< 60	6,8	1,8	7,0	4,3	6,7	7,8	8,8
Frauen:	2839	250	217	261	763	639	709
0	14,9	16,4	21,7	16,5	12,4	13,5	15,5
1–10	64,5	72,9	59,6	68,5	66,8	65,2	58,6
11–20	12,7	9,7	11,1	9,1	11,9	12,7	16,5
21–40	6,0	0,4	7,2	5,4	7,1	5,3	7,3
41–60	0,9	0,6	0	0,4	1,1	1,7	0,4
<60	1,4	0,5	0	0,8	1,5	1,5	2

Tabelle 2-9. Konsum in Gramm Reinalkohol pro Tag; Ostdeutschland: Anteil der Männer und Frauen in %. (Aus: Repräsentativerhebung 1997)

Alkohol [g]	Gesamt	Altersgruppe					
		18–20	21–24	25–29	30–39	40–49	50–59
Männer:	689	69	52	53	189	160	166
0	6,4	3,0	12,8	8,0	4,2	9,3	4,9
1–10	41,2	66,6	51,6	49,2	42,0	33,3	31,4
11–20	19,5	10,1	8,0	12,4	23,7	22,5	21,4
21–40	16,8	4,5	12,8	12,7	18,9	22,9	16,1
41–60	8,9	7,8	13,5	14,1	7,0	5,3	11,9
< 60	7,3	8,0	1,3	3,6	4,2	6,6	14,3
Frauen:	716	81	50	50	195	163	178
0	7,6	8,7	4,5	5,5	4,6	9,0	10,6
1–10	73,1	81,0	60,3	79,7	81,0	64,3	70,5
11–20	14,1	8,3	30,0	12,0	11,5	17,5	12,7
21–40	3,9	2,0	4,8	2,7	2,4	5,0	5,4
41–60	0,4	0	0,3	0	0	0,9	0,8

Alkoholkonsum nach Getränkesorten

Bei beiden Geschlechtern ist in Ostdeutschland der Prozentsatz derer, die Wein/Sekt und Spirituosen (mindestens 1 Glas) getrunken haben, höher als in Westdeutschland (Tabelle 2-10). Im Osten konsumieren 58,6 % Wein/Sekt und 38,9 % Spirituosen, im Westen sind es 57,4 % bzw. 36,3 %. Der Anteil der Männer, die Bier trinken, ist im Osten mit 78,0 % etwa gleich hoch wie im Westen mit 79,8 %. Bei den Frauen sind es 34,6 % im Osten gegenüber 43,7 % im Westen. Während in beiden Landesteilen Männer Bier und Spirituosen bevorzugen, trinken Frauen lieber Wein/Sekt.

Frequenz des Alkoholkonsums

Im Hinblick auf die Frequenz des Alkoholkonsums gibt es z. T. deutliche Unterschiede zwischen Ost und West und zwischen Männern und Frauen. Es lässt sich erkennen, dass im Osten fast 60 % der Männer an mindestens 10 Tagen Bier trinken, während es im Westen nur ca. 40 % sind. An mindestens 20 Tagen, also fast täglich, sind es im Osten etwa 35 % und im Westen etwas mehr als 20 %. Bei den Frauen gibt es hinsichtlich der Frequenz des Bierkonsums zwischen Ost- und Westdeutschland keinen großen Unterschied, sie trinken wesentlich seltener Bier als Männer.

Wein/Sekt wird nicht so häufig konsumiert. Während die Männer und Frauen im Westen gleich häufig Wein/Sekt trinken, erreichen die ostdeut-

Tabelle 2-10. Prävalenz und Trinkmenge nach Getränkesorten; West- und Ostdeutschland. %-Anteil der Konsumenten des Getränks (mindestens 1 Glas in den letzten 30 Tagen; [l] Mittelwerte in Liter pro Woche für Konsumenten des Getränks. (Aus: Repräsentativerhebung 1997)

Konsumenten von …		West			Ost		
		Gesamt	Männer	Frauen	Gesamt	Männer	Frauen
		6380	3209	3171	1620	810	810
Bier	[%]	61,9	79,8	43,7	56,3	78,0	34,6
	[l]	2,4	3,2	0,9	2,8	3,6	0,8
Wein/Sekt	[%]	57,4	52,7	62,1	58,6	47,5	69,8
	[l]	0,6	0,6	0,5	0,4	0,4	0,5
Spirituosen	[%]	36,3	45,4	27,1	38,9	50,0	27,8
	[l]	0,06	0,07	0,04	0,09	0,11	0,06

Tabelle 2-11. Schädlicher Alkoholkonsum (Lebenszeit und letzte 12 Monate) nach verschiedenen Definitionen (*CAGE, LAST* Screeninginstrumente). (Aus: Repräsentativerhebung 1997)

Definition nach	Gesamt	Geschlecht		Altersgruppe					
		Männer	Frauen	18–20	21–24	25–29	30–39	40–49	50–59
Lebenszeit									
CAGE	15,8	22,8	8,4	7,5	14,3	13,1	16,7	17,3	17,8
LAST	14,9	21,7	7,6	8,3	15,4	12,9	14,7	16,2	16,6
12 Monate									
CAGE	21,7	34,7	8,5	20,7	27,5	19,2	20,4	21,8	22,5
LAST	8,7	12,9	4,5	4,6	7,9	6,3	8,6	9,9	10,3

schen Frauen die höchste und die ostdeutschen Männer die niedrigste Frequenz. $^1/_3$ der Frauen im Osten trinkt mindestens 1-mal pro Woche (d. h. mindestens 4-mal im Monat) Wein/Sekt. Männer trinken häufiger Spirituosen als Frauen, etwa 20 % der Männer tun dies mindestens 1-mal pro Woche.

Schädlicher Konsum

In der Repräsentativerhebung 1997 wurde schädlicher Konsum anhand von 2 Screeninginstrumenten (CAGE und LAST) ermittelt. Danach liegt die Lebenszeitprävalenz bei durchschnittlich 15 % der Bevölkerung; allerdings mit erheblichen Unterschieden zwischen Männern und Frauen. Bei Männern liegen die Werte um 22 % und bei Frauen um 8 % (Tabelle 2-11).

Weiterführende Literatur

Bundesverband der Spirituosenindustrie (Hrsg) (2000) Daten aus der Alkoholwirtschaft 2000. Eigenverlag Bonn

Bundeszentrale für gesundheitliche Aufklärung (1994) Die Drogenaffinität Jugendlicher in der Bundesrepublik Deutschland 1997. Eigenverlag, Köln

Deutsche Gesellschaft für Suchtforschung und Suchttherapie (Hrsg) (1992) Dokumentationsstandards 2 für die Behandlung von Abhängigen. Lambertus, Freiburg

Edwards G et al. (1994) Alcohol policy and the public good. OUP, Oxford

Hüllinghorst R (2000) Alkohol – Zahlen und Fakten zum Konsum. In: Deutsche Hauptstelle gegen die Suchtgefahren (Hrsg) Jahrbuch Sucht 2001. Neuland, Geesthacht

Kraus L, Bauernfeind R (1998) Repräsentativerhebung zum Gebrauch psychoaktiver Substanzen bei Erwachsenen in Deutschland 1997. Sucht Sonderh 1

Ledermann S (1964) Kann man den Alkoholismus, ohne gleichzeitige Änderung des Gesamtverbrauchs der Bevölkerung, reduzieren? In: Deutsche Hauptstelle gegen die Suchtgefahren (Hrsg) Alkohol und Alkoholismus, Neuland, Hamburg, S 99–104

Müller R (1997) Alkohol – Produktion und Handel. In: SFA (Hrsg) Alkohol, Tabak und illegale Drogen in der Schweiz 1994–1996. Lausanne, S 14–16

Simon R, Tauscher M, Gessler A (1999) Suchtbericht Deutschland 1999. Schneider, Hohengehren

Uhl A, Springer A (1996) Studie über den Konsum von Alkohol und psychoaktiven Stoffen in Österreich. Bundesministerium für Gesundheit, Wien

Weltgesundheitsorganisation, Regionalbüro für Europa (1992) Europäischer Aktionsplan Alkohol. Conrad, Gamburg

Kapitel 3
Individuelle, soziale und epidemiologische Aspekte des Alkoholkonsums

W. FEUERLEIN

3.1
Allgemeines

3.1.1
Modellvorstellungen

Die Entstehungsbedingungen der Abhängigkeit von psychoaktiven Substanzen im Allgemeinen, damit auch von Alkohol, sind komplex. Neben der spezifischen Wirkung des Alkohols mit ihren verschiedenen Aspekten spielen v. a. biologische, psychologische und soziologische Faktoren eine Rolle. Sie beeinflussen sich gegenseitig. Trotz der weiten Verbreitung des Alkohols wird nur ein relativ kleiner Teil der Bevölkerung davon abhängig, wobei Geschlecht, Alter, Beruf und andere soziale Einflüsse eine wichtige Rolle spielen. Als Beispiel für die Entstehung der generellen Drogenabhängigkeit sei das multifaktorielle Dreiecksmodell genannt (Abb. 3-1). Es zeigt die 3 großen Faktorengruppen auf, die in jeweils unterschiedlichem Ausmaß wirksam werden können:

- die spezifische Wirkung der Substanzen, die sich v. a. in ihrem Abhängigkeitspotenzial manifestiert,
- die spezifischen Eigenschaften des konsumierenden Individuums mit seinen physiologischen und psychischen Faktoren, die durch genetische wie durch lebensgeschichtliche Einflüsse („nature and nurture") bestimmt sind,
- die Besonderheiten des sozialen Umfelds, die von den allgemeinen soziokulturellen und sozioökonomischen Einflüssen bis zu den Einflüssen des familiären Kleinraums reichen.

Das Modell hat einen dynamischen Charakter, d. h. es will zum Ausdruck bringen, dass sich die verschiedenen Faktorengruppen in unterschiedlicher

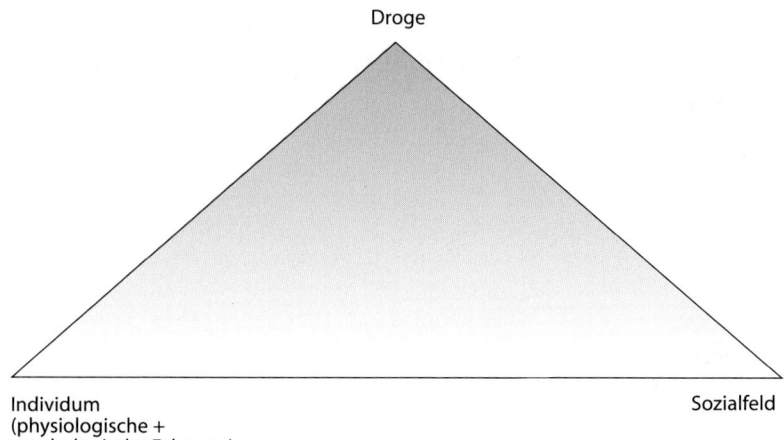

Droge

Individum
(physiologische +
psychologische Faktoren)

Sozialfeld

Abb. 3-1. Modell für die Entstehung der Drogenabhängigkeit. (Aus: Feuerlein et al. 1998)

Weise, auch im Sinne eines Regelkreises, gegenseitig beeinflussen bzw. verstärken können, sodass ein Teufelskreis entstehen kann (Abb. 3-2).

3.1.2
Spezifische Wirkungen des Alkohols, Abhängigkeitspotenzial

Eine Besonderheit des Alkohols ist die Vielfalt seiner Wirkungen: Er ist Energieträger, Genussmittel, psychoaktive Substanz mit vielfältigen Wirkungen (s. unten), die aber auch die Entwicklung eines Abhängigkeitspotenzials implizieren, Heilmittel und Gift. Das Abhängigkeitspotenzial einer Droge, auch des Alkohols, wird bestimmt durch die:

1. Unmittelbare psychoaktive Wirkung, die v. a. die psychische Abhängigkeit konstituiert (Beeinflussung von Stimmung und Wahrnehmung, Antrieb und Motorik). Ihre Konsequenzen werden positiv wie negativ erlebt (lustvoll wie angstbesetzt).
2. Entwicklung von physischer Abhängigkeit: Entzugserscheinungen und Toleranz (Toleranzsteigerung liegt dann vor, wenn eine erhöhte Drogenmenge erforderlich ist, um den gleichen spezifischen – früheren – Wirkungsgrad zu erreichen).

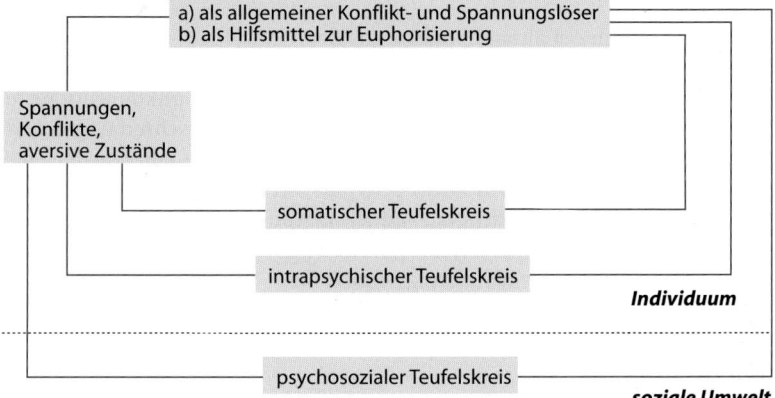

Abb. 3-2. Teufelskreis der Alkoholabhängigkeit. (Aus: Feuerlein et al. 1998)

Man unterscheidet seit Längerem zwischen einer dispositionellen und einer funktionellen Toleranz. Bei der dispositionellen Toleranz geht es um Änderungen der Absorption und Verteilung, der Ausscheidung und v. a. der Metabolisierung des Alkohols. So kann es zu einer zeitlichen Veränderung des Alkoholabbaus kommen, entweder zu einer Verlängerung der Trunkenheitssymptomatik (bei gegebener Alkoholzufuhr) oder umgekehrt (durch Induktion des alkoholmetabolisierenden Enzyms MEOS) zu einer Beschleunigung des Alkoholabbaus.

Unter funktioneller Toleranz versteht man eine Änderung der Eigenschaften bzw. Funktionen des Zielgewebes. Sie wurde v. a. bei Opioiden untersucht, für die spezifische Rezeptoren gefunden worden sind (im Gegensatz zum Alkohol).

3.2
Individuelle Aspekte

3.2.1
Persönlichkeitsentwicklung („prämorbide Persönlichkeit")

Bei der Beurteilung der Persönlichkeitstruktur ist zu bedenken, dass sie eine Resultante darstellt, die sich aus der Grundpersönlichkeit und den Veränderungen ergibt, die durch den Prozess der Alkoholkrankheit selbst bedingt sind.

So fanden sich bei älteren Studien aus den USA (1968) bei der prämorbiden Persönlichkeitstruktur u. a. mangelnde Selbstkontrolle und Selbstwertgefühl, gesteigerte Impulsivität und Aggressivität, unkonventionelle Verhaltensmuster und soziopathische Züge. Ähnliche Beschreibungen finden sich in dem sog. Temperamentenansatz, der etwa 20 Jahre später entwickelt worden ist (z. B. erhöhtes Aktivitätsniveau, verstärkte Emotionalität, mangelnde Soziabilität). Nach anderen Studien spielen Eigenschaften wie vermehrte „Suche nach Neuem", „Abhängigkeit von Belohnungen" und „verminderte Schadensvermeidung" eine Rolle.

Bei Frauen, die später Zeichen von Alkoholismus aufwiesen, wurden v. a. Störungen im Sinne einer histrionischen und dependenten Persönlichkeit festgestellt.

3.2.2
Lebensalter

Jugendliche

Der Beginn des Alkoholkonsums („Alkoholmündigkeit") liegt im Durchschnitt zwischen 12 und 14 Jahren. Er scheint sich in den letzten Jahren etwas nach vorn zu verschieben. Bei frühem Beginn des Alkoholmissbrauchs kommt es rascher zur Entwicklung von Alkoholabhängigkeit. Bier ist seit Jahrzehnten das von Jugendlichen bevorzugte Getränk. Eine nicht unerhebliche Rolle spielen bei ihnen aber auch alkoholhaltige Mixgetränke, v. a. bei männlichen Jugendlichen.

Bei der Sekundärsozialisation, die v. a. im späteren Kindesalter bzw. im Adoleszentenalter stattfindet, spielen Kontakte mit der Umwelt, z. B. Schule, Beruf, Gleichaltrige eine Hauptrolle. Dort kann die gefühlsmäßige Distanzierung und Ablösung von den Eltern weiterentwickelt werden, andere und neue Umgangsformen werden ausprobiert und weiterentwickelt. Es ergeben sich auch mehr Möglichkeiten, den Alkoholkonsum ohne Kontrolle der Eltern oder anderer Erwachsener zu „üben".

Personen höheren Lebensalters

Es gibt eine Reihe von Gründen für die relativ geringe Zahl von Alkoholikern unter der Bevölkerung im Senium. Die wichtigsten sind folgende:

1. Wegen der hohen Mortalitätsrate erreichen, im Vergleich zur Gesamtbevölkerung, wesentlich weniger Alkoholker das Alter von 60 Jahren.
2. Viele von denen, die im mittleren Lebensalter Alkoholmissbrauch betrieben haben, sehen sich im höheren Lebensalter veranlasst, ihren Alkoholkonsum zu reduzieren bzw. ganz einzustellen. Die wichtigsten Gründe sind nachlassende Toleranz gegenüber Alkohol und interkurrent aufgetretene Krankheiten.

Hinsichtlich des Beginns des pathologischen Trinkverhaltens werden bei Alkoholikern höheren Lebensalters meist zwei Typen unterschieden:

- Bei den Frühbeginnern („early onset") wird der Abusus vor dem 60. Lebensjahr meist seit der Jugend im Wesentlichen ohne Unterbrechung bis ins höhere Lebensalter fortgesetzt.
- Die Spätbeginner („late onset"), die etwa $1/3$ der Älteren mit Alkoholabusus bzw. -abhängigkeit ausmachen, bekommen erst jenseits des 60. Lebensjahrs Probleme mit dem Alkohol.

Als auslösende oder bedingende psychosoziale Faktoren für Alkoholismus im höheren Lebensalter werden v. a. Stress, „erlernte Hilflosigkeit", Depression und Vereinsamung, aber nur selten soziale Probleme diskutiert.

3.3
Soziale Aspekte

3.3.1
Soziokulturelle Einflüsse

Die soziologischen bzw. anthropologischen Modelle des Alkoholkonsums bzw. des Alkoholismus gehen meist von den psychoaktiven Funktionen der Substanz aus, v. a. von Spannungsminderung, Angstlösung, Erleichterung sozialer Kontakte. Darauf basieren die 3 sozialen Grundeinstellungen zum Alkoholkonsum:

- *Ritueller Konsum:* Das Trinken ist in eine bestimmte Zeremonie eingebaut, von der sakralen Handlung bis hin zu Trinkzeremonien bei öffentlichen und privaten Feiern. Der Konsum unterliegt einer ausgesprochenen sozialen Kontrolle.
- *Sozial-konvivialer Konsum:* Das Trinken vollzieht sich in einem gesellschaftlichen Rahmen. Dabei spielen Trinksitten eine wesentliche Rolle, sodass eine soziale Kontrolle ebenfalls gegeben ist.

- *Utilitaristischer Konsum:* Das Trinken geschieht um des Geschmacks und der (pharmakologischen) Wirkung des alkoholischen Getränks willen (als Selbstmedikation zur Verbesserung der gestörten Befindlichkeit bis hin zu reinem Genuss als Lustgewinn). Der utilitaristische Konsum geschieht meist allein, manchmal sogar heimlich. Eine soziale Kontrolle ist damit nicht verbunden, wird oft ausdrücklich vermieden.

Der Konsum alkoholischer Getränke war in vielen Kulturkreisen der alten und neuen Welt seit Jahrtausenden üblich. Man kann, etwas vereinfachend, hinsichtlich des Alkoholkonsums folgende Kulturformen beschrieben:

- *„Abstinenzkulturen":* Verbot jeglichen Alkoholkonsums (z. B. die islamische, die buddhistische und die hinduistische Kultur);
- *„Ambivalenzkulturen":* Alkoholkonsum ist grundsätzlich nicht verboten, es besteht jedoch ein Konflikt zwischen unterschiedlichen, jedoch koexistenten Wertstrukturen (z. B. in angloamerikanischen und manchen skandinavischen Ländern);
- *„Permissivkulturen":* Alkoholkonosum ist erlaubt, Trunkenheit und andere pathologische Erscheinungen des Alkoholkonsums (z. B. Lenken von Fahrzeugen unter Alkoholeinfluss) werden abgelehnt (z. B. in mediterranen Ländern);
- *„permissiv funktionsgestörte Kulturen":* nicht nur das normale Alkoholtrinken, sondern auch der exzessive Konsum wird gebilligt (z. B. in osteuropäischen Ländern und Entwicklungsländern).

Innerhalb der genannten Kulturformen gibt es in bestimmten Subkulturen und bei bestimmten saisonellen Anlässen (z. B. Karneval) erhebliche Konsumveränderungen, die auch sozial akzeptiert werden.

Trotz ihrer unbestreitbaren Wichtigkeit sind Normen, Werte und Traditionen nicht unmittelbar wirkende Faktoren bei Alkoholkonsum, sondern vielmehr bloße Rahmenbedingungen.

In den meisten Ländern werden Produktion und Vertrieb von alkoholischen Getränken durch gesetzliche Maßnahmen beeinflusst, meist eingeschränkt, gelegentlich auch gefördert. Nach neueren, internationalen Untersuchungen tragen alle gesetzlichen Maßnahmen, die zu einer Reduktion des Alkoholangebots führen, zu einer Reduktion der alkoholassoziierten Probleme unter der Bevölkerung bei. Dies gilt nicht nur für „Normalkonsumenten", sondern auch erstaunlicherweise für „schwere Trinker". Allerdings hat sich gezeigt, dass die gesetzlichen restriktiven Maßnahmen nicht so weit gehen dürfen, dass sie ein Ausweichen auf eine private illegale Alkoholproduktion bzw. sonstige illegale Beschaffung begünstigen.

3.3.2
Familie und Freunde (Gleichaltrige)

Herkunftsfamilie

Für die ersten Trinkerfahrungen sind das Trinkverhalten der Eltern und, später, der Gleichaltrigen von entscheidender Bedeutung. Kognitive Strukturen (z. B. Einstellungen zum Alkohol generell und Trinknormen) entwickeln sich schon sehr früh (ab etwa 3 Jahren). Ein gutes soziales Klima sowie eine mittlere Kontrollorientierung der Eltern werden als protektive Faktoren gegenüber der Entwicklung von Sucht angesehen.

Elterliche Toleranz bzw. Billigung starken Alkoholkonsums stehen in (korrelativem) Zusammenhang mit einem höheren Alkoholkonsum von Jugendlichen. Seit langem ist bekannt, dass starker Alkoholkonsum des Vaters hoch mit dem späteren Alkoholkonsum von Jugendlichen korreliert. Die Berufstätigkeit der Mütter hat keinen nachweisbaren Einfluss auf das spätere Trinkverhalten der Kinder, hingegen spielt das kontinuierliche Fehlen einer Bezugsperson hier ein große Rolle.

Wahrscheinlich negativ wirksame Charakteristika von Alkoholikerfamilien sind geringe Familienkohäsion, wenig emotionaler Austausch und geringe Übereinstimmung der Eltern (bei den unterschiedlichsten Fragen).

Die meisten Untersuchungen gibt es über den Zusammenhang zwischen Alkoholikerfamilien und Auffälligkeiten der Kinder aus diesem Bereich. Diese Kinder weisen im Vergleich zu solchen aus Nichtalkoholikerfamilien mehr psychische Störungen auf, z. B. Hyperaktivität, Ängste, Depressionen, haben mehr somatische gesundheitliche Probleme; sie werden auch häufiger straffällig. Andererseits ist zu betonen, dass nur etwa 25 % der Kinder aus Alkoholikerfamilien später selbst ein Alkoholproblem entwickeln. Das bedeutet, dass die Mehrzahl der Alkoholiker nicht in familiären Verhältnissen aufwächst, die nach den gängigen Vorstellungen deviante Verhaltensweisen begünstigen.

Primärfamilie

Die Beziehungen der Ehepartner zueinander beeinflussen nach allgemeiner Auffassung die Entstehung und Aufrechterhaltung von Alkoholimus. In den letzten Jahren wurden sie hauptsächlich unter dem Gesichtspunkt der sog. Koabhängigkeit betrachtet. Darunter versteht man, ganz allgemein, das (meist unreflektierte) Verhalten einer Bezugsperson (meist des Ehepartners), das die Defizite und Probleme des Alkoholikers zu kompensieren versucht, indem sie die Verantwortung für den Betroffenen übernimmt und ihn „beschützt". Auf diese Weise trägt sie über die Stabilisierung des sozialen Umfeldes und überhaupt über die Verminderung des Leidensdrucks zur Aufrechterhaltung des Alkoholismus des Partners bei.

Gleichaltrige (Peer-groups)

Das Verhalten von gleichaltrigen Jugendlichen stellt den besten Prädiktor nicht nur für den Konsum von Drogen, sondern auch für den Konsum von Alkohol dar. Den Einfluss von Peer-groups stellt man sich (auf Grund von Korrelationsberechnungen) über 4 Wege vor:

- direktes Angebot von Alkohol,
- indirekte Motivierung über „Modelllernen",
- Wahrnehmung des tatsächlichen Konsums der Gleichaltrigen,
- subjektive Vorstellung der Höhe des Konsums der Gleichaltrigen.

3.3.3
Berufs- und Arbeitssituation

Für folgende Berufsgruppen wurde eine besondere Alkoholgefährdung gefunden:

- alkoholnahe Berufe (Berufe, die mit der Produktion und/oder dem Vertrieb alkoholischer Getränke zu tun haben),
- Durstberufe (z. B. Gießer, Köche),
- Bau- und Metallberufe,
- Arbeiter im Hafenbereich,
- Kontaktberufe (z. B. Vertreter, Journalisten, Schauspieler),
- Unternehmer, Freiberufler.

Es gibt besondere Belastungssituationen im beruflichen Bereich, die mit vermehrtem Alkoholkonsum korrelieren:

- Schichtarbeit,
- Stresssituationen, z. B. instrumentelle Belastung wie Arbeitsanfall, sozioemotionale Belastung wie Kontrolle, Konkurrenz, Eintönigkeit,
- mangelnde Satisfaktion (z. B. geringe Bezahlung oder Aufstiegschancen),
- zu viel oder zu wenig „Dispositionsspielräume" bei der Arbeit.

Alkohol wird in solchen Situationen zur Spannungsminderung eingesetzt, zumal wenn keine andere Möglichkeit zur Stressreduktion besteht. Eine wesentliche Rolle spielt hier die individuelle „Coping-Kompetenz", also die Fähigkeit, belastende Situationen zu verarbeiten.

Zwischen Arbeitslosigkeit und Alkoholkonsum ergeben sich u.a. folgende Zusammenhänge: Beim Eintreten von Arbeitslosigkeit kommt es in 10–30% der Fälle zu einer Vermehrung des Alkoholkonsums, bei einer kleineren Gruppe zu einer Verminderung. Bei der Mehrheit ändert allerdings der Eintritt der Arbeitslosigkeit das Ausmaß des bisherigen Alkoholkonsums nicht. Die Rate der Alkoholgefährdeten ist aber insgesamt bei Arbeitslosigkeit höher als bei Berufstätigkeit. Anders ist die Situation bei primär Alkoholabhängigen. Bei Eintritt der Arbeitslosigkeit erhöhen sich Menge und Frequenz des Alkoholkonsums. Erfolgreich behandelte Alkoholiker mit längerer Alkoholabstinenz haben (erwartungsgemäß) höhere Chancen auf einen Arbeitsplatz.

3.3.4
Sonstige Einflussfaktoren

Es gibt verschiedene andere soziale Faktoren, die die Entstehung bzw. Aufrechterhaltung des Missbrauchs bzw. der Abhängigkeit von Alkohol beeinflussen. Einige sollen hier nur kurz behandelt werden:

- *Finanzielle Situation:*
  Finanzielle Notlagen sowie andere extreme Lebensbedingungen (z.B. Belastungssituationen) führen nur bei einem Teil der Betroffenen zu einer Verminderung des Alkoholkonsums, bei einem anderen Teil zu dessen Erhöhung, insgesamt vermutlich zu einer Verstärkung bereits vorhandener Reaktionstendenzen.
- *Wohnungslosigkeit:*
  Unter Wohnungslosen ist der Alkoholkonsum besonders hoch. 1994 wurde bei 2 Untersuchungen an Wohnungslosen in Deutschland in 47% bzw. in 68% der Fälle ein Alkoholmissbrauch bzw. eine Alkoholabhängigkeit festgestellt. Sehr häufig finden sich dissoziale Merkmale bei den Betroffenen (bei 82% frühere Straffälligkeit).

3.4
Tiermodelle

Ein ideales Tiermodell gibt es beim Alkoholismus nicht. Wohl aber lassen sich Teilaspekte des Alkoholismus, z. B. die Selbstanwendung, die Entwicklung von Toleranz und Entzugserscheinungen (und auch die Alkoholfolgeschäden) im Tiermodell abbilden. Im Rahmen dieses mehr praktisch ausgerichteten Buchs soll auf die verschiedenen Tiermodelle nicht weiter eingegangen werden. Es sei auf die weiterführende Literatur verwiesen.

Eines der wichtigsten Ergebnisse der tierexperimentellen Untersuchungen ist, dass von einen „point of no return" gesprochen werden kann, nach dem (wie beim Menschen) ein „kontrolliertes Trinken" nicht mehr möglich ist. Als Determinanten der Suchtentwicklung wird im Tierversuch neben spezifischen biochemischen und molekularbiologischen Effekten v. a. die Sensitivierung für Drogenwirkungen im Laufe einer Langzeitverabreichung diskutiert. Aber auch psychosoziale Effekte (z. B. sozialer Stress durch soziale Isolation oder Zusammenleben auf engem Raum) und die positive Verstärkerwirkung des Alkohols (z. B. seine anxiolytische bzw. psychomotorisch stimulierende Wirkung) lassen sich im Tierversuch gut abbilden.

3.5
Epidemiologie des Alkoholismus

3.5.1
Grenzwerte – Gesamtbevölkerung – Geschlechtsunterschiede

Eine wichtige Rolle spielen in diesem Zusammenhang die „Grenzwerte" des (gesundheitlich unbedenklichen) Alkoholkonsums. Sie werden (nach den gegenwärtigen Stand der Empfehlungen der WHO) i. allg. mit 40 g für Männer bzw. 20 g für Frauen angegeben.

Neuerdings wird bei Prävalenzschätzungen des Alkoholmissbrauchs zwischen zwei Varianten unterschieden, dem „Harmlosigkeitsgrenzwert" (täglicher Konsum von maximal 16 g bei Frauen und 24 g bei Männern) und dem „Gefährdungsgrenzwert" (täglich mindestens 60 g bei Männern bzw. 40 g bei Frauen). Über dem Gefährdungsgrenzwert (> 60 g Alkohol täglich) lagen 1997 6,7 % der Männer und 1 % der Frauen (Trend gegenüber 1995 rückläufig). Der Pro-Kopf-Verbrauch von Alkohol (umgerechnet auf reinen Alkohol) ging in Deutschland 1998 auf 10,5 l zurück. Damit liegt Deutschland aber noch in der Spitzengruppe sämtlicher Länder.

Nach Untersuchungen der Deutschen Hauptstelle gegen die Suchtgefahren (DHS 1999) überschreiten in den alten Bundesländern 27 % der Männer bzw. 31 % der Frauen diese Werte. In den neuen Bundesländern sind es 35 % bzw. 28 %. Für Deutschland wurde für 1996 die Zahl der alkoholkranken, behandlungsbedürftigen Personen auf etwa 2,5 Mio. Menschen geschätzt. Diese Zahl dürfte aber wohl zu niedrig sein. Mehr als $^1/_7$ der erwachsenen Bevölkerung betreiben irgendwann in ihrem Leben Alkoholmissbrauch (mindestens 13 % der deutschen Bevölkerung: 21 % der Männer und 5 % der Frauen). Jedoch erfüllten nur 1,3 % der Männer und 0,9 % der Frauen die (DSM III-) Kriterien der Sechsmonatsprävalenz für Alkoholmissbrauch bzw. -abhängigkeit.

3.5.2
Altersgruppen

Alkoholmissbrauch bzw. -abhängigkeit findet sich am häufigsten in den mittleren Altersgruppen. Einen Überblick über die Altersverteilung der Alkoholiker in Deutschland gibt die Statistik ambulanter Beratungsstellen (Tabelle 3-1). Des Weiteren zeigt sich, dass der „schädliche Gebrauch" in der Jugend und im frühen Erwachsenenalter häufiger ist als im mittleren oder höheren Alter. Der durchschnittliche Beginn der Alkoholabhängigkeit lag im Alter von 30 Jahren.

Tabelle 3-1. Altersverteilung (%) der 1994 in Beratungsstellen erschienenen Alkoholiker. (Aus: Tauscher et al. 1995)

Alter (Jahre)	Abhängigkeit		Schädlicher Gebrauch	
	Männer	Frauen	Männer	Frauen
< 18	0,1	0,1	1,3	3,8
18–19	0,4	0,2	2,6	3,5
20–24	2,9	2,0	11,6	8,1
25–29	8,8	6,2	18,1	14,1
30–39	34,7	30,6	31,9	32,2
40–49	30,6	32,7	19,3	22,5
50–59	19,0	22,8	12,4	12,0
60 und älter	3,3	4,7	2,6	3,4
Unbekannt	0,2	0,4	0,2	0,4
Gesamt 25–59	*93,1*	*92,3*	*81,7*	*80,8*

Jugendliche

Die Zahl der Jugendlichen, die in Beratungsstellen betreut werden, ist relativ niedrig – Personen unter 20 Jahren machen weniger als 10% aus, wobei solche mit schädlichem Gebrauch gegenüber den Abhängigen in der Minderzahl sind. Des Weiteren fällt auf, dass bei weiblichen Jugendlichen die Prozentzahl der Personen mit schädlichem Gebrauch von Alkohol höher ist als bei männlichen Jugendlichen: Frauen 7,3%, Männer 3,9%. Bei allgemeinen Befragungen zeigte sich, dass die Prozentzahl der Alkoholabhängigen in dieser Altersgruppe verschwindend klein ist: 0,5%.

Die Prozentzahl der Jugendlichen, die als abstinent einzustufen sind, hat zwischen 1976 und 1986 erheblich zugenommen: von 19% auf 42%. Von den 12- bis 16-Jährigen gaben 60% an, noch nie, bzw. höchstens einen Schluck eines alkoholischen Getränks getrunken zu haben, wobei sich keine Unterschiede zwischen den Geschlechtern bzw. zwischen Hauptschülern und Gymnasiasten ergaben. Bei den Altersgruppen der 18- bis 20-Jährigen findet man einen Konsum von über 40 g bzw. 20 g täglich bei 2,4% der Männer und 3,4% der Frauen, bei den 21- bis 24-Jährigen jedoch umgekehrt mehr bei den Männern als bei den Frauen: 7,3 vs. 2,9%.

Höheres Lebensalter

Aus fast allen Untersuchungen geht hervor, dass Personen des höheren Lebensalters, besonders solche über 60 Jahre, weniger Alkohol trinken als Personen im mittleren Lebensalter. Nach dem 70. Lebensjahr geht der Konsum noch mehr zurück. So tranken 1984 in Deutschland (alte Bundesländer) 11% der 60- bis 69-Jährigen, aber nur 7% der Personen mit 70 und mehr Jahren mehr als 280 g Alkohol pro Woche. Auch war der Prozentsatz der Abstinenten (oder fast Abstinenten) bei den höheren Altersklassen deutlich höher als bei den jüngeren Personen: 41% bei den 60- bis 69-Jährigen, 52% bei den Personen über 70 Jahre. Im Vergleich dazu lebten nur 28% der 40- bis 49-Jährigen abstinent bzw. fast abstinent (Näheres s. Feuerlein et al. 1998). Bei oberbayerischen Felduntersuchungen zeigte sich, dass 3,3% der Männer bzw. weniger als 1% der Frauen im Alter von 64 und mehr Jahren einen behandlungsbedürftigen Alkoholismus aufwiesen.

Aus dem Ausland werden unterschiedliche Verhältnisse berichtet. In den USA lag 1984 der Prozentsatz der Personen mit 65 und mehr Jahren, bei denen Missbrauch oder Abhängigkeit von Alkohol besteht, bei den Männern bei 3,0–3,7%, bei den Frauen bei 0,0%–0,7%. Nach neueren Untersuchungen betreiben 10–20% der Männer und bis zu 10% der Frauen über 60 Jahre einen „überhöhten Alkoholkonsum". Auch in Frankreich sind 4% der Personen mit 65 und mehr Jahren von Alkohol abhängig, wobei das Verhältnis Männer zu Frauen 1,3:1 beträgt.

3.5.3
Sozialschicht und Beruf

Alkoholmissbrauch ist nicht in allen Sozialschichten gleich häufig. Bei Männern wiesen Unternehmer, Selbstständige und Freiberufler, ferner an- und ungelernte Arbeiter den höchsten Anteil an Alkoholgefährdeten auf. Die untersten Sozialschichten hatten bei Männern mit 17,9% den höchsten Anteil an „Alkoholkranken aller Schweregrade". Nach Untersuchungen in allen (alten) Bundesländern weisen je 21% der Selbstständigen und die Arbeiter einen wöchentlichen Alkoholkonsum von 280 g auf. Ein solch hoher Konsum findet sich hingegen am seltensten bei Beamten und Angestellten (9 bzw. 10%).

Ein besonderes, oft vernachlässigtes Problem ist der Alkoholismus bei Ärzten, dem in angelsächsischen Ländern mehr Aufmerksamkeit gewidmet wird als hierzulande. Es wird eine Lebensprävalenz von 2,5% vermutet. Nach einer deutschen Studie bei 315 Ärzten, die wegen ihres Alkoholimus stationär behandelt wurden, waren 53% von ihnen in eigener Praxis tätig, 20% waren in leitender Stellung, 82% waren Fachärzte.

3.5.4
Alkoholikerpatienten in Krankenhäusern und Arztpraxen

Die Zahl der Alkoholiker in psychiatrischen Krankenhäusern hatte in den vergangenen Jahrzehnten erheblich zugenommen, so von 1969–1977 um nahezu 200%! Im Allgemeinen macht bei den Aufnahmeziffern der Anteil von Alkoholikern bei Männern etwa 25–30%, bei Frauen etwa 10% aus.

Der Anteil der Alkoholiker in Allgemeinkrankenhäusern ist schwerer festzustelllen. So wurden bei neueren Untersuchungen an einem Lübecker Allgemeinkrankenhaus unter 18- bis 64-jährigen Patienten 12,7% Alkoholabhängige, 2,6% remittierte Alkoholabhängige und 4,8% Patienten mit Alkoholmissbrauch gefunden. Die höchsten Prozentsätze finden sich, abgesehen von den psychiatrischen Abteilungen, in den chirurgischen, internistischen und HNO-Abteilungen (dort wegen der – meist alkoholassoziierten – Krebserkrankungen der oberen Verdauungswege).

In einer Universitätsklinik wurden unter chirurgischen und internistischen Patienten 14,5% als Alkoholiker identifiziert, 25% der Männer, 4% der Frauen. Besonders viele Alkoholiker fanden sich auf traumatologischen Stationen (19%), ebenso auf gastroenterologischen Stationen: 28% der Männer und 8% der Frauen. Ähnliche Zahlen werden aus dem Ausland berichtet. Unter Patienten von Allgemeinkrankenhäusern ist der Anteil der Alkoholiker bei älteren Patienten geringer als bei jüngeren Patienten.

Über Alkoholismus bei Personen in Altenheimen gibt es widersprüchliche Untersuchungsergebnisse. Es wird eine „Alkoholismusprävalenz" von 5–20% geschätzt.

In Arztpraxen bestand bei 3,5% der Patienten Alkoholmissbrauch und bei 7,2% eine Alkoholabhängigkeit. Weitere 5,3% waren zu einem früheren Zeitpunkt alkoholabhängig gewesen.

3.5.5
Alkoholismus und Beigebrauch anderer Substanzen mit Abhängigkeitspotenzial

Während etwa 48% der Abhängigen von illegalen Drogen regelmäßig Alkohol trinken, $1/3$ der Drogenabhängigen sogar in einem Ausmaß, das als Missbrauch bezeichnet werden muss, ist bei Alkoholikern der Beigebrauch von illegalen Drogen ziemlich selten. Nur relativ wenige Alkoholiker werden von illegalen Drogen abhängig. So betreiben 7,5% der alkoholabhängigen Männer einen zusätzlichen Heroinmissbrauch. Allerdings ist wohl für die Zukunft zu erwarten, dass sich mit dem Anstieg der Häufigkeit polyvalent abhängiger Jugendlicher auch die Zahl der Jugendlichen mit Beigebrauch von illegalen Drogen erhöhen wird.

Der Beigebrauch von Medikamenten ist bei Alkoholikern häufiger, besonders bei Frauen (bei 13% der Männer, aber bei 29% der Frauen). Nach anderen Angaben sind es 20–25% aller Alkoholiker, die einen Medikamentenmissbrauch betreiben, in der Regel mit Benzodiazepinen und Schlafmitteln.

Ein besonderes Problem stellt für Alkoholiker das (auch in der Allgemeinbevökerung weit verbreitete) Tabakrauchen dar. Man kann davon ausgehen, dass mindestens 70% der Alkoholabhängigen regelmäßige Raucher sind. Jedoch erreicht ihr Tabakkonsum nur bei 11% (der Männer) das Ausmaß eines „schädlichen Konsums" (im Sinne der ICD 10).

Tabelle 3-2. Alkoholassoziierte Todesfälle in Deutschland 1993. (Nach Feuerlein 1996)

Alkoholassoziierung	Männer	Frauen	Männer + Frauen
Direkt	12566	44106	16674
Indirekt (Krankheiten)	5763	1559	7322
Indirekt (sonstige Ursachen)	5912	2421	8333
Gesamt	*24241*	*8086*	*32329*

3.6
Lebenserwartung der Alkoholiker

Auf Grund der Unterlagen des Statistischen Bundesamtes von Deutschland wurde die Zahl der alkoholassoziierten Todesfälle für 1993 berechnet (s. Tabelle 3-2). Zusammengefasst ergeben sich 32329 alkoholassoziierte Todesfälle (24241 Männer, 8088 Frauen). Das sind 3,6% aller (897270) Todesfälle des Jahres 1993. Die genannten Zahlen sind aber nur als Annäherungswerte zu betrachten, wobei aus den o.g. Gründen eher zu niedrige als zu hohe Werte zu erwarten sind. In diesem Zusammenhang ist bemerkenswert, dass das Robert-Koch-Institut Berlin die Zahl der alkoholassoziierten Todesfälle auf rund 50000 schätzt, allerdings auf Grund indirekter Hochrechnungen.

Studien an Alkoholikerkohorten zeigen übereinstimmend eine erhebliche Übersterblichkeit der Alkoholiker im Vergleich zur Gesamtbevölkerung. Die SMR (standardisierte Mortalitätsrate) liegt meist zwischen 2,5 und 4,7, manchmal auch deutlich höher. Die SMR ist hier in den niedrigsten Altersstufen (20–29 Jahre) am höchsten: Männer 16,9, Frauen 10,1. In den folgenden Altersdekaden fällt sie deutlich ab, z.B. Altersstufe 40–49 Jahre: SMR Männer 6,9, Frauen 4,9.

Die häufigsten *Todesursachen* der Alkoholiker sind bei

- *männlichen Alkoholikern:*
  - alkoholische Leberzirrhose (15,6%),
  - ischämische Herzerkrankungen (14,7%),
  - Tumoren des oberen Verdauuungstraktes (4,9%) und der Lunge (3,8%),
  - unnatürliche Todesursachen: Suizide (12,6%), Unfälle (5,6%);
- *bei weiblichen Alkoholikern:*
  - alkoholische Leberzirrhose (19,8%),
  - Suizide (15,4%).

Alkoholismus (Alkoholabhängigkeit entsprechend ICD 10, F 10.2) wird relativ selten als Todesursache aufgeführt: Männer: 8,7%, Frauen: 12,5%. Besonders bemerkenswert ist die hohe Suizidgefährdung der Alkoholiker. Sie ist 60- bis 120-mal so hoch wie bei der Gesamtbevölkerung.

Weiterführende Literatur

Bales RF (1946) Cultural differences in rates of alcoholism. Q J Stud Alc 6: 480

Bronisch TH, Wittchen HU (1992) Lifetime and 6 month prevalence of abuse and dependence of alcohol in the Munich Follow-up Study. Eur Arch Psychiatr Clin Neurosci 241: 273–222

Edwards G (Hrsg) (1997) Alkoholkonsum und Gemeinwohl. Enke, Stuttgart

Feuerlein W (1996) Zur Mortalität von Suchtkranken. In: Mann K, Buchkremer C (Hrsg) Sucht – Grundlagen, Diagnose, Therapie. Fischer, Stuttgart Jena NewYork, S 213–230

Feuerlein W, Küfner H, Soyka M (1998) Alkoholismus – Mißbrauch und Abhängigkeit, 5. Aufl. Thieme, Stuttgart NewYork

Jahrbuch Sucht 2000. Deutsche Hauptstelle gegen die Suchtgefahren. Neuland, Geesthacht 1999

Simon R, Lehntzik-Keller (1995) Jahresstatistik der professionellen Suchtkrankenhilfe (Daten aus EBIS und SEDOS 1994). In: Deutsche Hauptstelle gegen die Suchtgefahren (Hrsg) Jahrbuch Sucht '96. Neuland, Geesthacht, S 231–244

Tauscher M, Simon R, Helas I, Hüllinghorst R, Schmidtobreick B, Bühringer G (1995) Erweiterte Jahresstatistik 1994 der ambulanten Beratungs-und Behandlungsstellen für Suchtkranke in der Bundesrepublik Deutschland. EBIS-Berichte 1995, Hamm

Uhl A, Springer A (1996) Studie über den Konsum von Alkohol und psychoaktiven Stoffen in Österreich unter Berücksichtigung problematischer Gebrauchsmuster. Bundesministerium für Gesundheit und Konsumentenschutz, Wien

Wienberg G (1992) Die vergessene Mehrheit. Psychiatrie, Bonn

Wolffgramm J (1997) Abhängigkeitsentwicklung im Tiermodell. In: Watzl H, Rockstroh B (Hrsg) Abhängigkeit und Mißbrauch. Hogrefe, Göttingen, S 25–42

Kapitel 4
Alkoholstoffwechsel

M. R. T. VAN HAAREN, H. F. J. HENDRIKS

Ethanol ist ein kleines wasserlösliches Molekül und kann deshalb in alle Gewebe des Körpers eindringen. In der Regel wird Ethanol mit dem Begriff Alkohol gleichgesetzt und in Form alkoholischer Getränke konsumiert. Dieses Kapitel gibt einen allgemeinen Überblick über den Ethanolstoffwechsel. Es werden die verschiedenen enzymatischen Reaktionen, die Pharmakokinetik des Ethanols sowie verschiedene Faktoren beschrieben, die den Stoffwechsel und die Pharmakokinetik beeinflussen.

4.1
Pharmakokinetik des Alkohols: Modelle der Blutalkoholkurve

Die Absorption von Alkohol führt zu einem schnellen Anstieg der Blutalkoholkonzentration, dem ein langsamerer Abfall folgt. Dabei hängt die Höhe der Blutalkoholkonzentration zu einem gegebenen Zeitpunkt von der Menge des absorbierten Alkohols, seiner Körperverteilung sowie seiner durch Stoffwechsel und Exkretion eliminierten Menge ab. Der Anstieg der Blutalkoholkonzentration wird in der Regel als Absorptionsphase und ihr Abfall als Eliminierungsphase bezeichnet.

4.1.1
Aufnahme und Absorption

Da die *Aufnahme* von Ethanol selten in Form eines Bolus erfolgt, sondern sich über einen gewissen Zeitraum erstreckt, sollte das Aufnahmemodell eher mit einer konstanten Aufnahmerate (Reaktion 0. Ordnung) als mit einer Bolusaufnahme beschrieben werden. Die *Absorption* über die Darmwand ist sehr wahrscheinlich diffusionslimitiert, weshalb ein Reaktionsmodell 1. Ordnung (konzentrationsabhängig) eine einfache Beschreibung liefert. Eine Kombination der beschriebenen Modelle für Aufnahme und Absorption stellt die einfachste Beschreibung der Absorptionsphase dar.

4.1.2
Verteilung und Eliminierung

Der Abfall der Blutalkoholkonzentrationskurve über der Zeit nach intravenöser oder oraler Gabe stellt sich als lineare Phase dar, die sich von der Beendigung der Verteilungseliminierungsphase bis hinunter zu einer Blutalkoholkonzentration von ungefähr 0,1–0,2 mg/ml erstreckt (s. Abb. 4-1). Unterhalb dieser Konzentration nimmt der Abfall der Blutkonzentrationskurve einen nonlinearen Verlauf an.

Widmark postulierte ein offenes Einkompartimentsystem, in welchem die Alkoholeliminierung aus dem Körper – entweder über den Stoffwechsel oder über eine intakte Exkretion – der Kinetik einer Reaktion 0. Ordnung folgt. Die apparente Rate des Abfalls der Blutalkoholkonzentration, von Widmark als β bezeichnet, ist wahrscheinlich unabhängig von der Alkoholkonzentration im Körper. Der absteigende lineare Teil der Blutalkoholkonzentrationskurve entspricht der Funktion

$$C(t) = C_0 - \beta_t,$$

wobei C(t) die Blutalkoholkonzentration zu einem gegebenen Zeitpunkt t, C_0 die Anfangskonzentration und β die Steigung darstellt. Die theoretische anfängliche Blutalkoholkonzentration C_0 wird über eine Extrapolierung der linearen Phase der Blutalkoholkonzentrationskurve gegen die Ordinate ermittelt. Durch Multiplikation von C_0 mit dem Volumen, in welchem der Alkohol im Körper gelöst ist, erhält man die theoretische Anfangsmenge des Alkohols. Die Menge an Alkohol, die in 60 min aus dem Körper entfernt werden kann (β_{60}), ist in verschiedenen pharmakokinetischen Berechnungen eingesetzt worden. Nach Widmark entspricht der mittlere β_{60}-Wert 16 mg/dl/h.

Einer der Mängel des von Widmark vorgeschlagenen Modells ist die Nichtberücksichtigung der *Michaelis-Menten-Kinetik* des enzymatischen Alkoholabbaus. Jeder enzymatisch katalysierte Stoffwechselprozess ist in seiner Umsatzkapazität auf Grund der begrenzten Menge von körpereigenen Enzymen limitiert. Die In-vivo-Eliminierung mittels eines spezifischen Enzymsystems kann durch die Eliminierungskapazität, d.h. durch die maximale Umsatzrate *Vm* und die Blutsubstratkonzentration, bei der das Enzymsystem sein Substrat mit 50% der maximalen Umsatzrate metabolisiert

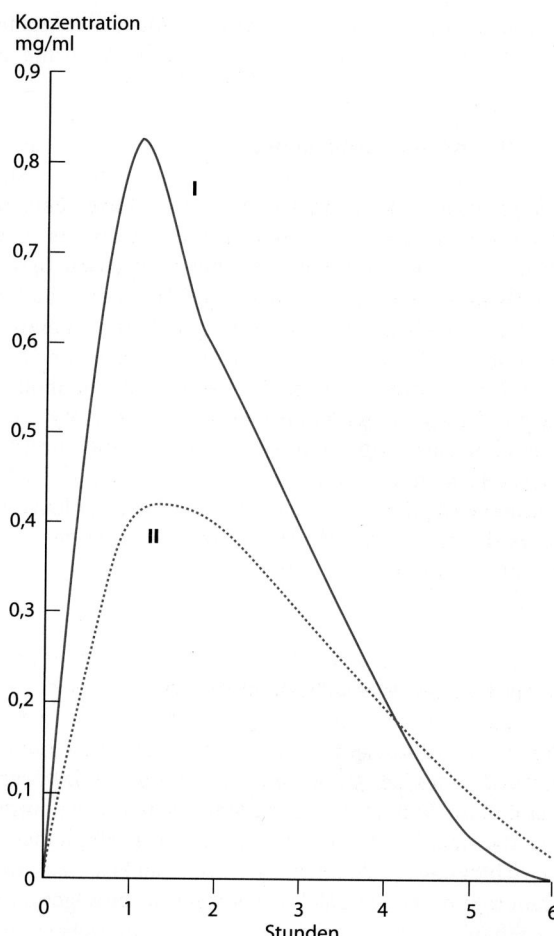

Abb. 4-1. Charakteristische Blutalkoholkonzentrationszeitkurve (simuliert). *Kurve I* stellt den zeitabhängigen Verlauf der Blutalkoholkonzentration nach oraler Gabe auf einen leeren Magen oder nach intravenöser Bolusinjektion dar, *Kurve II* den zeitabhängigen Verlauf der Blutalkoholkonzentration nach oraler Einnahme in Kombination mit einer Mahlzeit. (Mod. nach Wilkinson 1980)

(Km), beschrieben werden. Nach der Michaelis-Menten-Kinetik wird die Rate des Alkoholstoffwechsels durch folgende Formel beschrieben:

$$- dC/dT = Vm/(Km + C) \times C \,.$$

Aus dieser Gleichung geht hervor, dass die Abbaurate der Alkoholkonzentration ($- dC/dT$) von der Alkoholkonzentration in Abhängigkeit der relativen Größenverhältnisse von C, Vm und Km beeinflusst wird. Wenn die Blutalkoholkonzentration relativ hoch gegenüber Km ist, kann der Km-Wert im Nenner praktisch vernachlässigt werden. In dieser Situation ist das Enzym substratgesättigt, und der Abbau erfolgt über eine Reaktion 0. Ordnung. Der rechte Teil der Gleichung nähert sich einer konstanten Vm, die Reaktion verläuft mit einer apparenten konstanten Umsatzrate unabhängig von der Substratkonzentration. Wenn die Alkoholkonzentration jedoch sehr klein gegenüber Km ist, wird C im Nenner vernachlässigbar, und die Abbaurate ist direkt proportional zur Alkoholkonzentration, was einer Reaktion 1. Ordnung entspricht.

Der absteigende Teil der Blutethanolkurve kann mit der integrierten Form der Michaelis-Menten-Gleichung beschrieben werden:

$$C_0 - C(t) + Km \ln [C_0/C(t)] = Vm \times t \,.$$

4.2
Gastrointestinale Alkoholabsorption

Alkohol kann von jeder Oberfläche des Körpers einschließlich des Gastrointestinaltraktes, der Lunge und der Haut absorbiert werden. Die Permeation des Ethanols durch biologische Membranen erfolgt mittels passiver Diffusion entlang eines Konzentrationsgradienten. Wegen seines niedrigen Molekulargewichtes sowie seiner hohen Wasserlöslichkeit passiert Ethanol diejenigen transmembranen Kanäle, die ebenfalls die Passage von Wasser zulassen.

Ethanol wird fast über die gesamte Länge des Verdauungstraktes absorbiert. Die Absorption über die Mundhöhle und den Ösophagus ist minimal. Die Ethanolabsorption des Magens kann zwischen 10 % und 30 % variieren. Der verbliebene Rest des Ethanols wird im Dünndarm, v. a. im Duodenum, absorbiert. Ein Teil der Absorption kann auch im Dickdarm erfolgen. Mehr als 90 % des konsumierten Gesamtalkohols wird unabhängig von im Magen vorhandener Nahrung im Gastrointestinaltrakt absorbiert.

Die gastrointestinale Absorption wird durch viele unterschiedliche Faktoren einschließlich Alkoholdosis und -konzentration bestimmt. Eine effiziente Blutzirkulation hält den Konzentrationsgradienten über die intestinale Mukosa und eine hohe Absorptionsrate mittels einer schnellen Entfernung des absorbierten Alkohols aufrecht. Die Präsenz oder das Fehlen von Nahrung sowie ihre Zusammensetzung können die Ethanolabsorption und seine nachfolgende Metabolisierung beeinflussen.

4.2.1
Alkoholdosis und Konzentration

Variierende Konzentrationen an aufgenommenem Ethanol scheinen einen Einfluss auf die Steigung des ansteigenden Teils der Blutalkoholkonzentrationskurve zu haben. Die Menge des pro Zeiteinheit über die Magen- bzw. intestinale Mukosa absorbierten Ethanols ist direkt proportional zu dem Konzentrationsgradienten zwischen Magen- bzw. intestinalem Lumen, den Epithelzellen, den Kapillaren und der Portalvene.

4.2.2
Magenentleerung und intestinale Absorption

Die Magenentleerung ist ein bedeutender Faktor für die Ethanolabsorption, da die Absorption in Duodenum und Jejunum viel höher als im Magen ist (s. auch Kap. 14: „Alkohol und Motilität des Magen-Darm-Traktes"). Jeder physiologische oder pharmakologische Einfluss, der die Magenentleerung beeinflusst, kann deshalb die Absorptionsrate von Alkohol modifizieren. Die Anwesenheit von Nahrung im Magen ist der wichtigste Faktor bei der Verzögerung der Magenentleerung, die den Zeitraum für die Absorption niedrigerer Alkoholdosen verlängert. Eine Verzögerung der Absorption im Darm bewirkt nicht nur einen niedrigeren Spitzenwert der Blutalkoholkonzentration, sondern auch eine kleinere Fläche unter der Blutalkoholkurve („area under the curve", AUC), verglichen mit der Alkoholeinnahme bei leerem Magen.

Die Menge absorbierten Alkohols bei verzögerter Magenentleerung könnte aus dem Grund geringer sein, dass möglicherweise ein größerer Ethanolanteil schon im Magen metabolisiert wird. Andererseits könnte das Ethanol über einen längeren Zeitraum in die Zirkulation übergegangen sein, was bedeuten würde, dass die Alkoholeliminierung schon begonnen hätte.

4.2.3
Art der Nahrung

Es wird angenommen, dass proteinreiche Nahrung die maximale Blutalkoholkonzentration wirkungsvoller als eine kohlenhydrat- oder fettreiche Kost reduziert. Fette und Kohlenhydrate unterscheiden sich nicht in ihrer Wirkung auf den Spitzenwert der Blutalkoholkonzentration; daüber hinaus besteht keine direkte Wechselwirkung zwischen Nahrung und Ethanol auf die Magenentleerung.

Milch und Molkereiprodukte reduzieren die Blutalkoholkonzentration besonders stark. Es wird angenommen, dass auf nüchternen Magen getrunkene Milch die Magenmotilität hemmt und eine Verdünnung des Alkohols erzielt.

Bei Ratten bewirkt Koffein eine Verzögerung der Magenentleerung, die auf eine Relaxation der Magenmuskulatur zurückzuführen ist und zu einer niedrigeren Blutalkoholkonzentration führt. Dieser Effekt war besonders ausgeprägt, wenn Koffein eine Viertelstunde vor der Alkoholaufnahme appliziert wurde.

Zusammenfassend betrachtet scheint die Art der Nahrung von geringer Bedeutung zu sein, wohingegen der Kaloriengehalt einer Mahlzeit eine größere Rolle als ihre Zusammensetzung zu spielen scheint.

4.2.4
Art alkoholischer Getränke

Bei alkoholischen Getränken, die innerhalb eines kurzen Zeitraums auf nüchternen Magen getrunken wurden, ist die maximale Blutalkoholkonzentration am größten bei Spirituosen und am geringsten bei Bier, wobei der Spitzenwert am schnellsten bei Spirituosen und am langsamsten bei Bier erreicht wurde. Obwohl vereinzelt kontrovers berichtet, gilt dies auch dann, wenn alkoholische Getränke in Kombination mit einer Mahlzeit eingenommen werden.

4.3
Verteilung des Ethanols

4.3.1
Einstellung des Gleichgewichts zwischen Blut und Geweben

Sobald Alkohol in den Blutstrom aufgenommen worden ist, wird er schnell durch den Körper transportiert und über die Körperflüssigkeiten verteilt. Nach Erreichen des arteriell-venösen Gleichgewichts (im Mittel 1–1,5 h nach Ethanoleinnahme) ist die Alkoholmenge in den Organen proportional zu ihrem Wassergehalt. Plasma und Serum, die praktisch denselben Wassergehalt haben, wiesen identische Alkoholkonzentrationen auf. Das Verhältnis der Alkoholkonzentrationen von Plasma zu nativem Blut betrug 1,12. Dies konnte auf Grund des Wassergehaltes von Plasma (ca. 92%) und nativem Blut (ca. 80%) vorhergesagt werden.

4.3.2
Verteilungsvolumen: Einfluss von Geschlecht und Alter

Untersuchungen haben eindeutig bewiesen, dass dieselbe Ethanoldosis pro kg Körpergewicht in verschiedenen Individuen stark variierende Blutalkoholkonzentrationen induziert. Der Grund für eine solche Variabilität liegt in der großen individuellen Spannbreite des Verhältnisses von Körperwasser zu Körperfett. Aufgrund der sehr geringen Löslichkeit von Ethanol in Lipiden im Vergleich zu Wasser entspricht das Verteilungsvolumen des Ethanols im Körper dem Volumen des gesamten Körperwassers.

Frauen besitzen durchschnittlich weniger Körperwasser (500 ml/kgKG) und mehr Körperfett pro kg Körpergewicht als Männer (600 ml/kgKG). Aus diesem Grund bewirkt dieselbe Alkoholmenge pro kg Körpergewicht bei Frauen eine höhere Blutalkoholkonzentration als bei Männern. Diese Unterschiede sind noch größer, wenn eine fixe Ethanolmenge verabreicht wird, da Frauen ein durchschnittlich geringeres Körpergewicht als Männer haben. Die Kombination des höheren Körpergewichtes mit dem höheren Anteil an Körperwasser ergibt eine beträchtlich höhere Menge an Körperwasser, in dem sich der Alkohol bei Männern verteilen kann. Für Männer und Frauen beträgt das durchschnittliche Verteilungvolumina 51 bzw. 38 l.

Der Alterungsprozess beinflusst ebenfalls in starkem Maße die durch eine Ethanoldosis induzierte Blutalkoholkonzentration. Der Anteil des Körperwassers beträgt 61% des Körpergewichtes bei gesunden Männern im

Alter von 20–29 Jahren und 54 % beim 50- bis 59-Jährigen. Dieser Rückgang um 7 % ist für einen großen Teil der altersabhängigen Unterschiede der Spitzenwerte der Blutalkoholkonzentration nach oraler Gabe derselben Alkoholdosis pro kg Körpergewicht verantwortlich.

4.4
Eliminierung des Alkohols

Nur ein kleiner Anteil des Alkohols wird über die Lunge (1–5 %) und über andere Wege (1–5 %) wie Urin, Schweiß und Tränenflüssigkeit ausgeschieden. Der weitaus größte Anteil (90–98 %) des Alkohols wird mittels verschiedener Enzymsysteme zu CO_2 und H_2O oxidiert und auf diese Weise aus dem Körper entfernt.

4.4.1
Eliminierung des nicht metabolisierten Alkohols am Beispiel der Lunge

Neben einer geringfügen Ausscheidung nicht metabolisierten Alkohols über den Urin und andere Körperflüssigkeiten und Sekrete (Schweiß, Speichel, Tränenflüssigkeite) beträgt die Gesamtmenge an Alkohol, die aus dem Körper über die Lunge entweicht, normalerweise unter 5 %. Alkohol diffundiert leicht von der Pulmonalarterie in die Alveolarluft. Hierbei befindet sich der Ethanoldampf des Atems im Gleichgewicht mit dem im Lungenwasser gelösten Ethanol. Dieses Gleichgewicht wird als Verteilungskoeffizient mit einem allgemein akzeptierten Durchschnittswert von 2100:1 für das Verhältnis von Blut zu reiner Alveolarluft angegeben, was bedeutet, dass im Gleichgewicht 2100 ml Atem genau soviel Alkohol enthalten wie 1 ml Blut. Der Verteilungskoeffizient ist von allgemeiner Bedeutung, da er als Basis für die Berechnung der Blutalkoholkonzentration in Atemtests dient.

Trotz der an dieser Stelle nicht diskutierten Einschränkungen (hohe Variationsbreite des Verteilungskoeffizienten) bieten Atemtests, sogar bei routinemäßigem Polizeigebrauch, eine gute Näherung an die wirkliche Blutalkoholkonzentration.

4.4.2
Eliminierung über Stoffwechselprozesse

Alkohol wird in mehreren Schritten metabolisiert; zunächst wird er zu Azetaldehyd oxidiert. Azetaldehyd ist eine giftige Substanz, die teilweise für die schädlichen Effekte exzessiven Alkoholkonsums verantwortlich gemacht wird. Anschließend wird Azetaldehyd zu Azetat umgewandelt. Azetat wird fast vollständig zu CO_2 und H_2O oxidiert. Ein kleiner Anteil des Azetats wird im Körpergewebe in Form von Kohlenhydraten, Proteinen oder Lipiden eingebaut. Diese Prozesse laufen primär in der Leber ab. Des Weiteren wurde ein lokaler Alkoholstoffwechsel im gastrointestinalen Gewebe beschrieben.

Obwohl diese grundsätzlichen Alkoholstoffwechselwege allen Menschen gemeinsam sind, können die beteiligten Enzyme in verschiedenen Formen – sog. Isoenzymen – auftreten. Diese entstehen durch Substitution einer oder mehrerer Aminosäuren in der Polypeptidkette. Isoenzyme besitzen unterschiedliche katalytische Eigenschaften, die für individuelle Variationen der Umsatzraten im Alkoholstoffwechsel verantwortlich sind.

Umwandlung des Alkohols in Azetaldehyd

Es sind 3 Enzymsysteme bekannt, die die Umwandlung des Ethanols in Azetaldehyd katalysieren. Sie unterscheiden sich in ihrer intrazellulären Lokalisation:

- Alkoholdehydrogenase (ADH), lokalisiert im Zytosol;
- das mikrosomale ethanoloxidierende System (MEOS), lokalisiert im endoplasmatischen Retikulum;
- Katalase, lokalisiert in den Peroxisomen.

Der Hauptstoffwechselweg läuft über die ADH. Die beiden anderen Enzymsysteme scheinen eine untergeordnete Rolle zu spielen, obwohl das Ausmaß ihrer Beteiligung am Reaktionsprozess noch nicht genau geklärt ist.

ADH-abhängige Reaktion

Die humane ADH ist ein zinkhaltiges Enzym, das fast ausschließlich im Zytoplasma der Zelle lokalisiert ist. Die höchsten ADH-Konzentrationen (ca. 80–90% der gesamten ADH-Aktivität im menschlichen Gewebe) befinden sich in der Leber. ADH-Aktivität wurde auch in anderen Geweben, wie Darm, Niere und Lunge, gefunden. Für die von der ADH katalysierte Oxidation des Alkohols zu Azetaldehyd wird oxidiertes Nikotinadenindinukleotid (NAD^+) als Redoxcarrier benötigt:

$$CH_3CH_2OH + NAD^+ \rightarrow CH_3CHO + NADH + H^+ .$$

NADH ist ein energiereiches Molekül und damit ein Substrat der ATP-Bildung durch oxidative Phosphorylierung. Im Fall der ADH-katalysierten Ethanoloxidation wird das NADH jedoch im Zytosol gebildet und kann nicht in den Mitochondrien reoxidiert werden. Dies führt zu einer Erhöhung des NADH-NAD$^+$-Verhältnisses und einer damit einhergehenden beträchtlichen Verschiebung des Redoxpotentials.

Im Zytoplasma wird NADH über die Reduktion anderer Zwischenprodukte des Stoffwechsels reoxidiert. Hierbei wird insbesondere Pyruvat zu Laktat und Oxalazetat zu Malat reduziert. Diese im Zytoplasma reduzierten Verbindungen können dann zur Energiegewinnung von den Mitochondrien aufgenommen werden.

Die begrenzte Anzahl von Enzymen in den Mitochondrien, die an der Reoxidation der reduzierten Verbindungen beteiligt sind, scheint ein wichtiger geschwindigkeitsbestimmender Schritt im Alkoholstoffwechsel der Leber zu sein. In der Folge akkumulieren NADH und die reduzierten Verbindungen im Zytoplasma, wobei sie die Glukoneogenese sowie den Zitronensäurezyklus (Krebszyklus) in der Leber inhibieren. Die Akkumulation des Laktats verursacht eine Hyperlaktazidose, die ihrerseits eine Hyperurikämie bewirken kann, da Laktat und Harnsäure demselben Mechanismus bei der renal-tubulären Exkretion unterliegen.

Überschüssiges NADH kann die Fettsäuresynthese stimulieren. Das erhöhte NADH-NAD$^+$-Verhältnis steigert die Konzentration von α-Glyzerinphosphat, das die Akkumulation hepatischer Triglyzeride durch eine Bindung von Fettsäuren fördert. Darüberhinaus können Fettsäuren verschiedener Herkunft in der Leber infolge verschiedener Stoffwechselstörungen sowie verminderter Fettsäureoxidation akkumulieren. Die ADH besitzt eine niedrige Substratspezifität. Sie wandelt nicht nur Ethanol, sondern auch andere Alkohole um. Die ADH wird durch chronischen Alkoholkonsum nicht induziert.

ADH-Isoenzyme und Polymorphismus

Die menschliche ADH liegt in verschiedenen molekularen Formen vor, die klassifiziert worden sind. Diese Klassen unterscheiden sich in mehr als 30% ihrer Aminosäuresequenz und weisen distinkte kinetische Eigenschaften sowie eine spezifische Gewebeverteilung auf (Tabelle 4-1).

Die Klasse-I-ADH ist das klassische Leberenzym. Die Klasse I setzt sich aus Isoenzymen mit α-, β- und γ-Untereinheiten zusammen, die durch die Genloci ADH1, ADH2 bzw. ADH3 kodiert werden. Die α-, β- und γ-Untereinheiten assoziieren sowohl zu Homo- als auch zu Heterodimeren. Ein aus-

Tabelle 4-1. Eigenschaften humaner ADH-Isoenzyme; ns = nicht sättigbar. (Aus: Jörnval u. Höög 1995; Parés u. Farrés 1996)

Klasse	Gen	Untereinheit	Gewebeverteilung	Km Ethanol [mmol/l] [a]
I	ADH1	α	Leber	4,2
	ADH2	β_1	Leber, Niere, Lunge	0,05
		β_2		1
		β_3		36
	ADH3	γ_1	Leber, Darm	1
		γ_2	Magen	< 1
II	ADH4	π	Leber, Niere	34
III	ADH5	χ	Ubiquitär	n.s.
IV	ADH7	σ	Mund, Magen, Ösophagus	37
V	ADH6	?	Magen, Leber	?
VI	ADH8	?	?	?

[a] Km-Werte wurden bei pH-Wert 7,5 und 25 °C bestimmt.

geprägter genetischer Polymorphismus existiert für den ADH2- und ADH3-Genlocus, auf den an dieser Stelle nicht weiter eingegangen werden soll.

Die Isoenzyme der Klasse I sind zumeist in der Leber lokalisiert. Einige Isoenzyme sind jedoch auch im Gastrointestinaltrakt (Magen, Dünn- und Dickdarm) sowie der Niere vorhanden. Die meisten der Klasse-I-Isoenzyme besitzen, mit Ausnahme des β3-Homodimers, einen niedrigen Km-Wert für Ethanol (0,05 – 5 mmol/l bei pH-Wert 7).

Die Klasse II besteht nur aus einer Form mit π-Untereinheiten, die durch das ADH4-Gen kodiert werden. Es wurde bisher nur in der Leber gefunden und besitzt einen hohen Km-Wert (34 µmol/l).

Die Klasse III ist sowohl in der Leber als auch im gesamten Gastrointestinaltrakt vorhanden und besitzt nur eine geringe Affinität zu Alkohol. Sie trägt zur Metabolisierung des Ethanols nur bei hohen Ethanolkonzentrationen bei. Die physiologische Hauptaufgabe der Klasse III liegt wahrscheinlich in der Eliminierung des Formaldehyds. Einige destillierte alkoholische Getränke enthalten Methanol in einer Konzentration von bis zu 0,15 g/l. Methanol kann über die ADH der Klasse I oxidiert werden, wobei während der Absorption von Methanol über den Gastrointestinaltrakt Formaldehyd entsteht. Die im Verdauungstrakt angesiedelte ADH der Klasse III könnte zu der Eliminierung dieses hoch toxischen Aldehyds beitragen.

Die ADH der Klasse IV wurde erstmalig in der Mukosa des Magens entdeckt, sie wurde bisher nicht in der Leber nachgewiesen. Die $\sigma\sigma$-ADH zeichnet sich durch einen hohen Km-Wert für Ethanol (37 mmol/l bei pH-Wert 7,5) und durch eine besondere Spezifität für mittel- und langkettige Alkohole aus. Sie ist hauptsächlich im oberen Gastrointestinaltrakt (Mund, Ösophagus, Magen) lokalisiert und stellt eine metabolische Barriere für exogenen Alkohol und exogene Aldehyde dar. Individuen, die eine σ-ADH-Aktivität im Magen aufweisen, zeigen eine höhere ADH-Gesamtaktivität als solche ohne σ-ADH-Aktivität. Ethnische Unterschiede in der Expression der Klasse-IV-ADH sind beschrieben worden. Ein hoher Prozentsatz der Asiaten besitzt keine ADH der Klasse IV im Magen.

Mikrosomales ethanoloxidierendes System

Ethanol kann ebenfalls über ein Cytochrom-P450-abhängiges System, das sog. mikrosomale ethanoloxidierende System (MEOS), in der Leber oxidiert werden. Die Umwandlung von Ethanol zu Azetaldehyd benötigt NADPH und O_2:

$$CH_3CH_2OH + NADPH + H^+ + O_2 \rightarrow CH_3CHO + NADP^+ + 2\,H_2O.$$

Das MEOS besitzt einen wesentlich höheren Km-Wert für Ethanol (8–10 mmol/l) als die ADH, was bedeutet, dass das MEOS Ethanol nur bei höheren Blutalkoholkonzentrationen umwandelt.

Chronischer Alkoholkonsum induziert im MEOS beim Menschen das Isoenzym Cytochrom P450 IIE1 und steigert somit die Beteiligung dieses Enzyms am Alkoholstoffwechsel. Diese Induktion ist möglicherweise für die metabolische Alkoholtoleranz bei Alkoholikern verantwortlich.

Andere mikrosomale Leberenzyme, die Medikamente metabolisieren, haben viele Eigenschaften, wie die Nutzung von Cytochrom P450, NADPH und O_2, mit dem MEOS gemeinsam. Aus diesem Grund könnte die Induktion von Cytochrom P450 durch Alkoholkonsum ebenfalls die Aktivität dieser Medikamente metabolisierenden Leberenzyme steigern. Dies würde das Auftreten von Toleranzen gegenüber verschiedenen Medikamenten bei chronischen Alkoholikern zumindest teilweise erklären.

P450 IIE1 besitzt nicht nur eine hohe Kapazität für die Metabolisierung von Alkohol, sondern auch von anderen aliphatischen Alkoholen sowie einer Vielzahl hepatotoxischer Substanzen. Es kann durch verschiedene Verbindungen, wie Azeton, Pyrazol und Benzol, induziert werden.

Katalaseabhängige Reaktionen

Ein 3. Stoffwechselweg zur Umwandlung von Ethanol in Azetaldehyd läuft über die Katalase in den Peroxisomen (Peroxidation des Ethanols) der Leber ab:

$$H_2O_2 + CH_3CH_2OH \rightarrow CH_3CHO + 2\,H_2O\,.$$

Die Bildung des H_2O_2 wird als der geschwindigkeitslimitierende Faktor für den peroxidativen Abbau des Ethanols angesehen. Einige Autoren geben Werte bis zu 25 % für das Ausmaß der Alkoholumwandlung mittels der Katalase an. Unter physiologischen Bedingungen scheint die Katalase jedoch keine größere Rolle zu spielen.

Umwandlung des Azetaldehyds zu Azetat

Während des 2 Schrittes des Oxidationsprozesses wird das gebildete Azetaldehyd mit Hilfe des NAD^+-abhängigen Enzyms Azetaldehyddehydrogenase (ALDH) in Azetat umgewandelt. 90 – 95 % des Azetaldehyds werden in der Leber konvertiert. Fast alle anderen Gewebe enthalten ebenfalls ALDH. Deren extrahepatische Aktivität ist jedoch gering.

Aldehyddehydrogenasen katalysieren neben der Hydrolyse aktivierter Ester die irreversible Oxidation verschiedener aliphatischer und aromatischer Alkohole zu ihren entsprechenden Karboxylsäuren. Azetaldehyddehydrogenasen sind damit an der Detoxifikation des aus Ethanol gebildeten Azetaldehyds beteiligt.

Die Azetaldehyddehydrogenasen der Säugetiere sind auf Grund ihrer strukturellen Eigenschaften, ihrer intrazellulären Lokalisation sowie ihrer Geweberverteilung in verschiedene Klassen eingeteilt worden (ALDH der Klassen I – III). In der menschlichen Leber existieren mindestens 4 verschiedene Isoenzyme, die sich in ihren strukturellen sowie funktionellen Eigenschaften unterscheiden. Die ALDH der Klasse II ist in den Mitochondrien lokalisiert. Die anderen ALDH-Isoenzyme finden sich im Zytosol.

Die ALDH der Klasse I (ALDH1) ist ein **Isoenzym**, das im Zytosol und hauptsächlich in der Leber lokalisiert ist. Sie besitzt einen niedrigen Km-Wert für Azetaldehyd (Km = 50 µmol/l) und könnte theoretisch in Abwesenheit der ALDH der Klasse II zu der Azetaldehydeliminierung beitragen, jedoch mit einer geringeren Effizienz als der der Klasse-II-Enzyme.

Die ALDH der Klasse II (ALDH2) beinhaltet die in den Mitochondrien lokalisierten tetrameren Formen. Sie treten hauptsächlich in der Leber auf. Die ALDH2 besitzt einen sehr kleinen Km-Wert für Azetaldehyd

(Km = 1 µmol/l), der eine sehr effiziente Entfernung dieser Substanz bei Alkoholkonsum ermöglicht.

Die ALDH der Klasse III (ALDH3) wird nur in geringerem Ausmaß in der Leber exprimiert. Wegen ihres hohen Km-Werts für Azetaldehyd (Km = 88 mmol/l) trägt die ALDH3 jedoch nur wenig zu der Eliminierung des Azetaldehyds bei.

Innerhalb der meschlichen Spezies sind Unterschiede in der intrazellulären Verteilung und der Menge an Isoenzymen mit einem hohen bzw. niedrigen Km-Wert beschrieben worden. Kaukasier besitzen 2 aktive ALDH-Isoenzyme, ALDH1 und ALDH2. Etwa 30–50% der Asiaten (Mongolen) tragen eine atypische inaktive Form der ALDH2. Die inaktive Form der ALDH2 ist für höhere Azetaldehydblutspiegel nach Alkoholkonsum verantwortlich. Diese erhöhten Azetaldehykonzentrationen werden als Hauptursache für das „Flushingsyndrom" angesehen, welches sich durch Gesichtsrötung, kardiale Arrhythmie, Kopfschmerz und Erbrechen äußert. Diese Reaktionen sind mit den Reaktionen auf Disulfiram (Antabus), einem Inhibitor der ALDH, vergleichbar.

Es ist denkbar, dass ein beeinträchtigter Azetaldehydstoffwechsel die toxischen Effekte lokal generierten Azetaldehyds verstärken kann. Aus diesem Grund sind Personen mit einer inaktiven ALDH2 weniger prädestiniert, Gewohnheitstrinker zu werden.

Umwandlung des Azetats

Azetat wird normalerweise nach Aktivierung zu Azetylkoenzym A im Zitronensäurezyklus oxidiert. Azetylkoenzym A stellt einen Schlüsselmetaboliten des gesamten Stoffwechsels dar. Das in der Leber infolge Alkoholoxidation gebildete Azetat kann jedoch auf Grund des vorherrschenden hohen NADH-NAD$^+$-Verhältnisses nicht mittels des Zitronensäurezyklus in den Lebermitochondrien oxidiert werden. Deshalb wird Azetat in die Zirkulation freigesetzt und extrahepatisch zu CO_2 und H_2O oxidiert. Ein kleiner Teil des aus Alkohol generierten Azetats wird mit Hilfe anabolischer Reaktionen in Gewebekomponenten inkorporiert.

Die endogenen Azetatspiegel sind normalerweise relativ niedrig (0,1–0,3 mmol/l). Eine mäßige Alkoholdosis kann die zirkulierenden Azetatkonzentrationen auf 0,4–0,6 mmol/l steigern.

Die Rate der Alkoholeliminierung ist mit der Azetatblutkonzentration eng korreliert. Bei Alkoholikern mit einer erhöhten Alkoholeliminierung ist die Azetatkonzentration im venösen Blut höher als bei Kontrollpersonen. Der erhöhte Blutazetatspiegel bei Alkoholikern kann Konsequenzen für das Herz und die Leber haben, weil Azetat mit dem Lipidstoffwechsel interferiert und im Myokard ein gegenüber Glukose und Lipiden bevorzugtes Substrat ist.

Alternative Stoffwechselwege des Ethanolmetabolismus

Wenn die Oxidationskapazitäten der ADH- und ALDH-Isoenzyme ausgeschöpft sind, kann der normale Stoffwechselweg des Ethanols durch eine Reihe anderer Stoffwechselwege ersetzt werden. Die relative Bedeutung alternativer Stoffwechselwege wird wahrscheinlich durch die Dosis und die Dauer des Alkoholkonsums bestimmt. Bei Alkoholikern tragen alternative Wege des Ethanolmetabolismus zu einer gesteigerten xenobiotischen Toxizität sowie Karzinogenität bei.

Ein nichtoxidativer Stoffwechselweg des Alkohols, bei dem Fettsäureethylester entstehen, wurde beschrieben. Die Reaktion wird durch die Fettsäureestersynthase katalysiert, die hauptsächlich in Gehirn, Pankreas und Herz lokalisiert ist. In diesen Organen könnten Fettsäureethylester eine Rolle bei alkoholinduzierten Erkrankungen spielen.

Chronischer Alkoholkonsum kann die Menge an Cytochrom-P450-IIE-Isoenzym erhöhen und damit den Beitrag dieses Enzyms an der Alkoholoxidation steigern. Das oxidierende System von Cytochrom P450 besitzt das Potenzial, Moleküle in Form freier Radikale zu generieren, welche Gewebeschäden durch Inaktivierung von Enzymen und Peroxidation von Lipiden bewirken können. Zusätzlich inhibiert Alkohol die Synthese von reduziertem Glutathion (GSH), das u.a. als Fänger toxischer freier Radikale dient.

Die Toxizität des Azetaldehyds ist teilweise auf seine Eigenschaft, mit Proteinen Verbindungen einzugehen, zurückzuführen. Diese Eigenschaft führt zu Enzyminaktivierung, Antikörperproduktion sowie einer verminderten DNA-Reparatur. Die Metabolisierung des Azetaldehyds über die Xanthinoxidase oder die Aldehydoxidase kann freie Radikale generieren. Für diesen Mechanismus werden jedoch so hohe Aldehydkonzentrationen benötigt, dass er in vivo keine Signifikanz besitzt. Des Weiteren könnte eine GSH-Verknappung, die durch Azetaldehyd induziert wird, die Lipidperoxidation sowie eine über freie Radikale vermittelte Toxizität fördern.

4.4.3
Eliminierung über First-pass-Metabolisierung

Studien bei Mensch und Ratte haben gezeigt, dass ein Teil des getrunkenen Alkohols metabolisiert wird, bevor er das periphere Blut erreicht, da die Alkoholabsorption über den Gastrointestinaltrakt vollständig erfolgt. Diese Metabolisierung wird First-pass-Metabolisierung genannt und kann theoretisch in Magen, Darm oder Leber stattfinden. Es konnte nachgewiesen werden, dass für die First-pass-Metabolisierung des Ethanols hauptsächlich die Oxidation des Alkohols durch gastrale ADH-Isoenzyme verantwortlich ist.

Wie vorhergehend beschrieben, sind im Magen verschiedene Isoenzyme der Alkoholdehydrogenase, die Klasse I-(γ-)ADH, die Klasse III-(χ-)ADH und die Klasse IV-(σ-)ADH, vorhanden. Japaner besitzen eine geringere σ-ADH-Aktivität als Kaukasier, wobei es ansonsten jedoch keine Unterschiede bei anderen Magenenzymen gibt. Folglich ist die First-pass-Metabolisierung nach Alkoholkonsum bei Japanern wesentlich geringer als bei Kaukasiern. Die ADH-Aktivität im Magen ist bei Frauen im Vergleich zu Männern geringer und trägt zu den geschlechtsspezifischen Unterschieden in der First-pass-Metabolisierung bei. Diese Unterschiede lassen sich aber auf Grund einer abnehmenden Aktivität bei den Männern nur bis zu einem Alter von 50 Jahren nachweisen.

Verschiedene Medikamente, die in vitro die ADH-Aktivität inhibieren, werden für einen Anstieg der Ethanolabsorption in vivo verantwortlich gemacht, indem sie die Rate der First-pass-Metabolisierung im Magen vermindern. Zu diesen Medikamenten werden die Histamin$_2$-Rezeptorantagonisten Cimetidin und Ranitidin gezählt. Die verwandte Substanz Famotidin, die die ADH des Magens in vitro nicht inhibiert, hat keinen Einfluss auf die First-pass-Metabolisierung.

Der Anteil der First-pass-Metabolisierung am Ethanolstoffwechsel wird auf 1–20 % des gesamten Ethanolstoffwechsels geschätzt. Im Mittel beträgt der gesamte First-pass-Ethanolmetabolismus bei Trinken einer moderaten Alkoholdosis (0,3 g/kgKG) nach einem leichten Mittagessen sowohl bei Männern als auch Frauen ca. 9 % und die First-pass-Metabolisierung des Magens ca. 6 %. Wenn die First-pass-Metabolisierung aus In-vitro-Daten extrapoliert wird, wird ihr Anteil an der gesamten Metabolisierung des Ethanols als vergleichsweise gering mit 1 % oder weniger angegeben. Dies entspricht ungefähr 1 % der hepatischen Aktivität. Nach dem heutigen Wissensstand scheint die First-pass-Metabolisierung des Alkohols kaum zu der

Eliminierung des Ethanols aus dem Organismus beizutragen. Wegen ihrer großen Menge an alkoholmetabolisierenden Enzymen ist die Leber das Hauptorgan des Ethanolstoffwechsels.

Weiterführende Literatur

Ammon A, Shäfer C, Hofmann U, Klotz U (1996) Disposition and first-pass metabolism of ethanol in humans: Is it gastric or hepatic and does it depend on gender? Clin Pharmacol Ther 59: 503–13

Frezza M, Padova C di, Pozzato G, Terpin M, Baraona E, Lieber CS (1990) High blood alcohol levels in women. The role of decreased gastric alcohol dehydrogenase activity and first-pass metabolism. N Engl J Med 322: 95–9

Goedde HW, Agarwal DP, Fritze G et al. (1992) Distribution of ADH_2 and $ALDH_2$ genotypes in different populations. Hum Genet 88: 344–6

Goist KC Jr, Sutker PB (1985) Acute alcohol intoxication and body composition in women and men. Pharmacol Biochem Behav 22: 811–14

Kalant H (1996) Pharmacokinetics of ethanol: absorption, distribution and elimination. In: Begleiter H, Kissin B (eds) The pharmacology of alcohol and alcohol dependence. OUP, New York, pp 15–58

Levitt MD, Li R, DeMaster EG, Elson M, Furne J, Levitt DG (1997) Use of measurements of ethanol absorption from stomach and human intestine to asses ethanol metabolism. Am J Physiol 273: G951–G957

Pikaar NA, Wedel M, Hermus RJ (1988) Influence of several factors on blood alcohol concentrations after drinking alcohol. Alcohol 23: 289–97

Wilkinson PK (1980) Pharmacokinetics of ethanol: a review. Alc Clin Exp Res 4: 6–21

Yin S-J, Liao C-S, Wu C-W et al. (1997) Human stomach alcohol and aldehyde dehydrogenases: comparison of expression patterns and activities in alimentary tract. Gastroenterology 112: 766–775

Kapitel 5
Genetische Aspekte von Alkoholismus und alkoholassoziierten Organschäden

K. Agarwal-Kozlowski, D. P. Agarwal

Der Konsum alkoholischer Getränke nimmt v. a. in der westlichen Welt stetig zu. Die Ursache hierfür ist noch immer nicht ganz geklärt: Faktoren wie Umwelteinflüsse, Alkoholverbrauch, Trinkdauer, Verhaltensnormen, der soziokulturelle Background, die Möglichkeit, Alkohol zu erwerben, sowie familiäre Hintergründe, genetische Veranlagung und die Stoffwechsellage eines Individuums beeinflussen den Alkoholkonsum. Wissenschaftler versuchen herauszufinden, was den Unterschied im Trinkverhalten zwischen diesen Menschen ausmacht: Führt die individuelle Persönlichkeitsstruktur oder vielleicht die biologisch-genetische Ausstattung zu einem abweichenden Trinkverhalten bzw. zu dessen Folgen?

Medizinisch-genetische Untersuchungen lenken die Aufmerksamkeit immer stärker auf Enzyme, die eine entscheidende Rolle im Alkoholmetabolismus spielen: Hier sollte das Augenmerk v. a. auf die Aldehyddehydrogenase (ALDH) und die Alkoholdehydrogenase (ADH) gerichtet werden, da ein verzögerter Abbau toxischer Metaboliten organische Schäden nach sich ziehen bzw. verstärkte Aversionsreaktionen hervorrufen kann und dadurch der Konsum evtl. reduziert wird. Dies wäre eine der möglichen Erklärungen für die interindividuell und interethnisch variierenden Konsummuster, da die Proteinstruktur der Enzyme, die am Alkoholmetabolismus beteiligt sind, genetisch festgelegt ist.

5.1
Genetische Variabilität im Alkoholstoffwechsel

Der Hauptabbauweg für Alkohol im Körper ist seine Oxidation in der Leber zu freiem Wasserstoff und Azetaldehyd – der Metabolit, der für die meisten Körperreaktionen nach Alkoholverzehr verantwortlich ist. 3 Enzyme sind für den Abbau von Ethanol zu Azetaldehyd verantwortlich: die im Zytosol lokalisierte Alkoholdehydrogenase (ADH), das mikrosomale Ethanoloxidationssystem (MEOS) und die Katalase.

Azetaldehyd wird durch die Aldehyddehydrogenase (ALDH) weiter zu Azetat oxidiert, das dann im Zitratzyklus zu Kohlendioxid abgebaut wird. Die beiden Enzyme ADH und ALDH zeigen eine genetische Heterogenität und beeinflussen somit die Eliminationsrate von Ethanol und Azetaldehyd in vivo.

Ein persistierender erhöhter Azetaldehydspiegel im Serum, der v. a. bei Alkoholikern und sog. „High-risk-Individuen" zu beobachten ist, kann als wichtiger biologischer Marker für die Vulnerabilität für Alkoholismus betrachtet werden. Erhöhte Spiegel von Azetaldehyd vervielfachen das Risiko einer Organerkrankung und führen u. U. zur Produktion größerer Mengen von Kondensationsprodukten biogener Amine und Azetaldehyd wie z. B. Tetrahydropapaverolin und Tetrahydroisoquinolin, von denen angenommen wird, dass sie die Entwicklung der Abhängigkeit von Alkohol fördern.

5.1.1
Alkoholdehydrogenase (ADH)

Die Alkoholdehydrogenase (ADH) ermöglicht die Oxidation diverser primärer, sekundärer und tertiärer aliphatischer und zyklischer Alkohole zu den entsprechenden Aldehyden. Die menschliche ADH ist ein dimeres Protein, das aus 2 Untereinheiten mit einem Molekulargewicht von je 40 kD besteht. Das Gen für die ADH ist auf dem Chromosom 4 lokalisiert.

Polymorphismen der ADH

Die unterschiedlichen molekularen Formen der ADH können in 5 Hauptklassen (I–V) eingeteilt werden. Mindestens 7 verschiedene Genloci (ADH1 bis ADH7) kodieren die menschliche ADH mit den verschiedenen Untereinheiten. Maximal 9 Genotypen der Klasse-I-ADH sind denkbar (Tabelle 5-1).

Phänotypen der Klasse-I-ADH

Das elektrophoretische Muster menschlicher Leber- und Magen-Klasse-I-Isoenzyme variiert innerhalb und unter verschiedenen Rassen auf Grund eines genetisch bedingten Polymorphismus. Die aberrierende Enzymform (ADH2*2-Allel) ist i. allg. als „atypische" ADH bekannt. Sie besitzt eine sehr

Tabelle 5-1. Genotypen der ADH

Klasse	Gen	Untereinheiten	Kombinationsmöglichkeiten
Klasse-I-ADH			
– ADH1	ADH1*1	$\alpha\alpha_a$	$\alpha\alpha, \alpha\beta_1, \alpha\beta_2, \alpha\gamma_1, \alpha\gamma_2$
– ADH2	ADH2*1	$\beta_1\beta_1$	
	ADH2*2	$\beta_1\beta_2, \beta_2\beta_2$	$\beta_1\beta_1, \beta_1\beta_2, \beta_2\beta_2, \beta_1\gamma_1, \beta_1\gamma_2, \beta_2\gamma_1, \beta_2\gamma_2$
	ADH2*3	$\beta_3\beta_3$	
– ADH3	ADH3*1	$\gamma_1\gamma_1$	
	ADH3*2	$\gamma_2\gamma_2$	$\gamma_1\gamma_1, \gamma_1\gamma_2, \gamma_2\gamma_2$
Klasse-II-ADH			
– ADH4	ADH4	π	$\pi\pi$
Klasse-III-ADH			
– ADH5	ADH5	χ	?*
Klasse-IV-ADH			
– ADH7	ADH7	σ	$\sigma\sigma$
Klasse-V-ADH			
– ADH6	ADH6	?*	?*

* Hier sind die Untereinheiten bzw. deren Kombination nicht bekannt.

viel höhere katalytische Aktivität im Vergleich zu dem „normalen Enzym". Diese atypische Enzymvariante tritt nur bei 5–10% der englischen, bei 9–14% der deutschen und etwa 20% der schweizerischen Bevölkerung auf, während sie bei etwa 85% der Chinesen, Japaner und anderer Orientalen vorkommt.

Genotypen der Klasse-I-ADH-Isoenzyme

Mit Hilfe der Methodik der Polymerasekettenreaktionstechnik (PCR) gelang die Identifizierung der Genfrequenzen der ADH2-Allele (s. Tabelle 5-2). Welche Rolle der ADH-Polymorphismus in der Genese des Alkoholismus bzw. alkoholinduzierter Organschäden spielt, ist leider noch nicht im gesamten Ausmaß bekannt. Die alternierende Struktur der Gene, die für diverse ADH-Isoenzyme kodieren, könnte möglicherweise die Ursache der beobachteten genetischen Unterschiede zwischen Alkoholikern und Nichtalkoholikern sein. Variierende kinetische Eigenschaften der ADH-Isoenzyme könnten auch für die interethnische Mannigfaltigkeit der In-vivo-Abbaurate des Ethanols verantwortlich sein. Jede Form der genetisch

Tabelle 5-2. Verteilung der ADH2-Genotypen in verschiedenen Populationen

Population	n	Genotyp			Genfrequenz	
		1−1	1−2	2−2	ADH2*1	ADH2*2
Kaukasier						
− Deutsche	233	214	19	0	959	.041
− Schweden	90	89	1	0	994	.006
− Finnen	85	83	2	0	988	.012
− Ungarn	115	103	12	0	948	.052
− Türken	44	34	9	1	875	.125
− Inder	167	142	17	8	901	.099
Mongolide						
− Chinesen	86	7	41	38	.320	.680
− Japaner	32	5	16	11	.406	.594
− Koreaner	177	7	55	115	.195	.805
− Thailänder	111	51	46	14	.667	.333
− Philipinos	57	11	23	23	.395	.605
− Malaysier	65	11	31	23	.408	.592
Negroide						
− Südafrikaner	37	37	0	0	1	0
Andere Bevölkerungen						
− Caboclos (Brasilien)	20	18	0	2	.900	.100
− Aurokanier (Chile)	27	27	0	0	1	0
− Mestizos (Mexico)	57	51	6	0	.947	.053
− Papua-Neuguineaner	204	179	22	3	.931	.069
− Australische Aborigines	22	10	9	3	.659	.341
− Schwedische Lappen	100	99	1	0	.995	.005
− Eskimos (Alaska)	27	27	0	0	1	0

determinierten Modifikation der Abbaurate von Ethanol könnte zudem den Blutazetaldehydspiegel beeinflussen.

5.1.2
Aldehyddehydrogenase (ALDH)

Die Oxidation von Azetaldehyd in der menschlichen Leber und auch in anderen Organen wird durch die NAD^+-abhängige Aldehyddehydrogenase (ALDH) katalysiert. Bis jetzt konnten 4 verschiedene Isoenzyme der ALDH in menschlichen Geweben identifiziert werden. Die wichtigsten menschlichen ALDH-Isoenzyme der Leber (ALDH1 und ALDH2) sind Homotetramere mit einem Molekulargewicht von je 54 kD pro Untereinheit mit ausgeprägter Heterogenität bezüglich der Aminosäurensequenz, die mit einer Identität von nur 68 % der Untereinheiten einhergeht. Die Gene der zytosolischen (ALDH1) und der mitochondrialen (ALDH2) Isoenzyme sind auf den Chromosomen 9 bzw. 12 lokalisiert.

ALDH-Polymorphismen

Der Polymorphismus des ALDH2-Isoenzyms ist ein weit verbreitetes Phänomen: Etwa 50 % der Gewebeproben von Japanern und Chinesen zeigten einen Mangel an ALDH2-Isoenzymaktivität. Verantwortlich hierfür ist eine Punktmutation an der 14. Position vom C-terminalen Ende aus gesehen (dies entspricht der 487. Position vom aminoterminalen Ende gezählt). Glutaminsäure ist im mutierten Isoenzym durch Lysin ersetzt.

Epidemiologische Studien zur phänotypischen Verteilung haben gezeigt, dass ein signifikanter Anteil der orientalischen Populationen mit einem mongoloiden Ursprung diese Isoenzymvariante aufweist, wohingegen dieser Polymorphismus bei keiner kaukasischen oder negroiden Population, die bis jetzt untersucht worden ist, nachgewiesen werden konnte.

Verteilung der ALDH2-Genotypen in verschiedenen Populationen

Die Genfrequenzen der ALDH-Genotypen in verschiedenen Bevölkerungen sind in Tabelle 5-3 dargestellt. Das atypische ALDH2-Gen (ALDH2*2) ist ausgesprochen selten bei Kaukasiern, Negroiden, Papua-Neuguineanern, australischen Aborigines und Aurokaniern (Südchile) aufzufinden. Im Gegensatz hierzu ist das mutante Gen sehr weit unter Individuen mongoloiden Ursprungs und interessanterweise auch unter brasilianischen Caboclos verbreitet.

5.2
Genetisch bedingte Alkoholunverträglichkeitsreaktionen

Die typischen Reaktionen auf Alkohol werden durch den sympathomimetischen Effekt von Azetaldehyd und die Freisetzung von Katecholaminen aus dem Nebennierenmark hervorgerufen. Bei einigen Individuen führt bereits die Aufnahme kleinster Mengen Alkohol zu sog. Alkoholunverträglichkeitssymptomen (s. Übersicht 5-1). Bezüglich der Flushingreaktion nach Alkoholverzehr wurde ein signifikanter Unterschied zwischen kauka-

Tabelle 5-3. Verteilung der ALDH2-Genotypen in verschiedenen Populationen

Population	n	Genotyp			Genfrequenz	
		1–1	1–2	2–2	ALDH2*1	ALDH2*2
Kaukasier						
– Deutsche	193	193	0	0	1	0
– Schweden	99	99	0	0	1	0
– Finnen	100	100	0	0	1	0
– Ungarn	117	114	3	0	.987	.013
– Türken	57	57	0	0	1	0
– Inder	179	173	5	1	.980	.020
Mongolide						
– Chinesen	132	92	38	2	.841	.159
– Japaner	53	29	23	1	.764	.236
– Koreaner	218	156	58	4	.849	.151
– Thailänder	111	100	11	0	.950	.050
– Philipinos	86	85	1	0	.994	.006
– Malaysier	73	68	5	0	.966	.034
Negroide						
– Südafrikaner	49	49	0	0	1	0
Andere Bevölkerungen						
– Caboclos (Brasilien)	23	15	8	0	.826	.174
– Aurokanier (Chile)	7	7	0	0	1	0
– Mestizos (Mexiko)	61	61	0	0	1	0
– Papua-Neuguineaner	242	240	2	0	.996	.004
– Australische Aborigines	37	37	0	0	1	0
– Schwedische Lappen	100	100	0	0	1	0
– Eskimos (Alaska)	27	27	0	0	1	0

Übersicht 5-1. Alkoholunverträglichkeitssymptome (Flushingsyndrom)

- Flushing (Gesichtsrötung)
- Vasodilatation (Gefäßerweiterung)
- Sodbrennen (Hitzegefühl im Magenbereich)
- Palpitationen (Herzklopfen)
- Tachykardie (Steigung der Herzfrequenz)
- Nausea (Übelkeit)
- Asthenie (Muskelschwäche)
- Hyperventilation (Steigerung der Atemfrequenz)
- Perspiration (Schweißausbrüche)

- Hypotension (niedriger Blutdruck)
- Vertigo (Schwindelgefühl)
- Zephalgien (Kopfschmerzen)
- Müdigkeit
- Vigilanzminderung (Schläfrigkeit)

sischen Bevölkerungsgruppen mit einer Inzidenz von etwa 5 % und den Mongoliden bzw. Indianern mit einem Anteil von mehr als 80 % gefunden.

5.2.1
Biologische Grundlage der Reaktionen auf Alkohol

Bei Japanern und Chinesen, die nach dem Verzehr geringer Mengen Alkohol eine Flushsymptomatik aufwiesen, konnten höhere Azetaldehydspiegel im Blut festgestellt werden. Azetaldehyd führt zu stärkeren sympathomimetischen Reaktionen als Ethanol selbst und fördert die Freisetzung von Katecholaminen aus den chromaffinen Zellen des Nebennierenmarks und aus sympathischen Nervenendigungen. Der erhöhte Plasmaspiegel der Katecholamine wiederum führt zu den klinischen Symptomen wie Tachykardie, periphere Vasodilatation mit erhöhtem Blutfluss in den Karotiden und zu einem erhöhten kardialen Output.

5.3
Interethnische Unterschiede im Alkoholtrinkverhalten

Demographische Untersuchungen zeigen Unterschiede bezüglich Trinkgewohnheiten, Trinkmuster, Frequenz/Menge, Art des alkoholischen Getränkes und Trinkgegebenheiten wie Ort, Anlass und soziale Umstände in verschiedenen Kulturkreisen. Die ethnische Zugehörigkeit zählt zu den zahlreichen Risikofaktoren des Alkoholismus, da genetische Konstellationen zu einer erhöhten Vulnerabilität für Erkrankungen führen können, wie es z.B. für das fetale Alkoholsyndrom, die Leberzirrhose oder das Wernicke-Korsakoff-Syndrom bei Personen, die Alkohol in großen Mengen zu sich nehmen, der Fall ist.

Allerdings ist auch eine Protektion durch die genetische Ausstattung möglich: Personen einiger ethnischer Gruppen reagieren sehr sensibel auf den Verzehr von Alkohol, was zu Aversionsreaktionen und somit zu einem verminderten Konsum führt.

Zur Epidemiologie von Verbrauch und Missbrauch von Alkohol müssen zusätzlich Faktoren wie Geschlecht, Altersgruppe und Subpopulation berücksichtigt werden. Immigranten, einheimische Kultur und die Angleichung an die sog. westliche Gesellschaft haben einen großen Einfluss auf den Alkoholkonsum. Ebenso dürfen moralische und religiöse Normen, Konfrontation mit alkoholischen Getränken, die Möglichkeit, Alkohol zu erwerben, Trinkverhalten der Familie und Gruppendruck nicht außer Acht gelassen werden. Das Konsumverhalten wird durch die Interaktion von Agens (Alkohol), Zustand des Betroffenen und der Umwelt (ökonomische, soziale und kulturelle Variablen) beeinflusst, die dann zu einem differierenden Verbrauch führt.

5.4
Bedeutung der genetischen Variabilität der alkoholabbauenden Enzyme für die Alkoholempfindlichkeit und das Trinkverhalten

Die physiologische Bedeutung der ALDH basiert hauptsächlich auf ihrer Rolle in der Entgiftung von Azetaldehyd und anderen Aldehyden, die eine Reihe von toxischen Auswirkungen auf den menschlichen Organismus zur Folge haben können. Obwohl Azetaldehyd in diversen Organen rasch metabolisiert wird, kommt es dennoch zu einer signifikanten Akkumulation dieser Substanz in Leber und Blut während der Oxidation von Ethanol.

Große Mengen von Azetaldehyd, die reversibel an Blutzellkomponenten gebunden werden, können transportiert und in außersplanchnischen Geweben freigesetzt werden. Azetaldehyd geht mit einer Reihe von Proteinen eine kovalente Bindung ein, was in einer veränderten Organfunktion und -struktur resultieren kann. Die Genese von Azetaldehyd-Protein-Produkten beeinträchtigt zahlreiche Enzyme in ihren katalytischen Funktionen, was zu einer Entstehung von Antikörpern gegen das Azetaldehydepitop mit einer Eskalation der durch Alkohol induzierten Leberschädigung führt.

5.4.1
Beeinflussung des Alkoholkonsums durch Aversionsreaktionen

Interessanterweise findet sich eine Korrelation zwischen dem Trinkverhalten und Aversionsreaktionen bei Orientalen:

- Bei einem großen Teil der alkoholtrinkenden Orientalen wird eine Unverträglichkeitsreaktion (Flushreaktion oder andere Reaktionen) durch Alkohol hervorgerufen.

● Individuen orientalischen Ursprungs neigen in größerem Maß dazu, auf Alkoholverzehr zu verzichten.

ADH- und ALDH-Mutanten und Alkoholismus sowie ALDH2-Isoenzymvarianten und alkoholinduzierte Leberschäden

Viele Studien haben sich mit dem Einfluss der am Alkoholmetabolismus beteiligten Gene auf die Anfälligkeit für Alkoholismus und durch Alkohol induzierte Organschäden beschäftigt. Zahlreiche epidemiologische Studien zeigen, dass die Prävalenz des ADH2*2- bzw. ALDH2*2-Allels unter Nichtalkoholikern weiter verbreitet ist als unter Alkoholikern. Eine signifikant niedrige Inzidenz des ALDH2-defizienten Gens lässt sich unter Patienten mit alkoholbedingten Leberschäden („alcoholic liver disease", ALD) in Japan nachweisen.

5.5
Genetische Prädisposition zur Alkoholabhängigkeit

Seit langer Zeit wird dem genetischen Einfluss in der Genese des Alkoholismus eine nicht zu unterschätzende Bedeutung zugesprochen. Zur Zeit gehen Wissenschaftler davon aus, dass es sich hierbei um eine komplexe multifaktorielle Erkrankung mit einer genetischen Komponente handelt. Viele Gene könnten zusammenwirken, um einen einzigen Phänotyp hervorzubringen, der für Alkoholismus prädisponiert ist.

Um festzustellen, ob es neuropsychologische Defizite vor dem Beginn einer Alkoholkrankheit gibt, untersucht man Kinder, die ein hohes Risiko für die Entwicklung einer Alkoholkrankheit besitzen. Ein Alkoholiker als biologischer Vater ist der wichtigste Einzelhinweis für die mögliche Entwicklung der Alkoholkrankheit bei männlichen Nachkommen. Jüngere Ergebnisse zeigen, dass Söhne von Alkoholikern als erstgradigen Verwandten und Kontrollen sich von Nichtalkoholikersöhnen durch geringeres Ansprechen auf Ethanoltestdosen unterscheiden. Sie schätzen sich subjektiv weniger betrunken ein und zeigen eine weniger stark ausgeprägte „statische Ataxie" (modifizierter Romberg-Test) als die Personen der Kontrollgruppen. Möglicherweise hat diese Eigenschaft, die Effekte des Ethanols weniger ausgeprägt wahrzunehmen, Einfluss auf das Trinkverhalten, sodass gewisse Hemmschwellen leichter überschritten werden.

Trotz der zahlreichen Studien an Tier und Mensch im Hinblick auf die genetische Komponente des Alkoholismus konnte keine einzige Untersuchung eine grundlegende genetische Ursache zutage fördern.

Um festzustellen, ob die Krankheit Alkoholismus tatsächlich unter einem genetischen Einfluss steht, müssen folgende Fragen beantwortet werden:

- Ist Alkoholismus überhaupt vererbbar?
- Gibt es unterschiedliche Formen von Alkoholismus? Unterscheiden diese sich hinsichtlich ihrer Genetik?
- Ist Alkoholismus eine multifaktorielle Erkrankung mit einer monogenen oder polygenen Ätiologie?
- Welches sind die prädisponierenden Faktoren, die zu dieser Erkrankung führen?
- Ist es möglich, Umweltfaktoren von Erbfaktoren zu trennen?
- Wie werden biologische Risikofaktoren übertragen?
- Kann die genetische Komponente durch präventive Maßnahmen modifiziert werden (z. B. Schulung, reduzierte Verfügbarkeit von Alkohol durch Preissteigerung und Produktionsminderung)?

Bei weiblichen Individuen spielt die genetische Komponente bei weitem nicht so eine herausragende Rolle wie bei Männern, da sie durch kulturelle Faktoren bei derselben genetischen Prädisposition besser geschützt sind.

5.6
Genetik des Alkoholismus

Da Alkoholismus gehäuft in Familien auftritt, könnte dies auf kulturelle Faktoren zurückzuführen sein, die starkes Trinken unter Familienmitgliedern fördern. Kinder versuchen oftmals das Verhalten ihrer Eltern zu kopieren, was sich bezüglich ihres Trinkverhaltens ebenfalls bemerkbar macht. Hier sind familiäre Bedenken den Alkoholkonsum betreffend oftmals nicht existent. Auf der anderen Seite wirken religiöse, kulturelle und klimatische Gründe in diversen Familien abschreckend. Unterschiede in verschiedenen sozialen Schichten und Familien sind sicherlich bedeutende Faktoren, die zu einer Variation im Alkoholverzehr führen, jedoch dürfen familiäre und genetische Einflüsse nicht gleichgesetzt werden.

5.6.1
Familienuntersuchungen (familiäre Häufung der Alkoholkrankheit)

Studien, die in den letzten Jahren durchgeführt worden sind, zeigen eine größere Inzidenz von Alkoholismus und alkoholinduzierten Organschäden bei Verwandten von Alkoholikern. Etwa 80 % der stationär behandelten Alkoholiker weisen erst- oder zweitgradige Verwandte mit Alkoholoproblemen auf. Familienuntersuchungen bei Alkoholikerprobanden haben eine höhere Rate an Alkoholismuserkrankten gezeigt, als in der allgemeinen Bevölkerung zu erwarten wäre – unabhängig von der Nationalität. Das Risiko, an Alkoholismus zu erkranken, ist unter erstgradigen Verwandten von Alkoholikern im Vergleich zu gesunden Kontrollen durchschnittlich um das 7fache erhöht.

Männliche Verwandte männlicher Alkoholiker scheinen einem besonders hohen Risiko ausgesetzt zu sein. Die Zusammenhänge zwischen der Erkrankung selbst und einer positiven Familienanamnese bezüglich Alkoholismus sind noch immer nicht vollständig geklärt, da die Differenzierung zwischen genetischen und familiären Mechanismen sich schwierig gestaltet. Hinzu kommen auch noch weitere vererbbare Familienattribute und das soziale Umfeld der Familienmitglieder.

5.6.2
Zwillingsstudien (Alkoholstoffwechsel, Alkoholtrinkverhalten, Alkoholismus)

Um zwischen genetischen und Umweltfaktoren und ihrer jeweiligen Gewichtung zu differenzieren, bieten sich Zwillingsstudien an. Eineiige Zwillinge (MZ) sind sich genetisch ähnlicher als zweieiige Zwillinge (DZ), die sich in ihrer genetischen Ausstattung nicht stärker ähneln als andere Geschwisterkinder. Unterschiede bei genetisch identischen Zwillingen würden somit Umwelteinflüsse propagieren, während Abweichungen bei genetisch nicht identischen Zwillingen auf Umwelt, Genetik oder beides zurückgeführt werden können. Folglich sollten MZ sich in ihrem Trinkverhalten und der Inzidenz alkoholinduzierter Probleme ähnlicher sein als DZ, falls dem Alkoholismus eine hereditäre Veränderung zugrunde läge.

Resultate der jüngeren Zeit belegen eindeutig eine starke genetische Disposition für Alkoholismus, wobei die Rolle des Geschlechts des Betroffenen eine herausragende Rolle in der Entwicklung dieser Erkrankung spielt.

Alkoholkonsum

Eine hohe Konkordanzrate bei Zwillingen bezüglich ihres Alkoholkonsums als Teenager und für den Zeitpunkt des Konsumbeginns wurde in der „Australian Twin Register Study" nachgewiesen, wobei die Umwelteinflüsse auf den Konsumbeginn geschlechtsabhängig zu sein schienen. Unter Alkoholikern war der Zeitpunkt des Konsumbeginns bei weiblichen Individuen stark von vererbbaren Faktoren abhängig, während unter männlichen Probanden der Umwelteinfluss (Gruppendruck, familiäre Hintergründe) zusätzlich eine starke Rolle zu spielen scheint. Eine signifikante genetische Varianz konnte für alle Maßstäbe des Konsumverhaltens nachgewiesen werden.

Alkoholmetabolismus

Zwillingsstudien belegen eindeutig, dass der Metabolismus von Alkohol genetischen Einflüssen unterliegt. Obwohl Untersuchungen mit einer großen Anzahl von Zwillingen die ausgeprägte Rolle kurzzeitiger Umwelteinflüsse auf die Rate des Alkoholmetabolismus bestätigen konnten, war es jedoch nicht möglich, die Art dieser Einflüsse genau zu identifizieren.

Psychomotorische Sensitivität auf Alkohol

Vererbte Unterschiede der Reaktion oder Sensitivität nach dem Verzehr einer definierten Menge Alkohol werden für die erhöhte Anfälligkeit für Alkoholismus unter den betroffenen Individuen verantwortlich gemacht. Viele Studien belegen eine Ähnlichkeit im Alkoholkonsumverhalten bei Zwillingen, bei denen ein gleichgerichteter Umwelteinfluss durch die räumliche und familiäre Trennung ausgeschlossen werden kann.

Zusammenfassend kann gesagt werden, dass durch diese Zwillingsstudien tiefgreifende Ergebnisse zum Einfluss genetischer Faktoren auf die konsumierte Alkoholmenge und die Wirkung von Alkohol auf die betreffenden Individuen ermittelt werden konnten.

5.6.3
Adoptionsstudien (Anlage und Umwelt, biologische Eltern/Pflegeeltern)

Eine weitere elegante Methode, um den Effekt genetischer Faktoren und Umweltfaktoren auf die Entwicklung der Alkoholkrankheit zu ermitteln, bieten Adoptionsstudien, bei denen Kinder nach der Geburt von betroffenen Eltern adoptiert bzw. getrennt werden. Dieses Verfahren basiert auf der Prämisse, dass der jeweilige genetische Zug der Eltern bei den adoptierten Kindern unabhängig vom genotypischen Status und den Umweltfaktoren bei den Pflegeeltern ebenfalls nachweisbar ist.

Die bisher durchgeführten Adoptionsstudien belegen den genetischen Einfluss auf die Entwicklung des Alkoholismus und stellen zudem heraus, dass verschiedene Muster des Alkoholismus durch genetische und Umweltfaktoren geprägt werden. Beim Vergleich wegadoptierter Söhne von Alkoholikereltern mit Geschwistern, die von ihren biologischen Eltern großgezogen worden sind, fällt eine sehr ähnliche Alkoholismusrate ins Auge. Diese Ergebnisse konnten allerdings beim Betrachten weiblicher Nachfahren nicht bestätigt werden.

Schwerer Alkoholkonsum ist bei Frauen sehr viel seltener als bei Männern anzutreffen, wobei Frauen, die schweren Alkoholabusus betreiben, zu einem sehr viel höheren Prozentsatz zu Alkoholikerinnen werden als ihre männlichen „Kollegen". Töchter von Alkoholikern leiden zu einem größeren Anteil an Depressionen als Kontrollpersonen, allerdings trifft dies nicht für Töchter zu, die von Pflegeeltern ohne Alkoholprobleme großgezogen worden sind. Hieraus kann geschlossen werden, dass die Umwelteinflüsse bei Frauen in der Entwicklung von Depressionen eine größere Rolle spielen als in der Entwicklung von Alkoholismus. Diese Studien belegen des Weiteren, dass biologische Eltern mit einem Alkoholproblem öfter Töchter mit Alkoholmissbrauch aufweisen konnten, wobei Väter mit einer Vielzahl von Alkoholikertöchtern selbst nur einen relativ milden Alkoholabusus betrieben.

Einen weiteren Beitrag, den diese Adoptionsstudien geleistet haben, ist die Charakterisierung klinischer Subtypen von Alkoholikern, die sich bezüglich ihrer Erbeigenschaften unterscheiden. Es werden 3 Gruppen unterschieden.

Typ-I-Alkoholiker

Hierbei handelt es sich um die weit verbreitete Form (75 %), die relativ mild verläuft und sowohl Männer als auch Frauen betrifft. Der genetische Beitrag wird von Vater, Mutter oder beiden geleistet, lässt sich aber bezüglich seiner Ausprägung stark von Umweltfaktoren beeinflussen. Die biologischen Eltern werden erst im Erwachsenenalter zu Alkoholikern. Der chronische Alkoholkonsum beginnt zumeist in einem Alter jenseits des 25. Lebensjahres, und die Betroffenen werden nur selten kriminell auffällig und können zu einem großen Ausmaß wieder abstinent werden. Die Kinder dieser Individuen wiederum sind im Vergleich zur restlichen Bevölkerung nur doppelt so stark gefährdet, an Alkoholismus zu erkranken.

Typ-II-Alkoholiker

Bei diesen Menschen ist die Empfänglichkeit für Alkoholismus sehr viel größer und unterliegt einer stärkeren genetischen Kontrolle im Vergleich zu Umweltfaktoren. Diese Form tritt ausschließlich bei Männern bereits zu einem frühen Zeitpunkt mit aggressiven Tendenzen und einer antisozialen Persönlichkeitsstruktur auf. Die biologischen Väter dieser Personen weisen ähnliche Züge auf. Alkoholiker dieser Gruppe (25 %) konsumieren Alkohol bereits vor dem 25. Lebensjahr in starkem Maß, sind beruflich sehr labil, werden kriminell und zeigen wenig Erfolg bei Entzugsbehandlungen. Ihr Trinkverhalten entwickeln diese Individuen selbst ohne äußere Einflüsse von Freunden oder anderen Faktoren. In dieser Gruppe tritt Alkoholismus bei den Söhnen der Betroffenen 9-mal häufiger als in der allgemeinen Bevölkerung auf.

Typ-III-Alkoholiker

Diese Form unterliegt – wie auch der Typ II – starken genetischen Einflüssen, ist aber nicht mit einem antisozialen Verhalten verbunden.

5.7
Biologische/genetische Marker für Alkoholismus (Siehe auch Kap. 9.)

Eine ganze Reihe von Untersuchungen hatte das Ziel, biologische „Mediatoren" oder „Marker" einer genetischen Prädisposition zu identifizieren. Die biologischen Marker des Alkoholismus werden als „Trait-Marker",

„State-Marker" (Intoxikationsmarker) und als „Assoziationsmarker" bezeichnet. Assoziationen zwischen bekannten genetischen Markern und Alkoholismus könnten eine hereditäre Prädisposition bei Individuen mit hohem Risiko bzw. bereits bestehender Erkrankung verifizieren. Statistische Assoziation bedeutet hier, dass beim Vergleich kranker Probanden mit einer randomisierten Kontrollgruppe das Auftreten eines Markers zusammen mit einer bestimmten Krankheit sehr viel häufiger beobachtet wird, als es zufällig der Fall wäre.

5.7.1
State-Marker

State-Marker (s. Übersicht 5-2) sind zustands- bzw. zeitabhängige biochemische Variablen, die während der akuten Erkrankung, nicht aber vor oder nach ihrem Abklingen nachweisbar sind. Sie sind unspezifische Indikatoren für die exzessive Alkoholaufnahme (z. B. γ-GT, MCV, SGPT, SGOT usw.).

Übersicht 5-2. State-Marker

- Blutalkohol
- Mittleres korpuskuläres Volumen (MCV)
- γ-Glutamyltransferase (γ-GT)
- SGPT (ASAT), SGOT (ALAT)
- HDL-Cholesterin, VLDL-Cholesterin
- CD-Transferrin
- 5-HIAA-5-HTOL-Ratio
- AANB, Azetat, Dolichol
- Kondensationsprodukte (Tetrahydroisoquinolin, Tetrahydropapaverolin, β-Carbolin)
- Azetaldehyd-Protein-Addukte

5.7.2
Trait-Marker

Trait-Marker (s. Übersicht 5-3) sind vererbbare Indikatoren für die Disposition für eine Erkrankung und zeitunabhängige variante Merkmale, die während des ganzen Lebens vorhanden sind. Auffällig ist bei den hierzu durchgeführten Untersuchungen, dass die Ergebnisse z. T. widersprüchlich oder nicht reproduzierbar sind. In der Bevölkerung treten sie i. Allg. mit geringerer Häufigkeit auf als unter Verwandten 1. Grades eines Patienten. In Familien mit Alkoholikerprobanden segregieren sie mit der Krankheit.

Übersicht 5-3. Trait-Marker

- Evozierte Potentiale (EEG und ERP)
- Monoaminoxidase (MAO)
- Adenylatzyklase (AC)
- Glutathion-S-Transferase (GST)
- Dopaminrezeptorgene (DRD2)
- Dopamin-β-Hydroxylase (DBH)
- Endokrine Parameter (Kortisol, ACTH, Prolaktin)
- Alkoholdehydrogenase (ADH2, ADH3)
- Aldehyddehydrogenase (ALDH1, ALDH2)

5.7.3
Assoziationsmarker

Unter Assoziationsmarkern des Alkoholismus versteht man eine Reihe sonstiger genetischer und serologischer Merkmale (s. Übersicht 5-4), die sehr viel häufiger bei Alkoholikern beobachtet werden als bei Gesunden.

Übersicht 5-4. Assoziationsmarker

- Blutgruppen (AB0, Rh, MNS)
- HLA-Antigene
- C3-Komplement
- α_1-Antitrypsin
- α_1-saures Glykoprotein
- Gruppenspezifische Komponente
- Glyoxalase I
- Esterase D
- Thrombozytenmonoaminoxidase (MAO-B)
- Transketolase
- Erythrozytenaldehyddehydrogenase
- Geschmacksempfindlichkeit für Phenylthiocarbamid
- Farbenblindheit

5.7.4
Koppelungsstudien und Kandidatengene für Alkoholismus

Eine andere Vorgehensweise liegt der Untersuchung „biologischer Marker" zugrunde, mit der eine Koppelung zwischen Alkoholismus und einem Merkmal analysiert wird, dessen Genetik bereits bekannt ist. Für den Nachweis der Koppelung sind Familienuntersuchungen erforderlich. Weisen die Daten auf eine Koppelung hin, so wird angenommen, dass die Gene für den betreffenden Marker, z. B. eine besondere Blutgruppe oder ein Protein, sich auf dem gleichen Chromosom und in enger Nachbarschaft zu den Genen befinden, die zur Entwicklung des Alkoholismus beitragen, sodass sie nicht unabhängig voneinander vererbt werden.

Neuere Untersuchungen über eine genetische Prädisposition für Alkoholismus haben sehr deutlich gezeigt, dass die ADH (ADH2- und ADH3-Gene) und die ALDH (ALDH2-Gen) eine Schlüsselrolle als mögliche Kandidatengene für Alkoholismus spielen.

5.8
Alkoholassoziierte Organschäden: genetischer Einfluss

Massiver Alkoholkonsum führt zu einem weiten Spektrum von psychischen und organischen Schäden, wobei nicht alle Individuen vergleichbare Defizite davontragen. Die Tatsache, dass nur ein geringer Anteil der Personen, die Alkoholabusus betreiben, später Folgeschäden wie Leberzirrhose und chronische Pankreatitis entwickeln, lässt die Vermutung zu, dass gewisse prädisponierende Faktoren in ihrer Genese involviert sind. Es ist noch nicht ganz offensichtlich, ob eher genetische Faktoren für die Empfänglichkeit von Gewebe- und Organschäden durch Ethanol verantwortlich sind, oder ob die Ursache bei biochemischen und immunologischen Mechanismen gesucht werden muss. Es ist nicht auszuschließen, dass sowohl die Erkrankung an sich als auch die durch Alkohol induzierten Organschäden unabhängig voneinander beeinflusst werden. Der Azetaldehydstoffwechsel ist bei homozygoten ALDH2-Defizienten schwerer beeinträchtigt als bei Heterozygoten.

Da homozygote ALDH2-Defiziente bis jetzt selten unter chinesischen und japanischen Alkoholkranken mit oder ohne Leberschäden beobachtet wurden, könnte man vermuten, dass Individuen mit einem homozygoten ALDH2*2-Genotyp weitgehend vor der Entwicklung einer Alkoholabhängigkeit und alkoholbedingten Leberschäden geschützt sind.

Die neuesten Untersuchungen zeigen, dass beide ADH2*2- und ALDH2*2-Gene einen hohen Risikofaktor für die Entwicklung einer alkoholbedingten Leberzirrhose und Alkoholabhängigkeit darstellen. Zusammenfassend kann der Schluss gezogen werden, dass Individuen mit einem typischen ADH2- (ADH2*1-) und ALDH2- (ALDH2*1-) homozygoten bzw. heterozygoten Genotyp (ADH2$^{1-1}$, ADH2$^{2-1}$; ALDH2$^{1-1}$, ALDH2$^{2-1}$) einem größeren Risiko unterliegen, alkoholinduzierte Folgeerkrankungen zu entwickeln, als Probanden mit einem homozygot mutierten Allel.

Weiterführende Literatur

Agarwal DP (1995) Biologisch/genetische Marker für Alkoholismus. In: Soyka M (Hrsg) Biologische Alkoholismus Marker. Chapman & Hall, London, S 9–22

Agarwal DP (1997) Molecular genetic aspects of alcohol metabolism and alcoholism. Pharmacopsychiatry 30:7–84

Chen CC, Lu RB, Chen YC, Wang MF, Chang YC, Li TK, Yin SJ (1999) Interaction between the functional polymorphisms of the alcohol-metabolism genes in protection against alcoholism. Am J Hum Genet 65:795–807

Ferguson RA, Goldberg DM (1997) Genetic markers of alcohol abuse. Clin Chim Acta 247:199–250

Goldman D (1995) Candidate genes in alcoholism. Clin Neurosci 3:174–181

Hesselbrock VM (1995) The genetic epidemiology of alcoholism. In: Begleiter H, Kissin B (eds) Alcohol and alcoholism, vol 1. OUP, New York, pp 17–39

Porjesz B, Begleiter H (1998) Genetic basis of event-related potentials and their relationship to alcoholism and alcohol use. J Clin Neurophysiol 15:44–57

Prescott CA, Kendler KS (1999) Genetic and environmental contributions to alcohol abuse and dependence in a population-based sample of male twins. Am J Psychiat 156:34–40

Reich T, Edenberg HJ, Goate A (1998) Genome-wide search for genes affecting the risk for alcoholism dependence. Am J Med Genet 81:207–215

Sigvardsson S, Bohman M, Cloninger CR (1996) Replication of the Stockholm Adoption Study of alcoholism. Confirmatory cross-fostering analysis. Arch Gen Psychiat 53:681–687

Yuan H, Marazita ML, Hill SY (1996) Segregation analysis of alcoholism in high density families: a replication. Med Genet 67:71–76

Kapitel 6
Biologische Marker des Alkoholismus und alkoholassoziierter Organschäden

L. G. SCHMIDT

Unter dem Begriff des „biologischen Markers" wird in einem allgemeinen Sinn eine nahezu jedwede biologische Abweichung von einem Normwert(bereich) verstanden. Im hiesigen, speziellen Kontext ist oft ein Test- oder Indikatorsystem für exzessiven Alkoholkonsum gemeint. Biologische Marker bezeichnen Testsysteme, die Funktionsveränderungen im Körper unter ansteigenden und abfallenden Konzentrationen von Ethanol anzeigen. Biologische Marker sind wichtige Instrumente bei der Erkennung gesundheitsschädlichen Trinkens, in sog. Screeningprogrammen in der Bevölkerung, bei der Schnelldiagnostik in der Notfallambulanz, bei der Differenzialdiagnostik von Leberschäden im Krankenhaus und bei der nachsorgenden Therapiekontrolle (Entwöhnung).

6.1
Einleitung

6.1.1
Definition

In diesem Zusammenhang wird auch oft der Ausdruck State- oder Zustandsmarker gebraucht, der Veränderungen im Körper unter ansteigenden und abfallenden Alkoholspiegeln reflektiert. Als *State-Marker* eigener Art können hingegen auch neurobiologische Indikatoren verstanden werden, die speziell den Zustand der eigentlichen, in veränderten Hirnfunktionen sich manifestierenden Abhängigkeitserkrankung mit den charakteristischen Zeichen des zwanghaften Trinkenmüssens bzw. des Kontrollverlustes erfassen (s. auch Kap. 8).

Von diesem State-Markern sind traditionell sog. *Trait-Marker* zu unterscheiden, die die besondere Disposition oder Suszeptibilität gegenüber alkoholinduzierten Störungen anzeigen. Ferner sind sie von „*Residualmar-*

kern" zu differenzieren, die quasi als „Narben" nach klinischer Remission die bei Alkoholkranken erhöhte Wiedererkrankungswahrscheinlichkeit im Sinne einer besonderen Rückfallneigung („Reexpositionsvulnerabilität") im Sinne eines Epiphänomens reflektieren oder diese in einem ätiopathogenetischen Sinne sogar bedingen.

6.1.2
Ziele der Anwendung

Biologische Marker (als Indikatoren exzessiven Alkoholkonsums) können eingesetzt werden:

● bei der Erkennung eines gesundheitsschädlichen Trinkverhaltens in Screeningprogrammen in der Bevölkerung und bei der Überwachung von Entwöhnungsbehandlungen von Alkoholkranken bzw. ihrer Ergebnisse in entsprechenden Nachuntersuchungen;
● bei bestimmten Fragestellungen in Risikopopulationen (z. B. Erfassung der Trinkgewohnheiten bei besonders verantwortlichen Mitarbeitern in der Transport- und Verkehrsindustrie) sowie zur Klärung forensischer Probleme;
● bei der Erforschung und Entwicklung neuer Verfahren zur Behandlung der Alkoholabhängigkeit oder in der Erkennung früh auftretender alkoholbedingter Organschäden zum Zweck der Früherkennung und -intervention.

Ihr Einsatz ist speziell dann notwendig, wenn das Trinkverhalten charakterisierende verbale Äußerungen zu objektivieren sind oder unabhängige Informationen dazu eingeholt werden sollen. Dies ist der Fall, wenn Personen unter bestimmten Umständen nicht in der Lage oder nicht bereit sind, Aussagen zu ihrem Trinkverhalten zu machen, oder wenn Verleugnungsstendenzen, z. B. bei Alkoholismusgefährdeten, den Wahrheitsgehalt von Aussagen verfälschen können („underreporting").

6.1.3
Eigenschaften eines Markers

Die Güte oder Validität eines Markers oder eines Tests bemisst sich nach den Kriterien der Sensitivität, Spezifität, Einfachheit und Schnelligkeit der Anwendung sowie geringer Kosten. Unter *Sensitivität* versteht man den Anteil derjenigen Personen mit einem pathologischen Zustand (Krankheit) in einer Stichprobe, die durch den positiven Ausfall des Tests erfasst werden. Unter *Spezifität* versteht man den Anteil der Personen ohne pathologischen Zustand, die negative Testwerte haben; ein spezifischer Test wird damit kaum Nichtalkoholiker als Alkoholiker fehlklassifizieren. Um beide Aspekte in einem Parameter zu erfassen, lässt sich die sog. *diagnostische Effizienz* bestimmen.

In Abhängigkeit von der Häufigkeit (Prävalenz) des pathologischen Zustandes in verschiedenen Stichproben (z. B. Allgemeinbevölkerung, Krankenhaus, Alkoholberatungsstellen) errechnet der *positiv prädiktive* Wert die Wahrscheinlichkeit, den exzessiven Alkoholkonsum bei einer betreffenden Person anhand eines pathologischen Testwertes zu bestimmen. Hingegen gibt der *negativ prädiktive Wert* die Wahrscheinlichkeit an, dass anhand eines normalen Testwertes auf ein nichtexzessives Trinkverhalten geschlossen werden kann.

Voraussetzung für die Entwicklung eines Marker- oder Testsystems ist der Bezug zu diagnostischen Daten z. B. auf der Basis strukturierter oder standardisierter Interviews bzw. (kurze) Screeninginstrumente oder (ausführlichere) Fragebögen, in denen Umfang und Auswirkung des Trinkverhaltens dokumentiert werden.

Generell können neben den Berichten der Patienten auch Angaben wichtiger Bezugspersonen („significant others") für die klinische Diagnose von Bedeutung sein. Zu bedenken ist ferner der Einfluss konfundierender Faktoren (v. a. Lebererkrankungen, Medikamenteneinnahme, Nikotin- oder Drogenmissbrauch), der sich auf die Spezifität verschiedener Marker auswirkt. Entsprechend kann man konventionelle und neue Marker unterscheiden und ferner in solche eines akuten (kürzlich stattgefundenen) und chronischen Alkoholkonsums einteilen.

Dabei variiert Sensitivität und Spezifität dieser Marker auf Grund des unterschiedlichen Einflusses von Faktoren wie nichtalkoholische Erkrankungen (v. a. Lebererkrankungen), enzymstimulierende Medikamente, Fehl-/Mangelernährung, metabolische Störungen, Alter, Nikotin erheblich; außerdem unterscheiden sich die Marker bezüglich des Zeitintervalls der vorausgegangenen detektierbaren Trinkperiode.

6.2
Systematik biologischer Marker

6.2.1
Konventionelle Marker

Ethanol

Allgemein gilt der Nachweis von Ethanol im Blut, Atem, Urin, Schweiß oder Speichel als die am einfachsten zu erhebende, direkteste und zugleich spezifischste Methode für einen kürzlichen Alkoholkonsum. In der Regel korrelieren Atem- und Blutkonzentration recht gut. Der Nachweis von Alkohol im Urin gibt einen Hinweis auf die Zeit der Exkretion; der Nachweis von Ethanolkonjugaten soll bei Alkoholkranken selbst nach 2-wöchiger Abstinenz die sensitivste Bestimmungsmethode sein. Transdermale Sensoren, Dosimeter oder „Schweißpflaster" werden gelegentlich zur Quantifizierung des Alkoholkonsums im Sinne einer integrativen Messung über Tage eingesetzt.

Nach experimentellen Untersuchungen wird die Höhe der Blutalkoholkonzentration meist nach einer Stunde erreicht. Sie ist generell abhängig von Menge, Dauer und zeitlichem Ablauf des Trinkens, dem First-pass-Effekt der Leber und der Eliminationsgeschwindigkeit. Letztere beträgt ca. 0,15 Promille pro Stunde. Die Einnahme einer Mahlzeit unmittelbar vor oder während des Trinkens führt jedoch zu erheblich niedrigeren Blutalkoholkonzentrationen.

Bei den meisten Menschen gehen bestimmte Messwerte mit entsprechenden Funktionsstörungen einher; so führt eine Blutalkoholkonzentration (BAK) von

0,2–0,3 Promille:	zu verlangsamter geistiger Leistungsfähigkeit und verzögerter motorischer Reaktionsfähigkeit,
0,3–0,8 Promille:	zu verstärkten motorischen und kognitiven Störungen,
0,8–2,0 Promille:	zu psychomotorischen Koordinationsstörungen, Störungen der Urteilskraft und Stimmungslabilität,
2,0–3,0 Promille:	zu Nystagmus, verlangsamter Sprache und alkoholischen Gedächtnisstörungen („Filmrisse"),
3,0 Promille:	zu Störung vitaler Funktionen (z.B. Atmung, Bewusstsein) und möglichem Tod.

Zwar ist der Nachweis von Alkohol immer ein Hinweis auf einen akuten Konsum. Ist der Nachweis negativ, bedeutet dies aber nicht, dass kein chronischer Konsum vorliegt, da Alkoholkranke zu anberaumten Terminen auch einige Stunden nüchtern sein können. Ein wiederum unauffälliges Verhalten bedeutet wiederum auch nicht, dass der Patient alkoholfrei ist; auf Grund einer Toleranzentwicklung kann er sich an bestimmte Alkoholkonzentrationen im Blut adaptiert haben. Haben beispielsweise Personen mit über 1,5 Promille (im Blut) keine Hinweise auf gestörte motorische oder psychische Funktionen und leiden auch nicht unter Übelkeit oder Erbrechen, so ist von einer chronischen Intoxikation mit einer (pharmakodynamischen) Toleranzentwicklung auszugehen.

Bei Werten von über 1,6 bzw. 2,0 Promille wird behördlicherseits die allgemeine Fahrerlaubnis überprüft. In diesem Bereich spielt die Bestimmung der BAK wegen der Beeinträchtigung der Fahrtüchtigkeit im Straßenverkehr und bei der Beurteilung von Delikten eine große Rolle, da anhand der Untersuchung von Unfallopfern, kriminellen Tätern oder Suizidenten das Ausmaß alkoholbedingter Störungen an der Morbidität und Mortalität der Bevölkerung abgeschätzt werden kann.

γ-Glutamyltransferase (γ-GT)

Die γ-Glutamyltransferase (γ-GT) ist ein membrangebundenes Enzym, das in verschiedenen Organen wie z. B. Leber, Gallengänge, Pankreas, Nieren oder Herz vorkommt. Die alkoholbedingte Erhöhung der γ-GT kommt wahrscheinlich über eine Induktion der hepatischen γ-GT-Synthese, verschlechterte biliäre Sekretion und hepatische Clearance zustande. Im Kontext mit Erhöhungen anderer Leberenzyme wie GOT, GPT, GLDH, ChE müssen Erhöhungen der γ-GT jedoch als Ausdruck einer Leberzellschädigung angesehen werden.

Die γ-GT ist der heutzutage am häufigsten eingesetzte Einzeltest zur Diagnose eines übermäßigen Alkoholkonsums (Tabellen 6-1 und 6-2). Kurzfristige, auch höhere Alkoholbelastungen führen praktisch nicht zu einer Steigerung der γ-GT-Serumaktivität.

Der Nachteil der γ-GT-Bestimmung ist die mäßige Spezifität, denn v. a. hepatobiliäre Erkrankungen – ob alkoholbedingt (wie Alkoholhepatitis oder Leberzirrhose) oder nicht – sowie verschiedene Medikamente können ebenfalls zu erhöhten Werten führen. Entsprechend ist die Spezifität gering. Es wird aber geschätzt, dass in gesunden Kollektiven eine erhöhte γ-GT bei 50 % der Personen auf exzessiven Alkoholkonsum zurückgeht. Von Vorteil ist die kostengünstige Bestimmung der γ-GT.

Mittleres korpuskuläres Erythrozytenvolumen (MCV)

Die Bestimmung des mittleren korpuskulären Erythrozytenvolumens (MCV) ist eine ebenfalls einfache, kostengünstige, im Vergleich zur γ-GT-Bestimmung zwar weniger sensitive, aber spezifischere Methode (Tabellen 6-1 und 6-2), da nichtalkoholische Ursachen für eine Makrozytose (>96 fl) nur relativ selten vorkommen (Folatmangel, Blutverluste, hämatologische Erkrankungen). Der Mechanismus der Entstehung der Makrozytose ist weitgehend unbekannt. Wenn sowohl γ-GT und MCV erhöht sind, ist exzessiver Alkoholkonsum eine sehr wahrscheinliche Ursache. Auf Grund der Überlebenszeit der Erythrozyten von ca. 120 Tagen können länger zurückliegende Trinkperioden erfasst werden.

Tabelle 6-1. Charakterisierung biologischer Marker des Alkoholismus. (Mod. nach Gilg et al. 1995)

	Normalwerte	Reaktion nach Kurzzeit-belastung	Praktikabilität	Normalisierung nach Entzug
Leberenzyme				
γ-GT	M: <28 U/l	–	++++	2–5 Wochen
	F: <18 U/l			
GOT (ASAT)	<18 U/l	–	++++	1–3 Wochen
GPT (ALAT)	<22 U/l	–	++++	1–4 Wochen
GLDH	<4 U/l	–	+++	?
Hämatologische Parameter				
β-Hexosaminidase	<6,2 U/l	+	+	2–4 Tage
MCV	<92/100 fl	–	++++	1–3 Monate
CDT (als CDTect)	M: <20 U/l		(++)	2 Wochen
	F: <26 U/l			
HDL-Cholesterin	<50 mg/dl	–	+++	1–4 Wochen
Apolipoprotein A1/2		–	++	2 Wochen
Metaboliten				
Azetaldehyd		(+)	+	
Azetat	0,75 mmol	(?)	(++)	?
Isopropanol	<2 mg/l	(+)	(++)	Stunden
Azeton	<7 mg/l	–	(++)	Stunden
Methanol	<10 mg/l	(++)	(++)	Stunden bis 1 Tag
Urin				
5-HTOL/5-HIAA	<20	+	+	Stunden bis 1 Tag
Dolichol	4,7 ng/ml	+	+	Tage bis Wochen
Salsolinol			+	

+ Speziallabor; ++ Spezialmethodik außerhalb Klinikroutine; +++ Sonderuntersuchung im Routinelabor; ++++ einfache Klinikroutine.

Tabelle 6-2. Sensitivität und Spezifität der Marker in Abhängigkeit vom Setting (Prävalenz) und klinischer Diagnose. (1) Schädlicher Gebrauch; (2) Alkoholismus/Abhängigkeit. (Mod. nach Conigrave et al. 1995)

	Sensitivität [%]				Spezifität [%]
	Allgemein	In Bevölkerung (1) oder (2)	In Praxis (1) oder (2)	In Alkoholiker-spezialein-richtung (2)	
γ-GT					
(1)	20–50				55–100
		20–50	40–50		
(2)	60–90			60–90	55–100
MCV					
(1)	20–30				64–100
		20–30	20–30		
(2)	40–50			40–50	64–100
GOT					
(1)	10–30				> 90
		10–30	10		
(2)	35–50			50	> 90
GPT					
(1)	10–20				> 80
		10–30	10		
(2)	20–50			50	> 80
CDT					
(1)	26–62				> 90
		20–62	45		
(2)	65–95			65–95	> 90
β-Hex					
(1)	86[a]				98[a]
(2)	66–95				> 95

[a] In Subgruppen.

6.2.2
Neuere Marker

Marker für chronischen Konsum

„Carbohydrate-Deficient Transferrin" (CDT)

Die Bestimmung des kohlenhydratdefizienten Transferrins gilt als sensitive und zugleich hochspezifische Methode zur Erfassung exzessiven Alkoholkonsums/bzw. der Alkoholabhängigkeit. CDT umfasst jene Isoformen des Transferrins (Plasmaprotein für den Transport von Eisen), die einen verminderten Gehalt von Sialinsäureresten aufweisen. Unter vielen technisch-methodischen Varianten ist eine RIA-Methode der Fa. Pharmacia als „CD-Tect" kommerziell verfügbar. Die Entstehung von CDT geht wahrscheinlich auf die Interferenz des Alkohols oder Azetaldehyds mit dem Glykoproteinstoffwechsel in der Leber zurück.

Für die Sensitivität wurden Werte zwischen 65 und 95%, für die Spezifität Werte um 97% angegeben. Meist wurde damit ein Trinkverhalten identifiziert, das (bei Alkoholkranken) eine längere Einnahme von mindestens 60 g Ethanol/Tag bis 2 Tage vor Untersuchung umfasste; bei Frauen scheint die Sensitivität geringer als bei Männern zu sein. Die meisten Patienten mit Lebererkrankungen haben unauffällige CDT-Werte.

Da die Halbwertszeit eines erhöhten CDT-Spiegels bei 2 Wochen liegt – dies ist auch die Zeit, in der sich die Werte unter Abstinenz normalisieren – kann CDT als Rückfallmarker in Therapieprogrammen eingesetzt werden, wenn Kontrolltermine diesen Zeitraum umfassen.

Azetaldehyd, Azetaldehyd-Hämoglobin-Addukte, gegen Azetaldehydaddukte gerichtete Antikörper, Azetat

Die Bestimmung des Ethanolabbauproduktes Azetaldehyd ist außerordentlich störanfällig. Azetaldehyd ist chemisch sehr reaktiv, flüchtig, kann artifiziell gebildet werden und kommt nur in mikromolaren Konzentrationen vor. Ohne sofortige Kühlung und chemische Blockade der erythrozytären Aktivität der Azetaldehyddehydrogenase (ALDH) oder der Katalase ist eine verlässliche Analyse kaum möglich. Basierend auf den bisherigen Daten ist die Wertigkeit der Azetaldehydblutserumspiegelbestimmung für die Alkoholismusdiagnostik als gering einzuschätzen.

Da signifikante Serumkonzentrationen von Azetat nur dann nachgewiesen werden können, wenn Ethanol im Körper vorhanden ist, ist Azetat am ehesten ein Marker für kürzlich stattgefundenen Konsum.

Tetrahydroisochinoline (Salsolinol), β-Carboline (Harman bzw. Norharman)

Nach der Alkaloidhypothese sollen Kondensationsprodukte aus Neurotransmitterabbauprodukten (z.B. Dopamin und Serotonin) und Azetaldehyd entstehen. In verschiedenen Untersuchungen wurde gefunden, dass Alkoholkranke erhöhte Salsolinolmengen im Blut oder Urin aufweisen. Die wissenschaftliche Relevanz dieser Marker ist jedoch nicht eindeutig geklärt.

Marker für kürzlich stattgefundenen Konsum

Methanol

Methanol kommt in alkoholischen Getränken vor (wenig im Bier, viel in Weinbrand und Whiskey) und trägt zum Geschmack bei; darüber hinaus wird Methanol auch endogen gebildet. Die Metabolisierung von Methanol erfolgt fast ausschließlich in der Leber durch die Aktivität der Alkoholdehydrogenase (ADH). Da ADH gegenüber Ethanol eine viel stärkere Affinität als für Methanol besitzt, kann das kontinuierliche Vorhandensein von Alkohol in Konzentrationen von mehr als 0,3 g/l im Körper zu einer Hemmung des Methanolabbaus und damit zu einer Akkumulation von Methanol führen. Deshalb sind hohe Blutkonzentrationen von Methanol wiederum ein Indikator für langfristige Alkoholintoxikationen. Sobald Ethanol nicht mehr im Blut vorhanden ist, wird Methanol jedoch rasch oxidiert, sodass die Serumkonzentration von Methanol nur dann als Marker für Alkoholabusus genutzt werden kann, wenn bei dem Patienten noch eine Alkoholintoxikation vorliegt.

Methanol stellt einen hochspezifischen und sensitiven Marker zur Diagnose einer längerfristigen, durchgehenden Alkoholbelastung über zahlreiche Stunden bis 1–2 Tage dar, dessen Konzentration wohl auch nach längerer (Kühlschrank-)Lagerung noch verlässlich bestimmt werden kann.

5-Hydroxy-Tryptophol

Die vermehrte Ausscheidung des Serotoninmetaboliten 5-Hydroxy-Tryptophol (5-HTOL) im Vergleich zur 5-Hydroxy-Indolessigsäure (5-HIAA) im Urin hat sich als Marker für den Alkoholkonsum der letzten 24 h erwiesen. Die Quotientenbildung von 5-HTOL/5-HIAA ist deshalb zu empfehlen, da beide Metabolite stark von der Nahrung (z. B. serotoninhaltige Früchte wie Bananen, Grapefruits) abhängig sind. Dieser Marker misst kurz zurückliegenden Alkoholkonsum, weshalb die Bestimmung sehr frequent durchgeführt werden muss und der Einsatz somit v. a. in Forschungsuntersuchungen in Frage kommt.

Marker mit eingeschränktem Wert

HDL-Cholesterin und Apolipoprotein

Vermehrter Alkoholkonsum führt zu einer Erhöhung des HDL-Cholesterins. Dieser Zusammenhang ist insofern von Bedeutung, als eine Beziehung von moderatem Alkoholkonsum, erhöhtem HDL-Cholesterin und verringerter kardialer Mortalität diskutiert wird. Bereits ein Konsum von 75 g Ethanol pro Tag über 5 Wochen soll zu einer Erhöhung der HDL-C-Konzentration im Blut führen, die bei Abstinenz nach 1–2 Wochen wieder rückläufig ist. Der Mechanismus ist nicht geklärt, die mikrosomale Enzyminduktion in der Leber könnte eine Rolle spielen.

Neben Alkohol kann der HDL-C-Spiegel durch Medikamente, körperliches Training, Rauchen und Lebererkrankungen beeinflusst werden, weshalb die Spezifität dieses Markers nicht sehr hoch ist. Seine Bedeutung besteht aber darin, dass HDL-C-Werte bei Personen ohne Leberschäden relativ genau die Veränderungen des Alkoholkonsums widerspiegeln und somit für die Überwachung der Abstinenz von Einzelpersonen geeignet ist. Auch die Konzentration von Apolipoprotein-I und -II wird durch Alkohol erhöht, die nach Abstinenz relativ rasch wieder zurückgeht.

Varia

Erhöhungen der Serumaktivität der Glutamat-Oxalazetat-Transaminase (GOT) oder Asparatataminotransferase (ASAT) sind seltener bei Alkoholkranken erhöht im Vergleich zur γ-GT (50% vs. 75%). Erhöhungen sind bereits Ausdruck einer (unspezifischen) Leberzellschädigung. Wegen der Unspezifität, (z.B. Erhöhung auch beim Myokardinfarkt) wird die GOT nicht in Screeningprogrammen eingesetzt. Alkoholbedingte Erhöhungen der GOT gehen schneller zurück als Erhöhungen der γ-GT. Auch die Erhöhung der GPT oder Alanin-Amino-Transferase (ALAT) ist Ausdruck einer hepatozellulären Schädigung.

6.3
Marker für die Diagnose und Differenzialdiagnose von Lebererkrankungen

Das Verhältnis von GOT/GPT kann differentialdiagnostisch ein Hinweis auf einen alkoholinduzierten im Vergleich zu einem nicht alkoholinduzierten Leberzellschaden sein; Alkoholspezifität wird durch den *DeRitis-Quotienten* GOT/GPT > 1–2 angezeigt. Auch das *Verhältnis γ-GT/alkalische Phosphatase* soll bei Patienten eine Unterscheidung alkohol- vs. nicht alkoholinduzierte Leberschäden ermöglichen. Erhöhungen der *Glutamatdehydrogenase (GLDH)* zeigen Leberzellnekrosen und schweren Alkoholkonsum an. Die ursprüngliche Annahme, dass Erhöhungen der GLDH ausschließlich alkoholinduzierte Leberzellschäden reflektieren, wurden in letzter Zeit relativiert.

Bei Alkoholkranken liegt häufig ein erhöhter Serumspiegel von Immunglobulin A vor. Auch wurde berichtet, dass das Verhältnis von Immunglobulin A zu Immunglobulin G (IgA/IgG-Ratio) für die Unterscheidung zwischen alkoholinduzierten und nichtalkoholinduzierten Leberschäden herangezogen werden könnte.

6.4
Anwendung von Markern in der Praxis

6.4.1
Notfallambulanzen

Eine große Zahl von Patienten, die sich an internistische oder chirurgische Notfallambulanzen wenden, tun dies wegen alkoholbedingter gesundheitlicher Störungen. Hier muss die Chance genutzt werden, den zugrunde liegenden exzessiven Alkoholkonsum zu erkennen und den Patienten in der sog. „Kontaktphase" für eine Änderung des Verhaltens zu motivieren. So gibt es Untersuchungen, die zeigen, dass in Notfallambulanzen Fragebögen, die auf körperliche oder psychische Probleme abzielen, erfolgreicher einen exzessiven Alkoholkonsum erkennen als die Bestimmung der Blutalkoholkonzentration, die gleichwohl mit einem Atemanalysegerät oder im Serum zur Quantifizierung durchgeführt werden sollte.

6.4.2
Screening

Das Ausmaß des Alkoholismus in der Bevölkerung ist erheblich. In Screeninguntersuchungen wurden als Marker meist die γ-GT, MCV oder zuletzt auch CDT eingesetzt. Die Kombination aus CDT und GOT hat sich in männlichen Bevölkerungsstichproben als bestes Screeninginstrument für problematisches Trinken erwiesen, bei Frauen ist die Sensivität von CDT (allein oder in Kombination) gering. Es konnte gezeigt werden, dass bei Personen mit erhöhten γ-GT-Werten durch Kurzinterventionen sich durchaus günstige Effekte auf den gesundheitlichen Status erzielen lassen.

6.4.3
Krankenhaus

Auf internistischen und chirurgischen Stationen im Krankenhaus gehen 25–50 % der Aufnahmen auf Erkrankungen zurück, bei denen Alkohol in irgendeiner Weise beteiligt ist. Auch in diesem Kontext ist die Sensitivität und Spezifität von CDT für exzessiven Alkoholkonsum am höchsten. Erhöhte Transaminasen haben sich darüberhinaus als prognostisch geeignet erwiesen, auf beginnende Leberzirrhosen hinweisend zu sein. In der Regel werden manifeste Leberschäden jedoch durch andere spezielle Methoden (z. B. Hepatitisserologie) abgeklärt.

6.4.4
Therapiekontrolle von Entwöhnungsbehandlungen

Nach einer Entzugsbehandlung sollte mit dem Patienten eine Entwöhnungsbehandlung vereinbart werden, innerhalb derer Abstinenz oder Rückfälle mittels objektivierender Methoden erfasst und rückgemeldet werden können. Damit besteht die Möglichkeit, Abstinenz im Verhalten der Patienten zu verstärken oder bei Rückfällen eine Analyse der besonderen Umstände zur weiteren Prävention vorzunehmen.

Beim Einsatz eines Atemanalysegerätes stehen Ergebnisse dafür gleich zur Verfügung. Da Alkohol aber rasch abgebaut wird, kann ein am Tag vor der Therapiekontrolle stattgefundener Alkoholkonsum im Atem oder Blut oft nicht nachgewiesen werden. Für solche Fälle kann die Bestimmung des Verhältnisses von 5HTOL/5-HIAA geeigneter sein. Auch ein Wiederansteigen der Transaminasen kann solche und früher zurückliegende Rückfälle anzeigen. In der Entwöhnung früh auftretende und kurz vor einem Kontrolltermin stattgefundene Rückfälle können jedoch mit der CDT-Methode am sichersten detektiert werden, während länger zurückliegende Rückfälle auf Grund der längeren Halbwertszeit durch Bestimmung der γ-GT besser entdeckt werden können.

Weiterführende Literatur

Allen JP, Fertig JB, Litten RZ, Sillanaukee P, Anton RF (1997) Proposed recommendations for research on biochemical markers for problematic drinking. Alc Clin Exp Res 21:244–247

Conigrave KM, Saunders JB, Whitfield JB (1995) Diagnostic tests for alcohol consumption. Alcohol Alcoholism 30:13–26

Gilg T, Deinl H, Grundner H, Soyka M (1995) Stellenwert der Begleitstoffanalytik (Methanol, Isopropanol) und CD-Transferrin (CDT) in der Alkoholismusdiagnostik. In: Soyka M (Hrsg) Biologische Alkoholismusmarker. Chapman & Hall, Weinheim, S 45–92

Groenbaeck M, Henriksen JH, Becker U (1995) Carbohydrate-deficient transferrin – a valid marker of alcoholism in population studies? Results from the Copenhagen City Heart Study. Alc Clin Exp Res 19:457–461

Helander A, Tabakoff B, WHO/ISBRA study centers (1997) Biochemical markers of alcohol use and abuse: experiences from the pilot study of the WHO/ISBRA collaborative project on state and trait markers of alcohol. Alcohol Alcoholism 32:133–144

Schmidt LG, Rommelspacher H (1990) Biologische Marker des Alkoholismus. Nervenarzt 61:140–147

Schmidt LG, Schmidt K, Dufeu P, Kuhn S, Ohse A, Rommelspacher H, Müller C (1997) Superiority of Carbohydrate Deficient Transferrin to γ-Glutamyltransferase in detecting relapse in alcoholism. Am J Psychiatr 154:75–80

Sillanaukee P, Seppä K, Koivula T, Israel Y, Niemelä O (1992) Acetaldehyde-modified hemoglobin as a marker of alcohol consumption: comparison of two new methods. J Lab Clin Med 120:42–47

Soyka M (Hrsg) Biologische Alkoholismusmarker. Chapman & Hall, Weinheim 1995

Stibler H (1991) Carbohydrate-Deficient Transferrin in serum: a new marker of potentially harmful alcohol consumption reviewed. Clin Chem 37:2029–2037

Kapitel 7
Klinisch-psychiatrische Diagnostik des Alkoholismus

M. SOYKA

In diesem Kapitel geht es im Wesentlichen um die Erstellung und Sicherung der Diagnose „Alkoholmissbrauch und -abhängigkeit", die Abklärung der Frage einer Behandlungsmotivation und Fragen der Prognose und Therapieindikation. Für die diagnostische Zielsetzung bei Verdacht auf Alkoholmissbrauch/-abhängigkeit ergeben sich verschiedene Perspektiven, die sich in folgende Aufgabengruppen unterscheiden lassen:

- Erfassung des Alkoholkonsums,
- diagnostische Abklärung des Alkoholismus im Sinne einer klassifikatorischen Einordnung,
- Gesamtklärung der Ausgangssituation bzw. der Lebenslage des Abhängigen einschließlich des sozialen Umfeldes,
- Diagnostik zur individuellen Prognose z. B. bei Begutachtungen,
- Therapiezuordnung (selektive Indikation),
- Diagnostik für spezifische Interventionen im Rahmen eines Therapieprogramms.

7.1
Aktuelle Klassifikationssysteme ICD-10 und DSM IV

Die beiden bis zu einem gewissen Grad in Konkurrenz stehenden psychiatrischen Klassifikationssysteme ICD-10 der WHO und DSM IV der American Psychiatric Association kennen eine ganze Reihe alkoholbedingter Störungen, die in den Tabellen 7-1 und 7-2 zusammenfassend dargestellt sind. Sie unterscheiden sich z. T. erheblich, wobei die ICD-10-Diagnostik eine wesentlich ausführlichere Unterklassifikation verschiedener Folgeschäden anbietet und sich umgekehrt einige alkoholbedingte Folgestörungen wie z. B. die alkoholinduzierte sexuelle Funktionsstörung und die alkoholinduzierte Schlafstörung im DSM IV finden, nicht dagegen in der ICD-10.

Tabelle 7-1. ICD-10-Klassifikation der durch psychotrope Substanzen induzierten psychischen und Verhaltensstörungen (WHO 1994)

Kodierung	Psychische und Verhaltensstörung
F 10.0	Akute Intoxikation
.00	Ohne Komplikation
.01	Mit Verletzung oder anderer körperlicher Schädigung
.02	Mit anderer medizinischer Komplikation
.03	Mit Delir
.04	Mit Wahrnehumgsstörungen
.05	Mit Koma
.06	Mit Krampfanfällen
.07	Pathologischer Rausch
F 10.1	Schädlicher Gebrauch
F 10.2	Abhängigkeitssyndrom
.20	Gegenwärtig abstinent
.21	Gegenwärtig abstinent, aber in beschützender Umgebung
.22	Gegenwärtig Teilnahme an einem ärztlich überwachten Ersatzdrogenprogramm (bei Alkohol kaum anzuwenden)
.23	Gegenwärtig abstinent, aber in Behandlung mit aversiven oder hemmenden Medikamenten (z. B. Disulfiram)
.24	Gegenwärtiger Substanzgebrauch
.25	Ständiger Substanzmissbrauch
.26	Episodischer Substanzmissbrauch (Dipsomanie)
F 10.4	Entzugssyndrom mit Delir
.40	Ohne Krampfanfälle
.41	Mit Krampfanfällen
F 10.5	Psychotische Störung
.50	Schizophreniform
.51	Vorwiegend wahnhaft
.52	Vorwiegend halluzinatorisch
.53	Vorwiegend polymorph
.54	Vorwiegend depressive Symptome
.55	Vorwiegend manische Symptome
.56	Gemischt
F 10.6	Durch Alkohol bedingtes amnestisches Syndrom
F 10.7	Durch Alkohol bedingter Restzustand und verzögert auftretende psychotische Störung
.70	Nachhallzustände (Flashbacks)
.71	Persönlichkeits- und Verhaltensstörung
.72	Affektives Zustandsbild
.74	Andere anhaltende kognitive Beeinträchtigung
.75	Verzögert auftretende psychotische Störung
F I0.8	Andere durch Alkohol bedingte psychische oder Verhaltensstörungen
F I0.9	Nicht näher bezeichnete durch Alkohol bedingte psychische oder Verhaltensstörung

Tabelle 7-2. DSM-IV-Kodierung für Störungen im Zusammenhang mit Alkohol

Kodierung	Störung
Störungen durch Alkoholkonsum	
305.00	Alkoholmissbrauch
303.90	Alkoholabhängigkeit
Alkoholinduzierte Störungen	
303.00	Alkoholintoxikation
291.80	Alkoholentzug
291.0	Alkoholintoxikationsdelir
	Alkoholentzugsdelir
291.2	Persistierende alkoholinduzierte Demenz
291.1	Persistierende alkoholinduzierte amnestische Störung
291.x	Alkoholinduzierte psychotische Störung
.5	Mit Wahn
.3	Mit Halluzinationen
291.8	Alkoholinduzierte affektive Störung
	Alkoholinduzierte Angststörung
	Alkoholinduzierte sexuelle Funktionsstörung
	Alkoholinduzierte Schlafstörung
291.9	Nicht näher bezeichnete Störung im Zusammenhang mit Alkohol

Beide Klassifikationssysteme gehen davon aus, dass es sich bei Abhängigkeit um ein Symptomcluster handelt, d. h. nicht ein spezifisches, sondern mehrere Symptome sind notwendig und auch ausreichend, um die Diagnose zu sichern.

Die ICD-10-Klassifikation bezeichnet „schädlichen Gebrauch" als ein Konsumverhalten, „das zu einer Gesundheitsschädigung (körperlich oder psychisch) führt", während das Abhängigkeitssyndrom „eine Gruppe körperlicher, Verhaltens- und kognitiver Phänomene umfasst, bei denen der Konsum einer Substanz oder Substanzklasse für die betroffene Person Vorrang hat gegenüber Verhaltensweisen, die von ihm früher höher bewertet wurden" (WHO 1994). Die Diagnose „Abhängigkeitssyndrom" lässt sich dann stellen, wenn mindestens 3 der genannten Symptome erfüllt sind.

Übersicht 7-1. ICD-10-Kriterien F 10.1 „Schädlicher Gebrauch"

- Ein Konsummuster psychotroper Substanzen, das zu einer Gesundheitsschädigung führt. Diese kann eine körperliche Störung ... oder eine psychische Störung sein, z. B. eine depressive Episode nach massivem Alkoholkonsum.
- *Diagnostische Leitlinien (WHO 1994):*
  - Die Diagnose erfordert eine tatsächliche Schädigung der psychischen oder physischen Gesundheit des Konsumenten.
  - Schädliches Konsumverhalten wird häufig von anderen kritisiert und hat auch häufig unterschiedliche negative soziale Folgen. Die Ablehnung des Konsumverhaltens oder einer bestimmten Substanz von anderen Personen oder einer ganzen Gesellschaft ist kein Beweis für den schädlichen Gebrauch, ebensowenig wie etwaige negative, soziale Folgen, z. B. Inhaftierung oder Eheprobleme.
  - Eine akute Intoxikation oder ein „Kater" („hangover") beweisen allein noch nicht den „Gesundheitsschaden", der für die Diagnose „schädlicher Gebrauch" erforderlich ist.
  - Schädlicher Gebrauch ist bei einem Abhängigkeitssyndrom (F 10.2), einer psychotischen Störung (F 10.5) oder bei anderen spezifischen alkoholbedingten Störungen nicht zu diagnostizieren.

Missbrauch und Abhängigkeit sind somit zwei von einander unabhängige Phänomene.

Es lassen sich zumindest 2 Gruppen exzessiver Trinker unterscheiden: eine Gruppe, die zu einem asymptomatischen Trinken zurückkehren kann und damit nicht abhängig ist, und eine andere Gruppe, die das nicht mehr kann.

Auf eine generelle Besonderheit der Alkoholismusdiagnostik sei noch *explizit* hingewiesen: Der klinische Laie wird die Diagnose Alkoholmissbrauch oder -abhängigkeit intuitiv im Wesentlichen an der Menge des konsumierten Alkohols sowie möglicher Folgeschäden festmachen. Gerade die Trinkmenge spielt aber als einzelnes Symptom weder in der ICD-10 noch im DSM IV eine entscheidende Rolle, d. h. dass hier kein bestimmter „Schwellenwert", ab dem man einen Alkoholmissbrauch oder gar eine Alkoholabhängigkeit annehmen kann, zwingend vorgegeben ist. So kann auch eine Alkoholabhängigkeit bei einer aktuellen täglichen Trinkmenge

> **Übersicht 7-2.** DSM-IV-Kriterien für „Substanzmissbrauch" (APA 1994)
>
> A. Ein unangepasstes Muster von Substanzgebrauch führt in klinisch bedeutsamer Weise zu Beeinträchtigungen oder Leiden, wobei sich mindestens eines der folgenden Kriterien innerhalb desselben 12-Monats-Zeitraums manifestiert:
>   1. Wiederholter Substanzgebrauch, der zu einem Versagen bei der Erfüllung wichtiger Verpflichtungen bei der Arbeit, in der Schule oder zu Hause führt ...
>   2. Wiederholter Substanzgebrauch in Situationen, in denen es auf Grund des Konsums zu einer körperlichen Gefährdung kommen kann ...
>   3. Wiederkehrende Probleme mit dem Gesetz in Zusammenhang mit dem Substanzgebrauch ...
>   4. Fortgesetzter Substanzgebrauch trotz ständiger oder wiederholter sozialer oder zwischenmenschlicher Probleme, die durch die Auswirkungen der psychotropen Substanz verursacht oder verstärkt werden ...
> B. Die Symptome haben niemals die Kriterien für Substanzabhängigkeit der jeweiligen Substanzklasse erfüllt ...

von z. B. 2 Flaschen Bier, etwa bei einem Patienten mit starkem Toleranzverlust, vorliegen.

Alkoholmissbrauch

ICD-10 kennt den Begriff Alkoholmissbrauch nicht mehr, er ist, ausgehend von dem englischen Begriff „harmful use" durch den Begriff „schädlicher Gebrauch" ersetzt worden, ein Terminus, der zumindest in der deutschen Übersetzung nicht überzeugen kann. DSM IV geht dabei weiter von „Alkoholmissbrauch" aus. Die Übereinstimmung zwischen beiden Diagnosesystemen ist hier relativ gering.

In der ICD-10 wird explizit festgestellt, dass die Diagnose eines Alkoholmissbrauchs bzw. des schädlichen Gebrauchs von Alkohol nur dann gerechtfertigt ist, wenn das Konsummuster „zu einer Gesundheitsschädigung" führt. Dies kann eine körperliche oder psychische Störung sein. Nicht aufgeführt sind soziale Folgeschäden, wie sie bei Alkoholmissbrauch sehr häufig sind. Diese berücksichtigt umgekehrt DSM IV bei der Diagnosestellung Substanzmissbrauch.

Alkoholabhängigkeit

Im Vergleich zu früheren Fassungen ist im DSM IV die Anzahl der diagnostischen Kriterien für Alkoholabhängigkeit von 9 auf 7 reduziert worden, von denen mindestens 3 erfüllt sein müssen. Die ICD-10 kennt 6 Kriterien für Abhängigkeit, von denen ebenfalls 3 erfüllt sein müssen, um die Diagnose zu stellen. Wichtig erscheint, dass auch psychische Faktoren, die für eine Abhängigkeitsentwicklung sprechen, genannt werden.

Übersicht 7-3. ICD-10 F 10.2 „Abhängigkeitssyndrom"

Es handelt sich um eine Gruppe körperlicher, Verhaltens- und kognitiver Phänomene, bei denen der Konsum einer Substanz oder einer Substanzklasse für die betroffene Person Vorrang hat gegenüber anderen Verhaltensweisen, die von ihr früher höher bewertet wurden. Ein entscheidendes Charakteristikum der Abhängigkeit ist der oft starke, gelegentlich übermächtige Wunsch, psychotrope Substanzen zu konsumieren.

Es gibt Hinweise darauf, dass die weiteren Merkmale des Abhängigkeitssyndroms bei einem Rückfall nach einer Abstinenzphase schneller auftreten als bei Nichtabhängigen.

- *Diagnostische Leitlinien*
  Die sichere Diagnose „Abhängigkeit" sollte nur gestellt werden, wenn irgendwann während des letzten Jahres 3 oder mehr der folgenden Kriterien gleichzeitig vorhanden waren:
  1. Ein starker Wunsch oder eine Art Zwang, psychotrope Substanzen zu konsumieren
  2. Verminderte Kontrollfähigkeit bezüglich des Beginns, der Beendigung und der Menge des Konsums
  3. Ein körperliches Entzugssyndrom bei Beendigung oder Reduktion des Konsums ...
  4. Nachweis einer Toleranz ...
  5. Fortschreitende Vernachlässigung anderer Vergnügen oder Interessen zugunsten des Substanzkonsums, erhöhter Zeitaufwand, um die Substanz zu beschaffen, zu konsumieren oder sich von den Folgen zu erholen
  6. Anhaltender Substanzkonsum trotz Nachweises eindeutiger schädlicher Folgen ...

Übersicht 7-4. DSM IV F 10.2 Substanzabhängigkeit

Ein unangepasstes Muster von Substanzgebrauch führt in klinisch bedeutsamer Weise zu Beeinträchtigungen oder Leiden, wobei sich mindestens 3 der folgenden Kriterien manifestieren, die zu irgendeiner Zeit in demselben 12-Monats-Zeitraum auftreten:

1. Toleranzentwicklung, definiert durch eines der folgenden Kriterien:
   a) Verlangen nach ausgeprägter Dosissteigerung, um einen Intoxikationszustand oder erwünschten Effekt herbeizuführen
   b) deutlich verminderte Wirkung bei fortgesetzter Einnahme derselben Dosis
2. Entzugssymptome, die sich durch eines der folgenden Kriterien äußern:
   a) charakteristisches Entzugssyndrom der jeweiligen Substanz ...
   b) dieselbe (oder eine sehr ähnliche Substanz) wird eingenommen, um Entzugssymptome zu lindern oder zu vermeiden
3. Die Substanz wird häufig in größeren Mengen oder länger als beabsichtigt eingenommen
4. Anhaltender Wunsch oder erfolglose Versuche, den Substanzgebrauch zu verringern oder zu kontrollieren
5. Viel Zeit für Aktivitäten, um die Substanz zu beschaffen ...
6. Wichtige soziale, berufliche oder Freizeitaktivitäten werden auf Grund des Substanzmissbrauchs aufgegeben oder eingeschränkt
7. Fortgesetzter Substanzmissbrauch trotz Kenntnis eines anhaltenden oder wiederkehrenden körperlichen oder psychischen Problems, das wahrscheinlich durch den Substanzmissbrauch verursacht oder verstärkt wurde ...

7.2
Subtypen von Alkoholabhängigkeit

Unter der Diagnose Alkoholabhängigkeit werden sehr unterschiedliche Typen von Abhängigen subsumiert, von denen allerdings nur wenige faktische Bedeutung erlangt haben oder empirisch ausreichend überprüft sind.

Eine weit verbreitete Typologie ist die von Jellinek (1960), der auf Grund empirischer Untersuchungen an Alkoholabhängigen eine überwiegend am Trinkstil orientierte Typologie entwarf (Tabelle 7-3). Die beiden klinisch

Tabelle 7-3. Typologie nach Jellinek (1960)

α-Typ	β-Typ	γ-Typ	δ-Typ	ε-Typ
Problem-, Erleichterungs-, Konflikttrinker	Gelegenheits-trinker	Süchtiger Trinker	Rauscharmer, kontinuierlicher Alkoholkonsum	Episodischer Trinker
Abhängigkeit nur psychisch	Weder psychische noch körperliche Abhängigkeit	Zuerst psychische, dann körperliche Abhängigkeit	Psychische Abhängigkeit	Psychische Abhängigkeit
Kein Kontroll-verlust, aber un-diszipliniertes Trinken mit Fähig-keit zur Abstinenz	Kein Kontrollverlust	Kontrollverlust mit Phasen von Abstinenz	Keine Abstinenz, kein Kontrollverlust	Kontrollverlust jedoch Fähigkeit zur Abstinenz

relevanten abhängigen Trinker sind der sog. Gamma-Typ (γ-Typ, süchtige Trinker), bei dem zuerst eine psychische, danach eine körperliche Abhängigkeit mit Kontrollverlust, aber erhaltener Fähigkeit zur tageweisen Abstinenz vorliegt, sowie der Delta-Typ (δ-Typ, „Spiegeltrinker"), bei dem ein rauscharmer, kontinuierlicher Alkoholkonsum vorliegt.

Andere Untersucher haben versucht, auch biologische und genetische Variablen bei der Definition verschiedener Subtypen zu berücksichtigen. Eine besondere Bedeutung hat dabei die von Cloninger et al. (1981) auf Grund von Familien- und Adoptionsstudien erarbeitete Typologie (Tabelle 7-4). Cloninger stellte dabei einen stark genetisch abhängigen Typ II mit eher ungünstigem Verlauf, der im Wesentlichen nur bei Männern auftritt, einem Typ I, der eher von Umweltfaktoren abhängig ist und sich, im Gegensatz zu Typ II, eher später entwickelt, gegenüber.

Eine weitere wichtige Subtypologie wurde von Babor (1992) vorgelegt (Tabelle 7-5), der einen Typ A mit spätem Beginn des Alkoholismus und einen Typ B mit frühem Beginn des Alkoholismus unterschied. In einigen katamnestischen Untersuchungen zeigten Typ-A-Alkoholiker einen günstigeren Verlauf als Typ-B-Alkoholiker, sodass dieser Typologie u. U. auch ein prädiktiver Wert zukommen könnte.

In die klinische Routinediagnostik hat bislang lediglich die Jellinek-Typologie Einzug gehalten, die langjährig mit gutem Erfolg verwendet wird, um verschiedene Trinkstile zu charakterisieren. Inwieweit zukünftig auch eine der genannten Alkoholtypologien zusätzliche Bedeutung erlangen wird, ist bislang offen.

Tabelle 7-4. Typologie nach Cloninger (1981, 1987)

Typ I	Typ II
Eher von Umweltfaktoren abhängig	Eher von hereditären Faktoren abhängig
Später Beginn (nach dem 25. Lebensjahr),	Früher Beginn (vor dem 25. Lebensjahr)
Bei beiden Geschlechtern vorkommmend	Auf das männliche Geschlecht begrenzt
Eher milder Verlauf des Alkoholabusus	Eher schwerer Verlauf des Alkoholabusus
Hohe „reward dependence"	Niedrige „reward dependence"
Hohe „harm avoidance"	Niedrige „harm avoidance"
Niedriges „sensation seeking"	Hohes „sensation seeking"

Tabelle 7-5. Typologie nach Babor (1992)

Typ A	Typ B
Später Beginn (30 – 34 Jahre)	Früher Beginn (vor 21. Lebensjahr)
Wenig Risikofaktoren in der Kindheit	Vermehrt Risikofaktoren in Familie und Kindheit
Geringer Grad der Abhängigkeit	Starke Ausprägung der Abhängigkeit, Missbrauch auch von anderen Substanzen
Wenig körperliche und soziale Konsequenzen des Alkoholkonsums	Vermehrt körperliche und soziale Konsequenzen des Alkoholkonsums nach kürzerer Zeit
Geringe psychiatrische Komorbidität	Hohe psychiatrische Komorbidität
Geringe Belastungsfaktoren im familiären und beruflichen Umfeld	Hohe Belastungsfaktoren im familiären und beruflichen Umfeld
Gute therapeutische Prognose	Schlechte therapeutische Prognose

7.3
Diagnostische Verfahren zur Sicherung einer Alkoholabhängigkeit

Die wichtigsten Gütekriterien für einen Test sind Reliabilität und Validität. Bei der Konstruktion und Validierung von diagnostischen Instrumenten ist v. a. bei der Beurteilung von Alkoholstörungen grundsätzlich besonders zu beachten, dass diese Validierung nicht oder zumindest nicht allein an einer Kontrollgruppe von nicht alkoholgefährdeten Gesunden, sondern auch an psychisch oder somatisch Erkrankten durchgeführt wird. Generell müssen entsprechende Tests eine ausreichende Sensitivität, v. a. aber auch Spezifität aufweisen.

7.3.1
Screeninginstrumente

In vielen Fällen wird man die Diagnose eines Alkoholismus zunächst an den klinisch manifesten Befunden und Symptomen festmachen wollen. Einer dieser Ansätze ist der als Screeninginstrument einsetzbare *Alcohol-Clinical-Index*, der 17 klinische Symptome beinhaltet, die meist direkte Zeichen von alkoholbezogenen Störungen sind (z. B. Spider-Nävi, Palmarerythem), aber auch Anderes betreffen (z. B. Tätowierungen). Außerdem werden 13 Symptome aus der medizinischen Anamnese einbezogen, die auf Alkoholfolgeerkrankungen hinweisen könnten (z. B. morgendliches Zittern). Falls mindestens 4 der klinischen und anamnestischen Kriterien vorhanden waren, konnten mit einer Wahrscheinlichkeit von 0,88 Alkoholiker von sozialen Trinkern unterschieden werden.

Ein besonders einfacher, aber durchaus aussagefähiger Kurzfragebogentest ist der sog. *CAGE-Test*, der nur aus 4 Fragen besteht:

- „Have you ever felt you ought to cut down on your drinking?"
  Haben Sie schon einmal daran gedacht, Ihren Alkoholkonsum zu reduzieren?
- „Have people annoyed you by criticizing your drinking?"
  Wurden Sie schon von Leuten bezüglich Ihres Trinkens kritisiert?
- „Have you ever felt bad or guilty about your drinking?"
  Haben Sie sich jemals schlecht oder schuldig auf Grund Ihres Trinkens gefühlt?
- „Have you ever had a drink first thing in the morning to steady your nerves or get rid of a hangover?"
  Haben Sie schon einmal morgens als erstes Alkohol getrunken, um Ihre Nerven zu beruhigen?

2 oder mehr positive Antworten identifizieren bereits den „problem drinker" sehr zuverlässig.

Ein weiteres wichtiges Screeningverfahren ist der *Michigan Alcoholism Screening Test (MAST)*, der v. a. im angloamerikanischen Sprachraum weite Verbreitung gefunden hat. Die Sensitivität wurde allerdings von einer Reihe von Untersuchern eher kritisch gesehen.

Ein weiteres Screeninginstrument zumindest zur Frühdiagnose eines Alkoholismus ist der *AUDIT (Alcohol Use Disorders Test)*, der aus 12 Kernfragen besteht, die vom Patienten beantwortet werden, und 8 Items, die der Arzt erfragen muss. Der Test erfasst im Unterschied zu anderen Verfahren auch Trinkmenge und Trinkfrequenz der Patienten, auch bei diesem Frage-bogentest lassen sich allerdings ausgeprägte Dissimulationstendenzen häufig nicht vermeiden. Der Test wird von der WHO zur Diagnostik der Al-koholabhängigkeit empfohlen (s. Abb. 7-1).

7.3.2
Standardisierte Interviews

Insbesondere für wissenschaftliche Untersuchungen wird heute in der Re-gel eine Befundabsicherung der Diagnose Alkoholmissbrauch/-abhängig-keit durch gezielte und zumindest halbstandardisierte Interviews gefor-dert. Hierzu sind eine Reihe von Interviewverfahren und Checklisten ent-wickelt worden, von denen hier nur einige benannt werden sollen. Zum ei-nen das strukturierte klinische Interview für *DSM III-R* (deutsch *SKID*, englisch *SCID*). In dessen Nachfolge stehen standardisierte Interviews wie das *CIDI (Composite International Diagnostic Interview)*. Es ist auf allen Ebenen standardisiert von den konkreten Fragen bis zu den Diagnosen und in verschiedene Sektionen unterteilt. Alkoholismus gehört dabei in die Sek-tion I.

Ein weiteres wichtiges Untersuchungsinstrument ist der häufig einge-setzte sog. *Addiction Severity Index (ASI;* 5. Version). Dieses Verfahren dient v. a. der Erfassung des Schweregrades der Störung in den Bereichen körper-liche Befindlichkeit, rechtliche Situation, psychische Situation. Der Alko-holkonsum der letzten 30 Tage wird dabei genauer erfasst. Für viele Unter-suchungen stellt er heute den „golden standard" dar. Er ist ins Deutsche übertragen (EUROPASI).

Ein weiteres wichtiges Instrument ist ferner das im englischen Sprachraum auf dem PSE-System beruhende *SCAN-Interview*. Diese, von der American Psychiatric Association 1994 vorgeschlagenen *Schedules for Clinical Assessement in Neuropsychiatry* sind ein strukturiertes Interview, das von erfahrenen Klinikern angewendet wird.

7.3.3
Fragebogentests

Zur Selbstbeurteilung sind eine kaum überblickbare Vielzahl von verschie-denen Untersuchungsinstrumenten entwickelt worden. Der vielleicht wich-tigste ist dabei der bereits oben angesprochene MAST. Die Sensitivität war dabei mit 88 % deutlich besser als die Spezifität mit 50 %.

Sehr geehrte Patientin, sehr geehrter Patient!
Da Alkohol vielfach zu gesundheitlichen Schäden führt, werden Sie in diesem Fragebogen nach Ihren Trinkgewohnheiten gefragt. Bitte beantworten Sie die Fragen so genau wie möglich, da sie Grundlage für ein ärztliches Gespräch sind.
Beachten Sie bitte, dass auch Bier ein alkoholisches Getränke ist!
Als Maßeinheit gilt 1 Drink = 1 Glas/Dose Bier oder 1 Glas Wein/Sekt oder 1 Glas Korn, Rum, Schnaps, Weinbrand, Whisky oder ähnliches.

	0	1	2	3	4
Wie oft haben Sie alkoholische Getränke getrunken?	Nie	Einmal im Monat oder seltener	Zweimal im Monat	Dreimal im Monat	4- oder mehrmals im Monat
Wieviele Drinks trinken Sie pro Tag?	1–2	3–4	5–6	5–6	10 oder mehr
Wie oft trinken sie 6 oder mehr Drinks pro Tag?	Nie	Weniger als einmal im Monat	Einmal im Monat	Einmal in der Woche	Fast täglich
Wie oft hatten Sie im letzten Jahr das Gefühl, Sie könnten nicht aufhören zu trinken, wenn Sie angefangen haben?	Nie	Weniger als einmal im Monat	Einmal im Monat	Einmal in der Woche	Fast täglich
Wie oft konnten Sie im letzten Jahr nicht das tun, was von Ihnen erwartet wurde, weil Sie Alkohol getrunken hatten?	Nie	Weniger als einmal im Monat	Einmal im Monat	Einmal in der Woche	Fast täglich
Wie oft brauchten Sie schon morgens ein alkoholisches Getränk, weil Sie vorher stark getrunken hatten?	Nie	Weniger als einmal im Monat	Einmal im Monat	Einmal in der Woche	Fast täglich
Wie oft haben Sie im letzten Jahr nach dem Alkoholtrinken Gewissensbisse gehabt oder sich schuldig gefühlt?	Nie	Weniger als einmal im Monat	Einmal im Monat	Einmal in der Woche	Fast täglich
Wie oft haben Sie sich nicht an die Ereignisse der Nacht zuvor erinnern können, weil Sie Alkhohl getrunken hatten?	Nie	Weniger als einmal im Monat	Einmal im Monat	Einmal in der Woche	Fast täglich
Haben Sie sich oder einen anderen schon einmal verletzt, weil Sie Alkohol getrunken hatten?	Nein	Ja, aber nicht im letzten Jahr			Ja, im letzten Jahr
Hat Ihnen ein Verwandter, Freund oder Arzt geraten, Ihren Alkoholkonsum zu verringern?	Nein	Ja, aber nicht im letzten Jahr			Ja, im letzten Jahr

Über 8 Punkte: Alkoholabhängigkeit wahrscheinlich.

Abb. 7-1. Fragebogen des AUDIT ("Alcohol Use Disorders Test"), modifiziert für den Gebrauch in deutschsprachigen Ländern. (Nach Babor u. Grant 1989)

Im deutschen Sprachraum hat der *Kurzfragetest für Alkoholgefährdete* (KFA) eine gewisse Bedeutung erlangt. Er umfasst 22 Fragen, die somatische und psychosoziale Variablen sowie das Trinkverhalten und die innere Einstellung zum Alkoholkonsum erfassen. Er kann als Screeninginstrument eingesetzt werden, dient aber v. a. zur Differenzialdiagnostik und Therapieplanung.

Ein besonderes Problem ist, dass bislang der Schweregrad der Abhängigkeit nicht sicher erfasst werden kann (zum EUROPASI s. oben). Hierzu wurden zwei Untersuchungsinstrumente, die *Göttinger Abhängigkeitsskala* (*GABS*) und die *Lübecker Alkoholabhängigkeitsskala* (*LAS*) vorgeschlagen. Beide Untersuchungsinstrumente sind insbesondere hinsichtlich ihrer prognostischen Wertigkeit nicht ausreichend überprüft. Die GABS besteht aus 31 Items. Der Fragebogen ist vom Patienten selbst auszufüllen. Der LAS erfasst Kriterien des Abhängigkeitssyndroms.

Das zumindest im deutschsprachigen Raum wichtigste, umfassende Screeninginstrument ist bislang immer noch der *Münchner Alkoholismus-Test* (*MALT,* s. Übersicht unten). Er umfasst 2 Teile, einen Selbstbeurteilungsteil mit 24 Items und einen Fremdbeurteilungsteil mit 7 Items. Der Fremdbeurteilungsteil ist dabei 4fach höher gewichtet als der Selbstbeurteilungsteil. Ein Summenwert von 6–10 Punkten legt den Verdacht auf eine Alkoholabhängigkeit, ein Summenwert von 11 und mehr Punkten die Diagnose einer Alkoholabhängigkeit nahe. In verschiedenen Untersuchungen wurde für den Test eine gute Spezifität und Sensitivität ermittelt.

Übersicht 7-5. Merkmalskatalog des Münchener Alkoholismus-Tests (MALT)

I. Vom Arzt zu beurteilen:
  1. Lebererkrankung: mindestens ein klinisches Symptom (z. B. vermehrte Konsistenz, Vergrößerung, Druckdolenz o. ä.) und mindestens ein pathologischer Laborwert z. B. GOT, GPT oder γ-GT) sind notwendig.
  2. Polyneuropathie (trifft nur zu, wenn keine anderen Ursachen bekannt sind, z. B. Diabetes mellitus oder eindeutige chronische Vergiftungen).
  3. Delirium tremens (jetzt oder in der Vorgeschichte).
  4. Alkoholkonsum von mehr als 150 ml (bei Frauen 120 ml) reinem Alkohol ein- oder mehrmals im Monat.

5. Akoholkonsum von mehr als 300 ml (bei Frauen 240 ml) reinem Alkohol ein- oder mehrmals im Monat.
6. Foetor alcoholicus (zur Zeit der ärztlichen Untersuchung).
7. Familienangehörige oder engere Bezugspersonen haben schon einmal Rat gesucht wegen Alkoholproblemen des Patienten (z. B. beim Arzt, dem Sozialdienst oder anderen entsprechenden Einrichtungen).

II. *Vom Patienten selbst zu beurteilen:*
1. In der letzten Zeit leide ich häufiger an Zittern der Hände.
2. Ich hatte zeitweilig, besonders morgens, ein Würgegefühl oder Brechreiz.
3. Ich habe schon einmal versucht, Zittern oder morgendlichen Brechreiz mit Alkohol zu kurieren.
4. Zur Zeit fühle ich mich verbittert wegen meiner Probleme und Schwierigkeiten.
5. Es kommt nicht selten vor, dass ich vor dem Mittagessen bzw. zweiten Frühstück Alkohol trinke.
6. Nach den ersten Gläsern Alkohol habe ich ein unwiderstehliches Verlangen, weiter zu trinken.
7. Ich denke häufig an Alkohol.
8. Ich habe manchmal auch dann Alkohol getrunken, wenn es vom Arzt verboten wurde.
9. In Zeiten erhöhten Alkoholkonsums habe ich weniger gegessen.
10. An der Arbeitsstelle hat man mir schon einmal Vorhaltungen wegen meines Alkoholtrinkens gemacht.
11. Ich trinke Alkohol lieber, wenn ich allein bin.
12. Seitdem ich mehr Alkohol trinke, bin ich weniger tüchtig.
13. Ich habe nach dem Trinken von Alkohol schon öfters Gewissensbisse (Schuldgefühle) gehabt.
14. Ich habe ein Trinksystem versucht (z. B. nicht vor bestimmten Zeiten zu trinken).
15. Ich glaube, ich sollte mein Trinken einschränken.
16. Ohne Alkohol hätte ich nicht so viele Probleme.
17. Wenn ich aufgeregt bin, trinke ich Alkohol, um mich zu beruhigen.
18. Ich glaube, der Alkohol zerstört mein Leben.
19. Einmal möchte ich aufhören mit dem Trinken, dann wieder nicht.

20. Andere Leute können es nicht verstehen, warum ich trinke.
21. Wenn ich nicht trinken würde, käme ich mit meinem Partner besser zurecht.
22. Ich habe schon versucht, zeitweilig ohne Alkohol zu leben.
23. Wenn ich nicht trinken würde, wäre ich mit mir zufrieden.
24. Man hat mich schon wiederholt auf meine „Alkoholfahne" angesprochen.

Ein weiteres, v. a. im angloamerikanischen Sprachraum häufig angewandtes Untersuchungsinstrument ist der *Alcohol Use Disorder and Associated Dissabilities Interview Schedule – Alcohol Drug Revised (AUDADIS-ADR)*. Dieses Interview war ursprünglich von der WHO (1992) vorgeschlagen worden.

Generell stellt sich bei allen vorgestellten Untersuchungsinstrumenten die Frage nach der Reliabilität und Validität für die Diagnostik von alkohol- und drogeninduzierten Störungen. In der WHO-Studie zur Reliabilität und Validität des CIDI, des SCAN und des AUDADIS-ADR wurden die diagnostischen Kriterien nach ICD-10 und DSM IV für Alkoholabhängigkeit bzw. Missbrauch/schädlichen Gebrauch herangezogen. Dabei zeigte sich, dass die Übereinstimmung für die Diagnose von Abhängigkeitserkrankungen sehr gut war (0,7–0,9), aber, wie oben schon angesprochen, für Alkoholmissbrauch/schädlichen Gebrauch deutlich geringer.

7.3.4
Mehrdimensionale Untersuchungsinstrumente

Entsprechende Fragebögen sind so konzipiert, dass sie nicht nur als Screeningverfahren eingesetzt werden können, sondern auch zur Differenzialdiagnostik und Indikationsstellung für eine differentielle Therapie Anhaltspunkte liefern sollen. Das wichtigste diesbezügliche Untersuchungsinstrument ist das *Alcohol Use Inventory*. Eine deutsche Bearbeitung dieses Fragebogens ist das *Trierer Alkoholismusinventar (TAI)* mit 77 Items und 7 Skalen. Ziel des TAI ist es, Aussagen über einzelne therapeutisch relevante Bereich bei dem Patienten zu erfassen, z. B. Verlust der Kontrolle über das Verhalten während des Alkoholkonsums, soziale Aspekte des Trinkens (sozialer Rückzug etc.), Trinkmotive, Suchtverhalten usw. Auch der Partnerbereich wurde erfasst.

Mit Hilfe dieses Untersuchungsinstrumentes wurde eine Alkoholikertypologie mit 5 Subtypen entwickelt, für die auch verschiedene therapeutische Vorgehensweisen konzipiert worden sind. Die Effektivität kann noch nicht ausreichend beurteilt werden.

Ein weiteres wichtiges Fragebogeninstrument ist der *Fragebogen zur Klassifikation des Trinkverhaltens Alkoholabhängiger* (*FTA*). Dieser Selbstbeurteilungsbogen hat bislang in Deutschland keine größere Verbreitung erlangt.

Für eine Reihe von anderen Fragestellungen wurden andere spezielle Fragebogeninstrumente entwickelt. Dazu gehört die für Therapiestudien zunehmend relevante Erfassung des Alkoholverlangens „craving", welches mit der *Obsessive-Compulsive-Drinking-Scale* (*OCDS*) bzw. dem *Lübecker Craving-Fragebogen* erfasst werden kann.

Im Rahmen einer umfassenderen Alkoholdiagnostik kann auch die standardisierte Erfassung von Persönlichkeitsmerkmalen sinnvoll sein. Eines der bekanntesten Beispiele hierfür ist der in einer *computerisierten* Version vorliegende Persönlichkeitsfragebogen *MMPI*, der seit vielen Jahren in der klinischen Routine verwendet wird. Auf die Vielzahl der im Bereich der Persönlichkeitsdiagnostik angewendeten Untersuchungsinstrumente und Fragebögen kann hier aus Platzgründen nicht im Detail eingegangen werden.

7.3.5
Diagnostik des Alkoholentzugssyndroms

Zur Beurteilung der Alkoholentzugssymptomatik wurden ebenfalls verschiedene diagnostische Instrumente entwickelt. Dabei muss berücksichtigt werden, dass kaum eines der Symptome des Alkoholentzugssyndroms spezifisch ist, sondern vielmehr bei verschiedenen Störungen, z. B. auch beim Entzug von anderen Substanzen, auftreten kann. Die gebräuchlichste Skala zur Erfassung der Entzugssymptomatik ist die *CIWA-Skala*, von der verschiedene Übersetzungen und auch Varianten vorliegen.

7.4
Klinische Alkoholismusdiagnose

Oft wird ein Alkoholabusus vom behandelnden Arzt nicht auf Grund anamnestischer Angaben oder des Einsatzes der oben skizzierten Untersuchungsinstrumente gestellt, sondern auf Grund des klinischen Erscheinungsbildes. Hierfür sind die klinische Erfahrung und der „geübte" klinische Blick oft wegweisend. An dieser Stelle sollen nicht die einzelnen neuropsychiatrischen Folgeschäden des Alkoholismus im Detail dargestellt werden, auf einige diagnostisch oft wegweisende klinische Symptome sei aber explizit hingewiesen.

Primär lässt sich bei vielen Alkoholabhängigen oft eine sog. Fazies alcoholica mit unreiner Haut, vergröberten Gesichtszügen, Teleangiektasien, evtl. auch Rhinophym feststellen. Ebenfalls schon im Initialkontakt lässt sich häufig ein Foetor alcoholicus feststellen, der erstaunlich oft, auch bei starker Ausprägung, vom Patienten bagatellisiert wird. Auch ein Tremor der Hände und gerötete Konjunktiven oder eine Konjunktivis lassen sich bereits prima vista feststellen, häufig auch eine erhöhte Schweißneigung.

Im psychovegetativen Bereich finden sich neben verschiedenen anderen Fehlfunktionen häufig eine gewisse motorische Unruhe, erhöhte Reizbarkeit und Nervosität. Ebenfalls im Initialkontakt können häufig schon neurologische Folgeschäden, insbesondere eine Polyneuropathie mit entsprechendem Gangbild, festgestellt werden, aber auch eine Kleinhirnsymptomatik mit Ataxie und Dysdiadochokinese. Das Gangbild kann auch durch eine beinbetonte Muskelatrophie akzentuiert sein. Häufig findet sich auch ein aufgeblähter Bauch. Die Initialuntersuchung sollte die Leber (Lebervergrößerung, Fettleber) erfassen.

Keineswegs obligat, aber doch recht häufig ist das äußere Erscheinungsbild von Alkoholikern auch auf andere Weise auffällig: Die Kleidung ist häufig nicht völlig in Ordnung, Stürze oder andere Verletzungsfolgen werden berichtet oder sind sichtbar, häufig wirkt der Patient ungepflegt.

Sehr häufig wird der Patient im Initialkontakt oder im weiteren Verlauf von besorgten Angehörigen begleitet, die wichtige fremdanamnestische Angaben zu Trinkgewohnheiten und Folgeschäden beitragen können. Im gemeinsamen Gespräch können eventuelle Bagatellisierungs- und Dissimulationstendenzen aufgedeckt und auch angesprochen werden.

Die klinische Erfahrung zeigt, dass einige wichtige Fragen hinsichtlich sozialer Folgeschäden sehr häufig schon zur Diagnose hinführen können. Dazu gehören Fragen nach:

- dem beruflichen Status (Arbeitsplatzverlust? Abmahnung?),
- dem familiären Umfeld (Ehestreitigkeiten, Trennungen, Scheidungen?),
- Führerscheinverlust,
- Arbeitsunfällen, Unfällen, Verletzungen unter Alkoholeinfluss,
- evtl. Straftaten unter Alkoholeinfluss, Bewährungsauflagen.

Nicht alle Punkte müssen im ersten diagnostischen Gespräch abgefragt werden, sie können aber gute Hinweise im Hinblick auf ein eventuelles Alkoholproblem geben. Beim evidenten klinischen Verdacht auf Alkoholmissbrauch/Alkoholabhängigkeit und hartnäckigen Bagatellisierungs- bzw. Dissimulationstendenzen bietet sich im Übrigen der Einsatz sog. biologischer Marker an (s. Kap. 6).

Weiterführende Literatur

American Psychiatric Association (1994) Diagnostic and statistical manual of mental disorders, 4th edn. American Psychiatric Association, Washington. Deutsche Bearbeitung (1996) Hogrefe, Göttingen

Babor TF, Hofmann M, DelBoca FK, Hesselbrock V, Meyer R, Dolinsky ZS, Rounsaville B (1992) Types of alcoholics, I. Evidence for an empirically derived typology based on indicators of vulnerability and severity. Arch Gen Psychiat 49:599–608

Cloninger CR, Bohman M, Sigvardsson S (1981) Inheritance of alcohol abuse – cross fostering analysis of adopted men. Arch Gen Psychiat 42:1043–1049

Cloninger CR, Przybeck TR, Svarkic DM (1991) The tridimensinonal personality questionnaire: U.S. Normative data. Psychol Rep 69:1047–1057

Feuerlein W, Küfner H, Soyka M (1998) Alkoholismus – Mißbrauch und Abhängigkeit. Stuttgart, Thieme

Hall W, Saunders JB, Babor TF, Aasland OG, Amundsen A, Hodgson R, Grant M (1993) The structure and correlates of alcohol dependence: WHO collaborative project on early detection of persons with harmful alcohol consumption. – III. Addiction 88: 1627–1636

Soyka M (1995) Die Alkoholkrankheit – Diagnostik und Therapie. Chapman & Hall, Weinheim

Soyka M (1997) Alkoholismus – Eine Krankheit und ihre Therapie. Wiss Verlagsges, Stuttgart

Kapitel 8
Rolle des Hausarztes bei der Erkennung der Alkoholkrankheit und alkoholassoziierter Organschäden

M.V. Singer, S. Teyssen

Chronischer Alkoholkonsum unterschiedlichen Ausmaßes kann alle Lebensbereiche infiltrieren und zu zahlreichen körperlichen, seelischen und sozialen Schäden führen. Es ist daher sehr wichtig in der Klinik und Praxis, an alkoholassoziierte Erkrankungen zu denken und sie zu thematisieren. Es gibt kaum ein Organ, welches nicht infolge eines Alkoholmissbrauchs geschädigt werden kann (s. Tabelle 8-1). Bis zu 75 % der Alkoholiker, die zur stationären Entwöhnungsbehandlung kommen, leiden an Alkoholfolgekrankheiten. Bei 29 % von Männern und 9 % von Frauen, die in ein Allgemeinkrankenhaus eingewiesen wurden, lag eine alkoholassoziierte Erkrankung vor: Delirium tremens (13 %), Krampfanfälle (11,4 %), Kopfverletzungen (9 %) und Leberzirrhose (8 %). Bei Alkoholmissbrauchern kommen häufiger Verletzungen vor (Frakturen wie z. B. Knöchel- und Rippenfrakturen).

8.1
Besonderheiten der Arzt-Patient-Beziehung beim Alkoholiker bzw. Alkoholmissbraucher

Die Behandlung eines suchtkranken Menschen ist wesentlich komplexer und interaktiver als bei vielen anderen (z. B. internistischen) Erkrankungen. Neben dem breiten Spektrum von akuten oder chronischen, milden oder schweren Verläufen alkoholbedingter Organerkrankungen, die sehr unterschiedlich auf die Behandlung reagieren können, ist die Früherkennung der alkoholbedingten psychischen und physischen Gesundheitsstörung durch den Allgemeinarzt von zunehmender und besonderer Bedeutung.

Mit Ausnahme eines Teils der Ärzte in den skandinavischen Ländern sind allerdings bisher die wenigsten Ärzte in Klinik und Praxis in Europa und USA entsprechend ausgebildet, um Patienten mit Alkoholproblemen rechtzeitig und umfassend zu diagnostizieren und entsprechenden thera-

Tabelle 8-1. Häufigkeit der wichtigsten Krankheiten bei Alkoholismus. (Nach Ashley et al. 1977)

Erkrankung	Männer (n = 736)		Frauen (n = 135)	
	n	%	n	%
Fettleber	351	47,7	37	27,4
Chronisch obstruktive Lungenerkrankung	89	12,1	8	5.9
Traumen (Gesamtzahl)	88	11,4	10	7,4
Bluthochdruck	64	8,7	9	6,7
Mangelernährung	57	7,7	12	8,9
Anämie	31	4,2	18	13,1
Gastritis	45	6,1	18	13,1
Knochenbrüche	42	5,7	5	3,7
Hiatushernie	33	5,7	8	5,9
Periphere Neuritis	34	4,6	3	2,2
Leberzirrhose	32	4,4	4	3,0
Magen-Darm-Geschwüre	30	4,1	5	3,7
Chronischer Hirnschaden	27	3,7	4	3,0
Fettsucht	23	3,1	8	5,9
Kardiomyopathie	20	2,7	6	4,4
Ischämische Herzkrankheiten	23	3,1	0	0,0
Lungenentzündung	19	2,6	1	0,7
Gastrointestinale Blutung	17	2,3	3	2,2
Epileptische Anfälle	19	2,6	1	0,7
Diabetes mellitus	18	2,4	1	0,7
Harnwegsinfekt	12	1,6	1	0,7
Akutes Hirnsyndrom	12	1,6	1	0,7
Pankreatitis	6	0,8	1	0,7

peutischen Einrichtungen bzw. Programmen zuzuführen. Sowohl in der medizinischen Literatur als auch von den verschiedenen Ärztegruppen wird gefordert, dass die Allgemeinärzte und Internisten eine aktive Rolle bei der Erkennung und Behandlung von Patienten mit Alkoholkrankheit spielen sollten. Damit sie dazu in der Lage sind, ist ein entsprechendes Training und eine genaue Kenntnis der alkoholbedingten Erkrankungen und Folgeschäden erforderlich.

In Anbetracht der Komplexität der Probleme ist daher ein multidisziplinärer diagnostischer und therapeutischer Ansatz, der sowohl den Allgemeinarzt wie verschiedene Spezialisten umfasst, erforderlich. Folgende Besonderheiten in der Diagnostik sollten Berücksichtigung finden:

● Beherrschung der verschiedenen diagnostischen Maßnahmen zur (Früh-)Erkennung von Alkoholabhängigkeit und alkoholassoziierten

Erkrankungen sowie die Fähigkeit, kurze therapeutische Interventionen bei solchen Patienten durchzuführen, die ein Trinkproblem haben.

● Patienten mit fortgeschrittenen Alkoholproblemen sollten rechtzeitig vom Allgemeinarzt zu Spezialisten (z. B. Psychiater) überwiesen werden. In der Regel werden auch Sozialpädagogen, Selbsthilfegruppen, Betrieb und Gesundheitsamt in irgendeiner Phase der Behandlung hinzugezogen werden müssen.

Eine der wichtigsten Aufgaben des erstkontaktierten Arztes ist die Erkennung der Beziehung zwischen den geschilderten Beschwerden des Patienten und seinem Alkoholkonsum. Es ist davon auszugehen, dass sich sehr häufig Patienten in ärztliche Behandlung begeben, bei denen die Alkoholabhängigkeit oder der Alkoholmissbrauch noch in der Anfangsphase ist. Die *Früherkennung der Alkoholkrankheit* setzt daher voraus, dass der Allgemeinarzt überhaupt daran denkt, dass die geschilderten Beschwerden Folge des Alkoholismus sein können.

In diesem Zusammenhang sind die Ergebnisse einer bisher noch nicht publizierten Promotionsarbeit von M. Rupprecht (2000) aus der Universität Heidelberg wichtig, der durch Befragung von Teilnehmern anonymer Alkoholikergruppen (43 Männer und 23 Frauen) die Rolle des Hausarztes bei der Erkennung von alkoholassoziierten Darmerkrankungen und der Alkoholsucht bei den Befragten untersucht hat. Er konnte zeigen, dass es für den Alkoholkranken therapeutisch wichtig ist, dass das Alkoholproblem vom Hausarzt thematisiert wird. Die Angst des Hausarztes, beim Ansprechen dieses Problems diese Patienten aus der Betreuung zu verlieren, scheint auf Grund seiner Untersuchung unbegründet. Günstig für die Therapie ist der Verweis des Hausarztes auf eine Selbsthilfgruppe (z. B. Anonyme Alkoholiker).

Die ersten Befindlichkeitsstörungen, die den Kranken zum Arzt führen, sind sehr oft unchrakteristisch. Einige (z. B. morgendlicher Tremor, vegetative Labilität) sind Symptome eines Entzugssyndroms, andere hingegen sind bereits die Folge einer beginnenden Organschädigung durch den vermehrten chronischen Alkoholkonsum.

Die Diagnosestellung gestaltet sich auch häufig deshalb so schwierig, weil die Betroffenen (und oft auch ihre Bezugspersonen) starke Verleugnungs- und Bagatellisierungstendenzen haben. In diesem Zusammenhang können Testinstrumente (z. B. Fragebogentests, klinisch-chemische bzw. hämatologische Tests) hilfreich sein.

Zur Frühdiagnose eines Alkoholismus und Erfassung alkoholbedingter Schäden möchten wir auf einen Fragebogentest hinweisen, der auch in der

Praxis durch den niedergelassenen Arzt problemlos angewendet werden kann und von der WHO zur Diagnostik der Alkoholabhängigkeit empfohlen wird. Es handelt sich um den AUDIT („Alcohol Use Disorders Identification Test"; s. Abb. 8-1), der aus 10 Kernfragen besteht, die vom Patienten beantwortet werden und – falls eine Alkoholabhängigkeit in diesem Test als wahrscheinlich angesehen wird – 8 Items zur weiteren Diagnostik, die der Arzt erfragen muss (Abb. 8-2). Der Test erfasst im Unterschied zu anderen Verfahren auch Trinkmenge und Trinkfrequenz der Patienten. Liegt bereits eine fortgeschrittene Alkoholkrankheit vor, die zu deutlichen Organschäden und/oder psychischen oder sozialen Schäden geführt hat, ist die Diagnose meist leicht, sofern überhaupt an einen Alkoholabusus als mögliche Ursache gedacht wird.

Es muss unterschieden werden zwischen einem Patienten, der einen Alkoholmissbrauch aus schlechter Gewohnheit ohne eigentliche Suchterkrankung betreibt, und einem Patienten, bei dem Alkoholmissbrauch Ausdruck einer zugrundeliegenden Suchterkrankung bzw. Abhängigkeit besteht! In der Regel neigt der Patient dazu, seinen Alkoholmissbrauch zu verleugnen oder zumindest zu verharmlosen. Er zeigt auch wenig Bereitschaft, bei der Behandlung seiner Erkrankung mitzuarbeiten (fehlende Compliance). Dies führt dazu, dass seitens des Arztes häufig eine Abneigung gegenüber Alkoholkranken besteht.

Moralisierende und ideologisch bedingte Ablehnung des „Suchtpatienten" durch den Arzt können dazu führen, dass der Arzt häufig Schuldbekenntnisse und Unterwerfung vom Patienten erwartet. Aber auch eine zu starke Identifizierung mit dem Alkoholkranken kann der Therapie wenig förderlich sein, da eine „kumpelhafte" Zuwendung oder eine unangebrachte verständnisvolle Toleranz therapeutisch kontraproduktiv sind.

Ein häufig zu beobachtendes Verhalten von Ärzten ist die Konzentration auf das durch den Alkohol geschädigte Organ unter Vernachlässigung der Krankheitsursache, nämlich der Alkoholabhängigkeit. Dies führt häufig zu ungenügender Beachtung der Ursache und damit zu der von den meisten Alkoholikern gewünschten Alibifunktion der ärztlichen Behandlung. Es ist daher entscheidend, dass neben der Behandlung der im Vordergrund stehenden Organschäden ihre alkoholtoxischen Ursachen richtig identifiziert werden und dass eine sachgerechte Behandlung der Grundkrankheit, nämlich der Alkoholabhängigkeit, frühzeitig eingeleitet wird.

Die Behandlung des Alkoholkranken erfordert daher nicht nur eine tolerante und mitfühlende empathische Vorgehensweise, sondern es kann sich u. U. als dringend erweisen, konfrontativ und kompromisslos zu argu-

Sehr geehrte Patientin, sehr geehrter Patient!
Da Alkohol vielfach zu gesundheitlichen Schäden führt, werden Sie in diesem Fragebogen nach Ihren Trinkgewohnheiten gefragt. Bitte beantworten Sie die Fragen so genau wie möglich, da sie Grundlage für ein ärztliches Gespräch sind.
Beachten Sie bitte, dass auch Bier ein alkoholisches Getränke ist!
Als Maßeinheit gilt 1 Drink = 1 Glas/Dose Bier oder 1 Glas Wein/Sekt oder 1 Glas Korn, Rum, Schnaps, Weinbrand, Whisky oder ähnliches.

Punkte	0	1	2	3	4
Wie oft haben Sie alkoholische Getränke getrunken? mals	Nie	1mal im Monat oder seltener	2mal im Monat	3mal im Monat	4- oder mehr- im Monat
Wieviele Drinks trinken Sie pro Tag?	1–2	3–4	5–6	7–9	10 oder mehr
Wie oft trinken sie 6 oder mehr Drinks pro Tag?	Nie	Weniger als einmal im Monat	Einmal im Monat	Einmal in der Woche	Fast täglich
Wie oft hatten Sie im letzten Jahr das Gefühl, Sie könnten nicht aufhören zu trinken, wenn Sie angefangen haben?	Nie	Weniger als einmal im Monat	Einmal im Monat	Einmal in der Woche	Fast täglich
Wie oft konnten Sie im letzten Jahr nicht das tun, was von Ihnen erwartet wurde, weil Sie Alkohol getrunken haben?	Nie	Weniger als einmal im Monat	Einmal im Monat	Einmal in der Woche	Fast täglich
Wie oft brauchten Sie schon morgens ein alkoholisches, weil Sie vorher stark getrunken hatten?	Nie	Weniger als einmal im Monat	Einmal im Monat	Einmal in der Woche	Fast täglich
Wie oft hatten Sie im letzten Jahr das Gefühl, Sie könnten nicht aufhören, wenn Sie angefangen haben?	Nie	Weniger als einmal im Monat	Einmal im Monat	Einmal in der Woche	Fast täglich
Wie oft haben Sie im letzten Jahr nach dem Alkoholtrinken Gewissensbisse gehabt oder sich schuldig gefühlt?	Nie	Weniger als einmal im Monat	Einmal im Monat	Einmal in der Woche	Fast täglich
Wie oft haben Sie sich nicht an die Ereignisse der Nacht zuvor erinnern können, weil Sie Alkohol getrunken hatten?	Nie	Weniger als einmal im Monat	Einmal im Monat	Einmal in der Woche	Fast täglich
Haben Sie sich oder einen anderen schon einmal verletzt, weil Sie Alkohol getrunken hatten?	Nein	Ja, aber nicht im letzten Jahr			Ja, im letzten Jahr
Hat Ihnen ein Verwandter, Freund oder Arzt geraten, Ihren Alkoholkonsum zu verringern?	Nein	Ja, aber nicht im letzten Jahr			Ja, im letzten Jahr

Abb. 8-1. Fragebogen des AUDIT ("Alcohol Use Disorders Test"). Modifiziert für den Gebrauch in deutschsprachigen Ländern. (Nach Babor u. Grant 1987, aus: Weiterling u. Veltrup 1997)

Unfallanamnese		
Punkte	3	0
1.) Haben Sie Kopfverletzungen seit Ihrem 18. Lebensjahr gehabt?	Ja	Nein
2.) Haben Sie Knochenbrüche seit Ihrem 18. Lebensjahr gehabt?	Ja	Nein

Klinische Untersuchung				
Punkte	0	1	2	3
3.) Konjunktivale Injektionen	Nein	mild	moderat	schwer
4.) Abnormale Hautveränderungen?	Nein	mild	moderat	schwer
5.) Handtremor?	Nein	mild	moderat	schwer
6.) Zungentremor?	Nein	mild	moderat	schwer
7.) Hepatomegalie?	Nein	mild	moderat	schwer
8.) Höhe der Gamma-Glutamyl-transferase (g-GT)	0–30 IU/l	30–50 IU/l		> 50 IU/l

Abb. 8-2. Fragebogen des AUDIT *(Alcohol Use Disorders Test)*. „Klinische" Fragen und Vorgehensweisen. (Nach Babor und Grant 1987)

mentieren. Anzustreben ist eine ärztliche Haltung, die beim Patienten zu der Erkenntnis führt, dass er es mit einer hilfsbereiten, in Kenntnis der Ätiologie aber therapeutisch kompromisslosen „Instanz" zu tun hat.

Der therapeutische Zugang erfordert vom Arzt ein großes Maß an Geduld, Flexibilität und Zeitaufwand. Misserfolge sollten keine Resignation beim Alkoholkranken und Arzt nach sich ziehen. Rückfälle und mangelnde Mitarbeit des Patienten sind sehr häufig, sie bedeuten aber nicht unbedingt, dass die Alkoholkrankheit per se eine schlechte Prognose hat.

Im Rahmen der Therapie ist es vorrangiges Ziel, die Motivation zum Trinken abzubauen zugunsten einer Motivation zur Abstinenz. Dabei spielen Krankheitseinsicht, Bereitschaft zur Veränderung und innere Einstellung zur Ursache der Abhängigkeit ebenso eine wichtige Rolle wie spezifische Abwehrmechanismen und das Ausmaß an sozialer Unterstützung. Häufig kommt auch die Angst vor Sanktionen, wie Führerscheinentzug, Verlust des Partners oder Arbeitsplatzverlust, hinzu.

Es werden verschiedene Phasen der Veränderungsbereitschaft unterschieden (s. hierzu die entsprechende Fachliteratur). Von Seiten des Hausarztes kann im Sinne einer Frühintervention, die in einem ärztlichen Gespräch bestehen kann, auf die bereits vorliegenden Warnsymptome hingewiesen werden und eine Reduktion der Trinkmengen empfohlen werden.

Liegt bereits eine Alkoholabhängigkeit vor, sollte die Frühintervention in Form eines aufklärenden und konfrontierenden Gesprächs erfolgen. Dabei wird auf verschiedene Faktoren, die bei der Motivationsbildung und -festigung wichtig sind, hingewiesen. In der Phase des Motivationsprozesses ist die Einbeziehung der Angehörigen sehr wichtig, da von vielen Abhängigen bereits ein charakteristisches Abwehrverhalten mit Bagatellisierungstendenzen gezeigt wird.

Scheitern alle genannten Maßnahmen, wird als nächster Schritt der stationäre, im Ausnahmefällen auch ambulante, Entzug eingeleitet.

8.2
Langzeitverlauf der Alkoholkrankheit

Der vielfach geäußerte therapeutische Nihilismus bezüglich einer Alkoholabhängigkeit und eines Alkoholmissbrauchs ist auf Grund prospektiver Studien nicht angezeigt. Neuere Studien haben ergeben, dass in einem kombinierten stationären/ambulanten Therapiesetting eine Abstinenz von etwa 40–50% nach 2 Jahren erzielt werden kann.

In diesem Zusammenhang möchten wir auf eine bislang einzigartige prospektive Studie von Vaillant (1995) in den USA hinweisen, die sich über mehr als 50 Jahre erstreckt und zu Schlussfolgerungen kommt, die z.T. nicht vereinbar sind mit den aus retrospektiven Querschnittstudien gewonnenen Kenntnissen. Vaillant und seinen Mitarbeitern ging es um die Beantwortung folgender Fragen: Ist Alkoholismus ein Symptom oder eine Krankheit? Schreitet der Alkoholismus unaufhaltsam zum Schlimmeren fort? Unterscheiden sich Alkoholiker, bevor sie beginnen, Alkohol zu missbrauchen, von Nichtalkoholikern? Ist die Abstinenz ein unabdingbares Ziel der Behandlung oder kann sogar das Beharren auf Abstinenz gelegentlich kontraproduktiv sein? Ist es für einige Alkoholiker möglich, zum kontrollierten Trinken zurückzukehren? Beeinflusst die Therapie den natürlichen Verlauf des Alkoholismus? Wie wirkungsvoll sind die Anonymen Alkoholiker in der Behandlung des Alkoholismus?

Bemerkenswert ist seine Beantwortung der Frage, ob Alkoholismus eine progressive Erkrankung ist. Er unterscheidet 3 verschiedene, miteinander verbundene Stadien des Alkoholismus. Das 1. Stadium ist sehr starkes „soziales" Trinken: mehr als 3–5 Drinks pro Tag für mehrere Jahre. Dieses Stadium kann für das ganze Leben anhalten, ohne dass es zu klinischen Symptomen kommt. Es kann sich aber auch auf Grund veränderter Umstände oder sozialer Beziehungen zurückentwickeln zu einem moderateren Trinkmuster.

Eine andere Entwicklungsmöglichkeit ist die einer Zunahme des Alkoholabusus (mehr als 8 Drinks pro Tag; Stadium 2) mit zunehmenden sozialen, juristischen, medizinischen und beruflichen Problemen. Der Autor schätzt, dass ca. 10–15 % der amerikanischen Männer irgendwann in ihrem Leben dieses 2. Stadium erreichen und dass etwa die Hälfte dieser Alkoholmissbraucher entweder zurückkehren zu asymptomatischem (kontrolliertem) Trinken oder sogar eine stabile Abstinenz erreichen. Bei einer kleinen Anzahl der Fälle (sog. atypische Fälle) kann der Alkoholabusus intermittierend über Jahrzehnte bestehen mit nur geringer Morbidität und ggf. sogar deutlicher Besserung im Verlauf der Zeit.

Nach Schätzung des Autors führten $1/_4$ aller Fälle mit Alkoholmissbrauch zu chronischer Alkoholabhängigkeit, Entzugssymptomen und der Notwendigkeit der Detoxifikation. Dieses späte Stadium kommt bei etwa 3–5 % der amerikanischen Erwachsenen vor, wobei Männer 3- bis 4-mal häufiger als Frauen betroffen sind. Dieses letzte Stadium ist wesentlich weniger veränderlich als die früheren Stadien und endet entweder in Abstinenz, sozialem Abstieg oder Tod.

Vaillant (1995) kommt auch zu der sehr bedenkenswerten Schlussfolgerung, dass in einer Gesellschaft wie der amerikanischen viele Individuen bei Querschnittuntersuchungen bzw. kurzzeitepidemiologischen Studien fälschlicherweise als abstinent angegeben werden, obwohl sie in der Tat Alkoholiker sind, die aus den verschiedensten Gründen zum Zeitpunkt der Untersuchung zeitweilig oder permanent Abstinenzler waren.

Beachtenswert ist auch die Beobachtung, dass die Mehrzahl der Alkoholiker vom 1. Drink bis zum Verlust der Kontrolle über das Trinken einen Gewöhnungsprozess durchlaufen, der 5–30 Jahre dauern kann. Daneben kann aber auch der Alkolholabusus für Jahrzehnte chronisch bleiben ohne Zeichen der Progression oder Besserung.

Dieses ausführliche Beispiel einer prospektiven Langzeitstudie zeigt eindrücklich, wie kritisch Aussagen retrospektiver Querschnittstudien über den natürlichen Verlauf der Alkoholkrankheit gelesen werden müssen.

8.3
Alkoholmenge und Gesundheitsrisiko

Abschließend soll auf eine häufig gestellte Frage eingegangen werden: Gibt es einen Grenzwert für die Alkoholverträglichkeit, der mit keinem oder allenfalls minimalem Gesundheitsrisiko einhergeht? Dieser untere Grenzwert ist *individuell sehr unterschiedlich*, sodass er allgemein verbindlich nicht angegeben werden kann. Auf die Problematik der exakten Quantifizierung des Alkoholismus sei hingewiesen (s. Kap. 29: „Alkoholkonsum und Gesamtmorbidität und Mortalität"). Besonders in Studien zur Beziehung von Alkohol und Leber- bzw. Pankreaserkrankungen wurde deutlich, dass selbst geringe tägliche Mengen Alkohol mit einem gewissen Erkrankungsrisiko einhergehen.

Mit dem zunehmenden Wissen über die Alkoholauswirkungen auf den menschlichen Organismus sind auch die Grenzwerte für die Alkoholverträglichkeit, d. h. für den Alkoholkonsum mit geringen Risiken, immer niedriger geworden. So hat die WHO in den letzten Jahren die Grenzwerte für eine gesundheitliche Gefährdung deutlich niedriger angegeben als in den 1970er-Jahren. Die Unsicherheit der Grenzziehung im Sinne der Gefährdung hat dazu geführt, dass zwischen einer „Harmlosigkeitsgrenze" und einer „Gefährdungsgrenze" unterschieden wird. Laut WHO und dem British Health Education Council (1994) wird als Konsum mit geringem Risiko für Frauen ein täglicher Durchschnittskonsum bis 16 g reinem Alkohol und für

Tabelle 8-2. Formeln zur jeweiligen Berechnung der Ethanolmenge in Gramm bzw. Volumenprozent in einigen alkoholischen Getränken

Volumen [ml] in Masse [g]: **Masse [g]:** Volumen [ml] $\times$ Dichte $(0{,}789\ \text{g/cm}^3)$

Masse [g] in Volumen [ml]: $\quad$ **Volumen [ml]** $= \dfrac{\text{Masse [g]}}{\text{Dichte } (0{,}789\ \text{g/cm}^3)}$

Alkoholische Getränke	Ethanolkonzentration [Vol.-%]	Ethanolmenge [ml] in 1000 ml	Ethanolmenge [g] in 1000 ml
Alkoholfreies Bier	Bis 0,5	5	3,9
Bier (Eichbaum Pilsener)	4,9	49	39
Weißwein 11,0	11,0	110	87
Champagner 12,0	12,0	120	95
Martini bianco	15,0	150	118
Harveys Bristol Fino Sherry	16,5	165	130
Scotch Whisky	43,0	430	339
Cognac (Rémy Martin)	40,0	400	316
Calvados Hors d'Age	40,0	400	316
Armagnac Cles Des Ducs	40,0	400	316
Bacardis Superior Gold Rum	37,5	375	296
Pernods Fils 40,0	40,0	400	316
Cointreau 40,0	40,0	400	316
Campari 25,0	25,0	250	197

Tabelle 8-3. Umrechnung der auf den Flaschenetiketten alkoholischer Getränke angegebenen Ethanol-konzentration (Volumenprozent bzw. Vol.-%) in die entsprechenden Ethanolmengen in Milliliter [ml] bzw. Gramm [g]

Ethanolkonzentration [Vol.-%]	Ethanolmengen [ml] in 1000 ml	Ethanolmenge [g] in 1000 ml
1,0	10	8
5,0	50	39
10,0	100	79
11,0	110	87
12,0	120	95
13,0	130	103
14,0	140	110
15,0	140	118
20,0	200	158
25,0	250	197
30,0	300	237
35,0	350	276
40,0	400	316
41,0	410	323
42,0	420	331
43,0	430	339
44,0	440	347
45,0	450	355

Männer 24 g Alkohol angesehen. 20 g (0,5 l Bier) bzw. 40 g Alkohol (1 l Bier oder 0,5 l Weißwein) täglich sollten auf keinen Fall überschritten werden.

Zur schnellen praktischen Orientierung ist in den Tabellen 8-2 und 8-3 eine Auflistung der Alkoholgehalte verschiedener Mengen von Bier, Wein, Spirituosen sowie die Berechnugsformel für den Ethanolgehalt in Gramm [g] bzw. Volumenprozent [Vol.-%] gegeben.

Obwohl die Realität des Alkoholkonsums komplex ist, lässt sich eine *Schlussfolgerung* sowohl für den Einzelnen als auch für die Gesellschaft eindeutig ziehen: *Weniger ist besser, mehr Alkohol birgt mehr Risiken.* Hinsichtlich der Frage, ob Ärzte ihren Patienten raten sollten, mäßig, aber regelmäßig Alkohol zu konsumieren, um Herzinfarkten und anderen ischämischen Erkrankungen vorzubeugen, können wir die folgende Schlussfolgerung von Rehm (1999) nur unterstreichen, die besagt, dass auf Bevölkerungsebene moderater Alkoholkonsum als propagierte Public-Health-Maßnahme ausscheiden sollte, weil er mit zu vielen Risiken verbunden ist. Im Gegenteil scheint es angebracht, die Risiken von Alkohol durch entsprechende Maßnahmen, wie der Herausgabe von Richtlinien zum Alkoholkonsum mit niedrigem Risiko, zu minimieren.

Weiterführende Literatur

Ashley MJ, Olin JS, Le Riche WH, Kornaczewski A, Schmidt W, Rankin W (1977) Morbidity in alcoholics: evidence for accelerated development of physical disease in women. Arch Intern Med: 137: 883–887

Babor TF, Grant M (1989) From clinical research to secondary prevention international collaboration in the development of the Alcohol Use Disordes Identification Test (AUDIT). Alcohol Health Res World 13: 371–374

Bode JC (1993) Alkoholabusus als Krankheitsursache in einer Abteilung für Innere Medizin mit Schwerpunkt Gastroenterologie und Hepatologie. Leber Magen Darm 23: 244–250

Gerke P, Hapke U, Rumpf HJ, John U (1997) Alcohol related diseases in general hospital patients. Alcohol Alcoholism 32: 179–184

Feuerlein W, Küfner H, Soyka M (1998) Alkoholismus – Mißbrauch und Abhängigkeit; Entstehung – Folgen – Therapie, 5. Aufl. Thieme, Stuttgart

Gastpar M, Mann K, Rommelspacher H (Hrsg) (1999) Lehrbuch der Suchterkrankungen. Thieme, Stuttgart, S 192–193

Kratzer W, Blum P, Mason R, Schmitz M, Beckh K, Adler G, Novak P, Heimpl H (1998) Alkoholassoziierte Erkrankungen in der Inneren Medizin: Eine Untersuchung an 1494 internistischen Notfallpatienten. Leber Magen Darm 28: 115–121

Mann KF (1999) Konzepte der Alkoholismustherapie. In: Singer MV, Teyssen S (Hrsg) Alkohol und Alkoholfolgekrankheiten. Grundlagen – Diagnostik – Therapie. Springer, Heidelberg, S 487–495.

O'Connor PG, Schottenfeld RS (1998) Patients with alcohol problems. N Engl J Med 26; 592

Pfeiffer J (1989) Neuropathologische Aspekte des chronischen Alkoholismus. In: Schied HW, Heimann H, Mayer K (Hrsg) Der chronische Alkoholismus. Fischer, Stuttgart, S 103–120

Rehm J (1999) Alkoholkonsum und Gesamtmortalität und Morbididät – Gibt es positive Auswirkungen eines moderaten regelmäßigen Alkoholkonsums? In: Singer MV, Teyssen S (Hrsg) Alkohol und Alkoholfolgekrankheiten. Grundlagen – Diagnostik – Therapie. Springer, Heidelberg, S 552–561

Rupprecht M (im Druck) Befragung von Teilnehmern Anonymer Alkoholiker-Gruppen über ihr Verhältnis zum Hausarzt. Inauguraldissertation zur Erlangung des medizinischen Doktorgrades der Medizinischen Fakultät der Ruprecht-Karls-Universität Heidelberg. In Begutachtung, 2000

Uhl A, Springer A (1996) Studie über den Konsum von Alkohol und psychoaktiven Stoffen in Österreich unter Berücksichtigung problematischer Gebrauchsmuster. BM Gesundheit und Konsumentenschutz. Wien

Vaillant GE (ed) (1995) The natural history of alcoholism revisited. Harvard UP, Cambridge

Weiterling T, Veltrup C (Hrsg) (1997) Diagnostik und Therapie von Alkoholproblemen – Ein Leitfaden. Springer, Berlin Heidelberg

Kapitel 9
Alkoholabusus: Risikofaktoren für Anästhesie und Intensivmedizin

V. EGGERS, T. NEUMANN, W.J. KOX, C. SPIES

Jeder 4.–6. Patient, der ins Krankenhaus eingeliefert wird, betreibt chronischen Alkoholmissbrauch. Das Risiko der Krankenhausaufnahme steigt mit dem Alkoholkonsum an. Die Prävalenz des chronischen Alkoholmissbrauchs ist in vielen operativen Disziplinen sogar höher als in psychiatrischen Kliniken. Die Rate liegt bei Patienten mit einem Polytrauma oder mit operativen Eingriffen im Bereich des Gastrointestinaltraktes bei ca. 50%. Die alkoholassoziierten Organschäden sind vielfältig und werden in den einzelnen Kapiteln detailliert beschrieben.

Insbesondere ist die Prävalenz chronischen Alkoholmissbrauchs bei folgenden Diagnosen erhöht: Trauma, Tumor des Aerodigestiv- und oberen Gastrointestinaltrakts, Pankreatitis, Leberzirrhose, dilatative toxische Kardiomyopathie, Epilepsie, Polyneuropathie. Postoperative Komplikationen bei alkoholkranken Patienten sind u. a. eine erhöhte Infektionsrate, kardiopulmonale Insuffizienz, Nachblutungen, Alkoholentzugssyndrom sowie erhöhte Letalität. Aus diesem Grund bedarf es vermehrter interdisziplinärer Anstrengung, um frühzeitig, d. h. präoperativ, mittels eines diagnostischen und therapeutischen Netzwerkes den chronischen Alkoholmissbrauch bzw. die Abhängigkeit zu erkennen mit dem Ziel, die postoperative bzw. posttraumatische Morbidität und Letalität zu senken.

9.1
Symptome

Chronischer Alkoholmissbrauch manifestiert sich durch eine Schädigung fast aller Organsysteme (s. detaillierte Angaben in den einzelnen Kapiteln dieses Buches). Eine Mangelernährung an Proteinen und Vitaminen kommt oft erschwerend hinzu und beeinträchtigt den schlechten Allgemeinzustand des alkoholkranken Patienten noch weiter.

Die *akute Alkoholintoxikation* geht einher mit Enthemmung und Agitation gefolgt von einer Dämpfung der Aktivität des zentralen Nervensystems. Es können akute lebensbedrohliche Symptome auftreten wie respiratorische Insuffizienz, kardiovaskuläre Komplikationen und Elektrolytstörungen. Ebenfalls besteht bei intoxikierten Patienten die Gefahr einer Hypotension, bedingt durch eine generalisierte Vasodilatation und Hypovolämie sowie durch Hemmung des antidiuretischen Hormons. Es kann zu einer Hypothermie durch Vasodilatation und Vigilanzbeeinträchtigung kommen. Das Aspirationsrisiko ist durch die alkoholbedingte Hemmung der gastrointestinalen Motilität erhöht.

Ein Abfall der Serumkonzentrationen der wichtigsten Elektrolyte wie Kalium, Natrium, Kalzium, Magnesiumphosphat und Chlorid kann durch Erbrechen und Durchfall oder durch bestehende Leberschädigung bzw. Fehlernährung zu lebensbedrohlichen Komplikationen (z. B. Kammerflimmern) führen. Elektrolytstörungen, insbesondere Hypokaliämien und Hypomagnesiämien, treten auch im frühen Entzug auf. Schwere Hypoglykämien sind gerade in der abklingenden Intoxikationsphase möglich und durch Hemmung der Glukoneogenese bedingt. Alkohol führt über eine Erhöhung des NADH-Spiegels zu Hypoglykämie, erhöhtem Laktatspiegel und zu einer Störung des Zitronensäurezyklus und der β-Oxidation von Fettsäuren.

Bei alkoholkranken Patienten mit metabolischer Azidose mit erhöhter Anionenlücke muss an eine Laktat- bzw. Ketoazidose, Thiaminmangel, Methanol- oder Ethylenglycolvergiftung gedacht werden. Bei progredienter Bewusstseinsverschlechterung muss ein evtl. gleichzeitig bestehendes epidurales und subdurales Hämatom ausgeschlossen werden.

Zusammenfassung

- Klinische Symptome des chronischen Alkoholabusus:
  Tremor, vermehrte Gefäßzeichnung im Gesicht, gerötete Bindehäute, Spider-Nävi, Hepatomegalie, erhöhte Leberenzyme, Kardiomyopathie, psychische Störungen.
- Klinische Symptome der akuten Alkoholintoxikation:
  Foetor alcoholicus, Bewusstseinsstörung, Erregung, Angst, Amnesie, neurologische Störungen (Ataxie), kardiopulmonale Insuffizienz.

9.2
Diagnose des Alkoholmissbrauchs

Nach epidemiologischen Erhebungen haben in Deutschland ca. 13 % der erwachsenen Bevölkerung im Lauf ihres Lebens irgendwann einmal alkoholbezogene Probleme, wobei die Raten für Männer mit 21 % weitaus höher sind als für Frauen (5 %). Häufig findet der erste Kontakt von Patienten mit Alkoholmissbrauch mit dem Hilfesystem in nichtpsychiatrischen Einrichtungen der Patientenversorgung wie Hausarztpraxen und Rettungsstellen statt, die primär nicht wegen des Alkoholmissbrauchs aufgesucht werden. Wichtig ist es, hier das Problem zu erkennen und die richtige Diagnose zu stellen. Aus den Beschwerden des Patienten ergeben sich oft Hinweise auf seinen Alkoholkonsum. Durch prophylaktische Maßnahmen lässt sich im Fall einer Operation die postoperative Morbidität verringern.

Um diese Maßnahmen präventiv einsetzen zu können, muss eine sorgfältige Evaluation der gefährdeten Patienten erfolgen. Präoperativ wird eine gründliche Anamnese und körperliche Untersuchung des Patienten durchgeführt. Die WHO sieht täglichen Alkoholkonsum von mehr als 30 g bei Männern und mehr als 20 g bei Frauen als gefährlich an. Bei chirurgischen Patienten wird klinisch relevanter Alkoholmissbrauch definiert als eine tägliche Trinkmenge von mehr als 60 g reinem Alkohol (dies entspricht ca. 1,5 l Bier/Tag). Dieser Missbrauch ist mit einer erhöhten perioperativen Morbidität verbunden.

Die Diagnoseklassifikationssysteme ICD-10 und DSM IV sind nahezu identisch, so dass es eine gemeinsame Grundlage für die Diagnose der Alkoholabhängigkeit und des Alkoholmissbrauchs gibt. Jedoch sind die zu erhebenden Daten häufig zu komplex für die klinische Routine. Deshalb haben sich hier alkoholismusrelevante Fragenkataloge in Verbindung mit der Erhebung von Laborparametern durchgesetzt. Wesentlich ist, die Alkoholtrinkmenge des Patienten zu erfassen.

9.2.1
AUDIT-Test (Alcohol-Use Disorder Identifikation Test)

Ein Screening auf gefährlichen und schädlichen Alkoholabusus kann mit dem AUDIT-Test erfolgen, der über 90 % des gefährlichen Alkoholkonsums aufdecken kann (s. Übersicht 9-1). Der Test erfordert ein wenig Einarbeitung, kann aber dann in wenigen Minuten durchgeführt werden und den gefährlichen Alkoholkonsum um bis zu 30 % senken. Um zuverlässige

Testergebnisse zu bekommen, ist es wichtig, das Vertrauen und die Unterstützung des Patienten zu gewinnen. Der Patient sollte nüchtern sein. Der Test besteht aus 10 Fragen. Frage 1–3 misst den Alkoholkonsum, Frage 4–6 das Trinkverhalten, Frage 7–8 negative Reaktionen und Frage 9–10 alkoholbedingte Probleme. Jede Frage wird mit 0–4 Punkten bewertet. Es können maximal 40 Punkte erreicht werden.

Übersicht 9-1. Audit-Test (Alcohol-Use Disorder Identifikation Test)

Bewertung: Der Test besteht aus 10 Fragen. Die Punktzahlen der vom Patient gewählten Antworten werden addiert. Die minimale Punktanzahl ist 0, die maximale 40 Punkte. Eine Punktzahl von 8 oder mehr weist auf einen gefährlichen und schädlichen Alkoholkonsum hin.

1. Wie häufig nehmen Sie ein alkoholhaltiges Getränk zu sich?

   (0) Nie (1) einmal im Monat oder weniger (2) 2- bis 4-mal im Monat (3) 2- bis 4-mal in der Woche (4) 4-mal oder mehr die Woche

2. Wieviele alkoholhaltige Getränke nehmen Sie an einem typischen Tag zu sich, wenn Sie trinken?

   (0) 1 oder 2 (1) 3 oder 4 (2) 5 oder 6 (3) 7–9 (4) 10 oder mehr

3. Wie häufig trinken Sie 6 oder mehr Drinks bei einer Gelegenheit?

   (0) Nie (1) weniger als einmal im Monat (2) einmal im Monat (3) einmal in der Woche (4) täglich oder fast täglich

4. Wie häufig im letzten Jahr ist es Ihnen passiert, dass Sie nicht aufhören konnten zu trinken, wenn sie einmal angefangen haben?

   (0) Nie (1) weniger als einmal im Monat (2) einmal im Monat (3) einmal in der Woche (4) täglich oder fast täglich

5. Wie häufig im letzten Jahr haben Sie sich anders verhalten, als es normalerweise von Ihnen erwartet wurde?

   (0) Nie (1) weniger als einmal im Monat (2) einmal im Monat (3) einmal in der Woche (4) täglich oder fast täglich

6. Wie häufig im letzten Jahr haben Sie einen ersten Drink am Morgen gebraucht, um einen Kater loszuwerden?

(0) Nie	(1) weniger als einmal im Monat	(2) einmal im Monat	(3) einmal in der Woche	(4) täglich oder fast täglich

7. Wie häufig im letzten Jahr hatten Sie Schuldgefühle oder Gewissensbisse, nachdem Sie getrunken hatten?

(0) Nie	(1) weniger als einmal im Monat	(2) einmal im Monat	(3) einmal in der Woche	(4) täglich oder fast täglich

8. Wie häufig im letzten Jahr konnten Sie sich nicht mehr daran erinnern, was in der Nacht zuvor passiert war, weil sie getrunken hatten?

(0) Nie	(1) weniger als einmal im Monat	(2) einmal im Monat	(3) einmal in der Woche	(4) täglich oder fast täglich

9. Haben Sie sich oder jemand anderes verletzt als Ergebnis des Trinkens?

(0) Nein	(2) Ja, aber nicht im letzten Jahr	(4) Ja, während des letzten Jahres

10. War ein Verwandter oder Freund, ein Arzt oder ein anderer Mitarbeiter des Gesundheitssystems beunruhigt über Ihr Trinkverhalten und empfahl Ihnen, weniger zu trinken?

(0) Nein	(2) Ja, aber nicht im letzten Jahr	(4) Ja, während des letzten Jahres

9.2.2
CAGE-Fragebogen

Zum Screening auf eine Alkoholabhängigkeit bietet sich der CAGE-Fragebogen an, da er kurz, präzise und einfach durchzuführen ist (s. Übersicht 9-2). Die Buchstaben des Wortes „CAGE" stehen für folgende 4 Fragen:

9.2.3
Laborparameter

Als Laborparameter für einen Alkoholmissbrauch werden das mittlere korpuskuläre Volumen der Erythrozyten (MCV), die γ-Glutamyltransferase (γ-GT) und das kohlenhydratdefiziente Transferrin (CDT) genutzt. Keiner der Marker ist allein genügend sensitiv (MCV 34%–89%, GGT 34%–85%, CDT 39%–94%) oder spezifisch (MCV 26%–91%, GGT 11%–85%, CDT 82%–100%). Eine sofortige Abnahme aller Laborparameter wird vor oder bei Krankenhausaufnahme empfohlen, da insbesondere beim CDT Blutverlust und Volumenersatztherapie die Validität reduzieren können.

Nur 16% der chronisch alkoholabhängigen Patienten wurden beim Erstkontakt mit ihrem Arzt detektiert. Der CAGE-Fragekatalog und zusätzliche Informationen durch Labormarker erhöhten die Detektionsrate auf 72%. Die Detektionsrate stieg auf 91%, wenn der Patient statt ein-, dreimal gesehen und mit seinen erhöhten Labormarkern konfrontiert wurde. Der Hinweis auf pathologisch erhöhte Laborparameter kann die Compliance des Patienten verbessern, sein Verhalten zu verändern und sich gegenüber prophylaktischen Maßnahmen kooperativ zu zeigen.

9.2.4
RTCQ-Fragebogen (Readiness to Change Questionnaire)

Zur Vermeidung chirurgischer Komplikationen werden Patienten mit einem hohen Alkoholkonsum gebeten, ihre präoperative Alkoholmenge zu verringern. Zur Erhöhung der Effektivität können motivationssteigernde Techniken angewendet werden wie der RTCQ (s. Übersicht 9-3), eine Bewertung bzw. Überprüfung der Bereitschaft vorzunehmen, eine Veränderung herbeizuführen. Der Fragebogen besteht aus 12 Aussagen, die sich in die folgenden 3 Stadien unterteilen lassen: „Vorbetrachtung", „Betrachtung" und „Aktion". Diese Aussagen werden von den Patienten mit Hilfe einer Skala von „starker Ablehnung" bis „starker Zustimmung" bewertet. Der Patient wird dem Stadium zugeordnet, in dem er die höchste Punktzahl erreicht hat.

Diese Befragung ist vertraulich und verlangt die Unterstützung des Patienten. Der Test muss nicht von einem Experten durchgeführt werden, aber von einer einfühlsamen Person, die die Veränderung unterstützt.

Übersicht 9-3. RTCQ-Fragebogen

Bewertung: Der Fragebogen besteht aus 12 Aussagen, die sich in 3 Bereiche unterteilen lassen: „Vorbetrachtung" (P = „precontemplation"), „Betrachtung" (C = „contemplation") und „Aktion" (A = „action"). Die Aussagen werden anhand einer Skala von „starker Ablehnung" bis „starker Zustimmung" bewertet, und dann einer Punktzahl von „–2/0/+2" zugeordnet. Die Spannweite für jeden Bereich beträgt „–8 bis +8". Jeder Patient wird dem Stadium zugeordnet, in dem er die höchste Punktzahl erreicht hat.

1. Ich trinke nicht zu viel.   P
2. Ich versuche, weniger zu trinken, als ich es gewöhnlich tue.   A
3. Ich genieße es zu trinken, aber manchmal trinke ich zu viel.   C
4. Manchmal denke ich, ich sollte mein Trinken reduzieren.   C
5. Es ist verschwendete Zeit, über mein Trinken nachzudenken.   P
6. Ich habe kürzlich mein Trinkverhalten geändert.   A
7. Jeder spricht darüber, dass er etwas gegen das Trinken unternehmen möchte, aber ich tue aktuell etwas dagegen.   A

8. Ich bin an dem Punkt angelangt, an dem ich darüber   C
   nachdenken sollte, weniger Alkohol zu trinken.
9. Mein Trinken ist manchmal ein Problem.   C
10. Es gibt keinen Grund für mich, mein Trinkverhalten zu ändern. P
11. Ich ändere gerade mein Trinkverhalten.   A
12. Weniger Alkohol zu trinken wäre sinnlos für mich.   P

Zusammenfassung

- *Diagnostik:*
  Trinkmenge, AUDIT, CAGE, Labor.
- *Intervention:*
  RTCQ-Fragebogen

9.3
Postoperative Morbidität

Alkoholkranke Patienten haben nach einem chirurgischen Eingriff ein 2- bis 5-fach erhöhtes Risiko einer postoperativen Morbidität und Letalität im Vergleich zu Nichtalkoholikern. Die häufigsten Komplikationen sind Infektionen, kardiopulmonale Insuffizienzen, Nachblutungen und eine erhöhte Anzahl von chirurgischen Zweiteingriffen. Die intensiv- und gesamtstationäre Behandlungsphase ist verlängert. Bei Patienten, die sich einer Tumorresektion im Bereich des oberen Gastrointestinaltrakts unterzogen, war die Intensivbehandlung bei chronischen Alkoholikern im Mittel um 8 Tage verlängert im Vergleich zu Nichtalkoholikern. Bei alkoholkranken Patienten mit einer darmresezierenden Operation lag die gesamtstationäre Behandlung im Mittel bei 20 Tagen, bei Nichtalkoholikern lag sie bei 12 Tagen.

9.3.1
Infektionen

Die postoperative Frequenz infektiöser Komplikationen ist bei chronischen Alkoholikern um das 3- bis 4-fache erhöht. Pneumonien, Wund- und Harnwegsinfektionen kommen am häufigsten vor. Auf der Intensivstation ist die Pneumonie führend, die postoperativ bei 38 % der chronischen Alkoholiker im Vergleich zu 10 % bei sozialen Trinkern und 7 % bei den nichttrinkenden Kontrollen auftrat. Präoperativer Nikotinmissbrauch und postoperativ verlängere Beatmungsdauer können die Rate postoperativer pulmonaler Komplikationen erhöhen. Die Progression einer Infektion zum septischen Schock wurde nach elektiven Eingriffen am oberen Gastrointestinaltrakt nur bei chronischen Alkoholikern beobachtet.

Chronische Alkoholaufnahme verändert den Immunstatus, so dass wichtige Immunfunktionen bereits präoperativ durch Ethanol supprimiert werden. Dies kann als Ursache für die erhöhte Inzidenz postoperativer Infektionen gesehen werden. Traumen oder Operationen können die ethanolinduzierte Immunsuppression weiter verstärken. Dies konnte in einer Studie mittels der Immunreaktion vom verzögerten Typ auf Hauttestantigene (DTH) bei Patienten gezeigt werden, die sich einem gastrointestinalen Eingriff unterzogen. Unsere Studiengruppe konnte bei chronischen Alkoholikern reduzierte Spiegel proinflammatorischer Zytokine im frühen septischen Schock nachweisen. Die Empfänglichkeit des Wirts für bakterielle und virale Infektionen steigt. Weitere Ursachen können in der veränderten neuroendokrinen Immunachse bei chronischen Alkoholikern liegen, die experimentell mit der Entwicklung von Inflammation und Infektion assoziiert wird.

9.3.2
Kardiopulmonale Komplikationen

Chronische Alkoholiker haben postoperativ eine bis zu 5-fach erhöhte Inzidenz kardiopulmonaler Komplikationen. Interessant erscheint, dass kardiale Arrhythmien bereits präoperativ bei 25% und myokardiale Ischämien bei 75% der chronischen Alkoholiker nachweisbar waren. Alkoholinduzierte Kardiomyopathien könnten eine Rolle spielen. Hypokaliämien, die postoperativ bei erhöhtem sympathischem Tonus auftreten und die durch ein Alkoholentzugssyndrom verstärkt werden können, erhöhen ebenfalls das Risiko kardialer Arrhythmien.

Hypoxien, die bei 18% der chronischen Alkoholiker in der 2. postoperativen Nacht berichtet wurden, können zu weiteren kardialen Komplikationen beitragen. Plötzliche episodische Hypoxien sind im Rahmen einer veränderten Schlafphysiologie alkoholkranker Patienten gefunden worden.

9.3.3
Blutungen

Blutungen treten bei alkoholkranken Patienten in der postoperativen Phase 2- bis 3-mal häufiger auf und sind mit einem erhöhten Transfusionsbedarf assoziiert. Die Blutungszeit ist verlängert. Für diese erhöhte Blutungsneigung ist nicht nur die Einschränkung der Leberfunktion und die Hemmung der plasmatischen Gerinnung verantwortlich, Ethanol inhibiert ebenfalls die thrombozytäre Funktion.

9.3.4
Alkoholentzugssyndrom

Bei plötzlicher Reduktion des Alkoholkonsums können alkoholkranke Patienten ohne prophylaktische Behandlung ein Alkoholentzugssyndrom entwickeln. In einer australischen Studie betrug die Inzidenz des Alkoholentzugssyndroms bei Krankenhausaufnahme 8%, die Inzidenz kann jedoch bei bis zu 16% bei elektiven chirurgischen Patienten und bei bis zu 31% bei traumatisierten Patienten liegen.

6 bis 24 h nach dem letzten Alkoholkonsum treten in der Regel Entzugssymptome bei alkoholabhängigen Patienten auf. Die Symptomatik umfasst vegetative, produktiv-psychotische Symptome und Bewusstseinsstörungen. Die autonome Hyperaktivität beruht auf einer Disinhibition der sympathischen Aktivität des Locus coeruleus. Die Symptome sind Tremor, Schwitzen, Übelkeit, Erbrechen, Angst und Agitation. Epileptische Anfälle lassen sich durch Aktivierung des glutaminergen und Inhibition des GABAergen Systems erklären. Die Veränderungen im cholinergen System können kognitive Störungen, Eintrübung des Bewusstseins und Verwirrung hervorrufen, während die Veränderungen im dopaminergen System psychotische Symptome wie akustische und visuelle Halluzinationen bewirken. Eine depressive und ängstliche Grundstimmung ist typisch für Patienten im Entzug, das serotinerge System scheint hier involviert zu sein.

Unbehandelt kann das Alkoholentzugssyndrom durch respiratorisches und kardiovaskuläres Versagen zum Tod führen. Die Schwere der Entzugssymptomatik kann mittels des CIWA-Ar Score (The revised clinical Institute withdrawal assessment for alcohol scale) beurteilt werden (s. Übersicht 9-4). Der Schweregrad des Alkoholentzugssyndroms ist bei chirurgischen Patienten um das 4-fache im Vergleich zu psychiatrischen Patienten erhöht. Synergistische Effekte auf Transmitterimbalancen durch Alkoholentzug und Trauma mögen eine Rolle spielen.

Übersicht 9-4. CIWA-Ar = The Revised Clinical Institute Withdrawal Assessment for Alcohol Scale; Score zur Klassifikation eines Alkoholentzugssyndroms

Bewertung: Ab einer Punktzahl ≥ 10 sollte eine Pharmakotherapie erfolgen. Ab einer Punktzahl ≥ 20 muss eine Aufnahme auf die Intensivstation erfolgen. Maximal erreichbare Punktzahl ist 67. Die Fragen 1–9 werden mit 0–7 Punkten bewertet. Die Frage 10 mit 0–4 Punkten.

1. Übelkeit/Erbrechen
2. Tremor
3. Schwitzen
4. Ängstlichkeit
5. Agitation
6. Taktile Halluzinationen
7. Akustische Halluzinationen
8. Visuelle Halluzinationen
9. Kopfschmerzen
10. Orientierung

Übersicht 9-5. Differenzialdiagnose des Alkoholentzugssyndroms

I	*I*nfektionen
W	„*W*ithdrawal" (Entzug)
A	*A*kut metabolisch
T	*T*rauma
C	ZNS (*C*NS)
H	*H*ypoxie
D	Mangelerscheinungen („*d*eficiences")
E	*E*ndokrinopathien
A	*A*kut vaskulär
T	*T*oxine/Drogen
H	Schwermetalle („*h*eavy metals")

= *I watch death.*

In der Intensivmedizin kann die Differenzialdiagnose schwierig sein, da viele Patienten intubiert und beatmet sind. Zentral wirksame Medikamente verschleiern die Diagnose zusätzlich. Andere allgemeine Komplikationen wie Blutung, metabolische Störungen, Infektionen, Hypoxie, Schmerzen oder fokal neurologische Störungen müssen ausgeschlossen oder behandelt sein, bevor die Ausschlussdiagnose eines Alkoholentzugssyndroms gestellt werden darf („I watch death", s. Übersicht 9-5).

9.4
Therapie des Alkoholentzugssyndroms

Nach Festlegung der Diagnose und des Schweregrads des Alkoholentzugssyndroms und sicherem Ausschluss anderer in Frage kommender Differenzialdiagnosen muss eine medikamentöse Therapie des Alkoholentzugssyndroms erfolgen. Die Schwere des Entzugs wird mittels CIWA-Ar Score ermittelt (s. Übersicht 9-4). Ist der CIWA-Ar Score > 20, ist der Patient zur Weiterbehandlung und zur engmaschigen Überwachung auf die Intensivstation zu verlegen.

Der Zustand des Patienten ist während der Therapie stündlich mittels CIWA-Ar Score zu dokumentieren, ebenfalls müssen die Vitalzeichen und Laborparameter engmaschig gemonitort werden (Herzfrequenz, Blutdruck, Temperatur, Natrium, Kalium, Magnesium, Blutzucker, arterielle Blutgasanalyse, Leukozyten, Hämoglobin, Hämatokrit). Thiaminapplikation (initial 250 mg i. v. vor der Gabe von Glukoseinfusionen) ist auf Intensivstationen obligat, um eine Wernicke-Enzephalopathie zu vermeiden.

Wie in der evidenzbasierten Medizin empfohlen, sollte man auch bei chirurgischen Intensivpatienten bei der Behandlung des Alkoholentzugssyndroms mit Benzodiazepinen beginnen. β-Blocker, Clonidin und Neuroleptika sind als adjuvante Therapeutika zu verstehen und bei mehr als der Hälfte der chirurgischen Intensivpatienten erforderlich, sie sind aber nicht als Monotherapie zu empfehlen. Carbamazepin ist auf der Intensivstation auf Grund der enteralen Applikation wegen Reflux oft nicht einsetzbar.

Ein CIWA-Ar Score < 10 sollte angestrebt werden. Liegt der CIWA-Ar Score zwischen 10 und 20, sollte eine symptombezogene Therapie mit Benzodiazepinen begonnen werden. 10 – 40 mg Diazepam werden fraktioniert verabreicht. Dies kann jede Stunde wiederholt werden, bis der CIWA-Ar Score < 10 fällt. Alternativ können Lorazepam, Chlordiazepoxid oder andere GABAerg wirksame Medikamente eingesetzt werden. Um zusätzliche vegetative Symptome zu kontrollieren, können Clonidin oder β-Blocker verwendet werden. Zu beachten ist, dass Clonidin durch seinen α_2-agonistischen Effekt zu Bradykardie, Bradyarrhythmie bzw. Hypotension führen kann.

Haloperidol kann zur Behandlung von Halluzinationen und psychotischer Symptomatik eingesetzt werden. Eine Kombination von Haloperidol und Clonidin kann zum Auftreten von Torsade-de-pointes-Arrhythmien und Krampfanfällen führen. Daher sollten vorher Benzodiazepine gegeben werden. Elektrolytkontrollen sind essenziell, besonders im frühen Entzug.

Zusammenfassung

- Postoperative Komplikationen bei alkoholkranken Patienten: erhöhte Infektionsrate, kardiopulmonale Insuffizienz, Nachblutungen, Alkoholentzugssyndrom, erhöhte Letalität.

9.5
Perioperative Interventionen

9.5.1
Kurzintervention

Kurzinterventionen wurden bisher nur bei traumatisierten Patienten untersucht. Ein systematischer Überblick über mehrere randomisierte kontrollierte Studien zeigte eine signifikante Reduktion des chronischen Alkoholmissbrauchs durch verschiedene Interventionen. Die Reduktionsraten nach Intervention betrugen 27–65 % bei Suizidversuchen, häuslicher Gewalt, Stürzen, alkoholinduzierten Unfällen, vermindertem Traumarezidivrisiko und Krankenhausaufnahme infolge Verletzungen. Perioperative Erfahrungen existieren dazu nicht.

Durch eine einmalige Intervention im Rahmen eines kurzen Gesprächs wird eine nachhaltige Veränderung im Suchtverhalten erreicht. Ziel ist es, dem Patienten sein Alkoholproblem bewusst zu machen und ihm dabei zu helfen, Änderungen in seinem Lebensstil anzustreben.

Wichtig ist es, das Alkoholproblem zu erkennen und mit dem Patienten zu besprechen. Es sollte eine Evaluation der Trinkmenge zusammen mit dem AUDIT-Test (s. Übersicht 9-1) erfolgen. Bei fehlender Compliance sollten Laborparameter abgenommen und das Ergebnis mit dem Patienten besprochen werden. Eine Intervention, die eine Reduktion des Alkoholkonsums oder eine absolute Abstinenz zum Ziel hat, ist dringend indiziert, mit dem Patienten sollte der Kontakt aufrecht erhalten und ihm regelmäßige Unterstützung gegeben werden.

9.5.2
Abstinenz

Eine andere mögliche Form der Intervention ist die präoperative Abstinenz. Nach Abstinenz sind pathophysiologische Veränderungen durch chronischen Alkoholmissbrauch z. T. reversibel. Eine einmonatige Disulfiram-kontrollierte präoperative Abstinenz reduzierte die postoperative Morbidität von 74 % auf 31 % bei chronischem Alkoholmissbrauch. Die Pflegekosten waren niedriger verglichen mit der hohen Komplikationsrate der Kontrollpatienten mit fortgesetztem Alkoholkonsum. Das verbesserte Outcome beruhte wahrscheinlich auf einer reversiblen alkoholinduzierten Organdysfunktion als Ergebnis der Abstinenz. Bei nichtchirurgischen Patienten ist eine partielle Reversibilität von einigen Organdysfunktionen innerhalb von Wochen bzw. Monaten nach Alkoholentzug beschrieben. Die alkoholinduzierten Organveränderungen sind nicht immer reversibel, sie können auch irreversibel sein.

Präoperative myokardiale Ischämien waren signifikant reduziert bei $^2/_3$ der abstinenten Patienten verglichen mit den trinkenden Kontrollpatienten. Eine alkoholinduzierte kardiale Dysfunktion ist bei symptomfreien Patienten meist nach einem Monat reversibel, die alkoholische Kardiomyopathie verbessert sich bei der Hälfte der Patienten nach 3 – 6 Monaten Abstinenz. Eine Verschlechterung des Schlafs mit einer hohen Prävalenz von Apnoe und Hypopnoe kann für 3 – 6 Wochen bei abhängigen Patienten nach Entzug bestehen bleiben.

Zur Beurteilung der Normalisierungszeit des supprimierten Immunsystems liegen nur wenig Daten vor. 2 Wochen der Abstinenz sind erforderlich, um die Typ-IV-Immunreaktion zu verbessern, eine Normalisierung erfolgt nach 2 Monaten. Während des Entzugs steigen die Thrombozytenzahl und die Bildung von Thromboxan an, die verlängerte Blutungszeit nimmt nach 1 Woche ab. 8 Wochen nach Abstinenz verbessert sich die Wundheilung.

Die amerikanische psychiatrische Vereinigung definierte volle Remission nach 6 Monaten (DSM IIIR) bzw. nach 12 Monaten (DSM IV) der Abstinenz, dieses Konzept wurde nicht perioperativ evaluiert. Unsere eigenen Daten zeigten jedoch, dass trockene Alkoholiker, die mehr als 6 Monate entzogen waren (Median 5 Jahre, Spanne: 6 Monate bis 21 Jahre) und sich einer Tumoroperation des oberen Gastrointestinaltrakts unterzogen, keine reduzierte Morbidität hatten. Diese kann auch durch andere Ursachen bedingt sein wie starken Nikotinabusus.

Zu bedenken ist bei abstinenten Patienten immer eine erhöhte Komorbidität durch eine langjährige irreversible Schädigung von verschiedenen Organsystemen und eine anhaltende Schädigung durch Nikotinabusus. Die Rate von Nikotinmissbrauch und die damit erhöhte pulmonale Morbidität ist unter trockenen Alkoholikern deutlich erhöht.

Zusammenfassung

Abstinenz verbessert die kardiale Dysfunktion, beeinflusst die Immunabwehr günstig und vermindert die postoperative Morbidität.

9.5.3
Entzugsprophylaxe

Eine Abstinenzphase ist vor operativen Eingriffen je nach Dringlichkeit nicht immer möglich. Deshalb werden in vielen chirurgischen Einrichtungen prophylaktische Behandlungen durchgeführt. Diese sind bei alkoholabhängigen Patienten erforderlich, um ein Alkoholentzugssyndrom zu vermeiden. Patienten, die postoperativ ein Alkoholentzugssyndrom entwickelten, hatten eine erhöhte perioperative Morbidität und mussten im Mittel 14 Tage länger auf der Intensivstation behandelt werden als die Patienten, die eine Pharmakoprophylaxe erhielten. Die Art der pharmakologischen Intervention ist dabei von geringerem Interesse. Sogar Ethanol konnte die perioperative Morbidität signifikant senken. Wichtig ist, das Risiko der Patienten zu erkennen, die richtige Diagnose zu stellen und eine Prophylaxe einzuleiten.

Die Dringlichkeit einer medikamentösen Prophylaxe von alkoholabhängigen Patienten kann nach dem Wert des CAGE-Tests (s. Übersicht 9-2) und den alkoholismusrelevanten Labormarkern (MCV, γ-GT, CDT) bestimmt werden. Bei CAGE >3 oder >2 und wenigstens einem positiv bestimmten Labormarker ist eine präoperative und sofortige postoperative Prophylaxe erforderlich. Falls der CAGE <2, aber 2 Labormarker positiv sind, sollte eine Re-Evaluation des Patienten angestrebt werden (Anamnese, alkoholismusrelevante Fragebögen). Eine präoperative und sofortige postoperative Prophylaxe ist dann zu erwägen.

Die pharmakologischen Substanzen zur Verhinderung eines Alkoholentzugs unterscheiden sich nicht von den Substanzen zur Behandlung eines Alkoholentzugssyndroms (s. Übersicht 9-6). Die Dosis ist gewöhnlich niedriger. Eine adjuvante Medikation ist zunächst nicht erforderlich. Additiv zu Benzodiazepinen kann niedrig dosiert Ethanol gegeben werden. In-vitro-Studien haben gezeigt, dass Alkohol in dieser niedrigen Dosierung (0,5 g/kgKG/Tag) immunprotektiv wirken kann. Höhere Ethanoldosen sind jedoch immundepressiv. Der Patient sollte mittels des CIWA-Ar Score (s. Übersicht 9-4) alle 4 h überwacht werden, bis der Score für 24 h < 10 bleibt.

Übersicht 9-6. Perioperative Entzugsprophylaxe bei alkoholkranken Patienten

- *Medikament der 1. Wahl: Benzodiazepine:*
    - Flunitrazepam i.v. titrieren in 0,25-mg-Schritten, danach kontinuierlich 6 µg/kgKG/h (1 – 61 µg/kgKG/h) oder
    - Diazepam i.v. oder p.o. titrieren in 2,5-mg-Schritten alle 6 h
- *Alternative Medikamente zu Benzodiazepinen:*
    - Clomethiazol (Kapseln à 192 mg): 2 – 4 Kps. initial, nach Wirkung + 2 Kps. nach 30 – 60 min bis maximal 6 – 8 Kps. in den ersten 2 h; maximale Dosis auf peripheren Stationen: 8-mal 2 Kps./Tag; Kontraindikation: pulmonaler Infekt
    - Chlordiazepoxid 5 – 25 mg alle 6 h
    - Ethanol 0,5 – 1 g/kgKG/Tag p.o. oder 0,5 g/kgKG/Tag i.v.; plus additiv ein Benzodiazepin; Kontraindikation: Infektion, Herzinsuffizienz, Entzug
- *Adjuvante Medikation:*
    - bei vegetativen Symptomen Clonidin
    - bei produktiv-psychotischen Symptomen Haloperidol
- *Monitoring des Patienten alle 4 h mittels CIWA-Ar für 24 h:*
    - Zielgröße: CIWA-Ar < 10

Zusammenfassung

Entzugsprophylaxe ist erforderlich, falls der CAGE-Wert >3 oder >2 und wenigstens 1 Labormarker positiv ist. Medikamente der 1. Wahl sind Benzodiazepine.

9.6
Schlussfolgerung

Jeder 4.–6. Patient in chirurgischen Kliniken betreibt chronischen Alkoholmissbrauch. Alkoholkranke Patienten haben im Vergleich zu Nichtalkoholikern eine 2- bis 5-mal höhere postoperative Morbidität und Letalität.

Kurzinterventionen sollten bei Vorstellung des Patienten in der Arztpraxis und bei Krankenhausaufnahme zu den Routinemaßnahmen gehören. Bei Verdacht auf Alkoholmissbrauch sollte, neben einer genauen Anamnese der Trinkmenge, der AUDIT-Test (Übersicht 9-1) eingesetzt werden. Bei Verdacht auf Abhängigkeit ist der CAGE-Fragebogen (Übersicht 9-2) anzuwenden. Zusätzlich können Labormarker einen weiteren Hinweis auf Alkoholmissbrauch geben und dienen zum Screening eines fortbestehenden Alkoholabusus.

Eine Kurzintervention ist dringend empfehlenswert. Präoperative Abstinenz kann eine mögliche Strategie sein, um das perioperative Risiko zu senken. Falls dies nicht möglich ist, sind perioperative prophylaktisch-medikamentöse Interventionen zu erwägen.

Weiterführende Literatur

Dinh-Zarr T, Diguiseppi C, Heitman E, Roberts I (1999) Preventing injuries through interventions for problem drinking: a systematic review of randomized controlled trials – Review. Alcohol Alcoholism 34(4): 609–621

Ewing JA (1984) Detecting alcoholism. The CAGE Questionnaire. JAMA 252: 1905–1907

Foy A, Kiay J (1995) The incidence of alcohol-related problems and the risk of alcohol withdrawal in a general hospital population. Drug Alcohol Rev 14: 49–54

Mendenhal CL, Theus SA, Roselle GA (1997) Biphasic in vivo immunfunction after low vs. high dose alcohol consumption. Alcohol 14: 255–223

Moore RD, Bone LR, Geller G et al. (1989) Prevalence, detection, and treatment of alcoholism in hospitalized patients. JAMA 20: 261(3): 403–407

Neumann T, Müller C, Rommelspacher H, Spies C (1998) Chronic alcoholics: At risk in the postoperative intensive care unit stay. Alcohol Clin Exp Res 22: S21: 5

Sarkar D (1996) Neuroendocrine-immune axis of alcoholics – Review. Alcohol Clin Exp Res 20: 256A–259 A

Spies CD, Rommelspacher H (1999) Alcohol withdrawal in the surgical patient: prevention and treatment – Review. Anesth Analg 88(4): 946–954

Spies CD, Dubisz N, Funk W et al. (1995a) Prophylaxis of alcohol withdrawal syndrome in alcohol dependent patients admitted to the intensive care unit following tumor resection. Br J Anaesth 75: 734–739

Spies CD, Emadi A, Neumann T et al. (1995b) Relevance of carbohydrate-deficient transferrin as a predictor of alcoholism in intensive care patients following trauma. J Trauma 39(4): 742–748

Spies CD, Dubisz N, Neumann T et al. (1996a) Therapy of alcohol withdrawal syndrome in intensive care unit patients following trauma: results of a prospective, randomized trial. Crit Care Med 24(3): 414–422

Spies CD, Nordmann A, Brummer G et al. (1996b) Intensive care unit stay is prolonged in chronic alcoholic men following tumor resection of the upper digestive tract. Acta Anaesthesiol Scand 40(6): 649–656

Spies C, Tønnesen H, Andreasson S et al. (2001) Perioperative morbidity and mortality in chronic alcoholics patient. – Review. Alcohol Clin Exp Res 25(5): 1645–1705

Szabo G, Mandrekar P, Verma B et al. (1994) Acute ethanol consumption synergizes with trauma to increase monocyte tumor necrosis factor alpha production late postinjury. J Clin Immunol 14(6): 340–352

Tønnesen H (1999) The alcohol patient at surgery. Alcohol Alcoholism – Review. 34: 148–152

Tønnesen H, Kehlet H (1999) Preoperative alcoholism and postoperative morbidity. – Review. Br J Surg 86: 869–874

Tønnesen H, Petersen KR, Hojgaard L et al. (1992) Postoperative morbidity among symptom-free alcohol misusers. Lancet 8: 334–337

Kapitel 10
Alkohol und Mundhöhle/Pharynx einschließlich schlafbezogener Atmungsstörungen

K. Hörmann, F. Riedel, K. Hirth

Durch Alkoholkonsum finden sich in der oberen Schluckstraße, d.h. in der Mundhöhle, im Pharynx und im Larynx/Hypopharynx lokale morphologische, metabolische sowie funktionelle Veränderungen. Systemische Alkoholwirkungen und andere Faktoren interagieren lokal mit den Folgen morphologischer und funktioneller Speicheldrüsenveränderungen. Gleichzeitig kommt es durch Alkohol zu einer Anreicherung von pathogenen Bakterien auf der Schleimhautoberfläche und in Zahnplaques. Die so multipel geschädigte Mukosa stimuliert die Zellregeneration, über genetische Veränderungen kommt es zur Entwicklung von Dysplasien und Leukoplakien und letztendlich zu Karzinomen.

Erhöhter Alkoholkonsum korreliert dabei mit steigendem Krebsrisiko und steigender Krebsmortalität im Sinne eines Dosis-Wirkungs-Prinzips. Die vermehrte Kollapsneigung des Pharynxschlauches durch Alkoholkonsum – Hauptursache des Schnarchens/obstruktiven Schlafapnoesyndroms – korreliert mit der Zerstörung der Schlafstruktur und bildet damit die psychopathologische Folge zentraler Alkoholwirkung.

10.1
Alkoholwirkungen auf die Mundhöhle/Pharynx/Larynx

10.1.1
Alkoholwirkung auf die Speicheldrüsen

Die durchschnittliche Speichelflussrate und Proteinexkretion sowohl der Glandula parotis wie der submandibularis ist bei Rauchern und Alkoholikern im Vergleich zur Normalbevölkerung auf $1/3$ reduziert. Durch die erniedrigte Proteinsekretion und erniedrigte Speichelflussrate mit erhöhter Viskosität des Sekrets sind die folgenden physiologischen Aufgaben des Speichels gemindert:

- *Protektive Wirkung* auf Schleimhäute der Mundhöhle/Pharynx sowie der Zähne
  1. durch mechanische Reinigung und
  2. immunologische Abwehr (abwehrtragende Proteine, Lysozyme, Immunglobuline),
  3. Zahnschutz: Spülfunktion wirkt bakterieller Besiedelung entgegen.
- *Verdauungsfunktion* (Einschleimung, Amylase).
- *Exkretion* körpereigener und fremder Stoffe (Jod, Antikörper, Viren).
- *Vermittler für Geschmacksempfindung* durch Umspülung der Geschmacksknospen.

Das hieraus resultierende Symptom des trockenen Mundes (Xerostomie) wird verursacht durch einen Mangel an Speichel in der Mundhöhle. Die Folge ist eine mehr oder weniger kompensatorische Parotisschwellung, die sog. *„alkoholische Parotidose"*. Vermutet wird, dass sie eher die Folge der Mangelernährung beim Alkoholiker als direkte Folge der toxischen Alkoholwirkung ist.

Chronischer Alkoholkonsum führt im weiteren Verlauf zu einer Atrophie und lipomatösen Umwandlung des Parenchyms der großen Kopfspeicheldrüsen, bei gleichzeitiger Atrophie der Azinuszellen mit daraus resultierenden funktionellen und morphologischen Veränderungen der Speicheldrüsen. Eine Sonderform der morphologischen Änderung der Speicheldrüsen stellen die *Sialadenosen* dar. Es handelt sich um rezidivierende, meist aber anhaltende beidseitige, schmerzlose Schwellungen, vorwiegend der Parotis. Die Hauptsymptome sind eine in der Regel schmerzlose, meist doppelseitige Schwellung v. a. der Glandula parotis sowie Mundtrockenheit.

Diagnostik und Therapie

Die klinische Diagnose von Speicheldrüsenerkrankungen lässt sich auf Grund der folgend Befunde und Maßnahmen leicht stellen:

- *Typische Anamnese.*
- *Typischer klinischer Befund* nach Ausschluss entzündlicher oder neoplastischer Prozesse: zumeist symmetrische, teigige, selten druckschmerzhafte, unscharf abgegrenzte Schwellung im Bereich beider Glandulae parotides.
- *Bildgebende Verfahren:*
  Sonographie (B-Mode) oder Sialographie, ggf. invasive Methoden (z. B. die Feinnadelbiopsie).

Eine kausale *Therapie* kann nur im Sinne der Beseitigung der zugrunde liegenden Störung zum Einsatz kommen, um ein weiteres Fortschreiten der Erkrankung zu verhindern. Ist die Ursache einer Sialadenose im Alkoholabusus des Patienten zu sehen, ist demnach eine Alkoholkarenz oder ein kontrollierter Entzug dringend anzuraten. Im Übrigen gibt es keine Behandlung zur Beseitigung der Sialadenose, sodass nur symptomatische Maßnahmen getroffen werden können. Hierzu zählen v. a. die Mundbefeuchtung und die Anwendung von Speichelersatzprodukten. Als Ultima ratio, v. a. bei schmerzhaften Verlaufsformen, kann die Exstirpation der betroffenen Drüse notwendig sein.

10.1.2
Alkoholwirkung auf die Mund- und Pharynxflora sowie Mundschleimhaut

In Mundhöhle und Pharynx findet sich eine physiologische massive Keimdichte von 10^6 Bakterien/ml Speichel. In den Schleimhauttaschen (Sulci) bei der Periodontitis, der Oberfläche der Schleimhaut, der Zähne, in Zahnplaques und den Krypten der Tonsillen existieren bis zu 10^8 Keime/g. Diese residente oder Standortflora setzt sich aus bis zu 400 Keimen zusammen. Unter Alkoholeinfluss kommt es zu akuten und chronischen Verschiebungen in dieser primär apathogenen Flora, sodass residente oder transiente Keime schwere entzündliche Veränderungen der Schleimhaut der Mundhöhle und des Pharynx zur Folge haben.

Die pathogenen Bakterien induzieren eine entzündliche und immunologische Antwort der „Wirtsschleimhaut", die zur Bindegewebs- und Knochenzerstörung mit den klinischen Zeichen der Gingivitis und Parodontitis führt mit weiterer Anreicherung von pathogenen Bakterien im Bereich dieser Plaques. Sie wandeln lokal Alkohol in toxisches Azetaldehyd um.

In Interaktion mit der reduzierten immunologischen und Spülfunktion des alkoholgeschädigten Speichels kommt es zu einer erhöhten Kontaktzeit mit der Folge einer akuten Entzündung der Schleimhaut, bei der weitere hochmolekulare Abbauprodukte als Nahrung für die pathogenen Bakterien entstehen. Die so entzündlich aufgelockerte Schleimhaut weist eine erhöhte Suszeptibilität gegenüber Karzinogenen auf.

Durch eine ebenfalls alkoholbedingt gesteigerte mikrosomale Enzyminduktion können so die mehr als 90 % der Umweltkarzinogene, die in ihrer prokarzinogenen Form vorliegen, endogen aktiviert werden und ihre karzinogene Wirkung entfalten. Die so multipel geschädigte Mukosa stimuliert

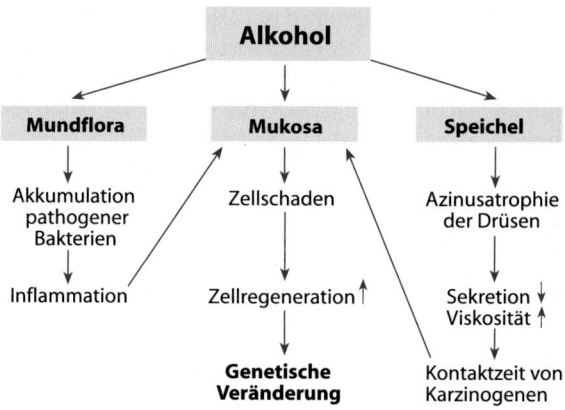

Abb. 10-1. Übersicht zur Alkoholwirkung auf Mundflora, Mundschleimhaut und Speicheldrüsen

die Zellregeneration, über genetische Veränderungen kommt es zur Entwicklung von Dysplasien und Leukoplakien und letztendlich zu Karzinomen. Nachgewiesen ist, dass hoher Alkohol- und Tabakkonsum mit einem extrem nachlässigen Zahnputzverhalten und einer geringen Frequenz prophylaktischer Zahnarztbesuche korreliert. Die Hälfte der Tumorpatienten nahmen mehr als 50 g Alkohol/Tag zu sich. Sie wiesen einen signifikant schlechteren Zahnstatus und Parodontalstatus auf.

Daraus ergibt sich, dass chronischer Alkoholkonsum zu einer Atrophie der Mundschleimhaut führt, die mit einer Hyperregeneration einhergeht. Diese könnte mit einer vermehrten Empfänglichkeit des Schleimhautepithels für chemische Karzinogene einhergehen. Eine Übersicht über die Alkoholwirkung auf Mundschleimhaut, Mundflora und Speicheldrüse gibt Abb. 10-1.

10.2
Klinische Manifestationen

10.2.1
Entzündliche Manifestationen

„Alcoholic burn" beschreibt das Bild einer durch extremen Alkoholkonsum „verbrannten" weißlich belegten Mundschleimhaut mit typischen alkoholbedingten akuten Geschmacksstörungen. Mundwinkelragaden und ähnliche rezidivierende entzündlich erosive Lippenschleimhautveränderungen müssen immer auch an das Vorliegen einer Präkanzerose (Leukoplakie, M. Bowen) denken lassen. Xerostomie (trockener Mund) und Glossodynie (Zungenbrennen ohne nachweisbare organische Ursache) können häufig mit akuten und chronischen Alkoholwirkungen auf die Schleimhaut korrelieren.

Akute klinische Manifestationen der Alkoholwirkungen in der Mundhöhle/Pharynx/Larynx

- „Alcoholic burn"
- Geschmacksstörungen (Para-und Hypogeuesie)
- Glossodynie
- Xerostomie
- Stomatitis ulcerosa

- Gingivostomatitis
- Glossitis
- Foetor ex ore
- Pharyngitis
- Laryngitis

10.2.2
Neoplasien

Alkohol und Tabakkonsum sind die Hauptrisikofaktoren für die Entstehung von Krebs im oberen Aerodigestivtrakt. Die Mortalität an *Kopf-Hals-Karzinomen* lag 1990 bei 20/100 000 männliche Einwohner (Krebsregister des Saarlandes). Die häufigste Lokalisation war der Kehlkopf, gefolgt von Mundhöhlen-/Oro- und Hypopharynxtumoren. Histologisch handelt es sich fast ausschließlich um Plattenepithelkarzinome. Vorwiegend Männer im Alter zwischen 50 und 70 Jahren sind betroffen. Wird das relative Risiko (RR) bei Personen mit einem täglichen Alkoholkonsum von 25 g mit 1,0 angesetzt, steigt das relative Risiko mit zunehmender Alkoholdosis signifikant an und erreicht bei 100 g Alkohol/Tag einen Wert von 32,4.

Nach statistischer Bereinigung der Tabakwirkung werden relative Risikowerte bei einem Alkoholkonsum von 100–159 g/Tag für Mundhöhlenkarzinome von 13,1, für Oropharynxkarzinome von 15,2 und für Hypopharynxkarzinome von 28,6 gefunden. Bei mehr als 160 g/Tag nimmt das relative Krebsrisiko (RR) sprunghaft zu (Mundhöhlenkarzinome: RR = 70; Oropharynxkarzinom: RR = 70; Hypopharynxkarzinom: RR = 143). Obwohl bei den meisten Tumorpatienten neben dem erhöhten Alkoholkonsum auch ein erhöhter Tabakkonsum besteht, werden bis zu 86 % des Risikos, an einem Karzinom zu erkranken, auf Alkohol allein zurückgeführt, für die Mundhöhle bis zu 76 % bzw. für den Pharynx bis zu 69 %. Insgesamt ergibt sich somit zumindest eine additive, wenn nicht sogar multiplikative Wirkung von exzessivem Alkohol- und Tabakkonsum für die Krebsentstehung in der Mundhöhle/Pharynx/Larynx.

Klinik der Karzinome

Für alle Malignome im Kopf-Hals-Bereich gilt, dass spezifische Frühsymptome in der Regel fehlen. Deutliche Symptome, wie z.B. Schmerzen oder Schluckstörungen, treten häufig erst bei fortgeschrittenen Tumorstadien auf. Weitere Symptome können Heiserkeit (bei Larynxkarzinomen schon als Frühsymptom!), Foetor ex ore, Kieferklemme oder andere schmerzhafte Bewegungseinschränkungen sein. Je nach Tumorlokalisation sind bei bis zu 60 % der Patienten bei der Erstuntersuchung schon Halslymphknotenmetastasen vorhanden. Gemeinsam ist diesen Tumoren auch, dass Fernmetastasen in Lunge und Leber in der Regel erst spät auftreten. Häufig sind jedoch synchron (gleichzeitig) oder metachron (zeitlich versetzt) auftretende Zweitkarzinome an anderen Lokalisationen des oberen Aerodigestivtraktes.

Leukoplakie

Die Leukoplakie gilt als Präkanzerose mit milchig weißen bis bläulichen Flecken auf der Schleimhautoberfläche. Diese Plaques sind weiche, schmerzlose, nicht juckende, nicht abstreifbare, zunächst scharf begrenzte Veränderungen. Als Therapie der Wahl ist daher, neben der Vermeidung der Noxe, die Exzisionsbiopsie anzusehen.

Erythroplasie

Als Carcinoma in situ gilt die Erythroplasie. Morphologisch zeigt sich ein meist einzeln vorkommender, scharf begrenzter, hochroter, leicht verletzlicher exsudativer bis erosiver Herd im Bereich von Schleimhäuten. Therapie der Wahl ist die Entfernung des Herdes in toto.

Mundhöhlen- und Oropharynxkarzinome

Häufigste Lokalisation ist der Mundboden, gefolgt von Zungenkörper, Tonsillen, Alveolarkamm, Zungengrund und Gaumen. Führende Symptome sind:

- Schluckbeschwerden, z. T. ins Ohr ausstrahlende Halsschmerzen oder Fremdkörpergefühl.
- Schlecht heilende, leicht blutende Schleimhautläsionen und Zungenbrennen.
- Zahnprothesen passen nicht mehr richtig.
- Halslymphknotenschwellung (bei bis zu 60 % der Patienten).
- Sehr hohe Metastasierungsrate in ipsi- und kontralaterale Lymphknoten.
- Hypoglossusparese

Hypopharynxkarzinome

Der Hypopharynx wird allgemein in 3 Regionen unterteilt, man unterscheidet dabei Sinus piriformis, hintere Pharynxwand und die Postkrikoidregion. Klassiche Symptome sind:

- in die Ohren ausstrahlende Schmerzen durch Halslymphknotenmetastasen;
- Dysphagie;
- Fremdkörpergefühl;
- Foetor ex ore;
- Atemnot und Husten oder eine persistierende Heiserkeit.

Larynxkarzinome

Bis zu 50 % der Tumoren im HNO-Bereich sind Larynxkarzinome. Die klassischen Symptome sind:

- Heiserkeit (bei 90 % der Patienten);
- in die Ohren ausstrahlenden Schmerzen durch Halslymphknotenmetastasen;
- Husten oder Dyspnoe;
- Schluckstörung oder kloßige Sprache.

CUP-Syndrom

Diese Abkürzung steht für „cancer of unknown primary". Hierbei handelt es sich um ein Krankheitsbild, bei dem eine Halslymphknotenmetastase (meist eines Plattenepithelkarzinoms) aufgetreten ist, ohne dass ein zugehöriger Primärtumor gefunden werden konnte.

Diagnostik der Karzinome

Bei Verdacht auf eine maligne Neubildung im Kopf-Hals-Bereich wird eine starre/flexible Panendoskopie zur Diagnosesicherung durch Histologiegewinnung sowie Ausdehnungsbestimmung durchgeführt. Sehr häufig treten an mehreren Stellen (synchron, d.h. innerhalb von 6 Monaten nach Erstdiagnose; oder metachron, d.h. mehr als 6 Monate nach Erstdiagnose) des oberen Aerodigestivtraktes Plattenepithelkarzinome auf (sog. „field cancerization"). Da Fernmetastasen selten sind, beschränkt sich das Staging auf die Thoraxröntgenaufnahme und die sonographische Untersuchung des Halses zur Suche nach pathologisch vergrößerten Halslymphknoten sowie eventueller Infiltration der Halsgefäße.

Therapie der Karzinome

Zu Beginn der Therapie muss eine möglichst genaue Einschätzung nicht nur der Lokalisation und der Ausdehnung des Tumors, sondern v.a. auch des Lymphknotenstatus erfolgen, um eine Aussage über die Operabilität zu treffen und um dann ein geeignetes Operationsverfahren auszuwählen. Die endoskopische, funktionserhaltende Laserchirurgie ohne/mit „neck-dissection" mit Bestrahlung im Rahmen eines multimodalen Therapiekonzepts vereint Lebensqualität mit onkologischer Sicherheit. Vor dem Hintergrund der „field cancerization" und der Pathogenese der Plattenepithelkarzinome von Mundhöhle, Pharynx und Larynx auf der Basis eines chronischen, exzessiven Alkohol- und Tabakkonsums hatte die Radikalchirurgie keine Chance.

Eine primäre Radiochemotherapie bei inkurablen Tumoren der Stadien T3 und T4 bringt eine geringe Lebensverlängerung ohne die Verstümmelung der Radikalchirurgie mit sich. Auch die alleinige primäre oder neoadjuvante Chemotherapie bei primär inkurablen Stadien hat palliativen Charakter.

10.3
Alkohol und Schlaf

Schnarchen und obstruktive Apnoen entstehen im Pharynx. Bei diesen schlafbezogenen Atmungsstörungen (SBAS) wird die Atemstörung in der

Regel im Bereich des Weichgaumens eingeleitet. Der Kollaps dehnt sich dann auf den gesamten Pharynxschlauch bis in den Hypopharynx aus. Alkohol ist die häufigste Ursache für SBAS und ihre Folgekrankheiten. Die Häufigkeit von obstruktivem Schnarchen und obstruktiver Schlafapnoe wird heute mit mindestens 1 – 2 % in der Gesamtbevölkerung angegeben.

Im Alter von 70 Jahren schnarchen etwa 70 % der Bevölkerung beiderlei Geschlechts. Die Ätiologie ist unklar. Es wird angenommen, dass eine genetische Disposition vorliegt. Gut erforscht sind bislang jedoch die unten prädisponierenden Faktoren, die das Auftreten von schlafbezogenen Atmungsstörungen begünstigen. Sie führen immer zum Überwiegen der den Pharynx verengenden gegenüber den ihn offenhaltenden Kräfte.

Ursachen für die Abnahme des muskulären, pharyngealen Drucks bzw. die Zunahme der Compliance (d.h. obstruktives Schlafapnoesyndrom) sind:

- Alkohol,
- Adipositas,
- Nasenatmungsbehinderung,
- adenoide und/oder Tonsillenhyperplasie,
- Uvula-, Weichgaumen- und Zungengrundhyperplasie,
- Epiglottisanomalien,
- Retrognathie, dolicholzephaler Gesichtstyp,
- gut- und bösartige Tumoren der oberen Atemwege,
- Hypothyreose, Akromegalie,
- REM-Schlaf,
- neuromuskuläre Erkrankungen,
- Sedativa, z. B. Benzodiazepine,
- geöffneter Mund,
- zervikale Anteflexion,
- idiopathisch verringerte Aktivität der Hirnstammneurone.

10.3.1
Einfluss von Alkohol auf den Schlaf selbst

Bereits einer Einnahme von 0,6 g Alkohol/kgKG führt zu einer nachweisbaren Veränderung der Schlafarchitektur mit einem schnelleren Schlafeintritt und Unterdrückung des REM-Schlafes v. a. in den ersten Schlafzyklen und kompensatorisch verstärktem Auftreten der REM-Schlafphasen im letzten Schlafdrittel (sog. Reboundphänomen) sowie zu häufigem Erwachen aus Träumen, starkem Schwitzen, Kopfschmerzen und Mundtrockenheit in der

2. Nachthälfte. Im akuten Alkoholentzug kommt es zu einer deutlichen REM-Schlafzunahme. Bei Patienten mit Alkoholabhängigkeit zu Zeiten der Alkoholabstinenz finden sich Störungen der Schlafkontinuität in Form von Ein- und Durchschlafstörungen mit Verminderung bis hin zum völligen Fehlen des Tiefschlafs. Die Schlafeffizienz ist reduziert.

10.3.2
Einfluss von Alkohol auf die Atmung im Schlaf

Die Zusammenhänge zwischen Alkoholkonsum, Schnarchen und einem Schlafapnoesyndrom sind auch in epidemiologischen Untersuchungen mit statistisch hoch signifikanten Korrelationen nachgewiesen worden. Die individuelle Dosierung der Alkoholmenge entspricht dabei dem, was die einzelne Person auch „normalerweise" in Gesellschaft trinkt. Die zugrunde liegenden Pathomechanismen sind mittlerweile aufgeklärt worden und werden wie folgt zusammengefasst:

- Übergang von starkem Schnarchen in obstruktive Apnoephasen während der 1. Stunde des Schlafs.
- Verminderte Atemantwort auf Hyperkapnie und eukapnische Hypoxie.
- Schwächung des pharyngealen Muskeltonus mit Neigung zu einem Kollaps auf Höhe des Oro- und Hypopharynx, insbesondere im REM-Schlaf.
- Alkohol führt insgesamt zum einen zu einer Erhöhung der Anzahl, zum anderen aber auch zu einer Zunahme der Dauer von obstruktiven Apnoephasen, was in einer deutlichen Verschlechterung des sog. Apnoe-Hypopnoe-Index (AHI) resultiert.
- Ansteigen des Atemwegswiderstands.

10.3.3
Klinik und Diagnostik

Schlafbezogene Atmungsstörungen (SBAS) werden unterteilt in eine Gruppe ohne Obstruktion und eine Gruppe mit Obstruktion der oberen Atemwege. Die häufigste Form schlafbezogener Atmungsstörungen ist die obstruktive Schlafapnoe, die durch starkes, unregelmäßiges Schnarchen mit rezidivierenden Obstruktionen der oberen Atemwege, gewöhnlich verbunden mit Sauerstoffentsättigungen, gekennzeichnet ist. Die durch den Atemwegskollaps verursachten Atempausen werden durch eine Weckreaktion (Arousal) beendet. So wird die Schlafarchitektur zerstört, und Traum-

sowie Tiefschlaf sind verringert oder können sogar gänzlich fehlen. Die Patienten berichten über eine ausgeprägte Tagesmüdigkeit mit erhöhter Einschlafneigung.

Symptome der obstruktiven Schlafapnoe

- *Leitsymptome:*
  - lautes unregelmäßies Schnarchen,
  - pathologisch erhöhte Morgen- oder Tagesmüdigkeit, Einschlafneigung am Tag,
  - Abgeschlagenheit, Leistungsknick.

- *Häufige Symptome:*
  - nächtliche Atempausen,
  - unruhiger Schlaf,
  - morgendliche Kopfschmerzen oder Mundtrockenheit,
  - Gedächtnis- und Konzentrationsstörungen,

- *Fakultative Symptome:*
  - Nykturie,
  - vermehrtes Schwitzen,
  - Erwachen mit Atemnot,
  - Libido- und Potenzstörungen,
  - depressive Verstimmung.

Für die *Diagnose* einer schlafbezogenen Atmungsstörung ist ein gestuftes diagnostisches Vorgehen klinisch etabliert, welches problemorientiert die Patienten ambulant oder im Schlaflabor einer adäquaten Therapie zuführt:

- Anamneseerhebung (standardisierte Fragebögen, einschließlich Frage nach dem Trinkverhalten);
- Schlafprotokoll über 2 Wochen (Wach- und Schlafzeiten, Einnahme von Alkohol oder Schlafmitteln, nächtliche Schlafqualität);
- Erhebung des klinisch-endoskopischen Befundes der oberen Luftwege, Inspektion, vordere und hintere Rhinoskopie und indirekte Laryngoskopie sowie die endoskopische Untersuchung mit starren Stablinsenoptiken und flexiblen Endoskopen (Frage nach Engstellen sowie gut- und bösartigen Neubildungen);
- Müller- und Esmarch-Manöver (funktionelle Beurteilung von Pharynx und Larynx);
- ggf. Durchführung der Schlafendoskopie (die Selektion der Patienten für operative Eingriffe wird dadurch verbessert);

- Rhinomanometrie und Allergietestung (um operative und konservative Maßnahmen zu kombinieren);
- ambulantes Schlafmonitoring zu Hause. Je nach Befund wird dann über die Notwendigkeit einer Überweisung in ein Schlaflabor entschieden.
- Polysomnographie (PSG) mit Erfassung der Atemanstrengungen durch Thorax- und Bauchgurt und des nasalen und oralen Atemflusses sowie die Ableitung der Hirnströme durch ein EEG, die Aufzeichnung der Augenbewegungen (EOG) und des Tonus der Haltemuskulatur (EMG) mit Hilfe zusätzlicher Elektroden (Erfassung der Schlafstadien und Objektivierung der Schlafquantität und -qualität).
- Die Differentialdiagnose der erhöhten Tagesmüdigkeit und der erhöhten Einschlafneigung wird durch spezifische Testverfahren während des Tages wie den MSLT (Multiple Sleep Latency Test) ergänzt.

10.3.4
Therapie

Ziel der therapeutischen Maßnahmen ist die Wiederherstellung einer physiologischen autonomen Regulation im Schlaf, die die körperliche wie auch psychische Regeneration im Schlaf wirksam werden lässt. Dabei wählt man je nach Art und Ausprägung der schlafbezogenen Atmungsstörungen eine sog. Stufentherapie:

- Am Beginn einer Therapie stehen allgemeine Maßnahmen:
  - Reduktion des Körpergewichts,
  - „Schlafhygiene", worunter zu verstehen ist, dass der Patient regelmäßig und ausreichend schläft,
  - abendliche Alkoholkarenz (bei Alkoholabhängigkeit kontrollierte Entwöhnung bzw. ein kontrollierter Entzug).
- Medikamentöse Therapie von schlafbezogenen Atmungsstörungen:
  - abendliche Gabe von Theophyllin bei Patienten mit mäßig ausgeprägter obstruktiver Schlafapnoe,
  - Absetzen von Medikamenten wie Sedativa, Relaxanzien usw.
- Chirurgische Maßnahmen zur Therapie schlafbezogener Atmungsstörungen mit dem Ziel der Beseitigung von pathologischen Prozessen sowie anatomischer und funktioneller Engen im Bereich der oberen Atemwege und Vorbereitung und Unterstützung der nasalen Ventilation:
  - operative Korrektur einer Nasenseptumdeviation oder einer Nasenmuschelhyperplasie, Uvulopalatopharyngoplastik, Tonsillektomie,

Gesichtsskelettosteotomien bei bestimmten kraniofazialen Veränderungen. Die Tracheotomie gilt als Ultima ratio bei vitaler Indikation und Misserfolg aller anderen Maßnahmen.

- In den letzten Jahren wurden neben den beschriebenen operativen Therapiemöglichkeiten mehrere apparative Verfahren entwickelt, die eine Alternative zur Beatmungstherapie, gerade bei geringeren Ausprägungsformen des obstruktiven Schlafapnoesyndroms, darstellen sollen, wie:
  - Nasendilatatoren (bei Behinderung der Nasenluftpassage durch eine Naseneingangsstenose),
  - enorale Schienen (in Zusammenarbeit mit dem Zahnarzt) zur Vorverlagerung des Unterkiefers (Behebung einer oropharyngealen Enge),
  - nasale CPAP-Therapie („nasal continuous airway pressure", nCPAP). Hier wird durch einen Kompressor über ein Schlauchsystem und eine Nasenmaske ein kontinuierlicher positiver Druck unter Spontanatmung eingestellt, um die Atemwege im Schlaf offen zu halten, mit kontrollierter Normalisierung der Atmung im Schlaf und damit Verbesserung des Schlafs.

Bei erfolgreicher Therapie normalisiert sich neben der Atmung im Schlaf auch die Schlafarchitektur und damit die Tagesbefindlichkeit der Patienten. Unter Alkoholeinfluss kann allerdings jede primär effektive Therapie ihre Wirksamkeit verlieren. Außerdem ist zu beachten, dass regelmäßige Alkoholeinnahme auch die Compliance der Betroffenen verschlechtert und damit die Effektivität einer CPAP-Therapie weiter mindert.

Weiterführende Literatur

Becker W, Naumann HH, Pfaltz CR (1989): Hals-Nasen-Ohrenheilkunde. Thieme, Stuttgart
Hörmann K, Maurer JT (1997) Klinische Untersuchungen (Nase, Nasennebenhöhlen, Naso-, Oro-, Hypopharynx, Larynx). In: Schulz H (Hrsg) Kompendium der Schlafmedizin für Ausbildung, Klinik und Praxis 1. Erg Lfg 12/97, Kap XIV-7.1.2. Ecomed, Landsberg
Issa FG, Sullivan CE (1982) Alcohol, snoring and sleep apnoe. J Neurol Neurosurg Psychiat 45: 353
Maier H, Dietz A, Zielinski D, Jünnemann K, Heller W (1990) Risikofaktoren bei Patienten mit Plattenepithelkarzinomen der Mundhöhle, des Oropharynx, des Hypopharynx und des Larynx. DMW 115: 843–850

Maurer JT, Hörmann K (1997) Stellung der Hals-Nasen-Ohrenheilkunde in der Schlaf-
    medizin. HNO Aktuell 5: 193–198
Rauch S (1959) Die Speicheldrüsen des Menschen. Thieme, Stuttgart
Remmers JE (1989) Obstructive sleep apnoe. A common disorder exacerbated by alcohol.
    Am Rev Respirat Dis 130: 153–155
Seifert G, Miehlke A, Haubrich J, Chilla K (1984) Speicheldrüsenkrankheiten. Thieme,
    Stuttgart
Seitz HK, Lieber CS, Simmonowski UA (Hrsg) (1995) Handbuch Alkohol – Alkoholismus
    – Alkoholbedingte Organschäden. Barth, Leipzig
Singer MV, Teyssen S (Hrsg) (1999). Alkohol und Alkoholfolgekrankheiten. Grundlagen –
    Diagnostik – Therapie. Springer, Heidelberg
Tuyns A (1979) Epidemiology of alcohol and cancer. Cancer Res 39: 2840–2843

Kapitel 11
Alkohol und Ösophagus

S. TEYSSEN, M.V. SINGER

Alkohol und alkoholische Getränke beeinflussen auf vielfältige Weise die Funktion des Ösophagus beim gesunden und alkoholkranken Menschen. Viele dieser Wirkungen sind reversibel, wie z. B. die alkoholassoziierten Motilitätsstörungen und die Refluxkrankheit. Die Refluxkrankheit und das Ösophaguskarzinom (Plattenepithelkarzinom) kommen bei Alkoholkranken statistisch signifikant häufiger vor. Selbst moderater Alkoholkonsum geht mit einem 2fach höheren Risiko und exzessiver Alkoholkonsum sogar mit einem mehr als 40- bis 80fach höheren Risiko einher, ein Ösophaguskarzinom zu entwickeln.

Eine kausale Assoziation zwischen Alkoholkonsum und dem Auftreten einer Refluxösophagitis, dem Barrett-Syndrom und dem Mallory-Weiss-Syndrom ist sehr wahrscheinlich. Folgende Pathomechanismen der Mukosaschädigung sind nachgewiesen: Zerstörung der Mukosabarriere, Freisetzung von Entzündungsmediatoren sowie die Aktivierung von neutrophilen Granulozyten. Zusätzlich bewirkt das Prokarzinogen Ethanol, dass die vulnerable Ösophagusschleimhaut länger einer erhöhten Konzentration lokal wirkender Karzinogene ausgesetzt wird.

11.1
Gastroösophagealer Reflux – Refluxkrankheit

Der gastroösophageale Reflux ist ein physiologisches, unbemerkt auftretendes Ereignis und wird definiert als das spontane Zurückfließen des Mageninhaltes in den Ösophagus auf Grund einer inadäquaten Sphinkterrelaxation. Er führt zur Refluxkrankheit, wenn die Kontaktdauer des aggressiven Refluates mit der ösophagealen Mukosa verlängert ist.

Pathophysiologisch senkt bzw. hemmt Alkohol systemisch beim gesunden Menschen *akut* den Tonus des unteren Ösophagussphinkters bzw. die primäre Peristaltik des Ösophagus. Folge dieser funktionellen Veränderun-

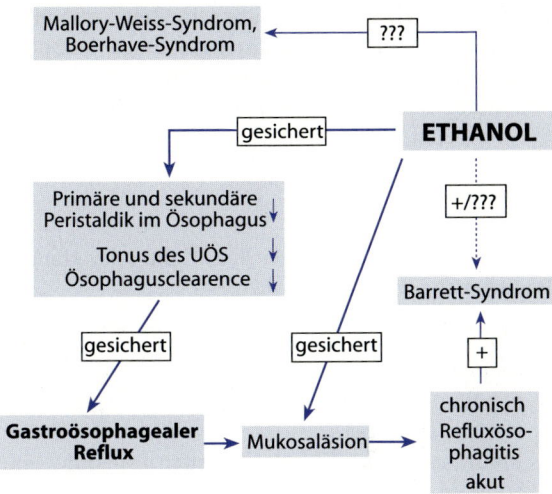

Abb. 11-1. Wirkung von Ethanol auf die Funktion und Schleimhaut des Ösophagus

gen ist das gehäufte und verlängerte Auftreten gastroösophagealer Refluxe mit einer verminderten ösophagealen Clearance (Abb. 11-1). *Chronischer Alkoholkonsum bewirkt* zusätzlich zu den oben beschriebenen Veränderungen eine veränderte sekundäre Peristaltik der distalen Zweidrittel des Ösophagus.

Klinische Manifestationen/Leitsymptome

- Sodbrennen,
- saures Aufsstoßen,
- Schmerzen hinter dem Brustbein.

Im Vergleich zur sog. Refluxösophagitis (s. unten) zeigt die Refluxkrankheit häufig einen intermittierenden, schubweisen Verlauf mit z. T. längeren symptomfreien oder -armen Intervallen.

Diagnostik

Die Ösophagogastroduodenoskopie dient differenzialdiagnostisch zum Ausschluss bzw. Nachweis einer Refluxösophagitis. Die ambulante 24-h-pH-Metrie wird angewendet zum Nachweis der Refluxkrankheit (Messung der Salzsäurekonzentration über die Zeit), evtl. in Kombination mit einer gleichzeitig oder separat durchgeführten ambulanten bzw. stationären Ösophagusmanometrie und/oder Durchzugsmanometrie zum Nachweis von Motilitätsstörungen im Bereich des Ösophaguscorpus und des unteren ösophagealen Sphinkters.

Therapie

Das Therapieziel liegt in der Beseitigung der klinischen Beschwerden und Reduzierung der Refluxphasen:

- *Alkoholabstinenz.*
- *Allgemeinmaßnahmen:*
- Erhöhung des Bettkopfendes,
- Gewichtabnahme,
- Modifikation der Essgewohnheiten (Meidung einer fettreichen Ernährung, Meidung refluxfördernder Nahrungsmittel wie Kaffee, Alkohol, Schokolade, Zitrusfrüchte sowie keine Spätmahlzeiten) sinnvoll. Eine spezifische Refluxdiät gibt es nicht.
- *Gegebenenfalls. medikamentöse Therapie mit Säuresekretionsblockern:* Die Dauer der medikamentösen Therapie richtet sich nach den Symptomen, d. h. hier erfolgt die Medikamenteneinnahme nur bei Bedarf. Therapie der Wahl sind Protonenpumpenblocker [Lansoprazol (Agopton 30 mg), Pantoprazol (Pantozol 40 mg), Rabeprazol (Pariet 20 mg) bzw. Omeprazol (Antra 20–40 mg)] einmal täglich für die Dauer der Beschwerden.

11.2
Refluxösophagitis

Der Begriff Refluxösophagitis umfasst nur die Formen der Refluxkrankheit, die mit makroskopisch (d. h. endoskopisch) sichtbaren entzündlichen Veränderungen der Ösophagusschleimhaut einhergehen.

Pathophysiologisch bewirkt Alkohol neben der direkten Schleimhautschädigung mit Zerstörung der Mukosabarriere, Freisetzung von Entzündungmediatoren sowie der Aktivierung von neutrophilen Granulozyten eine Hemmung der regelmäßigen Kontraktionen (Motilitätsstörungen) des Ösophagus und ein Erschlaffen des unteren ösophagealen Sphinkters. In der Folge fließt vermehrt Magensäure in die Speiseröhre zurück (Abb. 11-1).

Bis heute gibt es keine epidemiologischen Studien, die eine direkte Assoziation zwischen akutem und chronischem Alkoholkonsum und dem vermehrten Auftreten einer Refluxösophagitis nachweisen.

Klinische Manisfestationen/Leitsymptome

- Saures Aufstoßen,
- Sodbrennen in 50–70% der Fälle,
- Magenschmerzen und Schmerzen hinter dem Brustbein,
- Hämatemesis,
- Dysphagie (25–60%, je nach Schweregrad) als mögliches Symptom einer sekundären, entzündlichen organischen Stenosierung in der Speseiröhre, die mitunter operativ behandelt werden muss,
- Übelkeit, Erbrechen, schmerzhafte Schluckstörungen (Odynphagie; selten),
- mitunter besteht unabhängig vom Grad der Speiseröhrenentzündung ein symptomarmer Verlauf

Diagnostik

Die Ösophagogastroduodenoskopie wird zum Nachweis einer Refluxösophagitis durchgeführt. Die fakultativ durchzuführende 24-h-pH-Metrie wird zum Nachweis der kumulativen Refluxzeit und der Anzahl der Refluxereignisse angewendet.

Therapie

- *Therapie der Wahl* sind Protonenpumpenblocker [Lansoprazol (Agopton 30 mg), Pantoprazol (Pantozol 40 mg), Rabeprazol (Pariet 20 mg) bzw. Omeprazol (Antra 40 mg)] 1- bis 2-mal täglich für 3 Monate.
- *Nach Abheilung* ist häufig eine Rezidivprophylaxe mir der halben Dosis des Protoneninhibitors [z. B. Lansoprazol 15 mg (Agopton mite) 1-mal/Tag] für zunächst 6–12 Monate erforderlich.
- *Narbige Strikturen* erfordern eine Bougierung.
- *Bei therapierefraktären Fällen* ist eine chirurgische Therapie angezeigt wie z.B. die Fundoplicatio nach Nissen.

11.3
Barrett-Syndrom

Das Barrett-Syndrom („columnar epithelial line lower esophagus", CELLO) ist eine Erkrankung, bei der das Plattenepithel im distalen Ösophagus durch spezialisiertes Zylinderepithel im Sinne einer intestinalen Metaplasie ersetzt wurde, welches zu Ulzerationen der metaplastischen Schleimhaut sowie zu Epitheldysplasien und Zellatypien disponiert. Die Häufigkeit des Barrett-Syndroms bei Ösophagoskopien wird mit 1–4% angegeben. Als *Hauptrisikofaktor* gilt neben genetischen Faktoren der chronische gastro-ösophageale Reflux (Abb. 11-1).

Bis auf 2 frühere retrospektive Untersuchungen, in denen sich v. a. bei chronisch alkoholkranken Patienten Zylinderepithel im distalen Ösophagus nachweisen ließ, gibt es keine kontrolliert und systematisch durchgeführten epidemiologischen Untersuchungen, die auf eine erhöhte Inzidenz des Barrett-Syndroms bei chronischem Alkoholabusus hinweisen.

Klinische Manifestation/Leitsymptome

- Es gibt keine spezifische Symptomatik.
- Symptome der Komplikationen:
  - Symptomatik der Speiseröhrenentzündung (s. dort),
  - Schluckstörungen im Fall der Tumorbildung (sog. Barrett-Karzinom, ein Adenokarzinom).

11.4
Mallory-Weiss-Syndrom

Eine Assoziation zwischen akutem und chronischem Alkolabusus und dem Auftreten eines Mallory-Weiss-Syndroms wurde schon bei der Erstpublikation von Mallory u. Weiss im Jahr 1929 und in Folgeuntersuchungen vermutet, weil bis zu 73% der betroffenen Patienten mit einem Mallory-Weiss-Syndrom alkoholisiert waren. Als Folge eines reichlichen Alkoholgenusses erfolgt häufig Übelkeit und Erbrechen, in deren Folge eine gastrointestinale Blutung möglich ist, die auf akut auftretende, in Längsrichtung gestellte Schleimhauteinrisse im unteren Teil der Speiseröhre und/oder in der Pars cardiaca des Magens beruht (Abb. 11-1).

Klinische Manifestation/Leitsymptome

Vorheriger Alkoholexzess bei chronischem Alkoholabusus:

- Übelkeit, heftiges Würgen und Erbrechen zunächst nur von Speise- und Getränkeresten.
- Zeitlich verzögert mitunter massives Bluterbrechen mit Schmerzen hinter dem Brustbein bzw. im Epigastrium.

Diagnostik – Therapie

Die Diagnostik erfolgt mittels einer notfallendoskopischen Untersuchung der Speiseröhre und des Magens. Die Blutung beim Mallory-Weiss-Syndrom sistiert spontan in 80–90% der Fälle, in ca. 10% der Fälle ist eine endoskopische Blutungsstillung, z.B. Suprarenin (1:10000 verdünnt), notwendig. Rezidivblutungen sind mit 0–5% selten.

11.5 Boerhaave-Syndrom

Das Boerhaave-Syndrom ist eine spontane Ruptur der Ösophaguswand zumeist im distalen Drittel und posterolateral. Es gibt keine systematisch und kontrolliert durchgeführte epidemiologische Untersuchung, die eine Assoziation zwischen akutem bzw. chronischem Alkoholkonsum und dem Auftreten des Boerhaave-Syndroms untersucht bzw. einen kausalen Zusammenhang nachgewiesen hat.

Da in den bisher publizierten Fallbeschreiben eine Häufung bei chronisch alkoholkranken Menschen angegeben wird und die Ruptur bei Erbrechen oft nach voluminösen Mahlzeiten mit und ohne gleichzeitigen Alkoholkonsum auftritt, werden neurogene Erkrankungen im Sinne einer alkoholischen und/oder diabetischen Neuropathie als prädisponierende Begleiterkrankungen des Boerhaave-Syndroms diskutiert.

Diagnostik – Therapie

Diagnostiziert wird die Ösophagusruptur mittels eines Ösophagogramms mit einem wässrigen Kontrastmittel (Gastrografin) und dem Nachweis eines Kontrastmittelparavasats im Bereich der Läsion. Die Therapie erfolgt bis auf wenige seltene Ausnahmen chirurgisch.

11.6
Ösophaguskarzinom

Bei 95–98 % aller Ösophagustumoren handelt es sich um Karzinome, davon sind ca. 80–95 % Plattenepithelkarzinome (Abb. 11-2). An 2. Stelle sind Adenokarzinome im Mittel mit 3–10 % (in den USA mittlerweile noch deutlich häufiger diagnostiziert), die am häufigsten auf der Grundlage einer Zylinderepithelmetaplasie beim Barrett-Ösophagus im unteren Drittel entstehen.

Hauptrisikofaktor für das Ösophaguskarzinom ist die Konstellation Alkohol und Rauchen. Die alkoholkonsumierende Population weist im Vergleich zur Restpopulation im Durchschnitt eine 2fach erhöhte Inzidenz auf. Es wurde eine eindeutige Dosis-Wirkungs-Beziehung zwischen dem täglichen Alkoholkonsum und einer bis zu 23fach erhöhten Inzidenz des Ösophaguskarzinoms nachgewiesen. Der Anstieg der Inzidenz liegt bei 1,2 pro 10 g Ethanol/Tag. Bei alleinigem Nikotinkonsum ist das relative Risiko bis zum 6fachen und bei alleinigem Alkoholkonsum bis zum 17fachen erhöht. Dieses potenziert sich bis zum 44fachen und höher bei gleichzeitigem Alkohol- und Nikotinkonsum (Abb. 11-3).

Unter Berücksichtigung der Histologie – Plattenepithelkarzinom vs. Adenokarzinom – besteht die begründete Vermutung, dass es sich bei diesen beiden Karzinomformen um Tumoren unterschiedlicher Ätiologie

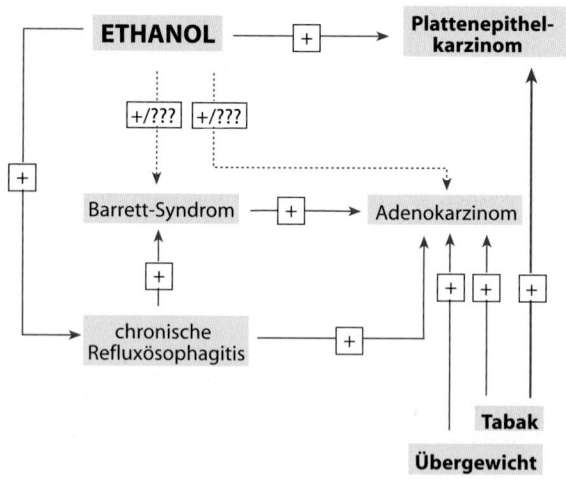

Abb. 11-2. Ethanol und Karzinogenese des Ösophagus

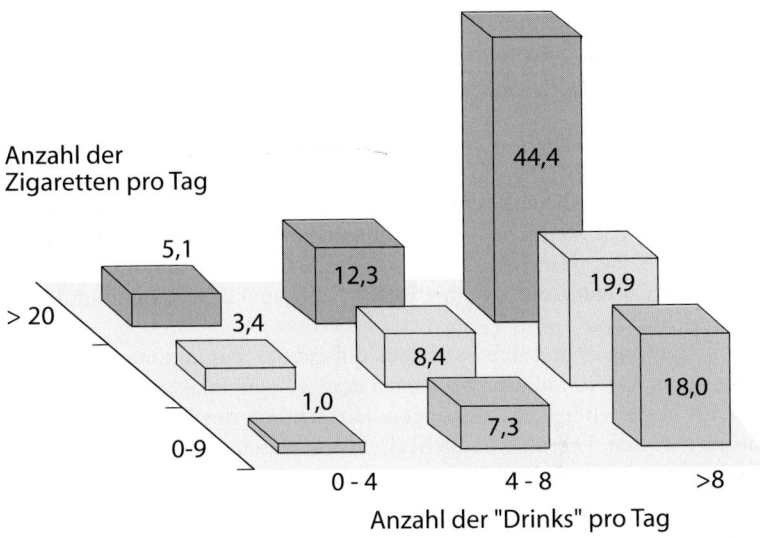

Anzahl der Zigaretten pro Tag

5,1

3,4

> 20

1,0

0-9

44,4

12,3

19,9

8,4

18,0

7,3

0 - 4   4 - 8   >8

Anzahl der "Drinks" pro Tag

Abb. 11-3. Wirkung des chronischen Alkohol- und Tabakkonsums auf das relative Risiko des Ösophaguskarzinoms. (Nach Tuyns et al. 1979)

handelt., aber im Gegensatz zum Plattenepithekarzinom der Alkoholkonsum eine unbedeutende Rolle in der Tumorpathogenese spielt.

Die Art des konsumierten alkoholischen Getränkes hat beim Plattenepithelkarzinom keinen Einfluss auf die Inzidenz, wohingegen das Adenokarzinom (Kardiakarzinom) v. a. bei chronischem Abusus von hochprozentigen Spirituosen beobachtet wird. Der Hauptrisikofaktor des Adenokarzinoms scheint jedoch der Tabakabusus und die Adipositas zu sein; durch Alkohol wird aber die toxische Nikotinwirkung potenziert (s. auch Abb. 11-3). Hinsichtlich detaillierter Beschreibungen der Karzinogenese von Ösophagustumoren durch Ethanol sei auf das Kap. 19 („Alkohol und Krebs") verwiesen.

Klinische Symptomatik/Leitsymptome

- Progrediente Dysphagie (70–95 %) zunächst nur für feste Speisen, später auch für weiche und flüssige Kost,
- Gewichtsverlust (42–63 %),
- retrosternale Druckschmerzen,

- Blutung aus dem Tumor (11–35 %),
- Komplikationen: Aspirationspneumonie, Sodbrennen, Singultus; Heiserkeit und Husten sind vergleichweise selten.

Diagnostik – Therapie

Mittel der Wahl ist die endoskopische Untersuchung (Ösophagogastroduodenoskopie). Die weiteren Staginguntersuchungen beinhalten die Endosonographie, das thorakale und abdominelle Computertomogramm bzw. die Magnetresonanztomographie (MRT), Abdomensonographie und evtl. die Bronchoskopie.

Die Therapie richtet sich nach dem anhand der Staginguntersuchungen festgelegten TMN-Stadium sowie nach dem Allgemeinzustand des Patienten und begleitenden Erkrankungen. Hinsichtlich der Indikation für die entsprechenden Therapiemöglichkeiten und deren Erfolgsaussichten sei auf die entsprechende Fachliteratur verwiesen.

Weiterführende Literatur

Brown LM et al. (1995) Adenocarcinoma of the esophagus. Role of obesity and diet. J Natl Cancer Inst 87: 104–109

Famy N, King JF (1993) Barrett's esophagus: an aquired condition with genetic predisposition. Am J Gastroenterol 88: 1262–1265

IARC (International Agency for Research on Cancer) (1988) Alcohol drinking. IARC Monogr 44: 153

Laine L (1998) Acute and chronic gastrointestinal bleeding. In: Feldman M, Sleisenger MH, Scharschmidt BF (eds) Gastrointestinal and liver Disease, 6th edn. Saunders, Philadelphia, pp 198–219

Lowe WC (1972). Survival with carcinoma of the esophagus. Ann Intern Med 77: 915–918

Shay S, Johnson LF (1983) Mallory-Weiss laceration and esophageal hematoma. In: Castell DO, Johnson LF (eds) Esophageal function in health and disease. Elsevier, New York, p 323

Teyssen S, Singer MV (1999). Alkohol und Ösophagus. In: Singer MV, Teyssen S (Hrsg) Alkohol und Alkoholfolgekrankeiten. Grundlagen – Diagnostik – Therapie. Springer, Heidelberg, S 158–167

Thomas DB (1995) Alcohol as a cause of cancer. Environ Health Perspect 103 (Suppl 8): 153–160

Tuyns AJ, Pequignot G, Abbatucci JS (1979) Oesophageal cancer and alcohol consumption; importance of type of beverage. Int J Cancer 23: 443

Vaughan TL, Davis S, Kristal A, Thomas DB (1995) Obesity, alcohol and tobacco as risk factors for cancers of the esophagus and gastric cardia: adenoCarcinoma vs. squamous cell Carcinoma. Cancer Epidemiol Biomarkers Prevent 4: 85–92

Kapitel 12
Alkohol und Magen

S. Teyssen, M.V. Singer

Ethanol und alkoholische Getränke haben unterschiedliche Wirkungen auf die Magensäuresekretion. Während 1,4–4 Vol.-% reiner Ethanol nur eine ca. 20%ige Stimulation der Magensäure verursachen, haben höhere Konzentrationen (5–40 Vol.-%) keinen oder eher einen hemmenden Effekt. Alkoholische Getränke, die durch reine alkoholische Gärung entstehen (z.B. Bier, Wein und Champagner), stimulieren die Magensäuresekretion nahezu maximal. *Destillationsprodukte* (z.B. Whisky und Cognac) stimulieren die Säuresekretion nicht. Neuere Untersuchungen haben überraschenderweise gezeigt, dass es sich bei den maximal die Magensäure stimulierenden Inhaltsstoffen um die Dicarboxylsäuren Bernsteinsäure und Maleinsäure handelt; die während der alkoholischen Gärung entstehen.

Das Trinken von alkoholischen Getränken auf nüchternen Magen verursacht dosisabhängig eine akute (hämorrhagische) Gastritis, die im Fall von Whisky selbst nach 24 h noch endoskopisch nachweisbar ist. Eine chronische Corpus- und/oder Antrumgastritis scheint im Vergleich zur Normalbevölkerung bei Alkoholikern nicht häufiger vorzukommen. Diese Aussage trifft auch für die Inzidenz von Ulcus ventriculi et duodeni zu. Es gibt keine gesicherten epidemiologischen Daten, dass das Magenkarzinom häufiger bei Alkoholikern im Vergleich zu Abstinenten vorkommt.

12.1
Magensäuresekretion

Alkohol und alkoholische Getränke haben unterschiedliche Wirkungen auf die Magensäuresekretion beim gesunden Menschen. Die Wirkung von intragastral appliziertem Ethanol auf die Magensäuresekretion ist konzentrationsabhängig: niederigprozentige Ethanollösungen (1,4–4 Vol.-%) bewirken eine mäßige, aber signifikante Stimulation der Magensäuresekretion (23 bzw. 22% des „maximal acid output", MAO); höherprozentige

Ethanollösungen (5–10 Vol.-%) haben keinen Effekt; 20- bzw. 40%ige Ethanollösungen bewirken eine – allerdings statistisch nicht signifikante – Hemmung der Magensäuresekretion.

Alkoholische Getränke, die durch *alkoholische Vergärung* von Kohlenhydraten entstehen, wie Bier, Wein, Champagner und einige Aperitifs, z.B. Sherry, stimulieren nahezu maximal die Magensäuresekretion (Abb. 12-1). Weder ihr Ethanolgehalt noch die bekannten nicht alkoholischen Inhaltsstoffe (quantitativ und qualitativ denen im Bier entsprechend) – wie Phenole, Bitterstoffe und L-Aminosäuren – stimulieren die Magensäuresekretion in vivo.

Bei den maximal die Magensäure stimulierenden Inhaltsstoffen handelt es sich um die nicht alkoholischen Dicarboxylsäuren Bernsteinsäure und Maleinsäure. Beide Säuren stimulieren neben bisher noch unbekannten Substanzen (flüchtige Inhaltsstoffe?), welche die Magensäuresekretion via Gastrinfreisetzung stimulieren, die Parietalzellen direkt maximal.

Alkoholische Getränke, die durch alkoholische Vergärung und anschließende *Destillation* entstehen, wie der Großteil der Aperitifs und hochprozentige Spirituosen, wie Whisky, Cognac, Wodka, Calvados Hors D'Age, Cles Des Ducs Armagnac, Pernod, Campari Bitter, Bacardi Superior, Gold Rum und Cointreau, stimulieren die Säuresekretion nicht (Abb. 12-1).

12.1.1
Magenmotilität

Siehe hierzu Kap. 14 („Alkohol und Motilität des Magen-Darm-Trakts").

12.2
Pathophysiologische Mechanismen der Mukosaschädigung

12.2.1
Direkte und indirekte Alkoholwirkungen

Exzessiver Genuss von alkoholischen Getränken führt zu einer Mukosaschädigung, charakterisiert durch ein Mukosaödem, entzündliche Infiltration im Interstitium, subepitheliale Hämorrhagien, Exfoliation der Epithelzellen und Zelltod der Mukosaepithelien bis hin zu Ulzerationen der Magenmukosa. Die Applikation von Ethanol auf die Mukosa bewirkt eine erhöhte Permeabilität der Mukosagefäße bedingt durch eine Schädigung der Endothelzellen (fokale Ruptur der Basalmembranen und der Endothel-

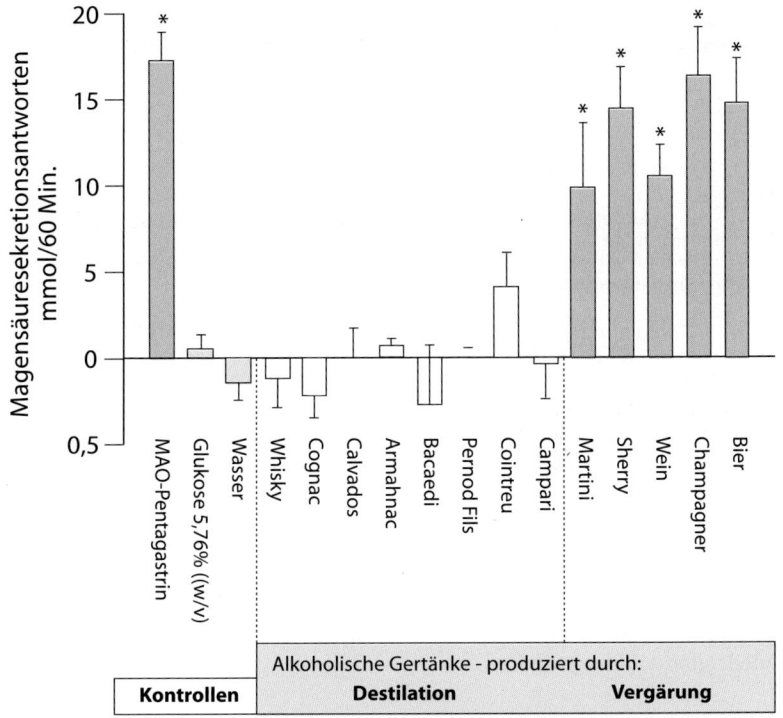

Abb. 12-1. Alkoholische Getränke, die durch alleinige Vergärung hergestellt werden, stimulieren die Magensäuresekretion sehr stark, Destillationsprodukte stimulieren die Magensäursekretion nicht. (Aus Teyssen et al. 1997)

zelle), Vasokonstriktion und Stase des Blutflusses mit Thrombozytenaggregation in den ethanolgeschädigten Arealen der Mukosa.

Niedrige Konzentrationen von Ethanol (< 10 Vol.-%) bewirken geringgradige Schädigungen, höhere Ethanolkonzentrationen (10–20 Vol.-%) führen zu einer schnellen und ausgeprägten Schädigung der Zellmembranen, mitochondralen Membranen und der mitochondralen Integrität und zur Zerstörung der Plasmamembran des Zellkerns.

Neben der direkten Schleimhautschädigung mit Zerstörung der Mukosabarriere induziert Ethanol die Freisetzung von Entzündungmediatoren und Aktivierung von neutrophilen Granulozyten (Abb. 12-2). Chronischer Alkoholkonsum reduziert zusätzlich die gastrale Prostaglandin-E_2 bzw.

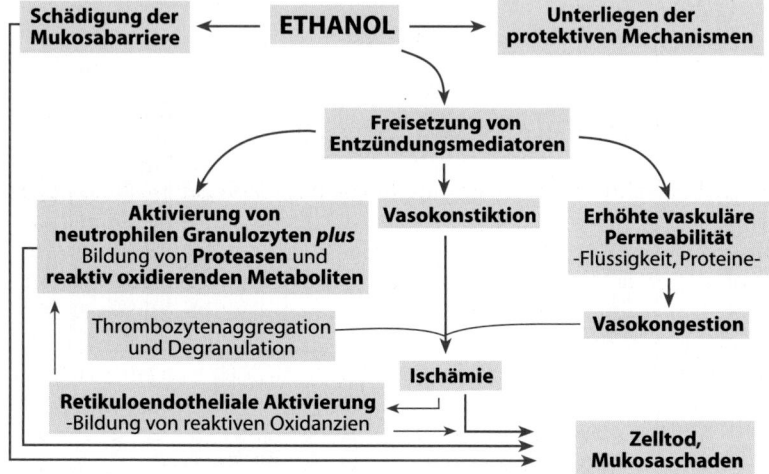

Abb. 12-2. Ethanolinduzierte Schädigung der Magenmukosa – Pathomechanismus

$F_{2\alpha}$-Biosynthese mit der Folge einer erhöhten Verletzbarkeit der gastralen Mukosa (Integritätsverlust der Mukusschleimbarriere) auf Grund einer erniedrigten Mukussynthese.

12.2.2
Ethanol und Helicobacter-pylori-Infektion

Epidemiologische Studien deuten darauf hin, dass Alkohol- und Zigarettenkonsum keine Risikofaktoren für die Helicobacter-pylori-Prävalenz in der Magenschleimhaut darstellen. Eine neuere Studie konnte sogar zeigen, dass ein moderater Alkoholkonsum (< 75 g/Woche) den Kolonisationsgrad des Helicobacter pylori und dadurch den Aktivitätsgrad einer aktiven Infektion mit Helicobacter pylori reduziert. Andererseits ist bekannt, dass Helicobacter pylori und Ethanol sowohl eine direkte als auch eine indirekte toxische Wirkung auf die Magenmukosa haben. Ob eine Interaktion zwischen der mukosaschädigenden Wirkung des Ethanols und einer päexistenten Helicobacter-pylori-Infektion besteht, ist bislang nicht geklärt.

12.3
Klinische Manifestationen – Diagnostik – Therapie

12.3.1
Akute (hämorrhagische) alkoholische Gastritis

Der Gebrauch nichtsteroidaler Antiphlogistika, Alkoholabusus und physischer Stress sind die prädisponierenden Risikofaktoren einer akuten (hämorrhagischen) Gastritis in ca. 80% der Fälle. Da sowohl nichtsteroidale Antiphlogistika, Azetylsalizylsäure und Ethanol die Mukosabarriere des Magens (messbar an der Senkung der Potenzialdifferenz) schädigen können, wird bei gemeinsamem Gebrauch die Entstehung einer erosiven hämorrhagischen Gastritis begünstigt. Gesichert ist, dass eine Leberzirrhose mit portaler Hypertonie für die Entstehung einer hämorrhagisch erosiven Gastritis nach akutem Ethanolkonsum prädisponiert.

Exzessives Trinken von Alkohol bewirkt gastrointestinale Hämorrhagien. Frühere – zumeist nicht kontrollierte – endoskopische Untersuchungen über die Wirkung von hohen Ethanolkonzentrationen (40–80 Vol.-%) auf die Magenmukosa zeigen, dass Ethanol in den applizierten Dosierungen innerhalb von 30 min die Magenmukosa schädigt. Neuere systematisch und kontrolliert durchgeführte Untersuchungen an gesunden Probanden wiesen nach, dass die intragastrale Applikation von Ethanol in den Kon-

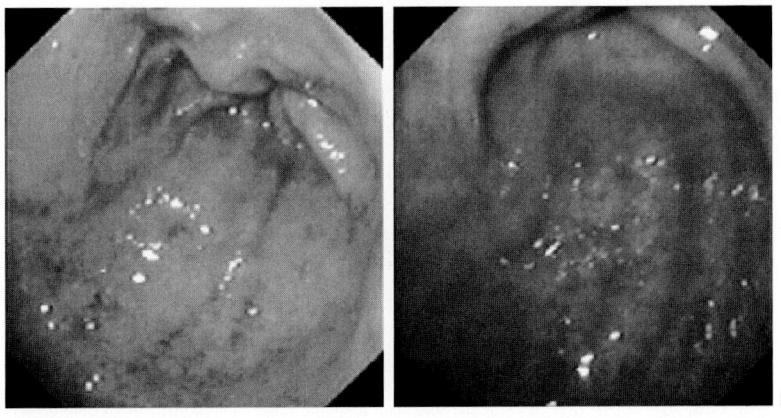

a   b

Abb. 12-3 a, b. Wirkung von 100 ml Whisky, der endoskopisch auf die Antrummukosa des Magens gesprüht wurde: **a** nach 240 min; **b** nach 24 h. (Abb. 4-farbig s. S. 466)

zentrationen und Mengen, wie sie in den alkoholischen Getränken enthalten sind (4-, 10-, und 40 Vol.-%), zu dosisabhängigen Läsionen der Magenmukosa innerhalb von 30 min führt (Abb. 12-3).

Alkoholische Getränke wie Bier, Wein und Whisky mit den entsprechenden Konzentrationen an Ethanol bewirken ebenfalls deutliche Mukosaläsionen, die aber weniger ausgeprägt sind als ihre entsprechenden Ethanolkonzentrationen (Abb. 12-4). Mukosaläsionen, die durch höhere Konzentrationen von Ethanol (> 10 Vol.-%) bzw. durch Whisky induziert werden, benötigen zur ihrer Abheilung mehr als 24 h.

Ursache für die weniger ausgeprägte Mukosaläsion nach Gabe von Bier, Wein und Whisky im Vergleich zu ihren entsprechenden Ethanolkonzentrationen könnte sein, dass bestimmte nichtalkoholische Inhaltsstoffe dieser Getränke eine protektive Wirkung (z. B. Pufferkapazität der Proteine) haben.

Klinische Symptomatik

- Epigastrische Schmerzen mit Übelkeit und Erbrechen,
- Anämie und Teerstuhl (schmerzlose gastrointestinale Blutung),
- plötzliche und kreislaufrelevante Blutung.

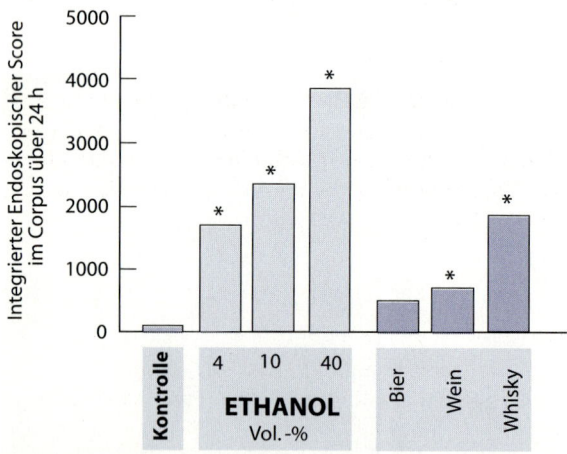

Abb. 12-4. Alkoholische Getränke wie Bier, Wein und Whisky mit den entsprechenden Konzentrationen an Ethanol bewirken deutliche Mukosaläsionen (ausgedrückt durch den endoskopischen Score), die aber weniger ausgeprägt sind als ihre entsprechenden Ethanolkonzentrationen

Insbesondere dann, wenn Alkohol in Verbindung mit Salizylaten (wie Aspirin) eingenommen wird, kann es zu einer akuten Magenblutung kommen, da beide über die gleichen Mechanismen toxisch auf die Magenschleimhaut wirken:

- Erbrechen von (dunkelrotem) Blut, Hämatin und Blutkoageln.
- Häufig verläuft die hämorrhagische Gastritis jedoch asymptomatisch.
- Die klinischen Beschwerden sind reversibel und typischerweise 24 – 48 h nach Ethanolintoxikation nicht mehr nachweisbar.

Diagnostik

1. *Anamnese:*
   Sie gibt Hinweise auf einen chronischen Alkoholabusus, stattgehabten akuten Alkoholkonsum oder -exzess, evtl. sogar in Verbindung mit einer gleichzeitigen Medikamenteneinnahme (z. B. nichtsteroidale Antirheumatika, Azetylsalizylsäure).

2. *Körperliche Untersuchung:*
   Sie deckt möglicherweise bestehende andere Alkoholfolgeerkrankungen wie eine Leberzirrhose, portale Hypertension, Aszites, Koagulopathien und Malnutrition auf. Bei Patienten mit einer akuten hämorrhagischen Gastritis fällt die körperliche Untersuchung allerdings häufig unauffällig aus.

3. *Ösophagogastroduodenoskopie:*
   Durch sie werden die Erytheme, Schleimhautblutungen, Verletzungen, Ödeme, Erosionen und in einigen Fällen oberflächliche oder tiefe Ulzerationen nachgewiesen. Die endoskopische Untersuchung sollte innerhalb von 24 h nach Einnahme der Noxe durchgeführt werden, da die Erosionen innerhalb von 24 h abheilen können.

Therapie

- *Unkomplizierte Gastritis:*
  - Alkoholkarenz und Nahrungskarenz, Flüssigkeitszufuhr.
  - Unterstützend kann ggf. ein H_2-Rezeptorantagonist für wenige Tage gegeben werden.
- *Persistierende oder hämodynamisch wirksame Hämorrhagien:*
  - Hochdosierte (1- bis) 3-tägige intravenöse antisekretorische Therapie mit einem H_2-Rezeptorantagonisten oder Protonenpumpeninhibitor.

- Im Anschluss hieran wird eine 2- bis 4-wöchige orale antisekretorische Therapie mit einem Protonenpumpeninhibitor in Standarddosierung (Omeprazol 20 mg, Lansoprazol 30 mg, Rabeprazol 20 mg bzw. Pantoprazol 40 mg je 1-mal pro Tag) empfohlen.
- Im Gegensatz zur solitären Blutung aus peptischen Ulzerationen im Magen und Duodenum ist eine endoskopische Blutungsstillung bei der äthyltoxischen akuten hämorrhagischen Gastritis mit diffusen Blutungsstellen nicht effektiv.

- *Persistierende hämodynamisch wirksame Blutungen:*
  - Intravenöse Therapie mit dem Peptidhormon Somatostatin bzw. seinem länger wirkenden synthetischen Analogon Octreotid für bis zu 120 h:
    a) Somatostatin: initial 250 µg als Bolus i. v. gefolgt von einer Dauerinfusion mit 250–500 µg/h oder
    b) Octreotid: initial 50 µg als Bolus i. v. gefolgt von einer Dauerinfusion mit 50–100 µg/h.
    c) Ihre hemmende Wirkung auf die Blutung erfolgt über ihre vasokonstriktorische Wirkung auf die Arteriolen der Aa. splanchnicae. Infolgedessen wird der portalvenöse Druck und die Blutungsaktivität gesenkt.

- Entscheidend für den Verlauf der Blutung ist die suffiziente Behandlung einer möglicherweise im Rahmen des chronischen Alkoholismus bestehenden Koagulopathie und/oder Thrombozytopathie.

12.3.2
Chronisch atrophische Gastritis

Es gibt keine neueren epidemiologischen Studien, die eine direkte Assoziation zwischen chronischem Alkoholkonsum und dem vermehrten Auftreten einer chronisch atrophischen Gastritis im Corpus und/oder Antrum nachwiesen. Lediglich in einer Studie wurde eine erhöhte Prävalenz einer atrophischen Antrumgastritis beschrieben. Da der Helicobacter-pylori-Status bei diesen Patienten nicht bestimmt wurde – der Helicobacter pylori aber den hauptpathogenetischen Faktor neben der Einnahme von nichtsteroidalen Antirheumatika für die (multifokale) atrophische (Antrum-)gastritis darstellt – relativiert sich diese Assoziation.

12.3.3
Ulcus duodeni et ventriculi

Sowohl frühere als auch neuere meist retrospektive epidemiologische Untersuchungen kommen zu der Schlussfolgerung, dass akuter und chronischer Alkoholkonsum nicht mit einer erhöhten Inzidenz peptischer Ulzera im Magen und Duodenum assoziiert sind. In 2 großen neueren prospektiven Untersuchungen wurde auch unter Berücksichtigung der konsumierten alkoholischen Getränke (wie Bier, Wein und Spirituosen) keine Assoziation zwischen der Inzidenz peptischer Ulzera und dem Konsum alkoholischer Getränke errechnet.

Eine erhöhte Mortalitätsrate als Folge von Komplikationen peptischer Ulzera (d. h. Blutungen, Perforationen) wurde in einigen wenigen Kohortenstudien mit chronisch alkoholkranken Menschen beschrieben. In diesen Untersuchungen wurde nicht zwischen dem Ulcus ventriculi bzw. duodeni unterschieden. Es wurde auch nicht berichtet, ob sie kausal Folge des chronischen Alkoholkonsums oder die Folge chronischer alkoholassoziierter Erkrankungen der Leber, des Pankreas, der Lunge bzw. rheumatischer Genese oder Folge eines Nikotinabusus und/oder einer Helicobacter-pylori-Infektion waren. Es ist z. B. seit langem bekannt, dass bei mehr als 20 % der Patienten mit alkoholischer Leberzirrhose (und portaler Hypertension) peptische Ulzera gefunden werden.

Bisher sind lediglich zwei Untersuchungen bekannt, in denen ein Einfluss des chronischen Alkoholkonsums auf die Inzidenz des peptischen Ulcus gesehen wurde. In der einen errechneten die Untersucher bei Alkoholikern, die mehr als 60 g Ethanol pro Tag konsumierten, im Vergleich zu Patienten, die weniger als 60 g pro Tag tranken, lediglich einen (nicht signifikanten) Trend eines erhöhten relativen Risikos, an einem peptischen Ulcus zu erkranken. Die andere Studie wies nach, dass Patienten mit einem Alkoholkonsum von mehr als 60 g pro Tag ein 3,3fach und damit signifikant erhöhtes Risiko aufwiesen, an einem Ulcus duodeni zu erkranken. Die Inzidenz des Ulcus ventriculi war durch chronischen Alkoholkonsum in dieser wie auch in anderen Studien nicht erhöht.

In zukünftigen prospektiven, systematischen und kontrollierten Untersuchungen sollte bei der Auswahl der Patienten bzw. in der Auswertung der durchgeführten Untersuchungen sowohl der tägliche Alkoholkonsum, gleichzeitig bestehender Nikotinabusus, zusätzlich konsumierte Medikamente (d. h. nichtsteroidale Antirheumatika), begleitende alkoholassoziierte Folgeerkrankungen und der Helicobacter-pylori-Status Berücksichtigung finden.

12.3.4
Magenkarzinom

In den zumeist retrospektiv und nur wenig prospektiv durchgeführten epidemiologischen Studien (mehr als 12 Kohorten-, Populations- und mehr als 30 Fallkontrollstudien) wurde kein gehäuftes Auftreten des Magenkarzinoms bei chronischem Alkoholkonsum gefunden. Dies galt selbst bei getrunkenen Alkoholmengen von mehr als 200 g pro Tag. Die Art des konsumierten alkoholischen Getränkes (Bier, Wein, Spirituosen) hatte ebenfalls keinen Einfluss.

Nur in einigen wenigen retrospektiven Studien – Fallkontroll- bzw. Populationuntersuchungen – wurde ein erhöhtes Risiko, an einem Magenkarzinom zu erkranken, beschrieben. Insbesondere traf dies zu bei chronischem Bier- und Weinkonsum. Die Gewohnheit, alkoholische Getränke auf nüchternen Magen zu trinken, scheint dabei mit einer erhöhten Assoziation eines Magenkarzinoms einherzugehen. Das relative Risiko, an einem Magenkarzinom zu erkranken, war in diesen Studien bis zum 3,5fachen erhöht. Diese Befunde wurden allerdings in den bisher durchgeführten prospektiven Untersuchungen nicht bestätigt.

In den wenigen Studien, in denen zwischen der Lokalisation der aufgetretenen Magenkarzinome unterschieden wurde, wurde eine Assoziation zwischen chronischem Alkoholabusus und dem Kardiakarzinom nachgewiesen, nicht aber für andere Lokalisationen im Magen. Das relative Risiko, an einem Kardiakarzinom zu erkranken, betrug bis > 3,0. Forscher aus Japan, Schweden und Polen errechneten, dass diese erhöhte Inzidenz für das Kardiakarzinom aus dem gleichzeitig bestehenden chronischen Nikotin- und Alkoholmissbrauch resultiert. So betrug das relative Risiko bei alleinigem Wodkakonsum 0,82, bei gleichzeitigem Wodka- und Nikotinkonsum 3,77.

Weiterführende Literatur

Knoll MK, Kölbel CB, Teyssen S, Singer MV (1998) Action of pure ethanol and some alcoholic beverages on gastric mucosa in healthy humans: A descriptive endoscopic study. Endoscopy 30: 293–301

Longnecker MP (1995) Alcohol consumption and risk of cancer in humans: an overview. Alcohol 12: 87–96

McIntosh JH, Byth K, Piper DW (1985) Environmental factors in aetiology of chronic gastric ulcer, a case control study of exposure variables before the first symptoms. Gut 26: 789–798

Piper DW, Nasiry R, McIntosh J, Shy CM, Pierce J, Byth K (1984) Smoking, alcohol, analgetics, and chronic duodenal ulcer. A case control study of habits before first symptoms and before diagnosis. Scand J Gastroenterol 19: 1015 – 1019

Sarfeh IJ, Tabak C, Eugene J, Juler GL (1981) Clinical significance of erosive gastritis in patients with alcoholic liver disease and upper gastrointestinal hemorrhage. Ann Surg 194: 149 – 154

Singer MV, Leffmann C, Eysselein VE, Calden H, Goebell H (1987) Action of ethanol and some alcoholic beverages on gastric acid secretion and release of gastrin in humans. Gastroenterology 93: 1247 – 54

Singer MV, Teyssen S, Eysselein VE (1991) Action of beer and its ingredients on gastric acid secretion and release of gastrin in humans. Gastroenterology 101: 935–942

Teyssen S, Singer MV (1999). Alkohol und Magen. In: Singer MV, Teyssen S (Hrsg) Alkohol und Alkoholfolgekrankheiten. Grundlagen – Diagnostik – Therapie. Springer, Heidelberg, S 168 – 187

Teyssen S, Lenzing T, González-Calero G et al. (1997) Alcoholic beverages produced by alcoholic fermentation but not by distillation are powerful stimulants of gastric acid secretion in humans. Gut 40: 49 – 56

Teyssen S, González-Calero G, Schimiczek M, Singer MV (1999). Maleic acid and succinic acid in fermented alcoholic beverages are the stimulants of gastric acid secretion. J Clin Invest 103: 707 – 713

Thomas DB (1995) Alcohol as a cause of cancer. Environ Health Perspect 103 (Suppl 8): 153 – 160

Kapitel 13
Alkohol und Darm

J.C. BODE, C. BODE

Sowohl akute als auch chronische Zufuhr größerer Mengen alkoholischer Getränke können zu vielfältigen Störungen der Funktion und auch zu morphologischen *Änderungen* der *Dünndarmschleimhaut* führen. Funktionelle Störungen betreffen die *Absorption* wichtiger Energielieferanten sowie von Vitaminen und einigen Spurenelementen. Eine besondere Beachtung verdient die Änderung der *Permeabilität* der Darmmukosa für größere Moleküle durch Alkohol, die zu einer vermehrten Aufnahme bakterieller und anderer Toxine führen kann. Letzteres trägt wahrscheinlich zur Entstehung alkoholbedingter Lebererkrankungen und anderer Organschäden bei.

13.1
Wirkungen von Alkohol und alkoholischen Getränken auf den Dünndarm

13.1.1
Einfluss von Alkohol auf die intestinale Absorption

Akute und chronische Alkoholexposition hemmt den energieabhängigen und z.T. auch den passiven Transport vieler Nahrungsbestandteile durch die Dünndarmmukosa (s. auch Tabelle 13-1):

- Akute luminale Alkoholexposition hemmt den *Glukosetransport* (Monosaccharide).
- Akute Alkoholzufuhr hemmt in Konzentrationen von 2 % oder mehr sowohl beim Menschen als auch bei mehreren Tierspezies die Absorption verschiedener *L-Aminosäuren*. Die Hemmung betrifft wahrscheinlich den aktiven Transport von Aminosäuren.
- Hemmung der *Lipidabsorption* durch Aufnahme größerer Alkoholdosen (1 g/kgKG oder mehr; Tabellen 13-1 und 13-2).

Tabelle 13-1. Einfluss einer akuten Alkoholexposition auf die Absorption verschiedener Nahrungsbestandteile im Tierexperiment und beim Menschen. ⇑ erhöht; ⇓ vermindert. (Nach Bode 1980; Beck u. Dinda 1981; Bode u. Bode 1992)

Substanz/-gruppe	Tier	Mensch
● D-Glukose	⇓	⇓
● D-Xylose	Kein Effekt oder ⇓	Kein Effekt ofer ⇓
● L-Aminosäuren z. B. Alanin, L-Glycin, L-Methionin	⇓	⇓
● Fettsäuren, Monoglyzeride	⇓	Kein Effekt oder ⇓
● Vitamine	⇓	Kein Effekt oder ⇓
Thiamin	⇓	⇓
Folsäure	Kein Effekt oder ⇓	Kein Effekt
Vitamin A	Nicht untersucht	Kein Effekt oder ⇓
● Spurenelemente		
Eisen	Kein Effekt oder ⇓	Kein Effekt oder ⇑
Mangan	⇑	nicht untersucht
Zink	⇓	nicht untersucht

Tabelle 13-2. Zusammenfassung der Ergebnisse von Studien zur Malabsorption von Kohlenhydraten, Fett und Protein bei Menschen mit chronischem Alkoholabusus ohne Zirrhose oder manifeste exokrine Pankreasinsuffizienz. Häufigkeit einer Malabsorption bei Alkoholikern. (Nach Bode u. Bode 1992)

Substrat	Zahl der Studien	Malabsorption (% der Fälle)
D-Xylose	5	18–76
Fett[a]	2	35–56
Protein[b]	1	52

[a] Die Messung erfolgte durch Bestimmung der Fettausscheidung im Stuhl.
[b] Die Bestimmung erfolgte durch Messung der Stickstoffausscheidung im Stuhl.

● Der bei Alkoholikern häufig beobachtete Folatmangel wird in erster Linie auf eine qualitative und/oder quantitative Fehlernährung zurückgeführt. Ein *Folsäuremangel* verstärkt jedoch die durch Alkoholabusus induzierten Absorptionsstörungen.

● Akute Alkoholzufuhr beeinflusst wahrscheinlich nicht die *Vitamin-B_{12}-Absorption*.

● Alkohol hemmt reversibel den natriumabhängigen aktiven Thiamintransport durch die intestinale Mukosa und damit den entscheidenden Schritt für die *Thiaminabsorption*.

- Nach den bisher vorliegenden Daten hat Alkohol keinen Einfluss auf die Absorption der fettlöslichen *Vitamine A, D, E und K* beim Menschen.

- Bei Patienten mit alkoholinduzierten Lebererkrankungen unterschiedlicher Schwere und ohne Anämie fand sich im Vergleich zu Kontrollpersonen keine Beeinträchtigung der Absorption von Eisen (Ferrichlorid).

- *Zinkmangel* ist bei Menschen mit reichlichem Alkoholabusus zwar ein typischer Befund, es ist bisher jedoch nicht geklärt, ob eine Störung der Zinkabsorption hierfür mit verantwortlich ist.

- In Tierexperimenten wurde zwar eine Hemmung der *Wasserabsorption* durch akute Alkoholeinwirkung beschrieben, beim Menschen hatten jedoch Alkoholkonzentrationen zwischen 2–10 % im Jejunum keinen Effekt auf die Absorption von Wasser und *Natrium*. Eine deutliche Hemmung der Absorption von Wasser und Natrium findet sich jedoch nach chronischem Alkoholkonsum.

- Akuter Konsum alkoholischer Getränke beeinflusst bei gesunden Probanden nicht die *Kalziumabsorption*. Die verminderte Kalziumabsorption ist Folge eines Vitamin-D-Mangels bei diesen Patienten.

- Nach derzeitigem Kenntnisstand beeinflusst akuter und chronischer Alkoholkonsum nicht die *Magnesiumabsorption*.

13.1.2
Stoffwechsel und Enzymaktivitäten in der Dünndarmschleimhaut

Kohlenhydrate

Chronischer Alkoholabusus verstärkt die Neigung zur *Laktoseintoleranz* durch Verminderung der Laktaseaktivität. Zudem reduziert chronischer Alkoholkonsum auch die Aktivität der Saccharidase. Unter Abstinenz normalisiert sich die Aktivität beider Enzyme innerhalb weniger Wochen. Der Aktivitätsverlust dieser Enzyme wird auf eine Schädigung des Epithels der Dünndarmzotten zurückgeführt, andererseits wird eine verzögerte Epithelregeneration verantwortlich gemacht. Akuter Alkoholkonsum führt bei gesunden Probanden zu einer Aktivitätsabnahme mehrerer Enzyme der Glykolyse in der Dünndarmmukosa, während die Aktivität der Pyruvatkinase ansteigt. Die Ursache dieser Aktivitätsänderungen ist bisher nicht geklärt.

Eiweißstoffwechsel

Akute Alkoholgabe (3 g/kgKG) hemmt beim Tier die Proteinsynthese sowohl in der Mukosa als auch in der Muskel- und Serosaschicht des Jejunums. Chronische Alkoholfütterung hemmt die Proteinsynthese im Dünndarm um ca. 30 %. Diese Proteinsynthesestörungen können für die Änderung der Funktion der glatten Muskulatur und damit für Motilitätsstörungen des Dünndarms von Bedeutung sein. Alkoholfütterung beeinflusst bei Ratten auch den Glutaminstoffwechsel im Dünndarm und führt zu gesteigerter Ammoniakproduktion. Schätzwerte sprechen dafür, dass der Glutaminabbau im Dünndarm ca. 50–70 % der Ammoniakbelastung der Pfortader ausmacht.

Lipidstoffwechsel

Akute und chronische Alkoholgaben bewirken eine Steigerung der intestinalen Triglyzerid- und Cholesterinsynthese. Parallel hierzu kommt es zu einem Anstieg der Aktivität des an der Fettsäureveresterung beteiligten Enzymsystems. Sowohl die akute als auch die längergehende Zufuhr größerer Alkoholdosen (2–3 g/kgKG) stimulieren den Lymphfluss und auch die Ausschleusung von Triglyzeriden, Cholesterin, Phospholipiden und Transportproteinen in die Lymphe. Dieser Effekt wird nicht nach Gabe kleinerer Alkoholdosen (0,75 g/kgKG) beobachtet. Diese gesteigerte intestinale Lipidsynthese spielt möglicherweise in der Pathophysiologie der alkoholinduzierten Hyperlipämie und Fettleber eine Rolle.

Prostaglandinstoffwechsel

Prostaglandinen wird eine Schutzfunktion für die Dünndarmschleimhaut zugesprochen. Besonders wichtig für diese Schutzfunktion ist Prostaglandin E_2 (PGE$_2$). Der Anstieg der PGE$_2$-Synthese nach Alkoholkonsum kann als Anpassungsreaktion auf die Mukosaschädigung durch Alkohol gedeutet werden, die bei chronischer Alkoholeinwirkung nicht mehr aufrecht erhalten werden kann.

Intestinale Sekretion

Chronischer reichlicher Alkoholkonsum führt beim Menschen zu einer gesteigerten Sekretion von Wasser und Elektrolyten in das Jejunum. Dieser

Effekt ist bei gleichzeitig bestehendem Folsäuremangel besonders ausgeprägt. Als Ursache für die gesteigerte Sekretion von Natrium und Wasser
werden ein Anstieg des Gehalts an zyklischem AMP und zyklischem Gua-
nosin-3'5'-Monophosphat unter Alkoholeinfluss angenommen.

13.1.3
Klinische Bedeutung der metabolischen und funktionellen Änderungen durch Alkohol

Nur ein Teil der bisher dargestellten Einflüsse auf den Stoffwechsel und die
Funktion des Dünndarms trägt zu gastrointestinalen Beschwerden oder
Symptomen durch akuten oder chronischen reichlichen Alkoholkonsum
bei (s. Tabelle 13-3). Die fehlende klinische Relevanz eines Teils dieser Veränderungen ist auf mehrere Faktoren zurückzuführen.

- Die funktionelle Reserve des gesamten Dünndarms ist so groß, dass
  leichte oder auch mittelstark ausgeprägte Einschränkungen von Partial-
  funktionen, wie z.B. die Absorption einzelner Nahrungsbestandteile in
  einem definierten Darmabschnitt, kompensiert werden.
- Ein Teil der wiedergegebenen Befunde stammt von tierexperimentellen
  Untersuchungen, deren Ergebnisse nur eingeschränkt auf die Situation
  beim Menschen übertragen werden können.
- Die Mehrzahl der Untersuchungen erfolgte im nüchternen Zustand. Bei
  Konsum alkoholischer Getränke zusammen mit oder nach einer Mahl-

Tabelle 13-3. Morphologische Veränderungen der Dünndarmukosa durch akuten und chronischen Al-
kohlkonsum und ihre Pathomechanismen

Akut	Chronisch
Morphologische Veränderungen:	
Erythem	Höhenabnahme der Zotten
Erosionen	Zunahme der Kryptenzahl
Exfoliation der Zottenspitzen	Reduktion des Enterozyten-Turnover
Hämorrhagien	
Pathomechanismen:	
direkt toxischer Effekt des Alkohols	Mitosehemmung
Mikrozirkulationsstörungen	Ernährungsstörungen wir Folsäure- und Zinkmangel
Freisetzung von Entzündungsmediatoren	Bakterielle Fehlbesiedlung
Aktivierung neutrophiler Granulozyten	

zeit sind wesentliche Modifikationen der Alkoholwirkung durch Nahrungsbestandteile zu erwarten.

- Für die Mehrzahl der Untersuchungen wurden Lösungen von reinem Alkohol in unterschiedlicher Konzentration benutzt. In den üblicherweise konsumierten alkoholischen Getränken sind jedoch meist und z. T. zahlreiche Begleitsubstanzen enthalten, die ihrerseits eigenständige Effekte hervorrufen und damit die Alkoholwirkung modifizieren können.

- Weitere Faktoren, die die Alkoholwirkung beeinflussen können, sollen nur stichwortartig genannt werden: Ernährungszustand, höheres Lebensalter, Vorliegen von Erkrankungen jeder Art, Arzneimitteleinnahme und zeitliche Abfolge des Alkoholkonsums.

Zu betonen ist auch, dass Störungen der Dünndarmfunktion, die zu Symptomen oder Beschwerden führen, überwiegend nur nach reichlichem Alkoholgenus, d. h. einer Dosis von über 40–60 g/Tag, auftreten. Schließlich ist darauf hinzuweisen, dass infolge der sehr hohen Regenerationskapazität der Dünndarmschleimhaut alkoholbedingte Funktionsstörungen unter Abstinenz meist innerhalb weniger Tage reversibel sind, es sei denn, es liegt eine ausgeprägte Mangelernährung bei chronischem Alkoholabusus vor.

Akuter Alkoholkonsum

Störungen der Wasser- und Natriumabsorption und -sekretion können, neben Motilitätsstörungen (s. Kap 14 „Alkohol und Motilität des Magen-Darm-Traktes"), zu weichem Stuhl bis *Durchfall* führen. Das große Spektrum von Störungen der Absorption von Nahrungsbestandteilen (Tabelle 13-1) sowie von Stoffwechseländerungen in der Dünndarmmukosa sind bei einmaliger akuter Alkoholaufnahme nach derzeitigem Kenntnisstand ohne klinische Bedeutung.

Chronischer Alkoholkonsum

- *Störungen der Wasser- und Elektrolytabsorption und -sekretion:*
  Diese Störungen sind eine wichtige Teilursache für die Durchfallneigung bei Personen mit chronischem Alkoholabusus.
- *Kohlenhydratabsorption und -stoffwechsel:*
  Die Verminderung der Laktaseaktivität bei chronischem Alkoholabusus führt zu einer Zunahme der Laktoseintoleranz mit Durchfallneigung und Blähbeschwerden nach Konsum von Milch (d. h. bei dunkelhäutigen Alkoholikern in bis zu 80% der Fälle). Eine Störung der Absorption von

Tabelle 13-4. Funktionelle und Stoffwechselstörungen durch chronischen Alkoholkonsum am Dünndarm und ihre klinischen Folgen

Funktionelle Störungen	
• Resorptionsstörungen von Vitaminen, Spurenelementen, Kohlenhydraten, Lipiden, Proteinen	⇒ Avitaminosen, Zinkmangel, Mangelernährung
• Permeabilitätsstörungen der Darmmukosa für größere Moleküle	⇒ Vermehrte Aufnahme bakterieller und anderer Toxine: alkoholbedingte Lebererkrankungen
Stoffwechselstörungen	
• *Hemmung* des Kohlenhydratstoffwechsels [Glykolyseenzyme, Laktase, (Di)Saccharidase]	⇒ Laktoseintoleranz
• *Hemmung* der Proteinsynthese	⇒ Mangelernährung, Motilitätsstörungen
• *Aktivierung* der Lipidsynthese	⇒ Steotorrhö, Hyperlipidämie, Fettleber

D-Xylose und anderer Kohlenhydrate wird bei Patienten mit Alkoholabusus relativ häufig beobachtet (Tabellen 13-2 und 13-4).

• *Lipidabsorption und -stoffwechsel:*
Die Pathogenese der Steatorrhö bei Alkoholikern ist wahrscheinlich multifaktoriell. Außer einer Einschränkung der exkretorischen Pankreasfunktion und einer Einschränkung der Absorption sind für die Pathogenese noch eine bakterielle Fehlbesiedlung (s. unten) sowie eine Änderung des Gallensäurestoffwechsels zu berücksichtigen. Als Folge der Steatorrhö ist mit einer Störung der Absorption fettlöslicher Vitamine zu rechnen. Neben einer Fehlernährung kann die Absorptionsstörung für Vitamin D und Kalzium Teilursache für die relativ häufige Alkoholosteopathie sein.
Bei gegebenem Verdacht beschränkt sich die Diagnostik auf die Abklärung einer exokrinen Pankreasinsuffizienz bei chronischer Pankreatitis, da sich die Dünndarmfunktion innerhalb weniger Tage bis Wochen unter Abstinenzbedingungen normalisiert. Welche quantitative Bedeutung der veränderten intestinalen Lipidsynthese unter Alkoholeinfluss für die Pathophysiologie der alkoholinduzierten Hyperlipämie und der Fettleber zukommt, ist bisher nicht geklärt.

• *Aminosäuren und Proteine:*
Bei Patienten mit chronischem Alkoholabusus ist die Proteinaufnahme aus dem Darm, gemessen an der Stickstoffausscheidung im Stuhl und an der unmittelbaren Absorptionsmessung, deutlich gestört (Tabelle 13-2). Zusammen mit der Störung der Kohlenhydrat- und Fettverdauung und -absorption kann sie zur Mangelernährung dieser Patienten wesentlich

beitragen. In der Pathogenese sind außer einer Störung der Aminosäureabsorption andere Faktoren, wie exokrine Pankreasinsuffizienz, bakterielle Fehlbesiedlung und Motilitätsstörungen, mit zu berücksichtigen.

- *Absorption von Vitaminen:*
  Die Hemmung der Absorption von Thiamin durch Alkohol ist eine wesentliche Ursache für den bei Alkoholikern häufig (30–50%) nachweisbaren subklinischen Thiaminmangel. Die Hemmung der Vitamin-B_{12}-Absorption bei chronischem Alkoholabusus führt dagegen nur selten zu erniedrigten Konzentrationen des Vitamins im Blut bzw. klinischen Zeichen eines Vitamin-B_{12}-Mangels. Zur Malabsorption von Folsäure kommt es nur bei unter- und fehlernährten Alkoholikern. Bei diesen Patienten verstärkt andererseits der häufig primär diätetisch bedingte Folsäuremangel ein Malabsorptionssyndrom durch Funktionsstörungen der Enterozyten und eine Abflachung der Villi im Jejunum. Unter Abstinenz und einer ausgewogenen, vitaminreichen Ernährung kommt es in der Regel zu einer Normalisierung der Absorption der erwähnten Vitamine.
  Erniedrigte Plasmakonzentrationen fettlöslicher Vitamine, insbesondere von 5-Hydroxycholecalciferol, α-Tocopherol und Vitamin A, werden zwar häufig bei Alkoholikern beobachtet, sie sind in der Mehrzahl der Fälle jedoch nicht Folge einer Störung der Absorption. Zu einer Absorptionsstörung für fettlösliche Vitamine kommt es jedoch bei Alkoholikern mit exokriner Pankreasinsuffizienz bei chronischer Pankreatitis und/oder Cholestase bei fortgeschrittener Lebererkrankung.

- *Spurenelemente:*
  Für den häufig bei Patienten mit Alkoholabusus anzutreffenden *Zinkmangel* mit erniedrigten Zinkkonzentrationen im Blut und in der Leber sowie wahrscheinlich auch anderen Organen sind Absorptionsstörungen von Zink wahrscheinlich nicht oder nur in geringem Umfang verantwortlich. Die Frage, ob Alkoholkonsum an sich oder der Konsum bestimmter alkoholischer Getränke zu einer Steigerung der Absorption von *Eisen* als Ursache für die bei einem Teil der Alkoholiker mit Lebererkrankung nachweisbare Siderose der Leber führt, ist bisher nicht geklärt.

Therapie

Alkoholabstinenz und eine ausgewogene, vitaminreiche Ernährung führen, wie erwähnt, in der Regel zu einer Normalisierung von Absorptionsstörungen bei Patienten mit Alkoholabusus.

13.1.4 Mukosaschädigung

In verschiedenen Tierspezies führt die orale oder enterale Gabe von alkoholischen Lösungen, deren Konzentration derjenigen üblicher alkoholischer Getränke entsprechen, zu Mukosaschäden im oberen Dünndarm bis zur Exfoliation der Zottenspitzen und Hämorrhagien. Die derzeitigen Vorstellungen zur *Pathogenese* dieser Mukosaschäden wurden auf Grund tierexperimenteller Untersuchungen entwickelt (Tabelle 13-3). Des Weiteren sei nur auf wenige neuere pathogenetische Mechanismen eingegangen. Hinsichtlich detaillierter Informationen, auch bezüglich der Änderungen des mukosaassoziierten Immunsystems, sei auf weiterführende Literatur verwiesen.

Permeabilitätsstörungen der Schleimhaut, bakterielle Fehlbesiedlung und Endotoxinämie

Die *Mukosabarriere* im Dünndarm ist bei Menschen und Säugetieren für Makromoleküle nicht 100%ig. Sehr kleine Mengen von normalerweise nicht absorbierten Makromolekülen werden in die Mukosa aufgenommen und sind im Blut nachweisbar. Akuter und chronischer Alkoholkonsum erhöht die Permeabiltität der Mukosa für solche Substanzen. Die deutliche Permeabilitätssteigerung für großmolekulare Substanzen ist als eine Folge der Mukosaschädigung zu werten. Es ist naheliegend anzunehmen, dass Mukosaschäden mit Mukosadefekten (Tabelle 13-3) zumindest zu der gesteigerten Passage von Makromolekülen durch die Mukosa beitragen (Abb. 13-1).

Ein Bereich, aus dem die klinische Relevanz der gesteigerten Permeabiltität der Darmschleimhaut unter Alkoholeinwirkung erkennbar ist, ist die bei Alkoholikern häufig nachweisbare *Endotoxinämie*. Deutlich erhöhte Endotoxinkonzentrationen im peripher-venösen Blut finden sich ziemlich regelmäßig bereits bei Patienten mit Alkoholfettleber oder Alkoholhepatitis. Eine vorübergehende Endotoxinämie wird sogar nach einmaligem Alkoholexzess gefunden. Zahlreiche Daten experimenteller und klinischer Untersuchungen sprechen dafür, dass eine gesteigerte Aufnahme bakterieller Toxine, insbesondere Endotoxin, für alkoholinduzierte Schäden der Leber und auch andere Organschäden eine wesentliche Rolle spielen und dass das Ausmaß dieser Alkoholfolgekrankheiten durch die Aktivierung von endotoxinsensitivierten PBMC-Zellen ("peripheral blood mononuclear cells"; z. B. Monozyten und Neutrophile) und Makrophagen moduliert wird (Abb. 13-1).

Dünndarm (DD)

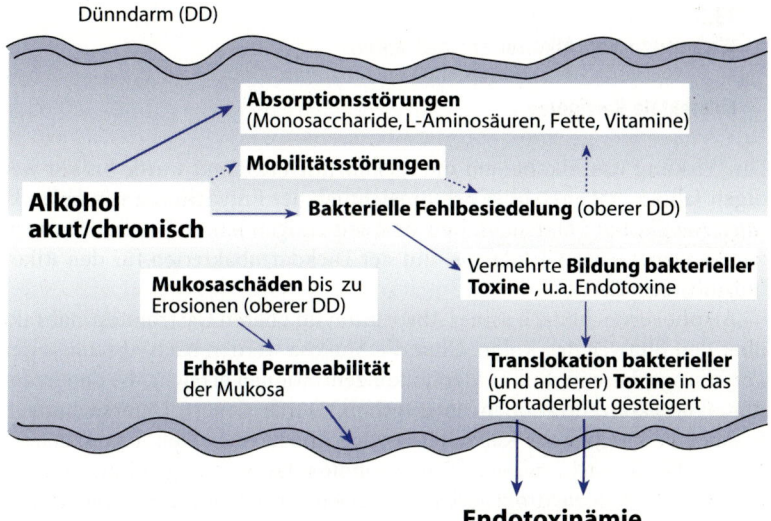

Endotoxinämie

Abb. 13-1. Schematische Darstellung wichtiger Folgen von akutem und insbesondere chronischem Alkoholabusus auf den Dünndarm. (Nach Bode et al. 1997)

Klinische Relevanz erlangen diese Beobachtungen durch die Tatsache, dass sich bei Patienten mit chronischem Alkoholabusus im Vergleich zu Gesunden eine deutlich erhöhte Gesamtkeimzahl im Sekret aus dem oberen Jejunum findet. In ca. 40 % der Fälle wurde eine Keimzahl von über 10^6/ml gemessen und entsprach damit dem Befund einer *bakteriellen Fehlbesiedlung* im oberen Dünndarm mit stärkerer Besiedlung des Dünndarms mit Keimen der fäkalen Flora. Die Voraussetzungen für eine sehr hohe Endotoxinabsorption ist somit bei den um 1–2 Größenordnungen höheren Keimzahlen gegeben (Abb. 13-1). Neben einem verminderten Säuregehalt im Nüchternsekret können für die bakterielle Fehlbesiedlung bei diesen Patienten sowohl eine schlechte Mundhygiene als auch Motilitätsstörungen im Bereich des Magens und Dünndarms eine Rolle spielen.

Die bei 30–50 % der Patienten mit chronischem Alkoholabusus nachweisbare bakterielle Fehlbesiedlung im oberen Dünndarm ist wahrscheinlich eine der Ursachen für die Neigung zu Meteorismus und anderen Abdominalbeschwerden bei diesen Patienten. Wahrscheinlich spielt sie auch eine Rolle für einen Teil der Absorptionsstörungen und wird u. U. auch für Mukosaschäden bei diesen Patienten verantwortlich gemacht.

13.2
Wirkungen von Alkohol auf das Kolon

Kolorektale Karzinome

Die Wirkung von Alkohol auf die *Dickdarmschleimhaut* wurde bis vor wenigen Jahren fast ausschließlich hinsichtlich der Entwicklung von *kolorektalen Neoplasien* untersucht. Neu sind seit einigen Jahren Untersuchungen zur Bedeutung des Dickdarms und der Dickdarmbakterien für den Alkoholstoffwechsel.

Alkohol erreicht nach seiner Absorption im oberen Gastrointestinaltrakt über den Blutweg das Kolon. Über die Mukosa werden nach Abschluss der Verteilungsphase im Kolon Alkoholkonzentrationen erreicht, die denen der Blutalkoholkonzentrationen entsprechen. Durch neuere Untersuchungen wurde eine relativ hohe Kapazität für den Abbau von Alkohol zu Azetaldehyd im Kolon nachgewiesen. Die Alkoholoxidation erfolgt in erster Linie über die Alkoholdehydrogenase in Bakterien. Ein Teil des entstehenden Azetaldehyds wird durch die Aldehyddehydrogenase in der Kolonmukosa oder durch bakterielle Aldehyddehydrogenasen weiter zu Azetat abgebaut.

Durch die vergleichsweise niedrige Aktivität der Aldehyddehydrogenasen in der Kolonmukosa und in den Bakterien kommt es zur Akkumulation von Azetaldehyd im Kolon. Ein Teil des Azetaldehyds gelangt nach Absorption über die Kolonmukosa über die Pfortader in die Leber, wo es auch zur Entstehung von alkoholinduzierten Leberschäden beitragen kann. Die hohen Azetaldehydkonzentrationen im Kolon können andererseits zu Störungen in der Kolonmukosa beitragen. Über eine Beeinflussung der Epithelregeneration und Proliferation wird eine mögliche Rolle in der Risikosteigerung für die Entwicklung kolorektaler Neoplasien bei chronischem Alkoholabusus vermutet.

Patienten mit einem hohen Alkoholkonsum haben ein 2- bis 3fach erhöhtes Risiko, im Kolon *adenomatöse Polypen* zu entwickeln. Chronischer Alkoholkonsum erhöht wahrscheinlich das Risiko für die Entwicklung *kolorektaler Adenokarzinome*. Diese Risikosteigerung ist bei fast allen untersuchten Populationen geringer als die Risiken für die o.g. anderen Krebsarten (Dickdarm von unter 10–40% erhöhtes Risiko; Rektum 10% Erhöhung bei Männern, Ausnahme aber beim relativen Risiko für Rektum Frauen mit einem relativen Risiko von 2,3).

Bei Biertrinkern, die mehr als 1 l (entsprechend > 40 g Alkohol) pro Tag trinken, ist das Risiko 3fach erhöht. Schon bei Alkoholkonzentrationen von

0,5–2,0 Promille, Werte, die auch bei sozialem, d. h. gesellschaftlichem Alkoholkonsum gesehen werden, kommt es neben einer direkten toxischen Mukosaschädigung zu DNA-Schädigungen durch den toxischen Metabolit des Ethanols, das Azetaldehyd, sowie durch Karzinogene, die mit den Getränken aufgenommen werden.

Klinische Bedeutung

Gemessen an der Vielzahl anderer Organschäden durch chronischen Alkoholmissbrauch und ihrer Bedeutung als Krankheitsursache ist das relativ kleine zusätzliche Risiko für die Entstehung kolorektaler Neoplasien, insbesondere im Rektum, für das praktische Vorgehen scheinbar von eher zweitrangiger Bedeutung. Bei Nachweis von okkultem Blut im Stuhl von Patienten mit Alkoholabusus ist der Prozentsatz kolorektaler Neoplasien jedoch wahrscheinlich erhöht und erfordert eine sorgfältige endoskopische Abklärung.

Weiterführende Literatur

Beck IT, Dinda PK (1981) Acute exposure of small intestine to ethanol, effects on morphology and function. Dig Dis Sci 26: 817–838

Bode C, Schäfer C, Bode JC (1998) The role of gut-derived bacterial toxins (endotoxin) for the development of alcoholic liver disease in man. In: Blum HE, Bode C, Bode JC, Sartor RB (eds) Gut and the liver. Kluwer, Dordrecht, pp 281–298

Fukui H, Brauner B, Bode JC, Bode C (1991) Plasma endotoxin concentrations in patients with alcoholic and non-alcoholic liver disease: reevaluation with an improved chromogenic assay. J Hepatol 12: 162–169

Halsted CH, Keen CL (1990) Alcoholism and micronutrient metabolism and deficiencies. Eur J Gastroenterol Hepatol 2: 399–405

Ray M, Dinda PK, Beck IT (1989) Mechanism of ethanol-induced jejunal microvascular and morphologic changes in the dog. Gastroenterology 96: 345–354

Salaspuro M (1996) Bacteriocolonic pathway for ethanol oxidation: characteristics and implications. Ann Med 28: 195–200

Seitz HK, Maier H, Stickl F, Siwanowski UA (1995) Alkohol und Krebs. In: Seitz HK, Lieber CS, Siwanowski UA (Hrsg) Handbuch Alkohol – Alkoholismus, alkoholbedingte Organschäden. Barth, Leipzig, S 349–380

World Cancer Research Found & American Institute for Cancer Research (1997) Food, nutrition and the prevention of cancer: a global perspective. Banta, Menasha, pp 216–251

Kapitel 14
Alkohol und Motilität des Magen-Darm-Traktes

M. VON DER OHE, S. TEYSSEN, M. V. SINGER

Nach akutem Alkoholgenuss wird eine Störung verschiedener motorischer Funktionen des oberen Verdauungstrakts häufig beobachtet. Sie tritt auch nach parenteraler Gabe von Alkohol auf, sobald Alkohol intraluminal nachweisbar ist. Dies spricht in erster Linie für einen lokalen Wirkmechanismus. Zu den wichtigsten Alterationen der Motilität gehören Störungen der tubulären Ösophaguskontraktionen und eine Herabsetzung des Drucks im unteren Ösophagussphinkter (UÖS) sowie eine Verzögerung der Magenentleerung. Diese Alkoholeffekte erklären die nach einmaligem Alkoholexzess häufig zu beobachtenden Symptome wie Sodbrennen, Übelkeit, Erbrechen und postprandiale Oberbauchschmerzen, insbesondere, wenn peptische Läsionen ausgeschlossen wurden.

Am Dünndarm bewirkt akute Alkoholgabe eine Zunahme propagierter Kontraktionen. Ob dieser Effekt Ursache der häufig beobachteten passager auftretenden Diarrhö nach Alkoholexzess ist, ist nicht gesichert, zumal die Datenlage zur Motilität des Kolons sehr spärlich ist. Chronische Alkoholwirkungen auf Motorfunktionen des Verdauungstrakts sind schlecht dokumentiert und entsprechen im Wesentlichen denjenigen nach akuter Alkoholgabe.

Sämtliche dokumentierten Wirkungen nach akuter und chronischer Alkoholgabe sind komplett reversibel. Diagnostische Standardverfahren existieren nicht. Entscheidend ist der Ausschluss mukosaler peptischer, insbesondere hämorrhagischer Läsionen mittels endoskopischer Untersuchungsverfahren. Die kausale Therapie besteht in Alkoholkarenz, da hierunter eine komplette Normalisierung der Motilitätsparameter beobachtet wird.

14.1
Akoholwirkungen auf die glatte Muskulatur des Gastrointestinaltrakts

Ethanol ist ein muskuläres Toxin mit dosisabhängigen Effekten auf die glatte Muskulatur. Orale und intravenöse Ethanolgabe führt zu raschem intraluminalem Nachweis mit nahezu identischen Effekten auf die intestinale motorische Aktivität. Dies unterstreicht die primäre Bedeutung *lokaler* Mechanismen hinsichtlich motorischer Ethanolwirkungen in Abhängigkeit von seiner jeweiligen lokalen Konzentration vor Ort.

Prinzipiell bestehen methodologische Probleme einer Überlagerung motorischer Alkoholwirkungen mit *zentralnervösen* Wirkungen, Beeinflussung absorptiver, sekretorischer und morphologischer Vorgänge im Gastrointestinaltrakt, Freisetzung gastrointestinaler und extraintestinaler *Hormone* sowie Beeinflussung der enterischen Innervation durch Modulation der Freisetzung von *Neurotransmittern*.

Akuteffekte

Akutgabe reinen Alkohols führt beim Tier an (glatten) Muskelstreifen des unteren Ösophagussphinkters und distalen tubulären Ösophagus zu:

- reversibler Hemmung der Kontraktilität (partiell cholinerge und nitrerge Mechanismen; gesteuert mittels cGMP-abhängigen transmembranen Rezeptoren und/oder cGMP-abhängige intrazellulläre Messenger-Signalübertragung);
- Inhibition des Kalziumfluxes in die Muskelzelle wie auch einer Hemmung der Kalziumfreisetzung aus intrazellulären Kalziumspeichern;
- Reduktion der Synthese glattmuskulärer Proteine, aber nicht intestinaler zytoplasmatischer Proteine sowie der gemischten Proteinfraktionen.

Angaben zu Dosis-Wirkungs-Beziehungen, lokalen bzw. systemischen Ethanolkonzentrationen oder Regulation auf der Ebene der RNA-Expression existieren derzeit nicht.

Chronische Effekte

Experimentelle und epidemiologische Daten legen eine lokale, von der kumulativ verabreichten Ethanoldosis abhängige Alkoholwirkung nahe. Die exakten Pathomechanismen der chronischen Ethanolwirkung auf die glatte Muskulatur des Gastrointestinaltrakts sind weitgehend ungeklärt.

14.2
Organspezifische Alkoholwirkungen auf ösophagogastrointestinale motorische Funktionen

14.2.1
Ösophagus

Alkohol und alkoholhaltige Getränke (Wein, Bier, Wodka) haben nach Akutgabe einen inhibitorischen Effekt auf den unteren Ösophagusspinkter und modulieren die glattmuskuläre Motilität des tubulären Ösophagus bei Gesunden und Alkoholikern. Diese Effekte können für das das gehäufte Auftreten eines sauren Refluxes und Ösophagitis nach Alkoholgenuss verantwortlich gemacht werden und erklären entsprechende Symptome wie beispielsweise Sodbrennen bei sonst asymptomatischen Menschen. Die Akutwirkungen sind dosisabhängig und weisen eine Schwellendosis zwischen 45 g bzw. 60 g Alkohol für Wirkungen am UÖS bzw. der tubulären Speiseröhre auf mit konsekutiven Blutalkoholkonzentrationen zwischen 70–90 mg/dl.

Die nachfolgend aufgeführten alkoholinduzierten Effekte erklären die herabgesetzte Säureelimination aus dem distalen Ösophagus sowie symptomatische Refluxepisoden mit Sodbrennen und retrostenalem Druck, wie sie bei Gesunden nach einmaligem heftigem Alkoholkonsum beobachtet werden. Folgende Akutwirkungen sind nachgewiesen:

- passagere Reduktion des unteren ösophagealen Spinkterdrucks;
- Herabsetzung von Amplitude und Propagation primärer tubulärer Kontraktionen bei gleichzeitiger Zunahme sekundärer doppelgipfliger und simultaner Kontraktionen.

Die Datenlage hinsichtlich der chronischen Wirkung von Ethanol auf den Ösophagus (ohne Nachweis einer manifesten Neuropathie) ist widersprüchlich. Die Ergebnisse lassen aber die Schlussfolgerung zu, dass die bei Alkoholikern beobachtete moderate Motilitätsstörung der Speiseröhre (Tabelle 14-1) kein entscheidender Pathomechanismus für die häufig feststellbare Ösophagitis ist. Da die Motilitätsänderungen ohne Anhalt für eine manifeste Neuropathie auftraten und darüberhinaus reversibel waren, wird einer Schädigung autonomer extrinsischer Nerven in diesem Zusammenhang keine wesentliche pathogenetische Bedeutung beigemessen. Einen Überblick über die Effekte auf die Ösophagusmotilität gibt Tabelle 14-1.

Tabelle 14-1. Effekte von Alkohol und alkoholischen Getränken auf die menschliche Ösophagusmotilität

Parameter	Akutwirkung (Gesunde)	Chronische Wirkung (Alkoholiker)
Tonus des unteren Ösophagussphinkters	Herabgesetzt	Erhöht, normalisiert nach Abstinenz
Tubuläre Kontraktionen	Herabgesetzte Amplitude und Propagation, Zunahme doppelgipfliger, simultaner Kontraktionen	Zunahme hochamplitudiger simultaner, repetitiver Kontraktionen, Kontraktionsdauer verlängert, keine Normalisierung nach Abstinenz
Ösophageale Säureclearance-	Verzögert	Verzögert, Normalisierung nach Abstinenz
Refluxepisoden	Zunahme	Keine Angaben

14.2.2
Magen

Die Entleerung von Nahrungsbestandteilen aus dem Magen ist der klinisch entscheidende Parameter gastraler Motorfunktion, da er das Summenresultat motorischer Aktivität repräsentiert. In Abhängigkeit von der *Konsistenz* (fest, flüssig, gemischt), des *Volumens*, der *Kalorienmenge* und der *Nahrungszusammensetzung* (relativer und absoluter Anteil von Kohlenhydraten, Fett, Proteinen, unverdaulichen Nahrungsbestandteilen, d.h. Ballaststoffen) folgt die Entleerung einer Testmahlzeit aus dem Magen unterschiedlichen Kinetiken.

Dabei steht die *Entleerung von Flüssigkeiten* unter der Kontrolle des Fundustonus, setzt unmittelbar nach Nahrungsaufnahme ein und folgt einem exponentiellen Entleerungsmuster.

Feste Nahrungsbestandteile werden in Abhängigkeit von ihrer Partikelgröße im distalen Magen zunächst durch kräftige Antrumkontraktionen zerkleinert („antrale Mühle"), bis ihre Partikelgröße nicht mehr als 1 – 2 mm beträgt. Dieser Vorgang bedingt eine initiale Verzögerungsphase („lag phase"), während der so gut wie keine Magenentleerung stattfindet. Danach ist die Entleerung aus dem Magen linear. Die Entleerung unverdaulicher, d.h. nicht zerkleinerbarer Nahrungsbestandteile erfolgt erst während des interdigestiven Motilitätszyklus mit dem sog. „migrierenden motorischen Komplex (MMC)", d.h u.U. Stunden, gelegentlich sogar Tage nach der Einnahme.

Tabelle 14-2. Effekte von Alkohol und alkoholischen Getränken auf die Motilität des menschlichen Magens

Parameter	Akutwirkung (Gesunde)	Chronische Wirkung (Alkoholiker)
Entleerung von Flüssigkeiten	– Ethanol: Verzögerung, – Bier, Wein: Beschleunigung	Keine Änderung unter Abstinenz
Entleerung fester Nahrung	– Ethanol: Verzögerung durch Verlängerung der „lag phase", – Whisky: Verzögerung, – Rotwein: kein Einfluss	Verzögerung

Die Gabe von Whisky führt akut zu einer Hemmung der Magenentleerung, wohingegen Bier und Wein keine signifikant inhibitorische Wirkung auf die Magenentleerung haben. Chronischer Alkoholkonsum bewirkt eine verzögerte Magenentleerung. Diese Effekte tragen wahrscheinlich zur Entstehung dyspeptischer Symptome nach Alkoholexzess bei und spielen möglicherweise eine Rolle bei der Ausbildung von Malnutrition bei chronischen Alkoholikern. Eine Zusammenfassung der Effekte von Alkohol auf die Motilität des Magens gibt Tabelle 14-2.

Der Mechanismus der Inhibition der Magenentleerung nach oraler Alkoholeinnahme ist nicht völlig geklärt. Sowohl systemische zentralnervöse Effekte wie auch indirekte periphere Mechanismen durch hormonale Freisetzung von z. B. Cholezystokinin sind denkbar. Andererseits existieren direkte Effekte auf die glatte Muskulatur bzw. Alteration der intrinsischen nervalen Aktivität durch Modulation der Freisetzung von Neurotransmittern sowie Effekte von durch Alkohol modulierte afferente, capsaicinsensitive Neurone.

Durch alkoholische Gärung hergestellte alkoholische Getränke bewirken eine Freisetzung der potenten gastrointestinalen Hormone Gastrin und Cholezystokinin. Beide Hormone inhibieren die motorische Aktivität des Magens erheblich, zum einen über eine direkte Wirkung auf die glatte Muskulatur, zum anderen indirekt über eine Modulation cholinerger Nervenfasern.

14.2.3
Dünndarm

Alkoholexzess hat bei Gesunden häufig Übelkeit und Durchfall zur Folge. Chronische Alkoholiker klagen gehäuft über Durchfall, der nach Abstinenz sistiert. Alkohol und alkoholische Getränke führen beim Gesunden und chronischen Alkoholikern zu einer Alteration der phasischen Dünndarmmotilität. Es wird eine Zunahme propagierter phasischer Kontraktionen im Duodenum, Jejunum und Ileum beobachtet. Wahrscheinlich ist es ein intraluminaler lokaler Wirkmechanismus, da diese Effekte auch nach intravenöser Ethanolgabe beobachtet werden, sobald Alkohol im Darmlumen nachweisbar ist.

Die Störung intestinaler motorischer Funktionen lässt Alkohol als pathogenetischen Kofaktor bei der Entstehung der genannten Symptome als wahrscheinlich erscheinen. Gegenwärtig ist unklar, ob diese Alkoholeffekte zur Enstehung von Diarrhö beitragen, da es keine aussagekräftigen intestinalen Transitzeitbestimmungen bei Gesunden oder chronischen Alkoholikern gibt. Eine Zusammenfassung der Effekte von Alkohol auf die Motilität des Dünndarms gibt Tabelle 14-3.

Tabelle 14-3. Effekte von Alkohol auf die Motilität des Dünndarms bei Mensch und Tier

Parameter		Akutwirkung (Gesunde)	Chronische Wirkung (Alkoholiker)
Nüchternmotilität	Duodenum	Dilation des Bulbus duodeni, Zunahme phasischer Kontraktionen (Pars II), Verkürzung des interdigestiven Motorzyklus	Keine gesicherten Angaben
	Jejunum, Ileum	Abnahme segmentaler phasischer Kontraktionen, Zunahme kaudal propagierter Kontraktionen	Zunahme propulsiver phasischer Kontraktionen
Postprandiale Motalität	Duodenum, Jejunum, Ileum	Induktion propagierter („clustered") Kontraktionen mit Beschleunigung des intestinalen Transits	Keine gesicherten Angaben
		Hund: Induktion irregulärer phasischer Kontraktion	
		Maus: Hemmung des intestinalen Transits	
		Kaninchen: Beschleunigung des intestinalen Transits	

Tabelle 14-4. Effekte von Alkohol auf die Motilität des Kolons und Rektums beim Menschen

Parameter		Akutwirkung (Gesunde)	Chronische Wirkung (Alkoholiker)
Postprandiale Motalität	Kolon	Widersprüchliche Ergebnisse (keine Korrelation zwischen Blutalkoholkonzentration und Kolonmotalität)	Verkürzte kolorektale Transitzeit (reversibel bei Abstinenz) ⇓
	Sigma, Rektum	Hemmung von Kontraktions-amplitude und Frequenz (motorische Inhibition)	ausschließlich der Effekt einer pathologisch beschleunigten Transitzeit im rektosigmoidalen Übergang

14.2.4
Dickdarm und Rektum

Trotz einer hohen Prävalenz von Durchfall und Obstipation bei chronischen Alkoholikern ist die Datenlage in Bezug auf die Wirkung von Alkohol und alkoholischen Getränken auf motorische Funktionen des unteren Intestinaltraktes spärlich. Daher kann derzeit nicht gesagt werden, ob Alkohol akute oder chronische Wirkungen auf motorische Funktionen des Kolons und Rektums hat. Die vorliegenden Daten deuten jedoch auf eine komplette Reversibilität der alkolinduzierten Effekte beim Menschen hin. Eine Zusammenfassung der Effekte von Alkohol auf die Motilität des Kolons und Rektums gibt Tabelle 14-4.

Weiterführende Literatur

Ohe M von der, Teyssen S, Singer MV (1999). Alkohol und Motilität des Magen-Darm-Traktes. In: Singer MV, Teyssen S (Hrsg) Alkohol und Alkoholfolgekrankheiten. Grundlagen – Diagnostik – Therapie. Springer, Heidelberg, S 200–208

Ohe M von der, Singer MV (2000). Alkohol und Motilität des Magen-Darm-Traktes. In: Singer MV, Teyssen S (Schriftleitung) Verdauungskrankheiten 2000: „Alkohol und Gastrointestinaltrakt II". Verdauungskrankheiten 18: 254–263

Kapitel 15
Alkohol und Pankreas

S. T. Chari, K. Forssmann,, C. Hanck, H. Harder, E. Niebergall-Roth, M. V. Singer

Die wichtigste alkoholassoziierte Erkrankung der Bauchspeicheldrüse ist die chronische, meistens kalzifizierende Pankreatitis, die sich klinisch häufig unter den Symptomen einer „akuten" Pankreatitis manifestiert. Bevor auf diese Erkrankung näher eingegangen wird, sollen die Wirkungen von akutem und chronischem Alkoholgenuss auf die Bauchspeichedrüsenfunktion kurz zusammengefasst werden.

15.1
Wirkung von Alkohol und alkoholischen Getränken auf die exokrine Pankreassekretion

Auf Grund von Beobachtungen einer gesteigerten Pankreasenzymsekretion bei Alkoholikern entstand die weitverbreitete Vorstellung, dass Ethanol generell die exokrine *Pankreassekretion* stimuliert. Die Wirkung von Ethanol wird jedoch durch zahlreiche Variablen beeinflusst, zu denen die Dauer des Ethanolkonsums, die Art der Ethanolaufnahme, der Sekretionszustand des Pankreas und die Ernährung zählen. Hinsichtlich detaillierter Informationen sei auf die weiterführende Literatur verwiesen.

Die bisherigen relevanten Ergebnisse über die Wirkung von Alkohol und alkoholischen Getränken auf die exokrine Pankreasfunktion sind:

- *Ethanollösungen* bewirken nach oraler bzw. intragastraler Aufnahme eine mäßige Stimulation der Pankreasbikarbonat- und -enzymsekretion, deren Vermittlung beim Menschen bisher nicht geklärt ist. Intravenös verabreichtes Ethanol führt dagegen zu einem Rückgang der basalen und der hormonell stimulierten exokrinen Pankreassekretion. Invitro-Untersuchungen ergaben Hinweise darauf, dass die Alkoholwirkung auf das exokrine Pankreas zumindest teilweise auf einer direkten Interaktion von Ethanol mit der Azinuszelle beruht.

- Da alkoholische Getränke neben Ethanol auch eine Vielzahl *nichtalkoholischer Inhaltsstoffe* enthalten, die ebenfalls die exokrine Pankreassekretion beeinflussen können, ist die Wirkung von Ethanollösungen von der alkoholischer Getränke zu unterscheiden. Am Beispiel von Bier und Wein konnte gezeigt werden, dass beide nach geringer Trinkmenge (z. B. Bier 250 ml), die die Ethanolkonzentration im Plasma nicht signifikant erhöht, zu einen starken Anstieg der basalen Pankreassekretion führen. Bier (850 ml) oder Wein (400 ml) in einer Menge, die eine signifikante Erhöhung der Ethanolkonzentration im Plasma hervorruft, veränderten dagegen die basale Pankreasenzymsekretion nicht.

  Möglicherweise heben sich unter diesen Bedingungen die sekretionsstimulierende Wirkung der (unbekannten) nichtalkoholischen Inhaltsstoffe und die inhibierende Wirkung des zirkulierenden Ethanols auf. *Bier* enthält nicht näher spezifizierte nichtalkoholische Inhaltsstoffe, die während der alkoholischen Fermentation entstehen und die Pankreasenzymsekretion sowie die Cholecystokinin- und Gastrinfreisetzung stark stimulieren. *Gin* hat keine Auswirkung auf die Enzymsekretion und die Hormonfreisetzung, möglicherweise bedingt durch den bei der Herstellung sich an die alkoholische Gärung anschließenden Destillationsprozess.

- Bei *Alkoholikern* wird eine erhöhte Viskosität und Enzymkonzentration des Pankreassekrets insbesondere dann beobachtet, wenn regelmäßig fett- und proteinreiche Nahrung aufgenommen wird. Da die erhöhte Enzymsekretion von einer unveränderten Sekretion an Trypsininhibitor begleitet ist, ist das Verhältnis Trypsinogen zu Trypsininhibitor deutlich zum Trypsin hin verschoben und könnte möglicherweise eine vorzeitige Aktivierung der pankreatischen Proenzyme bewirken. Im Tierexperiment wurde auch eine Verringerung der Sekretflussrate und die Bildung von proteinhaltigen Präzipitaten festgestellt.

- Intravenös verabreichtes Ethanol, das beim Nichtalkoholiker die Pankreassekretion hemmt, rief bei Alkoholikern keine weitere Veränderung der exokrinen Pankreassekretion hervor. In Langzeitstudien bei Hunden veränderte sich die Wirkung einer akuten intravenösen Ethanolgabe mit der Dauer des chronischen Alkoholismus: Der hemmende Effekt, der im präalkoholischen Stadium beobachtet wird, nahm mit täglicher Alkoholaufnahme Monat für Monat ab und kehrte sich nach einem Jahr zu einer Stimulation v. a. der Enzymsekretion um.

- Bei der Vermittlung der chronischen Alkoholwirkung auf die exokrine Pankreassekretion stehen im Unterschied zur akuten Alkoholwirkung nicht direkte Interaktionen mit der Azinuszelle, sondern wahrscheinlich cholinerge Mechanismen im Vordergrund.

- Zusätzlich zu direkten Schädigungen toxischer Ethanolmetaboliten kann das durch chronischen Alkoholismus veränderte Sekretionsverhalten des Pankreas (erhöhte Proteinkonzentration mit Präzipitatbildung, verminderte Lithostatin- und Zitratsekretion, Verschiebung des Trypsinogen-Trypsininhibitor-Verhältnisses) möglicherweise zum Entstehen einer chronischen Pankreatitis beitragen.

15.2
Alkoholische Pankreatitis

Die chronische kalzifizierende Pankreatitis ist in mehr als 70 % der Fälle durch langjährigen Alkoholkonsum verursacht. Seltenere Ursachen wie Hyperparathyreoidismus, Pancreas divisum, Analgetika, Gangobstruktionen, liegen nur in etwa 5 % der Fälle vor; in 25 % der Fälle ist die Ursache nicht definitiv zu belegen.

Die chronische kalzifizierende Pankreatitis weist in Europa eine mittlere Inzidenz von 3–5 pro 100 000 in Nordeuropa bzw. über 10 pro 100 000 Einwohner pro Jahr in Südeuropa auf. Bekannt ist, dass das Verhältnis Mann/Frau mit 10 : 1 bei der chronischen alkoholinduzierten Pankreatitis deutlich von jenem einer chronischen Pankreatitis nichtalkoholischer Genese (1 : 1) differiert. Die Geschlechtsverteilung bei der chronischen Pankreatitis zuungunsten der Männer dürfte auf den erhöhten und früheren Alkoholkonsum bei Männern zurückzuführen sein.

Die chronische alkoholische Pankreatitis manifestiert sich häufig als eine klinisch „akute" Pankreatitis bei bereits bestehenden morphologischen Zeichen einer chronischen Bauchspeicheldrüsenerkrankung. Im Mittel nach 17 Jahren bei Männern und 10 Jahren bei Frauen kommt es zur klinischen Manifestation der chronischen Pankreatitis (Abb. 15-1). Das Durchschnittsalter zum Zeitpunkt der Diagnose liegt bei 35–40 Jahren. Meist haben die Betroffenen mehr als 80 g Alkohol pro Tag getrunken, was etwa 1 l Wein pro Tag entspricht. Nach den vorliegenden Untersuchungen ist für die Entwicklung der chronischen Pankreatitis nicht die Art des alkoholischen Getränks, sondern die absolute Alkoholmenge der entscheidende schädigende Faktor. Als untere Dosis, ab der das Risiko für eine chronische Bauchspeicheldrüsenerkrankung ansteigt, wird ein täglicher Alkoholkonsum von 20 g pro Tag angegeben. Eine untere Schwellendosis lässt sich nicht nachweisen.

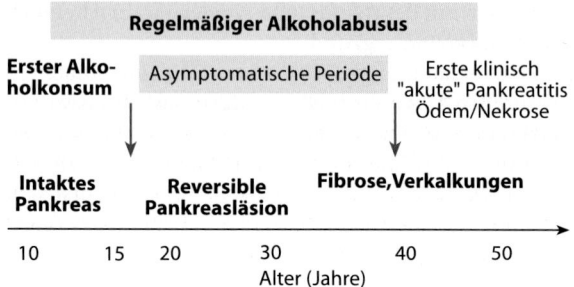

Abb. 15-1. Verlauf der chronischen alkohol-induzierten Pankreatitis

Chronologisch zu erwähnen sind morphologisch orientierte Klassifikationen der Pankreatitis wie z. B. die Marseille-Klassifikation (akute alkoholinduzierte Pankreatitis als Komplikation der chronischen Pankreatitis) sowie die rein klinisch orientierte Atlanta-Klassifikation. Zur Frage der alkoholischen Pankreatitis einigten sich 1996 international anerkannte Experten im Rahmen einer Konsensuskonferenz in Zürich auf eine auf histomorphologische Charakteristika gestützte stringente Definition der chronischen Pankreatitis in eine „wahrscheinliche chronische Pankreatitis" und eine „gesicherte chronische Pankreatitis".

Gezielte epidemiologische Studien zur Häufigkeit der alkoholinduzierten Pankreatitis fehlen. Gesichert ist, dass Nikotinabusus, Ausmaß der Verkalkungen, Vorkommen eines insulinabhängigen Diabetes mellitus sowie Vorkommen von Pseudozysten signifikant häufiger bei alkoholinduzierter Pankreatitis vorkommen als bei nicht alkoholinduzierter Pankreatitis.

Pathogenetische Mechanismen

Obwohl gut dokumentiert ist, dass Alkoholabusus und chronische Pankreatitis assoziiert sind, bleiben die genauen Pathomechanismen der Erkrankung unklar. Ursache und Pathogenese der chronischen Pankreatitis sind wahrscheinlich multifaktoriell. Einer der potenziellen möglichen Mechanismen ist die durch den Alkoholkonsum induzierte Erhöhung der basalen, d. h. nicht durch eine Mahlzeit stimulierten, Produktion von Verdauungsenzymen bei gleichzeitiger Erniedrigung der Wasser- und Bikarbonatsekretion. Hierdurch dickt das Pankreassekret ein. Es entwickeln sich Eiweißniederschläge in den kleinen Ausführungsgängen der Bauchspeicheldrüse, die mit der Zeit verkalken und schließlich die Gänge verstopfen.

Für die Verkalkungen ist v. a. die verminderte Synthese des Proteinkomplexes „Lithostatin" verantwortlich.

Durch die Verlegung der kleinsten Ausführungsgänge wird eine chronische Entzündung des Organs in Gang gesetzt und unterhalten. Zusätzlich können aktivierte Verdauungsenzyme aus den Pankreasgängen in das Gewebe des Organs übertreten, da die Epithelzellen durch den Alkohol durchlässiger sind. Es kommt zur Entwicklung einer Entzündung in direkter Nachbarschaft um die Ausführungsgänge, zur Selbstverdauung von Teilen des Organs und zum bindegewebigen Umbau, zur „Fibrose", die schließlich die gesamte Bauchspeicheldrüse erfassen kann.

Neuere Daten sprechen auch für eine primäre Schädigung spezieller Bauchspeichedrüsenzellen durch Alkohol, den „Azinuszellen". Aktuelle Daten lassen vermuten, dass Prozesse der zellvermittelten Zytotoxizität bei der Pathogenese der definitiven alkoholinduzierten chronischen Pankreatitis eine Rolle spielen, und dass die chronisch-kalzifizierende Pankreatitis zu einer systemischen Aktivierung von Leukozyten führt.

15.2.1
Klinik und Diagnostik der alkoholischen chronischen Pankreatitis

Klinik

Akute Oberbauchschmerzen sind das Leitsymptom, mit dem sich eine alkoholinduzierte chronische Pankreatitis typischerweise im Alter von 35–45 Jahren nach vorgängigem langjährigem Alkoholabusus (> 80 g/Tag) erstmals manifestiert. Der weitere klinische Verlauf ist in 95 % der Fälle durch rekurrente Episoden akuter Schmerzexazerbationen gekennzeichnet. Intensität und Häufigkeit der Schmerzattacken nehmen nach Alkoholkarenz ab. Pankreatogene Schmerzen bei chronischer kalzifizierender Pankreatitis können durch Abflussbehinderung des Pankreassekrets im Rahmen einer Stenose des Ductus Wirsiungianus (verursacht z. B. durch lokales Ödem, Verkalkungen/Narben und Pseudozysten) sowie Nervenfaserinfiltrationen verursacht sein.

Einige Daten sprechen für die „Burn-out-Theorie", wonach sich Schmerzsymptomatik und Progression der alkoholinduzierten chronischen Pankreatitis im Gegensatz zur nichtalkoholischen chronischen Pankreatitis invers verhalten. Der Schweregrad einzelner Pankreatitisschübe ist bei fortgeschrittener Parenchymdestruktion und -verkalkung rückläufig. Wichtigste Komplikationen der chronischen Pankreatitis sind neben den erwähnten entzündlichen Komplikationen (Pseudozysten, Gallengangsteno-sen, Pfortader- und Milzvenenthrombose) die sich im Laufe der Jahre par-allel zur progredienten Parenchymzerstörung entwickelnde endokrine und exokrine Pankreasinsuffizienz. Differenzialdiagnostisch ist eine chronische Pankreatitis daher bei Steatorrhö (im Rahmen einer exokrinen Pankreas-insuffizienz) und Diabetes mellitus (bei endokriner Insuffizienz und > 90 % Pankreasparenchymzerstörung) zu erwägen.

Ein akuter Schub einer chronischen alkoholinduzierten Pankreatitis kann sich nach einem Alkoholexzess oder auch nach chronischem Alko-holkonsum entwickeln. Häufig wird die klinisch „akute" Pankreatitis als isoliertes Ereignis fehlinterpretiert, obwohl bereits morphologische Zei-chen einer chronischen Pankreatitis vorliegen und „nur" die klinische Ma-nifestation diese Erkrankung anzeigt.

Die Freisetzung von aktivierten Verdauungsenzymen ins Gewebe verur-sacht eine „Selbstverdauung" (autodigestive Schädigung) des Pankreas und der benachbarten Strukturen. Hierdurch entwickelt sich eine interstitiell-ödematöse (80 %) oder nekrotisierend-hämorrhagische (20 %) Entzün-dung des Pankreas mit teilweise massivem Übertritt von Flüssigkeit ins Retroperitoneum, teilweise auch in die freie Bauchhöhle (Aszites) oder in den Pleuraraum (Pleuraerguss) und potenziell deletärem Verlauf (s. auch Abb. 15-2).

Klinische Symptomatik/Leitsymptome

- Starke, andauernde Oberbauchschmerzen mit linksbetonter, gürtelför-miger Ausstrahlung in den Rücken oder die Schulter.
- Übelkeit und Erbrechen.
- Ileus/Subileus mit einem prallelastischen, tief palpierbaren Abdomen („Gummibauch").

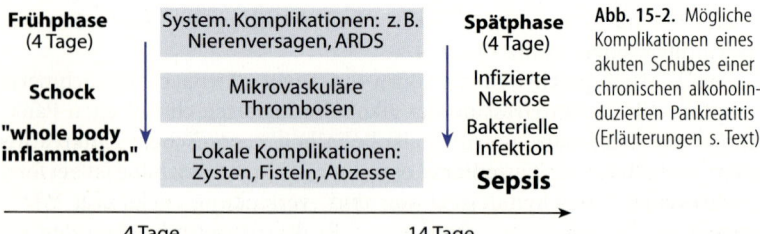

Abb. 15-2. Mögliche Komplikationen eines akuten Schubes einer chronischen alkohol-induzierten Pankreatitis (Erläuterungen s. Text)

- Hypotonie und Tachykardie (Kreislaufinsuffizienz), Volumenmangel-schock.
- Respiratorische Insuffizienz, Schocklunge (ARDS).
- Niereninsuffizienz.
- Multiorganversagen.
- Subfebrile bzw. febrile (bei sekundär bakterieller Infizierung der Nekrosen) Temperaturen.
- Einblutungen in die Bauchwand (bei schwerer Form).
- Nachweis erhöhter Pankreasenzymaktivitäten im Serum und Urin:
  - Anstieg der Serumamylase- bzw- lipaseaktivität auf mehr als das 3- bis 4fache,
  - Erhöhung der Serumelastase,
  - Vermehrung der Amylaseaktivität im 24-h-Urin auf mehr als das 2- bis 3fache.
- Ein Anstieg des C-reaktiven-Proteins (CRP) nach dem 3. Tag auf > 120 mg/l gilt als Serummarker für eine schwere, nekrotisierende Verlaufsform (s. auch sog. Multiscoresysteme wie die Ranson-, Glasgow- oder Apache-Kriterien in der weiterführenden Literatur).

Der weitere klinische Verlauf der chronischen Pankreatitis ist durch die Komplikationen der persistierenden Entzündung des Pankreas mit Fibrosierung und progredientem Parenchymverlust und Destruktion des Gangsystems bestimmt. Folge dieses Parenchymverlusts ist eine eingeschränkte exokrine (Maldigestion: unzureichende enzymatische Aufspaltung der Nahrungsmittel) und endokrine (Diabetes mellitus: Zuckerkrankheit) Funktion des Pankreas. Eine eingeschränkte exokrine Pankreasfunktion findet sich in fast 100 % der Fälle 7 Jahre nach klinischer Erstmanifestation einer alkoholischen Pankreatitis. Die Geschwindigkeit der sich entwickeln-den exokrinen und endokrinen Pankreasinsuffizienz nimmt bei Alkoholkarenz ab.

Klinische Symptomatik/Leitsymptome

Frühstadium

- Rezidivierende Oberbauchschmerzen (> 90 %).
  Typischerweise im mittleren Oberbauch lokalisiert. Gürtelförmige Ausstrahlung nach links und/oder rechts bzw. in die linke Schulter. Das Schmerzsysndrom kann jahrelang persistieren oder einen Symptomenwandel vollziehen und allmählich nachlassen bzw. verschwinden.

Spätstadium (bei weitgehendem Verlust des Drüsenparenchyms)

- Exokrine und endokrine Pankreasinsuffizienz mit:
  - Gewichtsverlust,
  - Steatorrhö,
  - Vitaminmangel,
  - Diabetes mellitus.
- Gefahr der Begleit- bzw. Zweiterkrankungen:
  - Hypoglykämien,
  - Infektionen (Pneumonien, Tuberkulose),
  - Prädisposition zum Pankreaskarzinom.

Diagnostik

Die Diagnose einer chronischen Pankreatitis wird bei entsprechender klinischer Symptomatik durch das Vorliegen von typischen histomorphologischen Befunden und den Nachweis einer exokrinen und endokrinen Insuffizienz abgestützt und umfasst folgende Untersuchungsgänge:

- Anamnese,
- körperliche Untersuchung,
- Funktionsuntersuchungen,
- Sonographie,
- Nativröntgenaufnahme,
- CT Abdomen,
- ERCP, MRCP.

Für die diagnostischen Kriterien der alkoholinduzierten definitiven und wahrscheinlichen chronischen Pankreatitis wird auf den Zürcher Konferenzreport zur klinischen Klassifikation der alkoholinduzierten chronischen Pankreatitis verwiesen (Ammann 1997).

Anamnese

Anamnese und Fremdanamnese geben Hinweise auf einen chronischen Alkoholabusus, Abdominalschmerzen (epigastrisch mit gürtelförmiger Ausstrahlung in den Rücken) mit Nausea und Erbrechen, Hinweise auf exokrine (Zeichen der Malabsorption wie Gewichtsverlust, Diarrhö, Meteorismus) oder endokrine Insuffizienz.

Körperliche Untersuchung

Die körperliche Untersuchung gibt Hinweise auf den Ernährungsstatus und andere oft mit der chronischen Pankreatitis vergesellschaftete Alkoholfolgeerkrankungen wie Leberzirrhose, portale Hypertension, Aszites.

Labor

Spezifische Laborparameter der alkoholinduzierten Pankreatitis existieren nicht. Wie bei der biliären Pankreatitis gilt die Lipase als der validere Entzündungsparameter als die Amylase. Der Lipase-Amylase-Quotient ist kein brauchbarer Parameter für die ätiologische Differenzierung zwischen alkoholischer und nichtalkoholinduzierter Pankreatitis. Eine suffiziente Beurteilung der lokalen Entzündung ist labormäßig auch mit dem C-reaktiven Protein (CRP) nicht möglich. Der Stellenwert des pankreatitisassoziierten Proteins (PAP) ist noch unklar. Das Erscheinen erhöhter PAP-Serumwerte nach prolongiert starkem Alkoholkonsum suggeriert, dass regelmäßiger starker Alkoholkonsum zu subklinischem Azinuszellschaden führt.

Pankreasfunktionstests

Sowohl die Bestimmung von Chymotrypsin im Stuhl als auch der Pankreolauryltest (PLT) und der p-Aminobenzoesäure-(PABA-)Test weisen eine unbefriedigende Sensitivität v. a. bei leichter exokriner Insuffizienz auf. Auch bei sensitiven Tests wie dem Sekretin-Pankreozymin-Test ist zu beachten, dass Morphologie und Funktionstest nur bedingt korrelieren: Obwohl die Funktionstests umso pathologischer ausfallen, je ausgeprägter die morphologischen Veränderungen sind, weisen beispielsweise 19% der chronisch-kalzifizierenden Pankreatitiden einen normalen Sekretin-Pankreozymin-Test auf.

Darstellung des Pankreas mit bildgebenden Verfahren

Die Sonographie gibt Hinweise auf Konkremente, Pseudozysten, Größe des Ductus Wirsungianus. Das Nativröntgenbild gibt Hinweise auf intraparenchymatöse Verkalkungen. Verkalkungen als objektive Zeichen der definitiven alkoholischen chronischen Pankreatitis fehlen insbesondere in Frühstadien der chronischen alkoholischen Pankreatitis.

Die Computertomographie gibt Hinweise auf lokale Ödeme und Parenchymschwellungen, Pseudozystenbildungen, intraparenchymatöse Verkalkungen, tumoröse Raumforderungen und Stenosen des Ductus choledochus. ERP-Befunde werden gemäß der Klassifikation von Cambridge beurteilt.

Die meisten Patienten entwickeln innerhalb von 4 Jahren nach klinischer Erstmanifestation morphologische (ERP-)Zeichen einer chronischen Pankreatitis. Die Diagnose einer chronischen Pankreatitis ist in 1–2% auch mittels ERP nicht möglich, da unauffällige pankreatikographische Befunde nicht notwendigerweise eine Frühform der chronischen Pankreatitis ausschließen.

Die MRCP wird vermehrt zur Diagnostik eingesetzt. Sie ist der ERP überlegen bei der Lokalisation von intraparenchymatösen Konkrementen und dient bei chronischen Schmerzen der differenzialdiagnostischen Abgrenzung zum Pankreaskarzinom.

15.2.2
Therapie der alkoholischen chronischen Pankreatitis

In der Übersicht 15-1 werden die allgemeinen therapeutischen Richtlinien dargestellt.

Übersicht 15-1. Therapie bei chronischer Pankreatitis

- Allgemeinmaßnahmen:
  - Ausschaltung der Noxe, spezielle Therapie bei Alkoholkranken
- Schmerztherapie
- Substititionstherapie der exokrinen Pankreasinsuffizienz:
  - Diätempfehlung
  - Substitution von Enzymen und Vitaminen
- Substititionstherapie der endokrinen Pankreasinsuffizienz:
  - Diätempfehlung
  - Substitution von Insulin

Die wichtigste Maßnahme bei chronischer Pankreatitis ist jedoch Alkoholkarenz, da sich die Schmerzsymptomatik bei chronischer Pankreatitis nach Sistieren des Alkoholabusus bessert. Indikationen für weitergehende therapeutische Maßnahmen bei alkoholischer chronischer Pankreatitis sind darüberhinaus

1. das Vorliegen von Schmerzen und
2. das Vorliegen einer exokrinen oder endokrinen Pankreasinsuffizienz.

Therapeutische Richtlinien bei Schmerzen und exokriner Pankreasinsuffizienz

In Tabelle 15-1 sind detaillierte Empfehlungen einer Konsensuskonferenz der deutschen Gesellschaft für Verdauungs- und Stoffwechselkrankheiten (DGVS) zur medikamentösen Analgesie bei Schmerzen im Rahmen einer chronischen Pankreatitis aufgeführt. Bei schweren therapieresistenten pankreatogenen Schmerzen (Stufe 4) kann 1) eine Plexus-coeliacus-Blockade erwogen werden und 2) eine Operation indiziert sein. Konträre Standpunkte werden im deutschsprachigen Raum bezüglich der Frage vertreten, inwieweit eine Operation nur als Ultima ratio der Schmerztherapie anzusehen ist. Mehrheitlich wurde bisher wegen schlechter Compliance im Rahmen der Grunderkrankung (Alkoholismus) die Indikation zur chirurgischen Option eng gestellt. Weitere Indikation für einen operativen Eingriff

Tabelle 15-1. Empfehlungen der deutschen Gesellschaft für Verdauungs- und Stoffwechselkrankheiten (DGVS) zur medikamentösen Analgesie bei Schmerzen im Rahmen einer chronischen Pankreatitis. (Nach Mössner et al. 1998)

Stufen	Maßnahme	Therapie
1	Allgemeinmaßnahmen	Ausschaltung der Noxe, spezielle Therapie bei Alkoholkranken
2a	Peripher wirkendes Analgetikum	Paracetamol bis 500 mg alle 4–6 h Metamizol bis 500–1000 mg alle 4–6 h
2b	Peripher und schwach zentral wirkendes Analgetikum	Stufe 2a und Codeinphosphat 30–100 mg alle 4–6 h Stufe 2a und Tramadol 20 mg alle 3–4 h
2c	Peripher wirkendes Analgetikum und Psychopharmakon	Stufe 2a und Neuroleptikum Levopromazin 10–20 mg alle 8 h Stufe 2a und Antidepressivum Clomipramin 25 mg alle 8 h
3	Stark wirksame Opioide, fakultativ ergänzt durch Stufe 2a	Buprenorphin bis 5,4 mg/Tag Pentazocin bis 360 mg/Tag
4	Operation bei Gefahr der Opiatabhängigkeit oder Versagen der medikamentösen Therapie	

ist die Beseitigung therapierefraktärer Komplikationen (chronisch-entzündlicher Pankreaskopftumor, Stenosen, Ductus choledochus bzw. Ductus Wirsungianus sowie Pseudozysten von >5 cm Durchmeser, Persistenz >6 Wochen).

Bei Vorliegen einer *exokrinen Pankreasinsuffizienz* ist zur Vermeidung von kataboler Stoffwechsellage und Hypoglykämie eine Enzymsubstitution dringend indiziert. Die Behandlung der exokrinen Insuffizienz stützt sich auf folgende Grundsätze:

1. „Basisdiät" mit Alkoholkarenz (mit dem Ziel zu essen, was vertragen wird),
2. Enzymsubstitution,
3. MCT-Fette (= mittelkettige Triglyzeride; Ziel: Beseitigung der Steatorrhö, Zufuhr von essentiellen Fettsäuren und Kalorien),
4. Substitution von Vitaminen und Spurenelementen.

Die Empfehlungen zur Substitutionstherapie bei exokriner Pankreasinsuffizienz (Diätempfehlungen, Substitution von Enzymen und Vitaminen) und die entsprechenden Empfehlungen bei endokriner Pankreasinsuffizienz sind in den folgenden Übersichten zusammengefasst.

Übersicht 15-2. Substitution bei exokriner Pankreasinsuffizienz

- *Diätempfehlungen:*
  - Richtwert Kalorienzufuhr: 2500–3000 kcal (bei 70 kgKG 2900 kcal pro Tag)
  - Kohlenhydrate: 300–400 g (= 1200–1600 kcal)
  - Eiweiß: >130 g (= 520 kcal)
  - Fette: 60–100 g (= 540–900 kcal)
  - 5–7 kleinere Mahlzeiten pro Tag
  - falls Steatorrhö trotz ausreichender Enzymsubstitution nicht rückläufig ist und der Patient weiter an Gewicht abnimmt, stufenweises Ersetzen der Nahrungsfette um täglich 10–20 g/Tag bis zu einem Anteil von 50% durch mittelkettige Trigylzeride (MCT), z.B. Ceres-Margarine oder -Öl, Menge: 30–50 g pro Tag (= 270–450 kcal); bei katabolen Patienten ist die Kohlenhydrat- und Eiweißzufuhr zu erhöhen
- *Substitution von Enzymen und Vitaminen:*
  - Enzyme: Lipase 30000–100000 E/Tag (selten mehr) auf 5–7 Mahlzeiten verteilt, z.B. Enzympellets mit sog. „enteric coat-

ing" (d. h. säuregeschützten Kapseln) wie z. B. Kreon forte (1 Kps.
= 25 000 E Lipase): 2 – 4 Kps. pro Tag
- Ergänzung als Enzymgranulat z. B. Pankreongranulat
- Vitamine A, D, E, K, B_{12}: 1-mal pro Monat parenteral;
  Dosen: Vitamin A: 100 000 E, Vitamin D: 6000 E, Vitamin E:
  300 mg, Vitamin K: 2,4 mg, Vitamin B_{12}: 500 µg

Übersicht 15-3. Substitution bei endokriner Pankreasinsuffizienz

1. *Diätempfehlung:*
   Diabetesdiät (hochkalorisch/Richtwert 2900 kcal; fettmodifiziert)
2. *Substitution von Insulin:*
   Insulin (meist mittellangwirksames Depotinsulin), Basis-Bolus-
   Prinzip oder konventionell Aufteilung der Dosis $^2/_3$ morgens und $^1/_3$
   abends.

15.3
Alkohol und Pankreaskarzinom

Bei Alkoholkranken ohne Vorliegen einer chronischen Pankreatitis ist das
Pankreaskarzinom nicht häufiger als bei der Normalbevölkerung, sodass
eine direkte Assoziation zwischen chronischem Alkoholkonsum und dem
Auftreten eines Pankreaskarzinoms *nicht* besteht. Es besteht jedoch eine indirekte Assoziation, da chronischer Alkoholkonsum eine chronische Pankreatitis induzieren kann, auf deren Boden sich ein Pankreaskarzinom entwickeln kann.

Das relative Risiko, an einem Pankreaskarzinom zu erkranken, beträgt
10 bzw. 20 Jahre, nachdem die Diagnose einer chronischen Pankreatitis gestellt wurde, im Vergleich zur Normalbevölkerung 1,8 % bzw. 4,0 % unabhängig vom Geschlecht des Patienten und der Region oder der Ätiologie
der Pankreatitis. Die chronische Pankreatitis ist daher als *Präkanzerose* einzustufen.

Klinische Symptome/Leitsymptome

- Uncharakteristische und schleichend verlaufende Symptome
  - Inappetenz, Leistungsknick,
  - Uncharakteristische Oberbauchschmerzen.

- Akute Pankreatitischübe.
- Schmerzloser Ikterus.
- Magenentleerungsstörungen.
- Pfortaderthrombose.
- Neu aufgetretener Diabetes mellitus.

Weiterführende Literatur

Ammann RW (1997) A clinically based classification system for alcoholic chronic pancreatitis: Summary of an international workshop on chronic pancreatitis. Pancreas 14: 215–221

Büchler M, Malfertheiner P, Block S et al. (1985) Morphologische und funktionelle Veränderungen des Pankreas nach akuter nekrotisierender Pankreatitis. Z Gastroenterol 2: 79–83

Chari ST, Singer MV (1994) The problem of classification and staging of chronic pancreatitis. Scand J Gastroenterol 29: 949–960

Devaux MA, Lechêne de la Porte P, Johnson C, Sarles H (1990) Structural and functional effects of long-term alcohol administration on the dog exocrine pancreas submitted by two different diets. Pancreas 5: 200–209

Gullo L, Pezzilli R, Morselli-Labate AM, and the Italian Pancreatic Cancer Study Group (1995) Coffee and cancer of the pancreas: An Italian Multicenter Study. Pancreas 11: 223–229

Kölbel CBM, Singer MV, Möhle T et al. (1986) Action of intravenous ethanol and atropine on the secretion of gastric acid, pancreatic enzymes, and bile acids and the motility of the upper gastroduodenal tract in nonalcoholic humans. Pancreas 1: 211–218

Layer P, Yamamoto H, Kalthoff L et al. (1994) The different courses of early and late-onset idiopathic and alcoholic chronic pancreatitis. Gastroenterology 107: 1481–1487

Mössner J, Keim V, Niederau C et al. (1998). Leitlinien zur Therapie der chronischen Pankreatitis. Z Gastroenterol 36: 359–367.

Sarles H (1991) The geographical distribution of chronic pancreatitis. In: Johnson CD, Imrie CW (eds) Pancreatic disease. Progress and prospects. Springer, Berlin, pp 177–184

Singer MV (1985) Pankreas und Alkohol. Schweiz Med Wochenschr 11: 973–978

Singer MV, Gyr H, Sarles H (1985) Revised classification of pancreatitis: Gastroenterology 89: 683–690.

Singer MV, Chari ST (1998) Classification of chronic pancreatitis. In: Beger HG, Warshaw AL, Büchler MW et al. (eds) The pancreas. Blackwell, Oxford, pp 668–671

Kapitel 16
Alkohol und Leber

C. Bode, J. C. Bode, E. G. Hahn, S. Rossol, C. Schäfer, D. Schuppan

Die Lebererkrankungen (Fettleber, Alkoholhepatitis, Zirrhose) sind neben der chronischen Pankreatitis und den Malignomerkrankungen die häufigsten Alkoholfolgeerkrankungen. Eine Fettleber wird bei Patienten mit chronischem Alkoholkonsum in bis zu 90 %, eine Alkoholhepatitis in bis zu 50 % und eine Leberzirrhose bei 20–30 % gesehen. In der Bundesrepublik Deutschland wird die Anzahl der Patienten mit Leberzirrhose auf mindestens 300 000 geschätzt, davon mehr als 50 % mit alkoholbedingter Zirrhose.

Die alkoholische Hepatitis, eine Diagnose, die auf klinischen, laborchemischen und histologischen Parametern basiert, wird als Voraussetzung für die Entwicklung der alkoholbedingten Leberfibrose und -zirrhose angesehen. Die Akutmortalität der Alkoholhepatitis liegt zwischen 15 und 25 %, die Vierjahresmortalität bei 35 %. Besteht zum Zeitpunkt der Alkoholhepatitis eine Zirrhose, beträgt die Vierjahresmortalität sogar 60 %.

Mit einer deutlichen Risikosteigerung für Lebererkrankungen ist bei Männern ab einem Alkoholkonsum zwischen 40 und 60 g/Tag und bei Frauen ab einem Alkoholkonsum von 20–30 g/Tag zu rechnen (s. auch Abb. 16-1). Bis 40 g/Tag zeigt sich in älteren Studien bei Männern kein sicherer Effekt, bei 60 g pro Tag ist das Risiko 6fach, bei 80 g pro Tag 14fach erhöht. Das Risiko der Frau ist nahezu doppelt so hoch wie das der Männer. Neuere Daten zeigen bereits für geringe Alkoholmengen (12 g pro Tag) ein im Vergleich zu Nichttrinkern erhöhtes Risiko für eine Leberzirrhose (bei Männern 2,4, bei Frauen 3,0).

Weiterhin zeigt sich in Metaanalysen eine 20 %ige Erhöhung des Risikos bei moderatem Konsum für nichtzirrhotische chronische Lebererkrankungen. Patienten mit einer Hepatitis-C-Infektion dürfen keinen Alkohol konsumieren, da chronischer Alkoholkonsum bei diesen Patienten zu einem stärker progressiven, d. h. zu einem die Lebererkrankung beschleunigenden Verlauf führt sowie zu einer erhöhten Inzidenz von Leberzirrhose und primärem hepatozellulärem Karzinom (HCC).

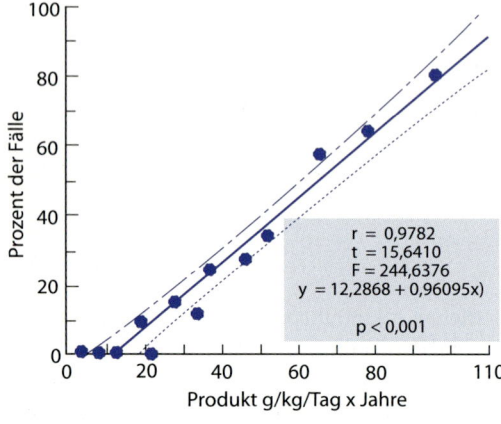

Abb. 16-1. Korrelation zwischen der Häufigkeit einer ausgeprägten Lebererkrankung (histologisch: Alkoholhepatitis, -fibrose und -zirrhose) und dem Logarithmus des kumulativen Lebenszeitalkoholkonsums, berechnet pro kgKG zum Zeitpunkt der Biopsie. (Aus: Lelbach 1972)

Neben Veränderungen des Immunsystems, der toxischen Wirkung des Azetaldehyds und metabolischen Auswirkungen (oxidativer Stress, Endotoxin- bzw. Zytokinexpression, Aktivierung neutrophiler Granulozyten etc.) spielen Ernährungsfaktoren in der Pathogenese alkoholinduzierter Lebererkrankungen eine Rolle.

16.1
Spektrum alkoholischer Lebererkrankungen und ihre Klinik

C. Schäfer, J.C. Bode

Das Spektrum alkoholinduzierter Leberveränderungen ist außerordentlich breit. Es reicht von der asymptomatischen Hepatomegalie durch Fettleber bis zu schwersten subakuten ikterischen Erkrankungen mit Symptomen des zunehmenden Leberversagens oder den Folgen eines fortgeschrittenen zirrhotischen Umbaus. Auf Grund des morphologischen Befundes werden folgende Stadien voneinander abgegrenzt: Alkoholfettleber, Alkoholhepatitis – mit unterschiedlich ausgeprägter Fibrose – und Alkoholzirrhose (Abb. 16-2).

Diese diagnostische Untergliederung findet sich in den nachfolgenden Abschnitten, auch wenn zwischen histologischem Befund und klinischem Krankheitsbild bei alkoholinduzierten Lebererkrankungen keine enge Korrelation besteht. Die eindeutige Diagnose erfordert damit neben der anamnestischen Angabe eines längergehenden übermäßigen Alkoholkon-

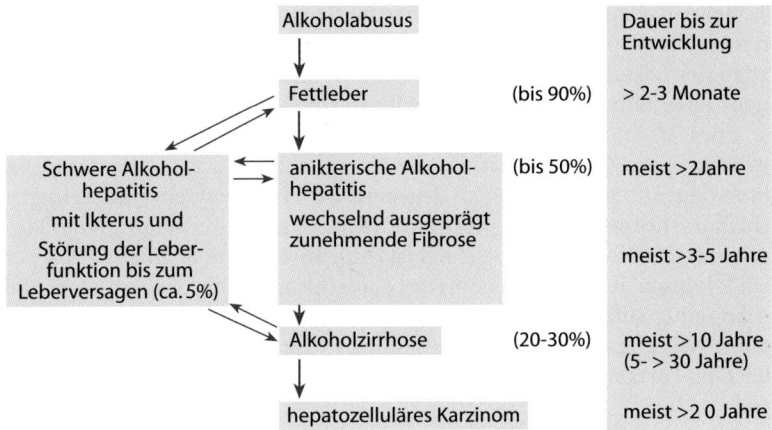

Abb. 16-2. Schematische Übersicht über die wichtigsten Formen alkoholbedingter Lebererkrankungen und die Dauer ihrer Entwicklung bei chronischem Alkoholabusus *(rechts)*. Die Prozentzahlen geben die angenäherte Häufigkeit wieder, mit der die genannten Krankheitsstadien bei Patienten mit chronischem Alkoholabusus gesehen werden

sums den typischen histologischen Befund. Die histologische Abklärung ist darüberhinaus anzustreben, um andere bzw. zusätzliche Ursachen für eine Lebererkrankung zu erkennen oder auszuschließen. Wie bei anderen Erkrankungen üblich, sollte auch für alkoholinduzierte Lebererkrankungen die Diagnose das Krankheitsstadium und die Ursache angeben. Verlegenheitsdiagnosen wie „nutritiv-toxische Leberschädigung" oder Missnomen wie „äthyltoxische Leberschädigung" sollten der Vergangenheit angehören.

Hinsichtlich detaillierter Informationen zur Pathogenese alkoholischer Lebererkrankungen und den Stellenwert viraler Infektionen sei auf Abschn. 16.4 bzw. 16.5 verwiesen.

16.1.1
Morphologische Veränderungen

Auf Grund des morphologischen Befunds lassen sich 3 Formen alkoholinduzierter Lebererkrankungen abgrenzen: die Alkoholfettleber (in bis zu 90 % bei Patienten mit aktuellem Alkoholabusus), die Alkoholhepatitis mit unterschiedlich ausgeprägter Fibrose und die Alkoholzirrhose.

Bei der unkomplizierten Fettleber findet sich vorwiegend eine diffuse, mittel- bis grobtropfige Fetteinlagerung mit initial vorwiegend läppchen-zentraler Lokalisation (Abb. 16-3). Diese Veränderungen sind unter Absti-nenz innerhalb von 2–6 Wochen voll reversibel.

Etwa 10–35% aller Patienten mit chronischem Alkoholabusus ent-wickeln eine Alkoholhepatitis, die durch entzündliche Veränderungen (vorwiegend granulozytär), degenerative Hepatozytenveränderungen (Mallory-Körperchen, Apoptose und Nekrose) sowie Ausbildung einer Ma-schendrahtfibrose gekennzeichnet ist (Abb. 16-4 und 16-5). Mallory-Körper sind typisch für alkoholbedingte Lebererkrankungen, insbesondere die Alkoholhepatitis, jedoch nicht pathognomonisch. Sie finden sich auch bei einer Reihe anderer Lebererkrankungen (Tabelle 16-1). Initial und bei leichten Formen finden sich die Veränderungen vorwiegend läppchenzen-tral.

Mit fortschreitender Fibrosierung und Ausbildung von Brückennekro-sen kommt es bei ca. 40% aller Patienten mit Alkoholhepatitis zu einer zu-nehmenden Zerstörung der Läppchenarchitektur und somit zum irrever-

Tabelle 16-1. Wichtige andere Ursachen für histologische Leberveränderungen, die charakteristisch für die alkoholinduzierte Fettleber und Alkoholhepatitis sind

Histologischer Befund bei Alkohol-fettleber und Alkoholhepatitis	Wichtige andere Ursachen
Fetteinlagerung in die Hepatozyten vorwiegend mittel- bis grobtropfig	Adipositas Diabetes mellitus Protein-Energie-Mangelsyndrome Arzneimittel
Mikrovesikulär	Akute Schwangerschaftsfettleber, Reye-Syndrom Virusinfektionen (u. a. Gelbfieber) Arzneimittelschädigung (z. B. Tetrazykline, Amiodaron) Angeborene Stoffwechseldefekte (z. B. Ornithin-Transcarba-mylase-Mangel)
Mallory-Körper (alkoholisches Hyalin)	M. Wilson Primär biliäre Zirrhose α_1-Antitrypsinmangel Nichtalkoholische Fettleberhepatitis „Indian-childhood-Zirrhose"
Bild der Alkoholhepatitis	Nichtalkoholische Fettleberhepatitis (bei ausgeprägter Adipositas, insbesondere zusammen mit Diabetes mellitus; nach jejunoilealer Bypass-Operation; M. Wilson)

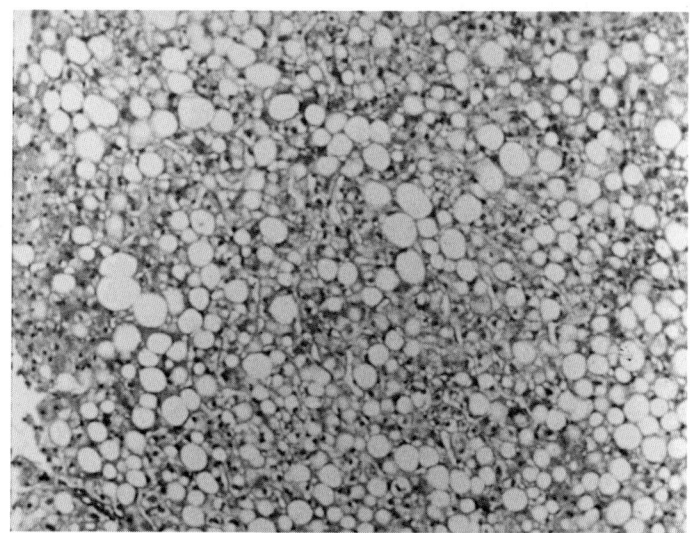

Abb. 16-3. Alkoholische Fettleber mit diffuser, vorwiegend mittel- bis grobtropfiger Verfettung. HE, Vergr. 100:1

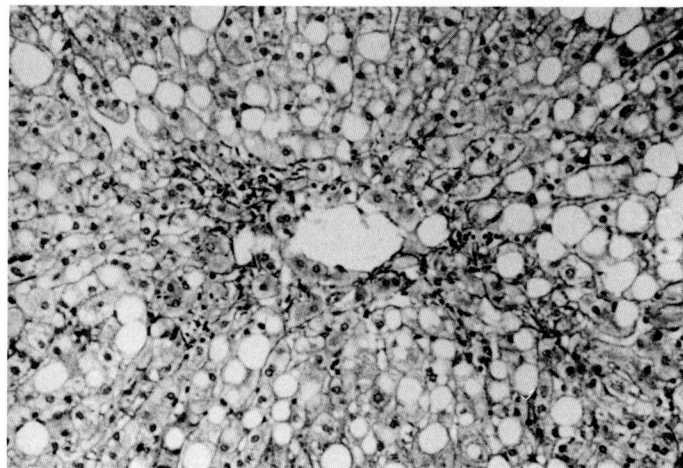

Abb. 16-4. Frühes Stadium einer Alkoholhepatitis. Im Bereich um die Zentralvene leichte entzündliche Infiltrate und beginnende netzartige Fibrose. Die Hepatozyten weisen z. T. unterschiedlich große Fettvakuolen auf. HE, Vergr. 140:1

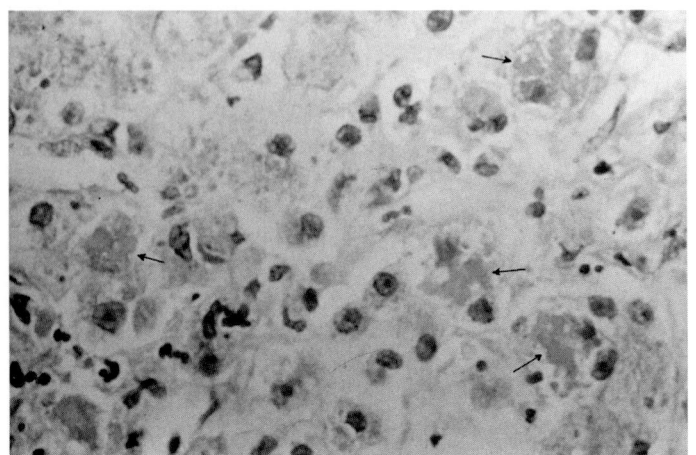

Abb. 16-5. Alkoholisches Hyalin (Mallory-Körper) bei Alkoholhepatitis. HE, Vergr. 400:1

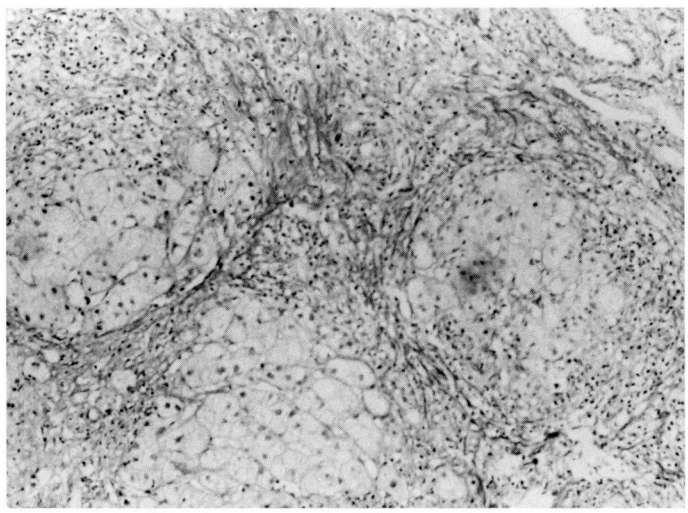

Abb. 16-6. Alkoholzirrhose. Zerstörung der normalen Läppchenarchitektur durch breite, unscharf begrenzte Bindegewebesepten, Ausbildung von Pseudolopuli. HE, Vergr. 80:1

siblen Stadium einer vorwiegend kleinknotigen Zirrhose (Abb. 16-6). Die Zirrhose, deren Inzidenz in Deutschland auf ca. 2 Mio. beziffert wird, kann sich aber auch bei einem kleineren Teil der Patienten ohne größere Entzündungszeichen direkt aus der Alkoholfettleber entwickeln. Infolge der Bindegewebsablagerung bilden sich sog. portoportale und portalvenöse Septen, welche einen Großteil des Pfortaderbluts an den abgeschnürten Parenchyminseln (Regeneratknoten) vorbeileiten. Dies erklärt auch die verminderte Entgiftungsleistung der Leber und den Pfortaderhochdruck.

Ein hepatozelluläres Karzinom entwickelt sich bei ca. 10–15 % der Patienten mit Alkoholzirrhose. Als besonderer Risikofaktor gilt das gleichzeitige Vorliegen einer Hepatitis-C-Virusinfektion. Der histologische Befund zeigt bei differenziertem hepatozellulärem Karzinom meist weitgehend einheitlich aufgebaute, verdickte Trabekel, die von Endothelzellen umgeben sind. Im Randgebiet finden sich Tumorzellinfiltrate in das benachbarte Lebergewebe. Der alleinige zytologische oder histologische Befund von Gewebeproben, die durch Nadelpunktion gewonnen wurden, erlaubt bei hochdifferenziertem hepatozellulärem Karzinom häufig keine definitive Diagnosestellung.

16.1.2
Klinik alkoholischer Lebererkrankungen

Das klinische Erscheinungsbild alkoholischer Lebererkrankungen reicht vom asymptomatischen Patienten, bei dem im Rahmen einer Vorsorge- oder anderen Routineuntersuchung eine Lebervergrößerung oder andere pathologische Befunde festgestellt werden, bis zum lebensbedrohlich kranken Patienten mit ausgeprägtem Ikterus, Zeichen eines Leberversagens oder Folgen einer Zirrhose wie akute Blutung aus Ösophagusvarizen.

Zwischen der Art und dem Ausmaß von Beschwerden und klinischen bzw. klinisch-chemischen Befunden alkoholischer Lebererkrankungen einerseits und dem Ausmaß histologischer Veränderungen andererseits besteht, wie bereits erwähnt, keine enge Korrelation. Auch Patienten mit ausgeprägter Leberfibrose oder zirrhotischem Umbau können über lange Zeit klinisch asymptomatisch sein. Trotz dieser Einschränkungen eignet sich auch für die Besprechung klinischer Befunde am besten die Einteilung auf Grund der im vorangehenden Abschnitt besprochenen morphologischen Kriterien.

Alkoholfettleber

Patienten mit Alkoholfettleber sind relativ beschwerdearm oder klagen über unspezifische Veränderungen, die nicht so sehr auf die Leberveränderungen, sondern auf alkoholbedingte Funktionsstörungen und Schäden im oberen Gastrointestinaltrakt zurückzuführen sind. Anorexie, Druck- und Völlegefühl, Meteorismus, morgendliche Übelkeit müssen an Alkoholabusus mit beginnender Leberschädigung denken lassen. Bei 20–30% der Patienten mit Alkoholabusus beobachtet man aber bereits im Stadium der Fettleber Leberhautzeichen wie z.B. Spider-Nävi oder Palmarerythem. Ein Ikterus findet sich in diesem Stadium nur beim Zieve-Syndrom, welches mit ausgeprägter Hämolyse einhergeht, oder bei der sog. mikrovesikulären Fettleber, die sehr selten nach exzessivem Alkoholkonsum auftritt.

Alkoholhepatitis und Alkoholzirrhose

Auch die Alkoholhepatitis ist in ihrer frühen Phase von relativ unspezifischen Allgemeinsymptomen geprägt. Mit Zunahme der entzündlichen und fibrotischen Veränderungen in der Leber stellen sich jedoch charakteristische Veränderungen ein, die in Tabelle 16-2 aufgelistet sind.

Bei der Zirrhose ist prinzipiell eine ähnliche Symptomatik zu beobachten. Allerdings ist als Unterschied hervorzuheben, dass die Leber infolge des narbigen Umbaus zumeist geschrumpft ist und derb und knotig getastet werden kann. Bei schleichendem Beginn wird die Diagnose oft erst bei Auftreten von Komplikationen gestellt. Im fortgeschrittenen Krankheits-

Tabelle 16-2. Beschwerden und klinische Befunde bei Patienten mit Alkoholhepatitis

Allgemeinsymptome	Anteil [%]	„Lebersymptome"	Anteil [%]
Anorexie	20–75	Hepatomegalie	80–100
Druck- und Völlegefühl	30–65	Splenomegalie	25–40
Schmerzen im Abdomen	15–70	Ikterus	20–70
Meteorismus	20–40	Aszites	5–70
Übelkeit/Erbrechen	15–50	Ödeme	0–70
Gewichtsverlust	5–70	Hepatische Enzephalopathie	0–20
Fieber	20–70	Gefäßspinnen	25–75
Hämorrhagische Diathese	0–50	Palmarerythem	20–65
		Gynäkomastie (Männer)	15–40
		Feminine Schambehaarung	10–40

stadium der Zirrhose finden sich typischerweise Zeichen einer Leberinsuffizienz und eines Pfortaderhochdrucks, wie Ikterus, Ödeme und Aszites, Splenomegalie und Ösophagusvarizen. Hinzu kommen oftmals ausgeprägtes Schwächegefühl, Inappetenz, Gewichtsabnahme, Muskelatrophie und Blutungsneigung infolge Verringerung der plasmatischen Gerinnungsfaktoren und der Thrombopenie.

In den fortgeschrittenen Krankheitsstadien von Alkoholhepatitis und -zirrhose stellen sich vermehrt lebensbedrohliche Komplikationen ein:

- Hämatemesis infolge Blutungen aus Varizen im Ösophagus oder Magenfundus,
- Infektionsneigung (speziell: spontan-bakterielle Peritonitis bei Aszites), Sepsis,
- hepatische Enzephalopathie (leichte Koordinationsstörungen bis hin zu komatösen Zuständen),
- hepatorenales Syndrom,
- Entwicklung eines hepatozellulären Karzinoms (bei 10–15 % aller Zirrhotiker).

Der Krankheitsverlauf bei Patienten mit Alkoholzirrhose wird häufig durch andere direkt oder indirekt alkoholinduzierte Erkrankungen negativ beeinflusst. Hier sind neben bakteriellen Infektionen (z. B. Pneumonie, Tuberkulose, Harnwegsinfekte) neurologisch-psychiatrische Erkrankungen und kardiovaskuläre Schäden zu nennen (z. B. Kardiomyopathie, ventrikuläre Herzrhythmusstörungen).

Zieve-Syndrom

Das Zieve-Syndrom ist selten, wird bei Patienten mit allen Stadien alkoholinduzierter Lebererkrankungen beobachtet und ist gekennzeichnet durch die Trias von:

- Ikterus,
- hämolytischer Anämie,
- Hyperlipidämie.

Die Symptomatologie wird zum einen von der Ausprägung der Hämolyse und der dadurch induzierten Anämie und zum anderen entscheidend vom Stadium der Lebererkrankung geprägt. In der Regel ist unter Abstinenz sowohl die Hyperlipidämie als auch die gesteigerte Hämolyse innerhalb weniger Wochen reversibel.

Hepatozelluläres Karzinom

Die Art und Ausprägung von Symptomen eines primären Leberzellkarzinoms wird entscheidend von der Tumorgröße und -lokalisation sowie vom Stadium der Grunderkrankung und ihren Folgen bestimmt.
Klinisch ins Gewicht fallende Änderungen sind z. B.

- in kurzer Zeit aufgetretene Verschlechterung des Allgemeinzustands,
- Inappetenz und Gewichtsverlust,
- neu aufgetretene Schmerzen im rechten Oberbauch,
- neu aufgetretene oder auf die bisherige diuretische Therapie nicht mehr ansprechender Aszites.

Beschwerden und Symptome im weiteren Krankheitsverlauf werden zum einen durch das intrahepatische Tumorwachstum und zum anderen durch Metastasierung im Peritonalraum oder in anderen Organen (z. B. Lunge, Gehirn) bestimmt. Das intrahepatische Tumorwachstum kann neben der Schmerzsymptomatik das Ausmaß der Leberinsuffizienz und – z. B. infolge Thrombosierung – des Pfortaderhochdrucks bestimmen. Ein schnell auftretender Ikterus kann Folge eines mechanischen Gallengangsverschlusses mit oder ohne Zeichen der bakteriellen Cholangitis (Fieber, Schüttelfrost, Schmerzen im rechten Oberbauch) sein.

16.2
Diagnostik alkoholischer Lebererkrankungen

C. SCHÄFER, J. C. BODE

16.2.1
„Der diagnostische Blick"

Bei Patienten mit fortgeschrittenen Stadien alkoholischer Lebererkrankungen, wie z. B. Ikterus, Aszites und Ödemen, können eine Reihe von Befunden den Verdacht auf die Ätiologie der Erkrankung lenken. Entscheidendere Hinweise auf die zugrunde liegende Ursache der Erkrankung geben in solchen Fällen jedoch

- die sorgfältig erhobene Anamnese, ggf. einschließlich der Fremdanamnese, sowie
- klinisch-chemische und serologische Untersuchungen und
- der histologische Befund.

Ohne die Bedeutung des „klinischen Blicks" für die Erkennung fortgeschrittener Stadien alkoholischer Lebererkrankungen bestreiten zu wollen, ist doch festzuhalten, dass es noch viel wichtiger ist, Frühzeichen alkoholischer Lebererkrankungen zu erkennen und richtig einzuordnen.

Zu unterscheiden ist zwischen Frühzeichen für chronischen Alkoholabusus allgemein und Frühzeichen für die Entwicklung alkoholischer Lebererkrankungen im Speziellen. Eine solche Unterscheidung ist etwas willkürlich. Wird die alkoholische Fettleber schon als alkoholische Lebererkrankung gewertet, dann ist, da sie bei bis zu 90 % der aktiven „Risikotrinker" beobachtet wird, eine solche Unterscheidung nahezu überflüssig. Beschränkt man die Bezeichnung Lebererkrankung auf den Anteil von ca. 20–30 % der Risikotrinker, die eine über die reine Fettleber hinausgehende fortschreitende Lebererkrankung entwickeln, ist eine solche Unterteilung gerechtfertigt. Wichtig ist andererseits, festzuhalten, dass z. B. sog. „Leber-Haut-Zeichen", wie Gefäßspinnen und/oder Weißfleckung, bei ca. 20 % der Patienten mit chronischem Alkoholabusus bereits auftreten, deren Leberveränderungen nicht über eine einfache Fettleber hinausgehen.

Frühzeichen für das Vorliegen eines chronischen Alkoholmissbrauchs

In Übersicht 16-1 sind häufige Beschwerden und Symptome bei Patienten mit chronischem Alkoholabusus mit aufgeführt, ohne dass Beschwerden durch fortgeschrittene Organerkrankungen einschließlich neurologisch-psychiatrischer Folgeerkrankungen berücksichtigt wurden. Vorwiegend handelt es sich um unspezifische Beschwerden, die bei vielfältigen Erkrankungen aus anderer Ursache ebenfalls auftreten. Eine Kombination mehrerer der erwähnten Symptome kann, besonders unter Berücksichtigung ihrer Entwicklung im zeitlichen Verlauf und auch des Alters der Patienten, Hinweise auf Alkoholabusus als wichtige Ursache geben:

- Klagt z. B. ein 42-jähriger Patient über seit mehreren Wochen oder gar Monaten bestehendes verstärktes Schwitzen, innere Unruhe und Schlafstörungen in Kombination mit gastrointestinalen Symptomen, insbesondere morgendliche Übelkeit und Erbrechen, sollte stets an Alkoholabusus als mögliche Ursache gedacht werden.
- Gleiches gilt, wenn die erstgenannten Symptome bei jüngeren Männern in Kombination mit Libido- oder Potenzstörungen auftreten.

Bei der körperlichen Untersuchung gibt es keine Befunde, die als spezifisch für Alkoholabusus einzuordnen sind. Ähnlich wie oben für die Beschwer-

Übersicht 16-1. Frühzeichen für das Vorliegen eines chronischen Alkoholabusus bzw. einer alkoholinduzierten Lebererkrankung

1. Beschwerden und Symptome von Seiten des Patienten:
   - Anorexie
   - Übelkeit, Brechreiz
   - Morgendliches Erbrechen
   - Sodbrennen
   - Völle- oder Druckgefühl im Abdomen
   - Schmerzen im Abdomen
   - Meteorismus
   - Durchfall
   - Verstärktes Schwitzen
   - Schlafstörungen
   - Innere Unruhe
   - Stimmungslabilität
   - Gedächtnisstörungen (Kurzzeitgedächtnis)
   - Libido- und Potenzstörungen
   - Partnerschaftskonflikte

2. *Symptome bei der körperlichen Untersuchung*
   - Übergewicht, insbesondere bei Männern gedunsen erscheinendes Gesicht
   - Parotisschwellung
   - Feinschlägiger Fingertremor
   - Gynäkomastie bei Männern
   - Femininer Behaarungstyp bei Männern
   - Persistierende Gesichtsrötung
   - Teleangiektasien (Gesicht)
   - Weißfleckung
   - Gefäßspinnen
   - Palmarerythem

den erwähnt, ist es wiederum die Kombination bestimmter Befunde, die den Verdacht auf das Vorliegen eines chronischen Alkoholabusus lenken müssen (Übersicht 16-1):

- Dies gilt z. B. für übergewichtige Männer im Alter unter 50 Jahren mit Parotisschwellung, feinschlägigem Fingertremor, Weißfleckung (Abb. 16-7)

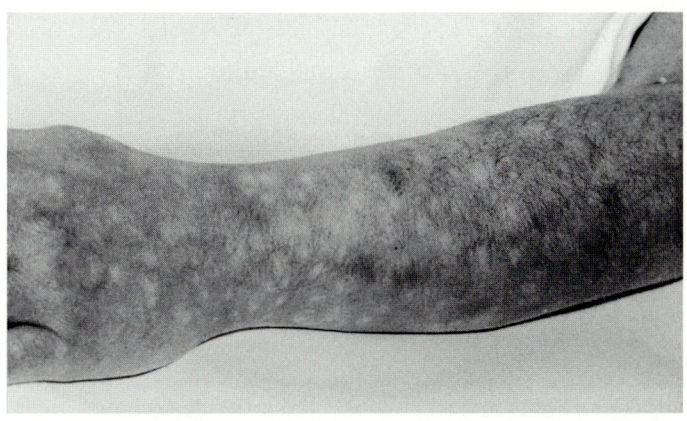

Abb. 16-7. Weißfleckung am Unterarm eines Patienten

im Bereich der Extremitäten und/oder einzelnen Gefäßspinnen (Abb. 16-8).

- Findet sich bei einem jüngeren Patienten, unabhängig vom Geschlecht, ein auffällig desolater Zahnstatus (Abb. 16-9a, b), so sollte allein dieser Befund den Verdacht auf einen chronischen Alkoholabusus lenken.

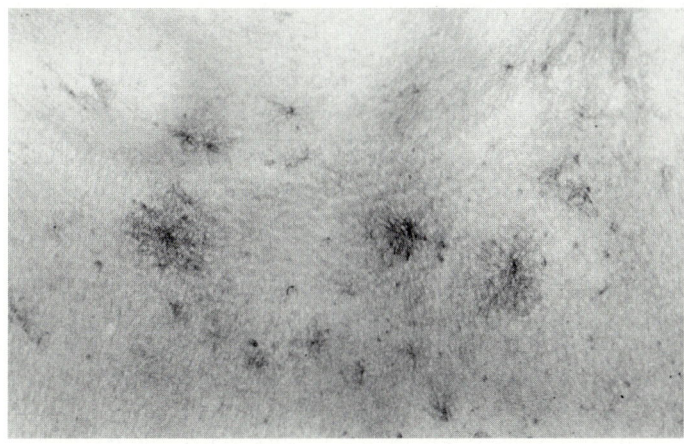

Abb. 16-8. Gefäßspinnen verschiedener Größe im Bereich des oberen Rumpfs

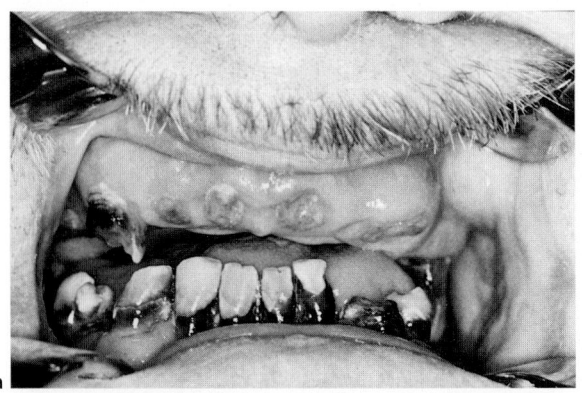

a

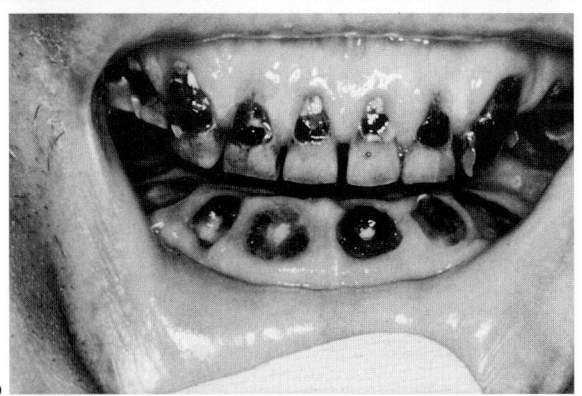

b

Abb. 16-9a, b. Desolater Zahnstatus und Paradontose bei 2 Alkoholikern, Alter 37 **(a)** bzw. 41 Jahre **(b)**

Frühzeichen einer fortschreitenden alkoholischen Lebererkrankung

Bei fortschreitenden alkoholinduzierten Lebererkrankungen steigt zusätzlich zu den in Übersicht 16-1 erwähnten Beschwerden und Symptomen zum einen die Wahrscheinlichkeit, dass bestimmte Beschwerden bzw. Symptome auftreten, und zum anderen, dass die Veränderungen in quantitativer Hinsicht mit Fortschreiten der Lebererkrankung zur Alkoholhepatitis und bei der Gruppe der Zirrhotiker zunehmen, wie z. B.

- durchschnittliche Häufigkeit und Ausprägung der „Leber-Haut-Zeichen",
- Zeichen der Feminisierung bei männlichen Alkoholikern,
- Hepatomegalie,
- Vorliegen eines Ikterus der Konjunktiven,
- eine tastbar vergrößerte Milz.

Schwere Alkoholhepatitis, Zirrhose

Bei einem erheblichen Prozentsatz der Patienten mit fortschreitenden alkoholischen Lebererkrankungen erfolgt der erste Arztkontakt oder auch die erste Erkennung der Gefährdung durch den Arzt, wenn Symptome einer Dekompensation auftreten, wie generalisierter Ikterus, Ödeme und Aszites. Bei schweren akuten bis subakuten Verlaufsformen einer Alkoholhepatitis ist häufig der sich entwickelnde Ikterus die einzige Ergänzung zu den in Übersicht 16-1 erwähnten Befunden. Weitere Symptome, wie die Entwicklung von Ödemen, Aszites, hämorrhagischer Diathese oder Bewusstseinsstörungen im Rahmen einer hepatischen Enzephalopathie entwickeln sich erst im Krankheitsverlauf als Folge der zunehmenden Leberinsuffizienz. Die wichtigsten klinischen Befunde, die in Ergänzung zu den in Übersicht 16-1 beschriebenen zur Blickdiagnose Alkoholzirrhose führen, sind in die in Abschn. 16.1.2 aufgelisteten Symptome einer Dekompensation der Erkrankung.

16.2.2
Labor

Bei den Laboruntersuchungen sind klinisch-chemische Marker zum Nachweis eines übermäßigen Alkoholkonsums von solchen zu trennen, die geeignet sind, eine alkoholinduzierte Lebererkrankung zu erkennen bzw. ihren Schweregrad zu beurteilen. Da bei bis zu 90 % der aktiven Risikotrinker eine mehr oder minder ausgeprägte Fettleber vorliegt, ist für bestimmte Messgrößen, wie z.B. die γ-Glutamyltransferase, kaum zu differenzieren, welcher Anteil der Veränderung Folge des übermäßigen Alkoholkonsums und welcher Anteil Folge der Leberveränderung (Fettleber) ist.

Bei leichten und mittelschweren Formen der Alkoholhepatitis kommt es unter Abstinenz, parallel zu der Rückbildung der histologischen Veränderungen, innerhalb einiger Wochen zu einer Normalisierung der pathologischen Laborbefunde. Beispielhaft ist dies an der in Abb. 16-10 dargestellten Verlaufsbeobachtung gezeigt.

Eine detaillierte Beschreibung des Stellenwertes von Laborbefunden bei Patienten mit alkoholbedingten Lebererkrankungen findet sich in Kap. 6 („Biologische Marker des Alkoholismus und alkoholassoziierter Organschäden"), sodass an dieser Stelle nur auf die Tabelle 16-3 verwiesen werden soll, in der die typischen Laborbefunde zusammengefasst sind.

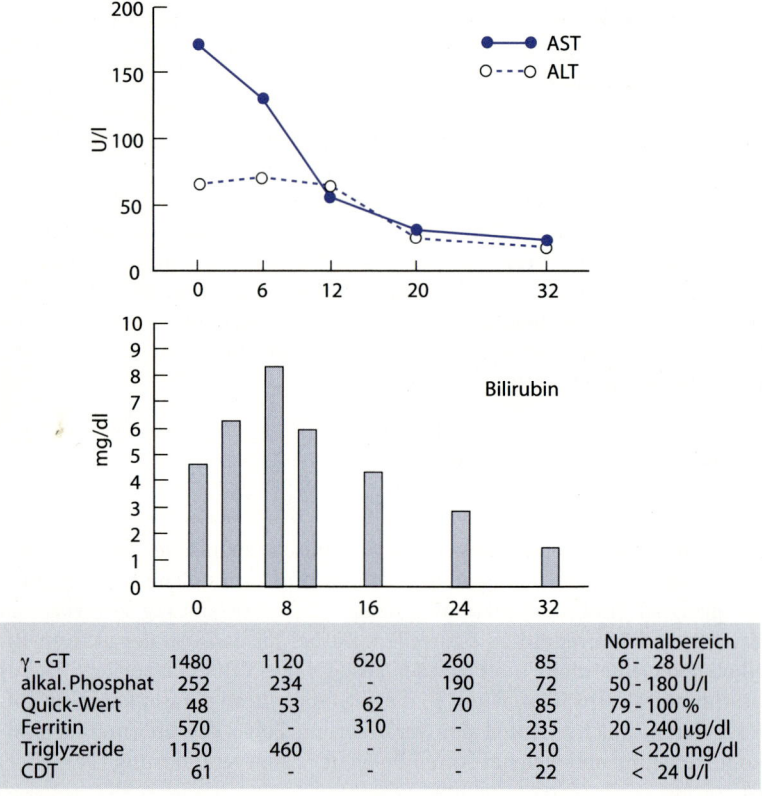

						Normalbereich
γ - GT	1480	1120	620	260	85	6 - 28 U/l
alkal. Phosphat	252	234	-	190	72	50 - 180 U/l
Quick-Wert	48	53	62	70	85	79 - 100 %
Ferritin	570	-	310	-	235	20 - 240 μg/dl
Triglyzeride	1150	460	-	-	210	< 220 mg/dl
CDT	61	-	-	-	22	< 24 U/l

Abb. 16-10. Änderungen wichtiger klinisch-chemischer Befunde im Verlauf bei einem Patienten mit mittelschwerer Alkoholhepatitis und Hyperlipidämie (*Abszisse:* Tage nach Krankenhausaufnahme)

Tabelle 16-3. Laborbefunde bei Patienten mit alkoholbedingten Lebererkrankungen

Messgröße im Serum oder Blut	Alkoholfettleber	Alkoholhepatitis, Zirrhose
Glutamyltranspeptidase[a]	Leicht bis stark erhöht	Leicht bis stark erhöht
Kohlenhydratdefizientes Transferrin (CDT)[a]	(Leicht) bis deutlich erhöht	
MCV[a]	Normal bis leicht erhöht	Normal bis deutlich erhöht
Aspartataminotransferase (AST)[a]	Normal bis leicht erhöht	(Leicht) bis deutlich erhöht
Alaninaminotransferase (ALT)	Normal bis leicht erhöht	Normal bis leicht erhöht
Quotient AST:ALT[a]	>1	>1 (häufig >2)
Glutamatdehydrogenase[a]	Normal (bis leicht erhöht)	Leicht bis deutlich erhöht
Alkalische Phosphatase	Normal	Normal bis deutlich erhöht
Bilirubin gesamt	Normal bis (leicht erhöht)	Normal bis deutlich erhöht
Prothrombinzeit (Quick-Wert)	Normal	Normal bis deutlich erniedrigt
Albumin	Normal	Normal bis deutlich erniedrigt
β- und γ-Globuline	Normal	Normal bis stark erhöht
IgA[a]	Normal	Normal bis stark erhöht
Triglyzeride[a]	Normal bis deutlich erhöht	Normal bis stark erhöht
HDL-Cholesterin[a]	Normal bis leicht erhöht	Normal bis leicht erhöht
Harnsäure[a]	Normal bis leicht erhöht	Normal bis deutlich erhöht
Leukozyten[a] (neutrophile Granulozyten)	Normal	Normal bis stark erhöht
Thrombozyten	Normal bis leicht erniedrigt	Normal bis deutlich erniedrigt
Magnesium[a]	Normal (bis leicht erniedrigt)	Normal bis leicht erniedrigt
Zink[a]	Normal (bis leicht erniedrigt)	Normal bis leicht erniedrigt

[a] Häufig und typischerweise pathologische Befunde.

Auf die folgenden 3 Marker zum Nachweis eines Alkoholkonsums soll jedoch kurz eingegangen werden:

- *γ-Glutamyltransferase:*
  Typischerweise ist die Aktivität der γ-GT im Serum bei Patienten mit Alkoholfettleber und allen Stadien der Alkoholhepatitis deutlich erhöht, sie normalisiert sich unter Abstinenz in der Regel innerhalb mehrerer Wochen. Bei fortgeschrittener Fibrose oder Zirrhose kommt es häufig nur zur partiellen Rückbildung unter Abstinenz. Da zahlreiche andere Erkrankungen der Leber und/oder der Gallenwege zu einem Anstieg der γ-GT im Serum führen können, ist die Spezifität als Marker für chronischen Alkoholabusus unbefriedigend.

- *Mittleres Erythrozytenvolumen (MCV):*
  Ein erhöhtes MCV wird bei 40–60% der Patienten mit Alkoholabusus gefunden, auch ohne dass eine fortgeschrittene Lebererkrankung vorlie-

gen muss. Die Spezifität des MCV ist zur Erkennung eines Alkoholabusus jedoch gering.

- *Kohlehydratdefizientes Transferrin („carbohydrate-deficient transferrin", CDT):*
CDT hat sich als der wichtigste Marker für den Nachweis eines chronischen Alkoholabusus mit einer hohen Spezifität erwiesen. Die Sensitivität des Tests lässt allerdings unter einer Reihe von Bedingungen zu wünschen übrig, u. a. auch dann, wenn eine fortgeschrittene Lebererkrankung (Zirrhose) vorliegt.

16.2.3
Bildgebende Verfahren

Sonographie

Bei einem klinisch oder durch Laborbefunde begründeten Verdacht auf das Vorliegen einer alkoholinduzierten Leberveränderung ist die Sonographie als bildgebendes Verfahren die Methode der 1. Wahl. Der Übergang von einer Fettleber in eine Alkoholhepatitis mit Fibrose bis zu Frühstadien der Zirrhose kann sonographisch allerdings nicht sicher erfasst werden. Das Vollbild der Zirrhose mit den Folgeerscheinungen des Pfortaderhochdrucks ist dagegen sonographisch mit großer Wahrscheinlichkeit zu erkennen.

Die Sonographie ist auch ein wichtiges Verfahren zum Erkennen eines hepatozellulären Karzinoms; die Erkennung ist insbesondere in den Initialstadien jedoch schwierig. Bei Vorliegen einer Alkoholzirrhose werden zur möglichst frühzeitigen Erkennung eines hepatozellulären Karzinoms sonographische Kontrolluntersuchungen im Abstand von einem Jahr empfohlen. Bei erhöhten und bei Kontrolle ansteigenden α-Fetoproteinkonzentrationen sind sonographische Kontrolluntersuchungen in kürzeren Zeitabständen von 4–6 Monaten indiziert.

Ergibt sich auf Grund fokaler Raumforderungen in der Leber der Verdacht auf das Vorliegen eines hepatozellulären Karzinoms, dann ist, wenn keine Kontraindikationen vorliegen (ausgeprägtere Gerinnungsstörungen, ggf. ungünstige Lage der Raumforderung), als nächster diagnostischer Schritt eine sonographisch kontrollierte Feinnadelpunktion indiziert.

Computertomographie und Kernspintomographie

Während zur Erkennung und Einordnung alkoholinduzierter Lebererkrankungen von der Fettleber bis zur Zirrhose die Sonographie in der Regel ausreichend diagnostische Information gibt, sind Computertomographie und Kernspintomographie wichtige komplementäre Verfahren zur Einordnung unklarer fokaler Raumforderungen in der Leber und ggf. zum Ausschluss einer mechanischen Ursache eines Cholestasesyndroms.

16.2.4
Invasive Diagnostik

Leberbiopsie

Die eindeutige Feststellung des Vorhandenseins und des Ausmaßes einer alkoholinduzierten Lebererkrankung erfordert eine Leberbiopsie. In vielen Fällen erlaubt nur der histologische Befund die Differenzialdiagnose zwischen Alkoholhepatitis und -fettleber sowie die in prognostischer Hinsicht bedeutungsvolle Erkennung einer Fibrose oder eines zirrhotischen Umbaus. Darüberhinaus ist der histologische Befund eine entscheidende Hilfe zur Erkennung nichtalkoholischer Erkrankungen der Leber bei Patienten mit Alkoholabusus, wie z.B. eine Hämochromatose oder eine Virushepatitis.

Laparoskopie

Abgesehen von der Inspektion anderer Bereiche des Abdomens bietet die Laparoskopie zur Erstdiagnose bei Verdacht auf eine chronische Hepatitis oder Leberzirrhose verschiedener Ätiologie neben dem makroskopischen Aspekt beider Leberlappen die Möglichkeit der gezielten Entnahme einer oder mehrerer Biopsien, einschließlich der unmittelbaren Kontrolle einer eventuellen Nachblutung, anerkannte Vorteile gegenüber den anderen nichtinvasiven Diagnoseverfahren. Die Risiken für ernstere Komplikationen bei der Laparoskopie und bei der gezielten Leberbiopsie sind in der Hand des Geübten nicht größer als bei der sonographisch kontrollierten perkutanen Leberpunktion.

Ösophagogastroduodenoskopie (ÖGD) und endoskopisch retrograde Cholangiopankreatikographie (ERCP)

Neben den Indikationen zur Abklärung anderer alkoholinduzierter Schleimhautveränderungen im Bereich von Ösophagus, Magen und Duodenum ist bei Patienten mit dringendem Verdacht oder Nachweis einer Zirrhose die Klärung, ob Ösophagus- oder Fundusvarizen vorliegen, eine Indikation zur Durchführung einer ÖGD. Sie ist darüberhinaus unverzichtbar zur Behandlung der akuten Varizenblutung oder auch zur prophylaktischen Varizenligatur bei ausgeprägten Ösophagusvarizen (Grad IV). Bei Verdacht auf das Vorliegen eines Verschlusssyndroms aus mechanischer Ursache (z. B. Choledocholithiasis, Pankreaskopftumor) ist die ERCP die diagnostische Methode der Wahl.

16.3
Therapie

J. C. BODE, C. SCHÄFER

In den nachfolgenden Abschnitten werden wichtige Maßnahmen zur therapeutischen Beeinflussung alkoholischer Lebererkrankungen, wie der Einfluss von Abstinenz, Ernährung und Pharmakotherapie, besprochen. Nicht mit einbezogen werden die Behandlung des Alkoholentzugs, des Delirs und der Alkoholabhängigkeit. Auch die Behandlung von Komplikationen fortgeschrittener Stadien alkoholischer Lebererkrankungen, wie Aszites, hepatische Enzephalopathie und Ösophagusvarizenblutung, werden nicht berücksichtigt.

16.3.1
Einfluss von Alkoholabstinenz

Wie bei abhängigen Trinkern und allen anderen Formen alkoholinduzierter Organschäden ist auch bei Patienten mit alkoholinduzierten Lebererkrankungen das Erreichen einer möglichst langen oder bleibenden Abstinenz das entscheidende Therapieziel (Abb. 16-11):

- Die alkoholische Fettleber ist unter Alkoholabstinenz innerhalb von 1 – 2 Monaten reversibel.
- Bei leichten und mittelschweren Formen der Alkoholhepatitis kommt es nach Fortlassen des Toxins ebenfalls innerhalb kurzer Zeit zum Still-

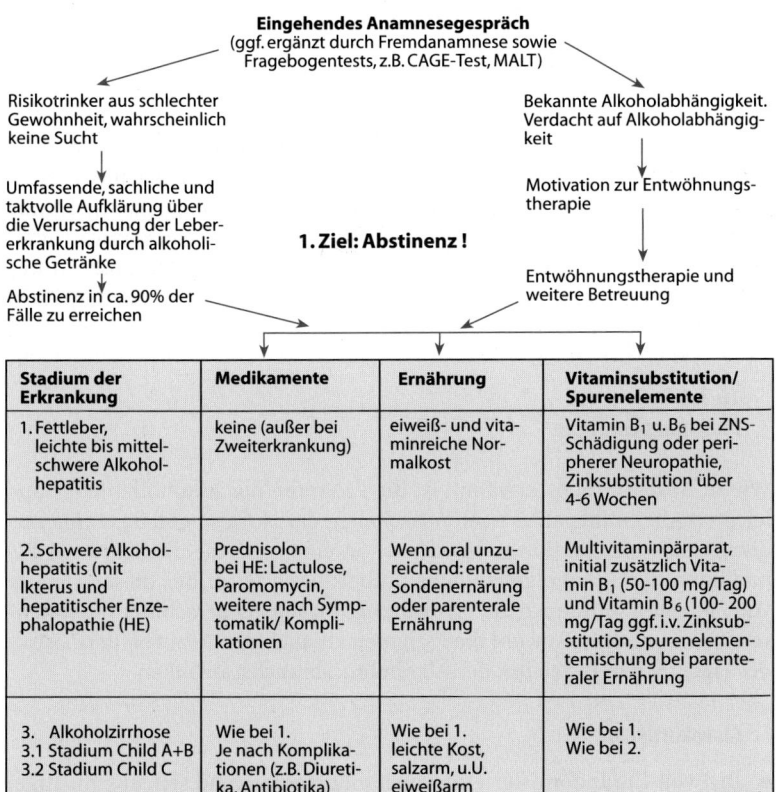

Stadium der Erkrankung	Medikamente	Ernährung	Vitaminsubstitution/ Spurenelemente
1. Fettleber, leichte bis mittel- schwere Alkohol- hepatitis	keine (außer bei Zweiterkrankung)	eiweiß- und vita- minreiche Nor- malkost	Vitamin B_1 u. B_6 bei ZNS- Schädigung oder peri- pherer Neuropathie, Zinksubstitution über 4–6 Wochen
2. Schwere Alkohol- hepatitis (mit Ikterus und hepatitischer Enze- phalopathie (HE)	Prednisolon bei HE: Lactulose, Paromomycin, weitere nach Symp- tomatik/ Kompli- kationen	Wenn oral unzu- reichend: enterale Sondenernärung oder parenterale Ernährung	Multivitaminpärparat, initial zusätzlich Vita- min B_1 (50–100 mg/Tag) und Vitamin B_6 (100– 200 mg/Tag ggf. i.v. Zinksub- stitution, Spurenelemen- temischung bei parente- raler Ernährung
3. Alkoholzirrhose 3.1 Stadium Child A+B 3.2 Stadium Child C	Wie bei 1. Je nach Komplika- tionen (z.B. Diureti- ka, Antibiotika)	Wie bei 1. leichte Kost, salzarm, u.U. eiweißarm	Wie bei 1. Wie bei 2.

Abb. 16-11. Schematische Übersicht der wichtigsten Maßnahmen für die Behandlung alkoholinduzierter Lebererkrankungen

stand der Lebererkrankung mit Rückbildung entzündlicher und dege-
nerativer Leberveränderungen innerhalb einiger Monate.
- Bei Patienten mit fortgeschrittener Alkoholzirrhose und bereits aufgetretenen Folgen, wie Aszites, Blutung aus Ösophagusvarizen oder Ikterus, entsprechend einem Stadium nach Child-B oder -C, lässt sich die
Prognose im Durchschnitt durch Abstinenz nicht mehr signifikant verbessern.

16.3.2
Ernährung

Es besteht weitgehend Übereinstimmung, dass bei Patienten mit alkoholinduzierten Lebererkrankungen, solange keine Gegengründe wie stärkere Inappetenz vorliegen, eine protein- und vitaminreiche sowie schmackhafte Kost angezeigt ist. Die Energiezufuhr sollte dem Ernährungszustand des Patienten angepasst sein. Lediglich bei Patienten mit ausgeprägter Unterernährung bei Zirrhose ließ sich eine Senkung der Frühletalität durch zusätzliche parenterale Hyperalimentation oder Sondenernährung nachweisen.

16.3.3
Pharmakotherapie

Wie in Abschn. 16.3.1 erwähnt, ist die Prognose der Alkoholfettleber und leichten Alkoholhepatitis nach Ausschalten der Noxe so gut, dass eine medikamentöse Behandlung, abgesehen von einer evtl. medikamentösen Behandlung der Alkoholabhängigkeit, überflüssig wird. Bei dieser Gruppe von Patienten sollte auch die Verordnung von sog. „Leberschutzpräparaten" unterbleiben, da sie sowohl die Patienten als auch den Arzt von der Lösung des eigentlichen Problems, des Alkoholmissbrauchs, ablenken.

Glukokortikoide

- In 4 von 13 randomisierten Doppelblindstudien fand sich ein günstiger Einfluss von Prednisolon oder Prednison auf den Verlauf einer schweren Alkoholhepatitis. Auch wenn in den anderen Studien kein Effekt beobachtet wurde, sprechen die Bewertungen durch sorgfältig durchgeführte Metaanalysen dafür, dass die Gabe von 40–50 mg Prednisolon oder eine entsprechende Dosis an Methylprednisolon eine signifikante Senkung der Frühletalität bei schwerer Alkoholhepatitis mit Symptomen einer hepatischen Enzephalopathie bewirken (Abb. 16-11). Ungeklärt ist bisher, ob die genannte Prednisolondosis optimal ist.
- Eine Langzeitbehandlung mit Glukokortikoiden über mehrere Monate hat keinen günstigen Einfluss auf den Krankheitsverlauf bei Patienten mit Alkoholhepatitis.
- Bei Patienten mit Alkoholzirrhose wurde sogar ein ungünstiger Einfluss auf die Prognose beschrieben.

Anabole Steroide

- In placebokontrollierten Doppelblindstudien besteht kein günstiger Einfluss einer Testosterontherapie auf den Verlauf bei Patienten mit Zirrhose.
- Die Behandlung von Patienten mit mittelschwerer Alkoholhepatitis mit 80 mg Oxandrolon/Tag über einen Monat hatte nur einen marginal günstigen Einfluss auf den Verlauf der Patienten, die die initiale Behandlungsphase überlebten.
- Durch eine kombinierte Behandlung mit Oxandrolon und hochkalorischer oraler Ernährung wurde jedoch eine signifikante Verbesserung der Überlebensrate bei Patienten mit schwerer Alkoholhepatitis gesehen.

Propylthiouracil

Ausgehend von der Hypothese eines hypermetabolen Status in der Leber bei chronischem Alkoholabusus wurde dieses Thyreostatikum zur Behandlung der Alkoholhepatitis vorgeschlagen:

- Eine Behandlung mit 300 mg Propylthiouracil/Tag über 2 Jahre verbessert die Überlebensrate von Patienten mit Alkoholhepatitis und z. T. Zirrhose signifikant. Trotz dieser günstigen Ergebnisse bei insgesamt guter Verträglichkeit des Medikaments hat die Behandlung mit Prophylthiouracil bisher keine weitere Verbreitung gefunden.

Flavonoide

Die beiden Flavonoide Silymarin (Silibinin) und (+)-Cyanidanol-3 wurden auf Grund ihrer Wirkung als Radikalfänger und ermutigender Ergebnisse in tierexperimentellen Untersuchungen zur Behandlung alkokolbedingter Erkrankungen eingeführt:

- Der Verkauf von (+)-Cyanidanol-3 wurde auf Grund von gravierenden Nebenwirkungen in Deutschland inzwischen eingestellt.
- Für Silymarin (Silibinin) sind die Ergebnisse von Therapiestudien uneinheitlich und nicht überzeugend.

Phosphatidylcholin

- Der Nutzen von Phospatidylcholin (Synonym: Lezithin) aus Sojabohnen mit hohem Anteil an ungesättigten Fettsäuren (vorwiegend Linolsäure) für die Therapie akuter und chronischer Lebererkrankungen ist auf Grund des Fehlens überzeugender klinischer Studien umstritten.

- Eine große, multizentrische Langzeitstudie mit einem Phosphotidylcholinpräparat mit besonders hohem Anteil ungesättigter Fettsäuren bei Patienten mit alkoholinduzierten Lebererkrankungen lässt eine Klärung des therapeutischen Nutzens beim Menschen erwarten.

Weitere Medikamente

Thioctsäure, D-Penicillamin, Colchicin und die Kombination aus Insulin und Glukagon, letztere bei schwerer Alkoholhepatitis, führten in bisherigen Studien zur Behandlung von Patienten mit alkoholischen Lebererkrankungen entweder zu uneinheitlichen oder negativen Ergebnissen.

16.3.4
Lebertransplantation

Die Anfang der 1990er-Jahre noch kontrovers beurteilte Frage der Indikation zur orthotopen Lebertransplantation bei Patienten mit Endstadien einer alkoholischen Leberzirrhose ist zwischenzeitlich durch Fakten überholt:

- Die Ergebnisse von vielen Zentren belegen, dass die Überlebensrate nach Lebertransplantation bei Alkoholikern weitgehend denjenigen bei Patienten mit nichtalkoholischen Lebererkrankungen entsprechen.
- Der Prozentsatz rückfälliger Trinker in den ersten 5 Jahren nach der Transplantation liegt in der Größenordnung von 10%.
- Erneuter Alkoholabusus ist erwartungsgemäß mit einer erheblichen Morbidität und Gefährdung der transplantierten Leber verknüpft.
- Für die Prognose einer anhaltenden Abstinenz nach der Lebertransplantation scheint die Dauer der Alkoholabstinenz vor der Transplantation einen geringen Vorhersagewert zu haben.
- Neben anderen Standardkriterien wird psychosozialen Faktoren sowie der Frage eines zusätzlichen Drogenabusus eine bessere prädiktive Aussage hinsichtlich einer anhaltenden Abstinenz nach Lebertransplantation zugeschrieben.

16.4
Pathogenese

16.4.1
Hepatische Fibrose

D. Schuppan, E. G. Hahn

Die Prognose der Patienten mit alkoholbedingten Lebererkrankungen wird entscheidend durch die Entwicklung einer Leberfibrose mit dem Endstadium der Leberzirrhose bestimmt. Jedoch entwickeln nur 10–20% der chronischen Alkoholkonsumenten, die nicht generell als Alkoholiker bezeichnet werden können, eine Zirrhose. Hier spielen die genetische Prädisposition und weitere externe Noxen eine wichtige Rolle.

Der Begriff *Zirrhose* beschreibt ein fortgeschrittenes Stadium der Bindegewebeablagerung mit Ausbildung portoportaler und portal-venöser Septen, welche einen Großteil des Pfortaderbluts an den abgeschnürten Parenchyminseln (Regeneratknoten) vorbeileiten mit der Folge

- einer verminderten Entgiftungsleistung der Leber,
- Pfortaderhochdruck.

Die Veränderungen der Leberarchitektur bei der Leberzirrhose gelten als irreversibel. Dagegen gilt die Fibrose, die eine quantitative Vermehrung des Bindegewebes ohne endgültige Zerstörung der Leberarchitektur beschreibt, als potenziell reversibel.

Erst im Stadium der fortgeschrittenen Fibrose oder der Zirrhose führen fortgesetzter Alkoholkonsum und andere Lebernoxen, in geringerem Maß aber auch der Spontanverlauf nach Abstinenz, zu den bekannten Komplikationen wie

- Leberinsuffizienz mit allgemeiner Blutungsbereitschaft,
- Enzephalopathie
- Infektionen bis zur Sepsis,
- zu portaler Hypertension mit Aszites und Blutung aus Ösophagusvarizen sowie
- zu einer deutlich erhöhten Inzidenz des primären Leberzellkarzinoms (Abb. 16-12).

Die Mehrzahl der Patienten mit alkoholischer Lebererkrankung gelangt in einem fortgeschrittenen Stadium der (alkoholbedingten) Leberfibrose

portosystemische Shunts ↑
Diffusion Sinusoid → Hepatozyt ↓
Parenchym durch Mesnchym ersetzt
↓
Leberzellfunktion ↑, Portalvenendruck ↑
(Gerinnungsstörungen, Infektionen,
Aszites, Varitzenblutung, Enzephalopathie
↓
Inzidenz des Leberkarzinoms ↑

Abb. 16-12. Strukturelle Störungen und Komplikationen bei der Leberzirrhose

oder im Stadium der Zirrhose in die intensive Betreuung eines Arztes. Meist werden erst dann, wenn ihr Effekt am geringsten ist, therapeutische Maßnahmen oder eine Abstinenz befolgt. Die Entwicklung von Pharmaka, die bei diesen Patienten die Progression der Fibrose zur Zirrhose aufhalten oder sogar partiell die Fibrosierung rückgängig machen können, ist dringend notwendig. Obwohl spezifische und nebenwirkungsarme antifibrotische Medikamente bisher nicht zur Verfügung stehen, ist ihre Entwicklung und ihr baldiger klinischer Einsatz dank der jüngsten Erkenntnisse der Leberfibroseforschung realistisch.

Bindegewebe der Leber, Fibrose, Fibrogenese und Fibrolyse

Zu den Molekülen des Bindegewebes (extrazelluläre Matrix, EZM) zählen die Kollagene (insbesondere die Kollagene Typ I und Typ III), die nichtollagenen Glykoproteine, die Glykosaminoglykane bzw. Proteoglykane und die elastischen Fasern.

Die Fibrosierung der Leber ist das Ergebnis eines Ungleichgewichts dynamischer Prozesse mit einem Überwiegen der Fibrogenese, d. h. der Synthese und Ablagerung von EZM, gegenüber der Fibrolyse, d. h. des Abbaus von EZM. Die Dynamik der Fibrogenese und Fibrolyse über einen bestimmten Zeitraum, meist Jahre, bestimmt die Ausprägung der Fibrose oder Zirrhose. Antifibrotische Therapiekonzepte konzentrieren sich auf eine Hemmung der Fibrogenese oder eine Stimulierung der Fibrolyse.

Beteiligte Zellen, fibrogene Zytokine und Wachstumsfaktoren

Die Identität der für die vermehrte Matrixsynthese verantwortlichen Zellen war lange Zeit umstritten. Neuere Untersuchungen in vitro und in vivo be-

Tabelle 16-4. Effekt von Zytokinen (Wachstumsfaktoren) auf die Proliferation und Matrixsynthese mesenchymaler Zellen

Zytokin	Proliferation	Matrixsynthese
IL-1	↑	↑↓
IL-4	0	↑
IGF-I	↑	↑
TNF-α	↑↓	↑
TNF-β	↑↓	↑↓
TGF-β	↑↓	↑↓
CTGF	↑↓	↑↑
PDGF	↑↑	↑↑
EGF/TGF-α	↑	0
b-FGF	↑	0
IF-$\alpha/\beta/\gamma$	↓	↓

Ergebnisse mit aktivierten Sternzellen sowie den verwandten Mesangialzellen der Niere oder Fibroblasten der Haut und der Lunge (*TNF-α*), *b-FGF* basischer Fibroblastenwachstumsfaktor; *CTGF* Bindegewebswachstumsfaktor; *EGF* epidermaler Wachstumsfaktor; *IF* Interferon ($\gamma > \alpha/\beta$); *IGF* insulinähnlicher Wachstumsfaktor; *IL* Interleukin; *PDGF* Plättchenwachstumsfaktor; *TGF* transformierender Wachstumsfaktor; *TNF* Tumornekrosefaktor; (0) kein Einfluss; (↑) erhöht; (↓) vermindert; (↑↓) erhöht bzw. vermindert bei hoher bzw. bei niedriger Zytokinkonzentration.

legen eindeutig, dass die aktivierte perisinusoidale Sternzelle (Synonyme: Itozelle, Fettspeicherzelle) und der aktivierte portale Fibroblast die entscheidenden Quellen für die extrazelluläre Matrix bei der Leberfibrose sind. Diese Zellen werden im Fall einer Leberschädigung u. a. durch eine Vielzahl proinflammatorischer, proliferationsfördernder und profibrogener Zytokine und Wachstumsfaktoren aktiviert (Tabelle 16-4).

Fibrogene Zytokine werden vorwiegend aus aktivierten Kupffer-Zellen und den funktionell ähnlichen Makrophagen, in geringerem Maße aus Lymphozyten, Sinusendothelien, Gallengangsepithelien und Thrombozyten, aber auch aus den fibroplastischen Zellen selbst freigesetzt. Die Noxe, die zu Synthese und Freisetzung der Zytokine führt, trifft entweder die zytokinsezernierenden Zellen direkt (z. B. Endotoxin die Kupffer-Zellen/Makrophagen, Cholestase die Gallengangsepithelien) oder zuerst die Hepatozyten, die nach Schädigung über multiple Mechanismen (z. B. Peptidmediatoren, Membranlipide und freie Radikale) die Zytokinfreisetzung in den anderen Zellen initiieren.

Die beteiligten Zellen und Zytokine sind schematisch in Abb. 16-13 dargestellt. Trotz der Vielfalt der Noxen ist das Ziel der zellulären und humo-

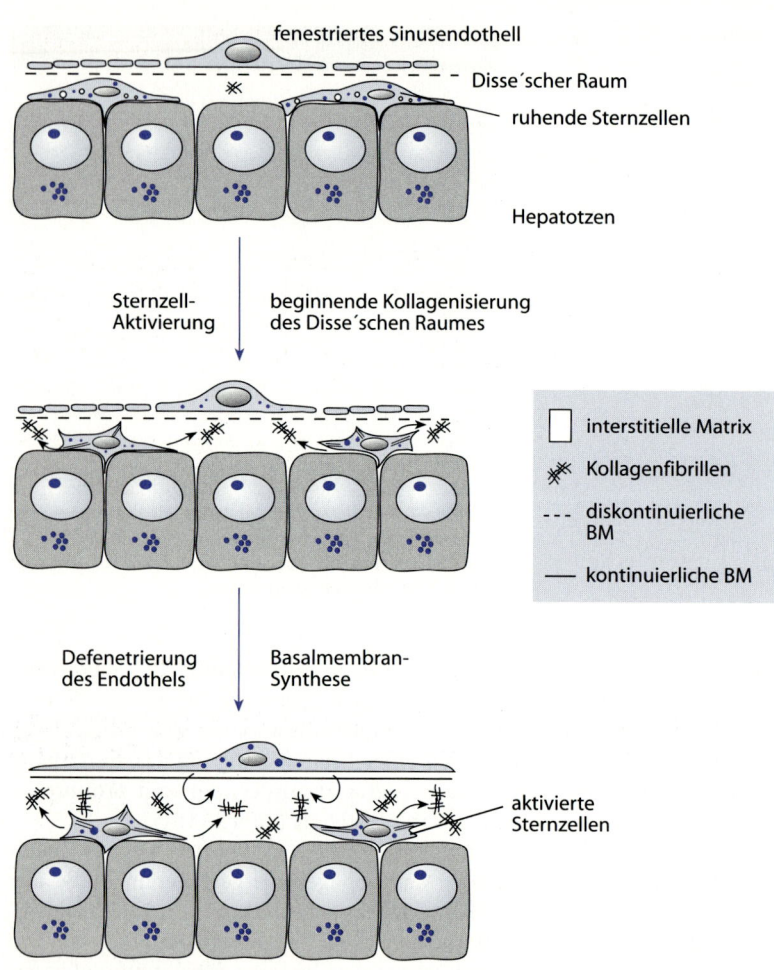

Abb. 16-13. Aktivierung der hepatischen Sternzellen. Schädigung der Hepatozyten, hier durch Alkohol, induziert die Aktivierung der ruhenden Sternzellen, die hierbei ihre Lipidvesikel und Vitamin-A-Speicher verlieren. Diese normalerweise ruhenden Zellen können zu Zellen mit den Eigenschaften von Myofibroblasten aktiviert werden, welche den Myofibroblasten der dermalen Wundheilung ähnlich sind. Sie exprimieren α-Aktin, besitzen kontraktile Eigenschaften, proliferieren vermehrt und können exzessiv EZM synthetisieren. Neben den aktivierten Sternzellen können auch die geschädigten Sinusendothelien Matrixproteine, insbesondere Komponenten der Basalmembran (*BM*), synthetisieren. Die Aktivierung der

ralen Aktivierungsprozesse einzig auf die rasche Wiederherstellung der Organhomöostase ausgerichtet, bei fortdauernder Schädigung mit dem Ergebnis der Narbenbildung, d. h. Fibrose oder Zirrhose.

Mechanismen der alkoholbedingten Leberfibrose und -zirrhose

Der oxidative Metabolit des Äthanols, Azetaldehyd, scheint – häufig im Zusammenspiel mit viralen oder metabolischen Lebererkrankungen – ein wesentlicher Verursacher der Fibrogenese der Leber zu sein. Azetaldehyd schädigt Zellmembranen, ist Initiator der Lipidperoxidation und bildet Proteinaddukte. Folge ist die Aktivierung von Entzündungszellen, insbesondere auch Kupffer-Zellen, die fibrogene Zytokine freisetzen können, sowie von perisinusoidalen Sternzellen und portalen Fibroblasten (Abb. 16-14).

Die zentrale Rolle der Kupffer-Zellen wird durch Arbeiten belegt, die zeigen, dass ihre Inaktivierung die (akute) alkoholbedingte Leberschädigung verhindern kann. Darüberhinaus können diätetische Faktoren wie ein Übermaß an mehrfach ungesättigten Fettsäuren oder ein Mangel an antioxidativen Vitaminen die alkoholbedingte Fibrogenese fördern (Tabelle 16-5).

Tabelle 16-5. Faktoren, welche die alkoholbedingte Fibrogenese potenzieren

Noxe	Mechanismus	Spezies
Hepatitis-C-Virus	Entzündung ↑ ?	Mensch
Eisen	Peroxiradikale ↑	Ratte
Eisen	Peroxiradikale ↑?	Mensch
Malnutrition	Peroxiradikale ↑?	Ratte
Malnutrition	Peroxiradikale ↑?	Mensch
Mehrfach ungesättigte Fette	u. a. Peroxiradikale	Ratte
Mehrfach ungesättigte Fette	u. a. Peroxiradikale	Affe

←

hepatischen Sternzellen mit vermehrter Matrixablagerung im Disse-Raum, aber auch die Aktivierung der Sinusendothelien mit der perisinusoidalen Fibrosierung und Verlust der endothelialen Fenestrierung (der sog. Kapillarisierung der Sinusoide) sind entscheidende Faktoren bei der Verringerung des O_2-Austauschs zwischen sinusoidalem Blut und den Hepatozyten. Die Folgen sind eine Verminderung der Entgiftungsleistung der Leber (Leberinsuffizienz) und die portale Hypertension

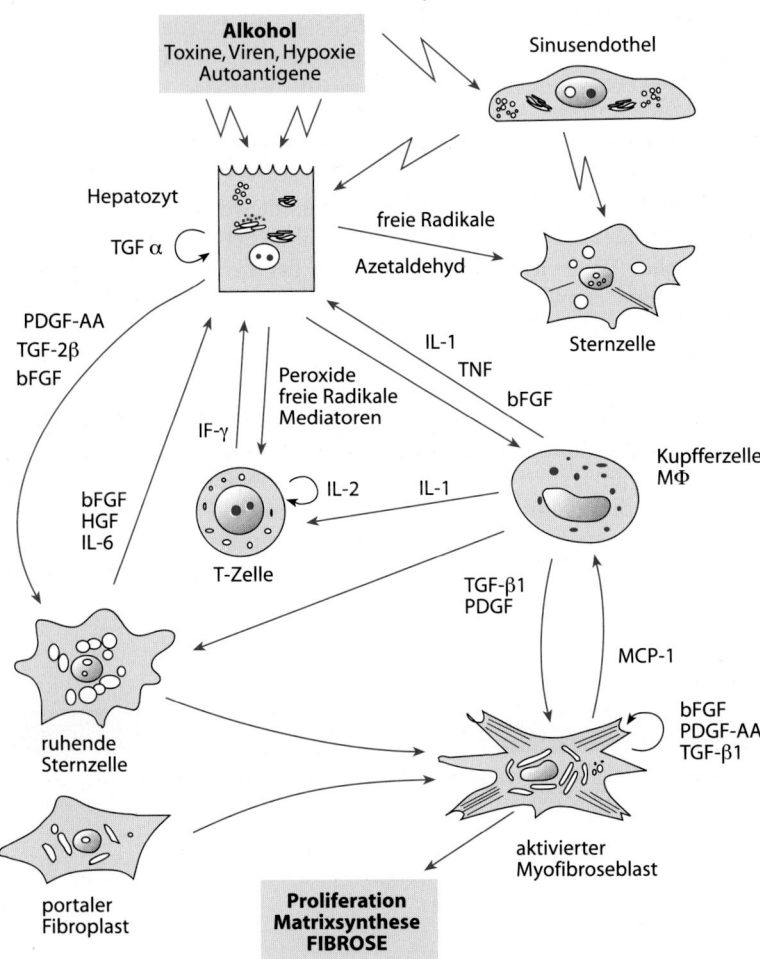

Abb. 16-14. Molekulare und zelluläre Mechanismen der Leberfibrose. Ähnliche Prozesse laufen bei der Fibrose sowie der Arteriosklerose und der dermalen Wundheilung ab. So werden ruhende mesenchymale Zellen wie der portale Fibroblast und die perisinusoidale Sternzelle der Leber zu einer myofibroblastoiden Zelle transformiert, die durch eine hohe Proliferationsrate und eine exzessive Synthese von Bindegewebskomponenten charakterisiert ist. Voraussetzung für die myofibroblastoide Transformation ist vorwiegend die kontinuierliche und direkte Schädigung von Hepatozyten. Eine Reihe von Noxen können auch direkt Gallengangsepithelien, Lymphozyten, Kupffer-Zellen (sowie die verwandten Makrophagen) und die hepatischen Sternzellen bzw. die portalen Fibroblasten aktivieren. In jedem Fall wer-

Antifibrotische Therapie der alkoholbedingten Leberfibrose

Zunächst sind die Alkoholabstinenz und, soweit möglich, die Ausschaltung anderer Noxen oberstes Gebot. Allein durch Alkoholabstinenz lässt sich die Progression einer alkoholischen Hepatitis zur Zirrhose in 3 Jahren von 38 % auf 15 % senken. Mittlerweile stehen eine Reihe nichtinvasiver Serummarker der Bindegewebssynthese (Fibrogenese) und des Bindegewebsabbaus (Fibrolyse) in der Leber zur Verfügung (Tabelle 16-6). Derartige Tests werden in klinischen Studien mit potenziell antifibrotischen Substanzen zunehmend Bedeutung erlangen; ihre vollständige Validierung wird in den nächsten 2–3 Jahren abgeschlossen sein.

Tabelle 16-6. Serumparameter der Fibrogenese und Fibrolyse in der Leber

Parameter	Fibrogenese	Fibrolyse	Leberspezifität
PIIINP	+	(+) (akut)	+
PIIICP	+	–	+
PIVCP	– (?)	+	+
PIVNP	– (?)	+	+
Kollagen VI	+	–	(+)
Tenaszin	+ (lobulär)	–	(+)
Undulin	–	+ (portal)	+
Laminin	+ (?)	+ (?)	(+)
Hyaluronan	+ (?)	+ (?)	(+)
MMP-1	–	+	+ (?)
TIMP-1	+	–	+ (?)

Auflistung der bisher genauer charakterisierten Tests für Bindegewebskomponenten. Leberspezifität, erhöhte Spiegel fast ausschließlich bei Lebererkrankungen. *PIIINP/PIIICP* aminoterminales bzw. carboxyterminales Propeptid des Prokollagens Typ III; *PIVNP/PIVCP* amino/carboxyterminales Propeptid des Prokollagens Typ IV; *KVI* Kollagen Typ VI; *TIMP* natürlicher Gewebeinhibitor der Metalloproteinasen (Kollagenasen); *MMP-1* Matrixmetalloproteinase 1 (Kollagenase). Die hervorgehobenen Parameter sind am vielversprechendsten; +/– reflektiert/reflektiert nicht; (+)/(–) reflektiert/reflektiert (mit Einschränkung) nicht.

---

den konsekutiv eine Vielzahl potenziell fibrogener (die Proliferation und Matrixsynthese mesenchymaler Zellen fördernder) Zytokine, insbesondere aus den mononukleären Zellen, freigesetzt. Die Fibrogenese wird ferner durch autokrin produzierte Mediatoren und Zytokine aufrechterhalten. Gleichfalls wichtig sind die Thrombozyten als Quelle fibrogener Wachstumsfaktoren und die Granulozyten, welche freie Radikale und reaktive O_2-Verbindungen produzieren. *b-FGF* basischer Fibroblastenwachstumsfaktor; *HGF* Hepatozytenwachstumsfaktor (protektiv); *IF* Interferon; *IL* Interleukin; *MCP* makrophagenchemotaktisches Peptid; *MΦ* Makrophage; *PDGF* Plättchenwachstumsfaktor; *TGF* transformierender Wachstumsfaktor; *TNF* Tumornekrosefaktor

Obwohl eine Vielzahl tierexperimenteller Untersuchungen und einige klinische Studien Pharmaka auf ihren antifibrotischen Effekt hin untersucht haben, sind die Ergebnisse nur zu einem geringen Teil verwertbar. Tabelle 16-7 führt potenziell antifibrotische Pharmaka auf, für die Daten aus interpretierbaren Tiermodellen (vorwiegend sekundär biliäre Leberfibrose der Ratte) und/oder repräsentative Untersuchungen am Menschen vorliegen. Zum Beispiel konnte gerade für Silymarin ein antifibrotischer Effekt in dem Tiermodell der biliären Leberfibrose der Ratte und später ein signifikanter Überlebensvorteil der mehrere Jahre mit Silymarin behandelten Patienten mit alkoholbedingter Zirrhose des Child-Stadiums A belegt werden. Auch mehrfach ungesättigtes Lezithin verhinderte in alkoholintoxi-

Tabelle 16-7. Potenziell antifibrotische Pharmaka

Pharmakon	Antifibrotischer Effekt		Mechanismus
	Tier	Mensch	
Silymarin	Ja	(Ja)	Membranmodulation ?, antiinflammatorisch
Mehrfach ungesättigtes Lezithin	Ja[a]	?	Kollagenaseaktivität ↑?
Ursodeoxycholsäure	(Nein)	(?)	Anticholestatisch, antiinflammatorisch
Pentoxifyllin	Ja	?	Intrazelluläre Kollagendegradation ↑, Kollagen ↓
Prostaglandine E1/E2	(Ja)	?	Intrazelluläre Kollagendegradation ↑, Kollagen ↓
Colchizin	Nein	Nein	Sekretion von Kollagenase und Zytokinen ↓
D-Penizillamin	Nein	Nein	Kollagenvernetzung ↓ (Lysylhydroxylase ↓)
Kortikosteroide	Nein	(Nein)	Kollagensynthese ↓, Immunsuppressivum
Prolylhydroxylase-Inhibitoren HOE 077	(Nein), (ja)		Intrazelluläre Kollagendgradation ↓, Sternzellproliferation ↓
γ-Interferon	Ja	?	Kollagenase ↑, Kollagen ↓, Proliferation ↓
α/β-Interferon	(Ja)	(Ja)	Kollagen ↓ (?)
HGF	(Ja)	?	Indirekt: Hepatozytenregeneration ↑
Anti-TGF-β anti-CTGF	(Ja)	?	Sternzellkollagen ↓

Auflistung der interpretierbaren Untersuchungen am Tiermodell (z. B. biliäre Leberfibrose der Ratte; [a]Alkoholfibrose des Affen) und am Menschen; (ja)/(nein), antifibrotischer Effekt mit Einschränkung belegt/widerlegt; (?), keine publizierten Studien. *CTGF* Bindegewebswachstumsfaktor; *HGF* Hepatozytenwachstumsfaktor; *TGF* transformierender Wachstumsfaktor. *CTGF* wird durch TGF-b allein in Mesenchymzellen freigesetzt und wirkt nur auf Mesenchymzellen. CTGF ist damit spezifischer zu antagonisieren als TGF-b.

kierten Affen die Progression zur höhergradigen Fibrose. Somit deutet sich ein Ende des therapeutischen Nihilismus auf dem Gebiet der fibrosierenden Lebererkrankungen an.

16.4.2
Immunmechanismen

S. Rossol

Alkohol bedingt sowohl akute als auch chronische Leberschäden, die von einer alkholischen Steatosis über eine akute Hepatitis bis hin zum Endstadium der Leberzirrhose führen können. Dabei spielen immunologische Mechanismen eine wesentliche Rolle in der Pathogenese des hepatozellulären Gewebeschadens. Neben der unspezifischen Immunität sind auch Teile der humoralen und zellulären spezifischen Immunität verändert. Insbesondere Untersuchungen bei Patienten mit Alkoholhepatitis und alkoholinduzierter Leberzirrhose zeigen, dass verschiedene immunologische Mechanismen wirksam sind, die neben der Initiierung auch die Perpetuierung des hepatozellulären Schadens mitverursachen können.

Alkoholische Fettleber

Bei der alkoholinduzierten Fettleber sind nur geringe immunologische Veränderungen nachweisbar. Die einzelnen Mechanismen der zellulären Immunität sind bei diesem Patientenkollektiv kaum verändert. Die früh eintretende Steatose ist nicht mit einer entzündlichen Gewebereaktion verbunden und daher nicht primär immunologisch, sondern vielmehr biochemisch initiiert. Hingegen finden sich bei diesen Patienten häufig

- Autoantikörper gegen Azetaldehydproteinkomplexe und alterierte Hepatozyten (Tabelle 16-8). Meist handelt es sich um IgA-Antikörper, die linear entlang der Sinusoide angeordnet sind.
- Akkumulation von Azetaldehydproteinaddukten in der zentrolobulären Region.
- Alkoholinduzierte Hepatitis.

Bei der alkoholinduzierten Hepatitis werden verschiedene immunologische Pathomechanismen beobachtet. Häufig lassen sich Autoantiköper gegen Leberzellmembrananteile (LMA) und leberspezifische Proteine (LSP) nachweisen (Tabelle 16-9). LMA-spezifische Antikörper treten bei ca.

Tabelle 16-8. Veränderungen immunologischer Reaktionen (in %) bei Patienten mit alkoholischer Fettleber (*LMA* Leber-Mitochondrien-Antigen, *LSP* leberspezifisches Antigen)

Immunologische Veränderungen	Patienten [%]
Antikörper gegen modifizierte Hepatozyten	3–74
IgA-Antikörper gegen LMA[a]	40
Antikörper gegen Azetaldehydaddukte	38–70
IgA-Antikörper gegen Azetaldehydaddukte	78
Antikörper gegen LSP[b]	12

Tabelle 16-9. Veränderungen immunologischer Reaktionen (in %) bei Patienten mit alkoholischer Hepatitis

Immunologische Veränderungen	Patienten
Antikörper gegen modifizierte Hepatozyten	46–78%
IgA-Antikörper gegen LMA	14–89%
Antikörper gegen Azetaldehydaddukte	82–90%
IgA-Antikörper gegen Azetaldehydaddukte	70–76%
Antikörper gegen LSP	7–11%
IL-1	Erhöht
IL-1α	Erhöht
IL-6	Erhöht
TNF-α	48–100%
Induzierte Lymphozytenproliferation	Erniedrigt
Zytotoxizität gegen autologe Hepatozyten	Erhöht
Sensitivität gegenüber alkoholischem Hyalin	30–100%
CD4-CD8-Ratio peripheres Blut	Erhöht
CD4-CD8-Ratio intrahepatisch	Erhöht
Zelluläre Expression von HLA-Klasse-I	Erhöht
Zelluläre Expression von HLA-Klasse-II	Erhöht
Zelluläre Expression von Adhäsionsmolekülen	Erhöht
IgA-Antikörper entlang der Sinusoide	58–100%

20–50% (bis zu 85%) dieser Patienten auf. Es handelt sich im Wesentlichen um IgA-Antikörper.

Neben der humoralen Immunantwort sind an der Pathogenese der alkoholischen Hepatitis auch hochaktive Mediatoren, Zytokine, beteiligt. Insbesondere die proinflammatorischen Zytokine TNF-α, IL-6 und IL-8 stehen dabei im Mittelpunkt des Interesses. TNF-α ist mit klinischen Symptomen der alkoholischen Hepatitis verbunden (Gewichtsabnahme, Hypotonie und Leukozytose) und bei der schweren Verlaufsform von prognostischer Bedeutung. Da TNF-α und auch IL-6 zur Expression von Adhäsionsmolekülen führen, könnte dieser Mechanismus zu einer lokalen Rekrutierung von spezifischen T-Zellen führen. Das System der proinflammatorischen Zytokine ist als Parameter der Schwere der alkoholischen Hepatitis nutzbar.

Ein wichtiger pathogenetischer Faktor bei der alkoholischen Hepatitis ist der programmierte Zelltod, Apoptose, der intrahepatisch über verschiedene Mediatoren aktiviert werden kann und zu einem Hepatozytenverlust führt. Als die beiden wichtigsten apoptoseinduzierenden Mechanismen sind sowohl die Aktivierung des TNF-Systems einschließlich seiner hepatozellulär exprimierten Rezeptoren als auch die CD95-Rezeptor-Liganden-Interaktion zu nennen.

Chronisch aktive Alkoholhepatitis

Auch unter Berücksichtigung einer sorgfältigen serologischen Hepatitis-B-Virus- und -C-Virustestung sowie Ausschluss anderer Ursachen verbleibt ein kleiner Anteil von Patienten ohne virologische Serummarker, die ein histologisches Bild wie bei einer chronisch aktiven Hepatitis (portales Zellinfiltrat mit dominierendem Lymphozytenanteil, Grenzlamellendurchbrüchen, sog. Mottenfraßnekrosen, und intrazinären Läsionen) aufweisen und solitär Alkohol als ätiologisches Agens aufweisen. Wegweisende immunologische Untersuchungen zu dieser Erkrankung liegen nicht vor.

Alkoholinduzierte Leberzirrhose

Bei alkoholinduzierten Leberschäden sind die IgA-Spiegel im Serum der Patienten erhöht. IgA-Antikörper induzieren Zytokine wie TNF-α, die aber auch durch Endotoxin direkt stimuliert werden können (Tabelle 16-10). Endotoxin kann aus dem Darm schon bei akuter Alkoholexposition systemisch eingeschwemmt werden, ist v.a. aber bei Patienten mit einer Leberzirrhose zu finden. LPS ist typischerweise mit einer massiven Zytokinsynthese verbunden. Die spezifischen TNF-Rezeptoren TNFR-p55 und -p75 sind bei Patienten mit Leberzirrhose und deutlicher nekroinflammatorischer Aktivität erhöht, was auf eine systemische Aktivierung des TNF-Systems hinweist.

Das zelluläre Immunsystem weist bei Patienten mit Leberzirrhose ebenfalls verschiedene Veränderungen auf, die von einer eingeschränkten Stimulationsfähigkeit bis hin zur Verstärkung von Differenzierungsfaktoren für B-Zellen reichen. Quantitativ ist das Verhältnis der verschiedenen

Tabelle 16-10. Veränderungen immunologischer Reaktionen (in %) bei Patienten mit alkoholischer Leberzirrhose

Immunologische Veränderungen	Patienten
Antikörper gegen modifizierte Hepatozyten	44–78%
IgA-Antikörper gegen LMA	61–100%
Antikörper gegen Azetaldehydaddukte	35–85%
IgA-Antikörper gegen Azetaldehydaddukte	90%
Antikörper gegen LSP	14–61%
IL-1α	100%
IL-6	20–50%
TNF-α	73–100%
Induzierte Lymphozytenproliferation	Erniedrigt
Zytotoxizität gegen autologe Hepatozyten	Erhöht
Sensitivität gegenüber alkoholischem Hyalin	30–100%
CD4-CD8-Ratio peripheres Blut	Erhöht
CD4-CD8-Ratio intrahepatisch	Erhöht
Zelluläre Expression von HLA-Klasse-I	Erhöht
Zelluläre Expression von HLA-Klasse-II	Erhöht
Zelluläre Expression von Adhäsionsmolekülen	Erhöht
IgA-Antikörper entlang der Sinusoide	73–78%

T-Zellpopulationen (CD4/CD8) erhöht. Die Beteiligung der Apoptose an der Pathogenese der alkoholinduzierten Leberzirrhose konnte durch aktuelle Studien nachgewiesen werden.

16.4.3
Stellenwert des Azetaldehyds

S. Rossol

Azetaldehyd ist der erste toxische Metabolit im Abbaumetabolismus des Alkohols und bestimmt wesentlich dessen organspezifische Gewebeschäden. Die Leber ist primäres Zielorgan des Azetaldehyds, da hier über 90% des Metabolismus erfolgt. Bei der Beurteilung des durch Azetaldehyd vermittelten Leberschadens müssen neben direkten toxischen Auswirkungen auch immunologische Mechanismen (Bildung von Proteinaddukten), Enzymalterationen und profibrotische Effekte berücksichtigt werden.

Alkohol kann im Körper nicht gespeichert werden und wird deshalb sofort über eine obligate Oxidierung metabolisiert. Die Leber ist zentrales Abbauorgan und oxidiert den überwiegenden Anteil (mehr als 90 %) des aufgenommenen Alkohols. Dadurch kann es zu einer Dominierung der normalen Leberstoffwechselrate in bis zu 90 % kommen. Als erster spezifischer Metabolit des Alkoholabbaus wird das überaus reaktive Azetaldehyd gebildet, das über verschiedene Mechanismen (z. B. Zytotoxizität, Membranschädigung) zu einem hepatozellulären Schaden führt. Hinsichtlich des Alkoholstoffwechsels und der Azetaldehydsynthese sei auf Kap. 4 („Alkoholstoffwechsel") verwiesen.

Toxische Effekte des Azetaldehyds

Azetaldehyd ist chemisch und pharmakologisch eine sehr reaktive Substanz und wird als einer der hauptsächlichen, initiierenden pathogenetischen Faktoren des alkoholassoziierten Zellschadens angesehen. Azetaldehyd wird mit verschiedenen hepatotoxischen Mechanismen assoziiert, die zur Pathogenität des chronischen Alkoholkonsums beitragen (Tabelle 16-11). Ein übermäßiger Alkoholkonsum führt sowohl zu einer vermehrten Azetaldehydakkumulation mit Veränderungen im hepatischen Stoffwechsel als auch zu Alterationen hepatozytärer subzellulärer Strukturen (Abb. 16-15). Die durch eine erhöhte zelluläre Azetaldehydkonzentration ausgelösten Gewebeschäden werden entweder direkt oder indirekt vermittelt (Tabelle 16-11).

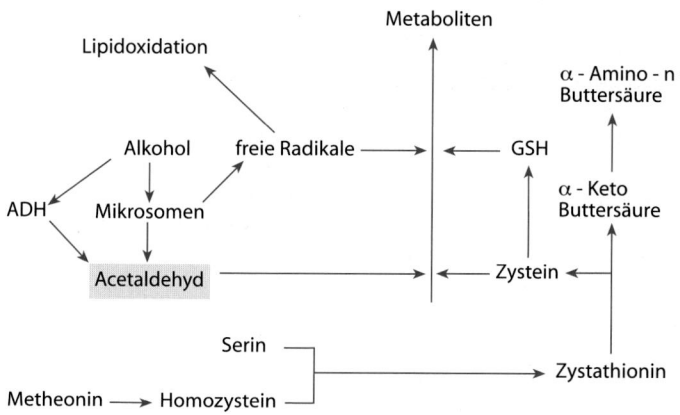

Abb. 16-15. Potenzielle Assoziation zwischen mikrosomaler Induktion sowie vermehrter Azetaldehydproduktion durch Alkoholeinwirkung

Azetaldehydtoxizität	Effekt
Lipidoxidation	↑
Bindung an Proteine (Proteinaddukte)	↑
Zellmembranstabilität	↓
Radikalbildung	↑
Leberglutathion	↓
Glutathiontransferase	↓
Kollagendeposition	↑
Zytokinfreisetzung	↑

Tabelle 16-11. Effekte von Azetaldehyd bei alkoholinduzierten Lebererkrankungen

Klinische Symtome

Bei einer Akkumulation von Azetaldehyd im Blut kommt es zu klinischen Symptomen wie:

- Übelkeit,
- Hautrötung,
- Tachykardie,
- Kollapszuständen.

Dies tritt bei Alkoholikern und besonders häufig bei Patienten mit einer ineffektiven Aktivität der Aldehyddehydrogenase durch Mutationen oder Medikamente auf und ist insbesondere bei Chinesen und Japanern häufig (in ca. 50%) anzutreffen. Die Ursache hierfür ist in einer inaktiven Form des ADH2-Isoenzyms zu suchen. Auch die bei Orientalen nachweisbare Alkoholunverträglichkeit beruht auf dieser meist genetisch bedingten Ineffizienz der Aldehyddehydrogenase. Dadurch bedingt sind in diesen ethnischen Populationen alkoholbedingte Leberschäden selten anzutreffen. Personen mit einer nur heterozygoten Form der ADH2-Isoenzymaktivität jedoch weisen einen verminderten Azetaldehydmetabolismus und damit eine vermehrte hepatozelluläre Schädigung auf.

Eine vermehrte Azetaldehydanhäufung wird auch bei antabusartigen Effekten durch Medikamente wie z. B. Metronidazol, Reserpin, Phenylbutazon, einige Cephalosporine und Tolbutamid verursacht. Gesunde Personen zeigen kein systemisch nachweisbares Azetaldehyd, was auf eine vollständige Oxidierung des anfallenden Azetaldehyds in der Leber hinweist.

16.4.4
Änderung wichtiger Stoffwechselbereiche

C. Bode, J.C. Bode

Alkoholzufuhr beeinflusst nahezu alle wichtigen Stoffwechselbereiche in der Leber. Zum größten Teil wurden diese Stoffwechseländerungen in tierexperimentellen Untersuchungen nachgewiesen. Es ist daher schwierig, abzuschätzen, welche Bedeutung einzelne Stoffwechseländerungen für die Pathogenese alkoholinduzierter Lebererkrankungen beim Menschen haben.

Akute Wirkungen auf einige Stoffwechselbereiche

Der Alkoholabbau in der Leber erfolgt überwiegend über die Alkoholdehydrogenase mit nachfolgender Oxidation von Azetaldehyd zu Azetat. In beiden Reaktionsschritten führt die Freisetzung von Wasserstoff zu einem starken Anstieg von $NADH^+H^+$, der reduzierten Form von NAD^+ (Abb. 16-16). Die Folge des überschießenden Angebots von Wasserstoff in den Hepatozyten ist eine erhebliche Verschiebung des Redoxgleichgewichts mit Zunahme reduzierter und Abnahme oxidierter Metaboliten bei Redoxpaaren, wie z.B. Laktat/Pyruvat und β-Hydroxybutyrat/Azetoazetat.

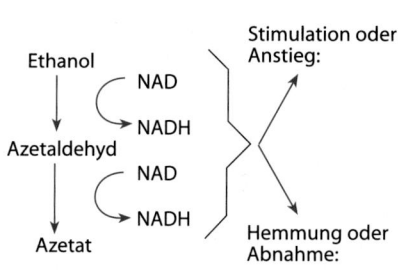

Abb. 16-16. Beispiele von Stoffwechseländerungen in der Leber durch Abbau von Alkohol über Alkohol- und Azetaldehyddehydrogenase (ADH, ALDH) nach akuter Alkoholzufuhr

Hierdurch kommt es zu deutlichen Änderungen in mehreren Bereichen des Intermediärstoffwechsels; dazu zählen u.a. eine Hemmung des Zitronensäurezyklus, der Fettsäureoxidation und der Glukoneogenese. Bisher ist nicht geklärt, ob die Änderung der erwähnten Stoffwechselbereiche zur Pathogenese alkoholinduzierter Organerkrankungen, abgesehen von der Fetteinlagerung in die Leber, beitragen.

Hypermetaboler Status

Chronischer Alkoholkonsum führt zu einer Aktivierung des energieliefernden Stoffwechsels mit gesteigertem O_2-Verbrauch in der Leber, die Ähnlichkeiten mit den Stoffwechseländerungen bei Hyperthyreose aufweist. Diese Änderungen wurden als „hypermetaboler" Zustand bezeichnet. Infolge des gesteigerten O_2-Verbrauchs wird die Leber, insbesondere in der Zone 3 um die Zentralvene, sehr anfällig für ischämische Schäden. Die Empfindlichkeit gegenüber Hypoxie wird zusätzlich durch Verfettung der Hepatozyten gesteigert.

Oxidativer Stress

Die Hypothese, dass oxidativer Stress eine wichtige Rolle in der Pathogenese alkoholinduzierter Lebererkrankungen spielt, gründet sich auf den Nachweis einer gesteigerten Bildung reaktiver O_2-Spezies oder einer Verminderung der Substanzen, die für die Beseitigung freier Radikale entscheidend wichtig sind. Eine wichtige Rolle für die Bildung reaktiver O_2-Spezies spielt die Alkoholoxidation in Mikrosomen durch Cytochrom-P450-2E$_1$ (CYP2E$_1$). Die reaktiven O_2-Spezies können zur Lipidperoxidation führen. Auch Azetaldehyd wird eine Rolle für die Lipidoxidation in der Leber zugesprochen.

Die Ergebnisse neuerer Untersuchungen weisen zusätzlich auf eine wichtige Rolle von neutrophilen Granulozyten und insbesondere auch von Kupffer-Zellen für die Bildung reaktiver O_2-Spezies durch Alkohol hin. Eine wesentliche Ursache für die verstärkte Freisetzung reaktiver O_2-Verbindungen durch diese Zellen ist wahrscheinlich die Stimulierung durch Endotoxine (Abb. 16-17).

Als Ursache für die Zunahme von oxidativem Stress durch Alkohol werden außer der gesteigerten Bildung freier Radikale Störungen im Antioxidanziensystem diskutiert. So sprechen die Mehrzahl der Untersuchungen bei Menschen mit reichlichem chronischem Alkoholkonsum für eine Min-

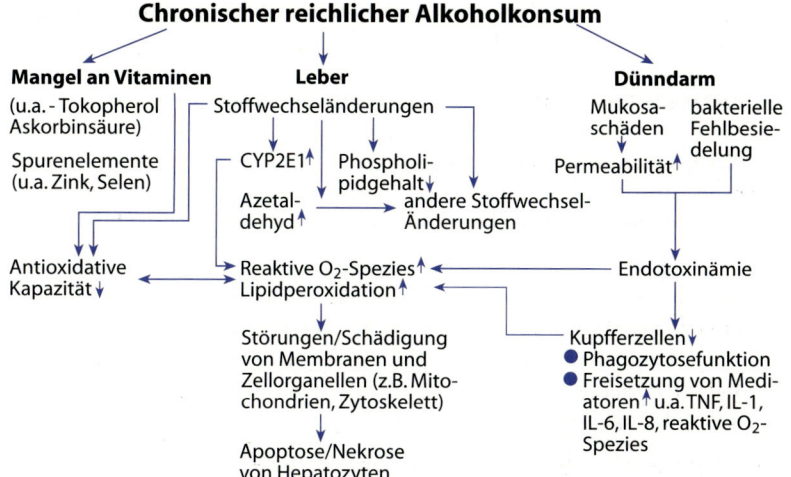

Chronischer reichlicher Alkoholkonsum

Mangel an Vitaminen
(u.a. - Tokopherol
Askorbinsäure)

Spurenelemente
(u.a. Zink, Selen)

Antioxidative
Kapazität ↓

Leber
Stoffwechseländerungen

CYP2E1↑   Phospholi-
           pidgehalt↓
Azetal-   andere Stoffwechsel-
dehyd↑   Änderungen

Reaktive O₂-Spezies↑
Lipidperoxidation↑

Störungen/Schädigung
von Membranen und
Zellorganellen (z.B. Mitochondrien, Zytoskelett)

Apoptose/Nekrose
von Hepatozyten

Dünndarm
Mukosa-   bakterielle
schäden   Fehlbesie-
           delung
Permeabilität↑

Endotoxinämie

Kupfferzellen↓
● Phagozytosefunktion
● Freisetzung von Medi-
  atoren↑ u.a. TNF, IL-1,
  IL-6, IL-8, reaktive O₂-
  Spezies

Abb. 16-17. Schematische Darstellung einiger wesentlicher Faktoren für die Pathogenese alkoholinduzierter Lebererkrankungen

derversorgung mit den Antioxidanzien Vitamin A, C und E (α-Tocopherol, Ascorbinsäure, β-Karotin) und Selen auch bei normaler Zufuhr dieser Vitamine bzw. dieses Spurenelements.

Phospholipidstoffwechsel

Phospholipide sind wichtige Bestandteile aller Zellmembranen und Membranen subzellulärer Strukturen. Der Anteil gesättigter und ungesättigter Fettsäuren in Phospholipiden beeinflusst die Permeabilität und Funktion wichtiger Membrananteile, die Transportkanäle, Rezeptoren und membranständige Enzyme. Chronische Alkoholzufuhr reduziert den Gehalt von Phospholipiden und insbesondere von Phosphatidylcholin (PC; Synonym: Lezithin) in der Leber. Hierauf werden u. a. Störungen wichtiger mitochondrialer Funktionen durch Alkoholkonsum zurückgeführt.

Von besonderer Bedeutung scheint eine Verminderung von PC mit hohem Anteil ungesättigter Fettsäuren zu sein. Durch ausreichende Zufuhr von PC mit hohem Anteil ungesättigter Fettsäuren ließ sich außer der Unterdrückung der Umwandlung von Lipozyten in kollagenbildende Zellen auch eine Hemmung der durch Azetaldehyd induzierten Kollagenablagerung sowie eine Stimulierung der Aktivität des kollagenabbauenden Enzyms, der Kollagenase, nachweisen.

Bakterielle Toxine (Endotoxin) aus dem Gastrointestinaltrakt

Vielfältige Befunde sprechen dafür, dass bakterielle Toxine intestinaler Herkunft, insbesondere Endotoxine, eine wichtige Rolle in der Pathogenese alkoholinduzierter Lebererkrankungen spielen. Alkoholabusus führt:

- zu einer Schädigung der Schleimhaut im oberen Gastrointestinaltrakt und zu einer gesteigerten Permeabilität des Intestinaltraktes für großmolekulare Substanzen (s. Kap. 13 „Alkohol und Darm"),
- gehäuft zu einer bakteriellen Fehlbesiedlung im oberen Dünndarm mit starker Zunahme gramnegativer Bakterien und damit erhöhter Endotoxinbildung.

Dies trifft bereits bei Patienten mit Alkoholfettleber oder leichten Formen einer Alkoholhepatitis zu. Sogar bei gesunden Personen findet sich nach einmaligem Alkoholexzess häufig eine passagere Endotoxinämie.

Weitere begünstigende Faktoren einer Endotoxinämie sind:

- Hemmung der Phagozytoseleistung der Kupffer-Zellen,
- Verminderung wichtiger endotoxinbindender Proteine wie Albumin, HDL-Cholesterin und Transferrin.

Es fand sich im Tierexperiment eine positive Korrelation zwischen den Endotoxinkonzentrationen im Plasma und dem Ausmaß histologisch nachweisbarer Leberveränderungen (entzündliche Infiltrate, Nekrosen). Das Auftreten solcher alkoholinduzierter Leberschäden ließ sich durch eine weitgehende Dekontamination des Darms durch Behandlung mit 2 Breitbandantibiotika deutlich reduzieren.

Neutrophile Granulozyten

Eines der charakteristischen Merkmale einer alkoholbedingten Hepatitis ist eine Infiltration mit vornehmlich neutrophilen Granulozyten. Dieser Befund entspricht dem einer durch Endotoxin induzierten Leberschädigung. Endotoxin ist einer der wesentlichen Faktoren, die – u. a. durch die Vermittlung von Interleukin-8 (IL-8) – zur Akkumulation und Aktivierung von neutrophilen Granulozyten führen. Eine Vielzahl experimenteller Befunde lässt darauf schließen, dass die Akkumulation und Aktivierung von neutrophilen Granulozyten in der Leber eine wichtige Bedeutung für die Pathogenese alkoholbedingter Lebererkrankungen haben.

Kupffer-Zellen

Unter chronischem Alkoholkonsum wurde eine Hemmung der Phagozytosefunktion von Kupffer-Zellen beschrieben. Die Hemmung der Phagozytosefunktion durch Alkoholeinwirkung ist für die Elimination großmolekularer Substanzen aus dem Darm, wie Endotoxin und andere bakterielle Toxine, von besonderer Bedeutung. Bei gestörter Phagozytosefunktion kommt es leichter zum Übertritt („spill-over") solcher Substanzen aus dem Pfortaderblut in die systemische Zirkulation.

Für die Pathogenese alkoholinduzierter Lebererkrankungen spielt die gesteigerte Freisetzung von Zytokinen und anderen Mediatoren aus Phagozyten wahrscheinlich eine bedeutsame Rolle (Abb. 16-17 und 16-18). Endotoxine und andere bakterielle Toxine werden für die gesteigerte Freisetzung dieser Mediatoren in erster Linie verantwortlich gemacht. In neuen tierexperimentellen Untersuchungen wurde gezeigt, dass die Zeichen der Leberschädigung (Entzündung, Nekrose) durch Ausschaltung der Kupffer-Zellen stark reduziert werden kann.

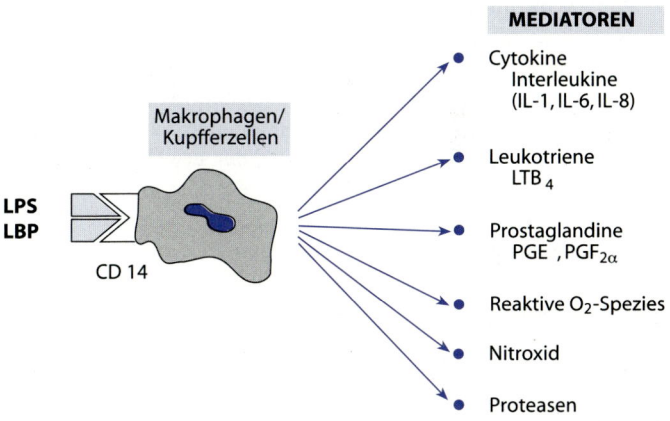

Abb. 16-18. Effekt von Lipopolysaccharid (*LPS* Endotoxin) auf die Freisetzung wichtiger Mediatoren aus Kupffer-Zellen bzw. anderen Makrophagen. *LBP* lipopolysaccharidbindendes Protein; *CD14* Rezeptor auf der Zellmembran für den LPS-/LBP-Komplex

Zytokine und andere Mediatoren aus Makrophagen/Kupffer-Zellen

Wichtige Mediatoren, die nach Stimulierung von Kupffer-Zellen oder anderen Phagozyten mit Endotoxin aus diesen Zellen freigesetzt werden, sind in Abb. 16-18 wiedergegeben. Eine anhaltend gesteigerte Bildung bestimmter Zytokine, wie Tumornekrosefaktor α (TNF-α) und Interleukin-1 (IL-1), sowie reaktive O_2-Spezies führen zu vermehrter Einwanderung von neutrophilen Granulozyten im Bereich der Leberläppchen und Störungen der Mikrozirkulation, die wesentlich zur Schädigung von Hepatozyten bis zur Nekrose beitragen.

16.4.5
Ernährungsfaktoren in der Pathogenese alkoholinduzierter Lebererkrankungen

C. BODE, J. C. BODE

In den folgenden Abschnitten werden die wichtigsten Änderungen der Versorgung mit Nährstoffen und des Ernährungszustands besprochen, für die eine Rolle in der Entstehung und einem Fortschreiten alkoholinduzierter Lebererkrankungen angenommen wird (s. auch Kap. 18 „Alkohol und Ernährung").

Für die nachfolgenden Ausführungen soll auch an dieser Stelle betont werden, dass Mangelernährung bei Alkoholikern multifaktoriell ist. Sie kann Folge einer inadäquaten Zufuhr von Nährstoffen, einer Maldigestion und Malabsorption, eines gestörten Stoffwechsels, einer verminderten Speicherung und eines erhöhten renalen Verlustes von Nährstoffen sein oder eine Kombination mehrerer der erwähnten Faktoren. Für die nachfolgenden Abschnitte ist festzuhalten, dass ein Mangel an einzelnen oder mehreren Nährstoffen, insbesondere an Vitaminen und Spurenelementen, auch beim „normalen" Wohlstandstrinker auftreten, auch wenn sie beim unterernährten „Elendstrinker" häufiger und ausgeprägter gefunden werden.

Lipide und Fettsäuren

Die Ergebnisse epidemiologischer Untersuchungen weisen darauf hin, dass die Fettmenge und die Art des Fettes in der Kost für die Pathogenese alkoholinduzierter Leberschäden bedeutsam sind:

- Es besteht eine besonders enge Korrelation des Produktes aus Konsum von Schweinefleisch (aber nicht Rindfleisch) und Alkohol mit der Zirrhosesterblichkeit. Ursächlich wird der höhere Gehalt an mehrfach ungesättigten Fettsäuren (insbesondere Linolsäure) im Schweinefleisch für die Entstehung alkoholinduzierter Leberschäden verantworlich gemacht. Der Pathomechanismus ist bisher nicht geklärt.
- Fischöl bewirkt zusammen mit Alkohol eine Stimulierung von Itozellen, eine verstärkte Genexpression (mRNA) von Kollagen I, II und IV sowie weitere biochemische Veränderungen, die für eine Förderung der Fibrogenese in der Leber sprechen.
- Neuere Untersuchungen sprechen für eine wichtige Rolle von mehrfach ungesättigtem Lezithin (= Polyenphosphatidylcholin) für die Entstehung fortschreitender alkoholinduzierter Leberveränderungen (Zunahme der Fibrosebildung bei alkoholinduzierter reduzierter Lezithinkonzentration in der Leber).

Proteine und Aminosäuren

Im Durchschnitt ist die Proteinzufuhr bei Patienten mit chronischem Alkoholmissbrauch in Mitteleuropa normal, solange kein Endstadium alkoholinduzierter Organerkrankungen vorliegt. Stoffwechselveränderungen durch chronischen Alkoholkonsum können jedoch zu einem relativen Mangel einzelner Aminosäuren führen. Dies trifft insbesondere für die schwefelhaltigen Aminosäuren (Methionin und Zystein) zu und ist v. a. Folge von Stoffwechselveränderungen durch chronischen Alkoholkonsum.

Durch den Mangel an Methionin wird die nichtessentielle Aminosäure Zystein essentiell. Zystein wird für die Synthese von Glutathion benötigt, das eine entscheidende Rolle für die „Entgiftung" reaktiver Sauerstoffspezies und die Entgiftung weiterer Stoffwechselprodukte spielt. Chronischer Alkoholkonsum führt zu einer Verminderung des Glutathiongehalts in der Leber.

Kohlenhydrate

Aus tierexperimentellen Untersuchungen wurde gefolgert, dass die Fetteinlagerung bei chronischem Alkoholabusus weniger auf den Alkoholkonsum als auf einen Kohlenhydratmangel zurückzuführen ist. Ungeklärt ist bisher, ob auch bei Menschen ein relativer Kohlenhydratmangel zur Entstehung der Alkoholfettleber beitragen kann.

Vitamine

Chronische Alkoholzufuhr führt zu einer deutlichen Verminderung des Vitamin-A-Gehalts in der Leber (beschleunigter mikrosomaler Abbau des Vitamins). Die Ergebnisse tierexperimenteller Studien sprechen dafür, dass eine Vitamin-A-Verarmung in der Leber die Kollagenproduktion durch Itozellen fördert und über Läsionen der Lysosomen zur Schädigung von Hepatozyten beiträgt.

Auch der bei Alkoholikern gut dokumentierte Mangel an Vitamin B_6 kann zur Entwicklung von Leberschäden beitragen. Ausgeprägter Vitamin-B_6-Mangel allein führte in Untersuchungen an Ratten und Affen zu Leberveränderungen mit Fetteinlagerung, Nekrosen und zur Entwicklung von Fibrose. Der beim Alkoholiker häufig auftretende Mangel an Folsäure, Vitamin B_6 und Vitamin B_{12} wird mit der reduzierten Regenerationsfähigkeit einer durch Alkohol geschädigten Leber in Verbindung gebracht.

Es wird vermutet, dass Vitamin-E-Mangel über eine Reduktion des Antioxidanzienschutzes ebenfalls zur Entstehung alkoholinduzierter Leberschäden beitragen kann.

Spurenelemente

Bei Patienten mit chronischem Alkoholabusus findet sich häufig ein Mangel an Zink und Selen im Blut und in der Leber:

- Zinkmangel führt als Bestandteil von Metalloenzymen zu einer Störung verschiedener Schutzmechanismen in der Leber, insbesondere auch von Schutzmechanismen gegen die durch Alkohol gesteigerte Bildung reaktiver Sauerstoffspezies.
- Selen ist essentieller Bestandteil der Gluthationperoxidase, die über die Bereitstellung von Glutathion eine wichtige Funktion beim Schutz der Zellen gegen reaktive Sauerstoffspezies erfüllt.

16.5
Stellenwert viraler Infektionen

S. Rossol

Bei Patienten mit einem vermehrten Alkoholkonsum besteht eine erhöhte Prävalenz an Virushepatitiden der Typen A, B und C. Besonders Patienten mit einer klinisch apparenten alkoholinduzierten Lebererkrankung zeigen eine sehr häufige Koinfektion mit dem Hepatitis-C-Virus. Der klinische Verlauf ist bei der chronischen Verlaufsform dieser Virushepatitis deutlich progressiver und resultiert ebenso wie die HBV-Infektion in einem signifikanten Risiko der Entwicklung eines primären hepatozellulären Karzinoms.

16.5.1
Hepatitis-A-Virusinfektion

Die fäkal-oral übertragene Hepatitis-A-Virus-(HAV-)Infektion zeigt bei Patienten mit einem signifikanten Alkoholabusus eine erhöhte Prävalenz gegenüber der Allgemeinbevölkerung, und damit besteht ein erhöhtes Risiko zur Akquirierung dieser Infektion. Dies gilt insbesondere für jüngere Patienten unter 45 Jahren (anti-HAV-Prävalenz 56 % vs. 39 %). Die HAV-Infektion heilt generell aus und zeigt keine Chronifizierungstendenz.

16.5.2
Hepatitis-E-Virusinfektion

Ein Zusammenhang dieser Infektion mit chronischem Alkoholabusus kann aktuell auf Grund der fehlenden Daten nicht bewertet werden.

16.5.3
Hepatitis-B-Virusinfektion

Die Rolle der Hepatitis-B-Virus-(HBV-)Infektion bei Patienten mit einem erhöhten Alkoholkonsum variiert mit dem Stadium des Leberschadens und ist von geographischen und ethnischen Gegebenheiten abhängig:

● Die Prävalenz der HBV-Infektion (anti-HBc-Antikörper) wird in mehreren Untersuchungen zwischen 20 und 37 % der Patientenkollektive mit chronischem Alkoholabusus angegeben und ist somit gegenüber der Allgemeinbevölkerung deutlich vermehrt (10- bis 20fach) nachweisbar. Dies gilt nicht nur für Patienten mit verschiedenen alkoholinduzierten Leberschäden, sondern auch für Personen mit einem lediglich nachgewiesenen erhöhten Alkoholkonsum ohne histologische Leberveränderungen.
● Im Gegensatz hierzu ist die HBsAg-Inzidenz in Patientenkollektiven mit oder ohne chronischen Alkoholkonsum nicht unterschiedlich und

macht eine durch Alkohol bedingte Vermehrung der HBV-Replikation unwahrscheinlich.

- Im Gegensatz zur Hepatitis-C-Virusinfektion sind die Studienergebnisse zum Verlauf einer HBV-Infektion bei Patienten mit chronischem Alkoholabusus inkonsistent und lassen keine eindeutige Progression bei Vorliegen beider Kofaktoren erkennen. Dies gilt auch für Patienten mit einer Hepatitis-Delta-Virus-(HDV-)Infektion, das nur in Abhängigkeit des HBV-Oberflächenproteins (HBsAg) replizieren kann.

- Bei Patienten mit Alkholoabusus und einem hepatozellulären Karzinom (HCC) liegt in allen Studien eine deutlich erhöhte Prävalenz an HBV-Infektionen vor. Bis zu 56 % dieser Patienten weisen eine positive HBV-Serologie und Zeichen der aktiven Virusreplikation auf. Patienten mit einem langjährigen Alkoholabusus (mehr als 8 Jahre über 60 g/Tag) weisen in 15 – 25 % gleichzeitig einen positiven HBsAg-Befund auf, was neben der Progression einer Lebererkrankung durch Alkohol auf die HBV-assoziierte Entwicklung eines HCC bei chronischen Alkoholikern hinweist. Insgesamt ist das Risiko einer HCC-Entwicklung durch die HBV-Infektion höher zu bewerten als durch Alkohol.

16.5.4
Hepatitis-C-Virusinfektion und Alkohol

Die mit Abstand häufigste und nicht durch Alkohol induzierte Form eines Leberschadens bei Patienten mit einem chronischen Alkoholabusus ist die chronische Hepatitis-C-Virus-(HCV)Infektion:

- Patienten mit einem mehrjährigen erhöhten Alkoholkonsum (> 60 g/ Tag) weisen im Vergleich zur Allgemeinbevölkerung eine mehrfach erhöhte anti-HCV-Prävalenz auf (10 % vs. 1,4 %). Liegt gleichzeitig eine Lebererkrankung vor, steigt die HCV-Prävalenz auf ca. 30 %.

- Der Schweregrad des alkoholischen Leberschadens ist positiv mit einer gleichzeitigen HCV-Infektion korreliert, und die nachgewiesene entzündliche Aktivität ist insbesondere bei Nachweis einer HCV-Virämie vestärkt.

- Die meisten dieser anti-HCV-positiven Patienten mit einer Lebererkrankung sind Virusträger (65 – 94 % HCV-RNA-positiv). Dies deutet auf eine aktive Virusreplikation hin, die mit einer nekroinflammatorischen Schädigung in der Leber assoziiert ist.

- Chronischer Alkoholkonsum führt bei Patienten mit einer chronischen HCV-Infektion zu einem vermehrt progressiven Verlauf der Erkrankung. Dies führt zu einer erhöhten Inzidenz von Leberzirrhose und primärem hepatozellulärem Karzinoms (HCC, s. oben).

- Es besteht eine Korrelation zwischen der Viruslast und der konsumierten Alkoholmenge. Schon bei ca. 10 g Alkohol/Tag (1 Drink/Tag) kommt es zu einer signifikanten Zunahme der HCV-Replikation. Eine Alkoholabstinenz erniedrigt die HCV-Virämie, wobei ein Alkoholkonsum von 10 g/Tag die obere Grenze darstellt.
- Eine antivirale Therapie mit γ-Interferon (s. oben) bei diesen Patienten führt seltener zur erfolgreichen Viruseradikation. Aus diesem Grund sollten insbesondere Patienten mit einer chronischen Hepatitis-C-Virusinfektion jeden Alkoholkonsum soweit als möglich einschränken (weniger als 1 Drink oder 10 g Alkohol/Tag).

Hepatozelluläres Karzinom

Der chronische Alkoholkonsum ist mit der schnelleren Entwicklung einer Leberzirrhose und eines hepatozellulären Karzinoms bei Patienten mit einer chronischen HCV-Infektion verbunden (s. auch Abb. 16-19). Das Risko bis zur Entwicklung eines hepatozellulären Karzinoms beträgt bei Alkoholikern mit Zirrhose und HCV-Infektion 81 % und ist bei anti-HCV-negativen Patienten auf 19 % reduziert. Bei einem Alkoholkonsum von über 45 g/Tag entwickelt sich ein hepatozelluläres Karzinom bei HCV-infizierten Patienten ca. 6 Jahre früher als bei Patienten ohne Alkoholgenuß (32 vs. 26 Jahre nach dem Zeitpunkt der HCV-Infektion).

Die Prävalenz von HCV-Antikörpern der Patienten mit Alkoholabusus und hepatozellulärem Karzinom liegt bei 50–70 %. Ein vermehrter Alko-

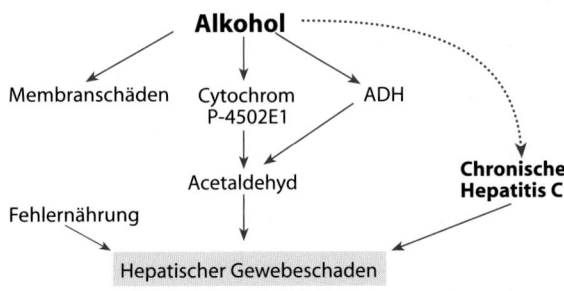

Abb. 16-19. Interferenz der durch Alkohol und chronische HCV-Infektion verursachten, hepatozellulären Schäden

holkonsum ist auch mit dem Risiko eines schnelleren Tumorrezidivs nach primär erfolgreicher operativer Therapie verbunden. Patienten mit einem Alkoholkonsum über 80 g/Tag haben eine um ca. 50 % reduzierte Überlebenszeit nach der Operation. Aus diesen Gründen kann geschlossen werden, dass Alkohol neben der Replikation auch die onkogene Potenz des HCV verstärkt.

Interferontherapie

Der chronische Alkoholkonsum beeinflusst das Therapieansprechen der Patienten mit einer HCV-Infektion auf eine Interferno-α-Therapie auch dann negativ, wenn die Patienten während der Therapie abstinent sind. Insbesondere die Patienten, die vor der Interferontherapie einen langjährigen Alkoholkonsum von mehr als 70 g/Tag betrieben, zeigen eine deutlich reduzierte HCV-Eradikation (HCV-RNA-negativ) im Vergleich zu den Patienten mit geringerem Konsum oder Nichttrinkern. Erst nach einer Abstinenzzeit von ca. 3 Jahren scheint das Ansprechen der HCV-Infektion auf eine Interferontherapie sich deutlich zu verbessern.

16.5.5
Hepatitis-G-Virus und Alkohol

Die Prävalenz des Hepatitis-G-Virus (HGV) ist bei Alkoholikern mit nachgewiesener Lebererkrankung im Vergleich mit der Allgemeinbevölkerung nicht erhöht. Nach den vorliegenden Untersuchungen ist eine Beteiligung der HGV-Infektion an einem alkoholinduzierten Leberschaden unwahrscheinlich.

Weiterführende Literatur

Bode C, Bode JC (1995) Ernährungs- und Gesundheitsstörungen durch Alkoholmissbrauch. In: Biesalki HK, Fürst P, Kasper H et al. (Hrsg) Ernährungsmedizin. Thieme, Stuttgart, S 378–395

Bode C, Schäfer C, Bode JC (1998) The role of gut-derived bacterial toxins (endotoxin) for the development of alcoholic liver disease in man. In: Blum HE, Bode C, Bode JC, Sartor RB (eds) Gut and the liver, Kluwer, Dordrecht, pp 281–298

Corrao G, Arico S (1998) Independent and combined action of hepatitis C virus infection and alcohol consumption on the risk of symptomatic liver cirrhosis. Hepatology 27: 914–9

Cook RT (1998) Alcohol abuse, alcoholism, and damage to the immue system. Alcohol Clin Exp Res 22: 1927–1942

Degos F (1999) Hepatitis C and alcohol. J Hepatol 31 Suppl 1:113–8

French SW (1992) Nutritional factors in the pathogenesis of alcoholic liver disease. In:Watson RR, Watzel B (eds) Nutrition and alcohol. CRC, Boca Raton, pp 337–362

Friedman SL (1993) The cellular basis of hepatic fibrosis. Mechanisms and treatment strategies. N Engl J Med 328: 1828–1835

Hall M (1995) Pathological spectrum of alcoholic liver disease. In: Hall P (ed) Alcoholic liver disease. Arnold, London, pp 41–68

Kovacs EJ, DiPietro LA (1994) Fibrogenic cytokines and connective tissue production. FASEB J 8: 854–861

Lieber CS (1993) Biochemical factors in alcoholic liver disease. Sem Liver Dis 13: 136–153

Lieber CS (1997) Ethanol metabolism, cirrhosis and alcoholism. Clin Chim Acta 257: 59–84

McCullough AJ, Barry O'Connor JF (1998) Alcoholic liver disease: proposed recommendations for the American College of Gastroenterology. Am J Gastroenterol 93: 2022–2036

Mörl M, Bohle U (1993) Indikationen der internistischen Laparoskopie. DMW 118: 1649–1651

Pape GR, Hoffmann RM (1997) Diagnostische Verfahren: Biopsie und Histopathologie. In: Schölmerich J, Bischoff SC, Manns MP (Hrsg) Diagnostik in der Gastroenterologie und Hepatologie. Thieme, Stuttgart, S 124–129

Peterson TC, Isbrucker RA (1992) Fibroproliferation in liver disease: role of monocyte factors. J Hepatol 15: 191–197

Pinzani M (1995) Hepatic stellate ito cells: expanding roles for a liver specific pericyte. J Hepatol 22: 700–706

Rettenmaier G (1990) Chronische Leberkrankheiten. In: Rettenmaier G, Seitz K (Hrsg) Sonographische Differenzialdiagnostik, Bd 1. VCH, Weinheim, S 19–78

Schenker S, Montalvo R (1997) Alcoholic liver disease. Current Opinion in Gastroenterology 13: 237–247

Schuppan D, Gressner AM (1998) Metabolism of collagen and other extracellular proteins. In: Bircher J, Benhamou JP, McIntyre N et al. (eds) Oxford textbook of clinical hepatology. OUP, London

Schuppan D, Somasundaram R, Dieterich W et al. (1994) The extracellular matrix in cellular differentiation and proliferation. Ann N Y Acad Sci 733: 87–102

Schuppan D, Atkinson J, Riecken EO (1995a) Alcohol and liver fibrosis: pathobiochemistry and treatment. Z Gastroenterol 30: 546–550

Schuppan D, Stölzel U, Oesterling C, Somasundaram R (1995b) Serum assays for liver fibrosis. J Hepatol 22: 82–88

Schuppan D, Jia JD, Boigk G, Oesterling C (1997) Liver fibrogenesis: therapy and non-invasive assessment. In: Galmiche JP, Gournay J (eds) Recent advances in the pathophysiology of gastro-intestinal and liver diseases. Libbey, Montrouge, pp 243–258

Sherlock S, Dooley J (1993) Alcohol and the liver. In: Sherlock S, Dooley (eds) Diseases of the liver and biliary system. Blackwell, London, pp 370–389

Thurman RG, Bradford BU et al. (1998) Endotoxin, Kupffer cells and alcoholic liver injury. In: Blum HE, Bode C, Bode JC, Sartor RB (eds) Gut and the liver. Kluwer, Dordrecht, pp 222–240

Tilg H, Diehl AM (2000) Cytokines in alcoholic and nonalcoholic steatohepatitis. NJEM 343: 1467–1476

Kapitel 17

Alkoholinteraktionen mit exogenen Substanzen und Nahrungsmitteln

B. M. W. SCHMIDT, M. WEHLING

Auf Grund der hohen sozialen Akzeptanz des Alkohols als Genussmittel stellen Interaktionen mit Fremdstoffen, insbesondere Medikamenten, ein häufiges Problem in der klinischen Praxis dar. So nehmen etwa 75 % der 65-Jährigen regelmäßig Medikamente ein, und mehr als die Hälfte dieses Patientenkollektivs trinkt gelegentlich oder regelmäßig Ethanol. Das Problem der Ethanol-Medikamenten-Interaktion ist also nicht auf Gruppen mit entsprechenden Suchtproblemen beschränkt. Die potenziellen *Wechselwirkungen* betreffen dabei auch häufig verwendete, frei erhältliche Arzneimittel, wie z. B. *Paracetamol* oder *Acetylsalicylsäure*.

Dabei sind die pharmakodynamischen Interaktionen in der Regel additive Effekte betreffend die zentralen Wirkungen von Ethanol und verschiedenen Psychopharmaka. Seltener treten die kardiovaskulären Wirkungen im Zusammenspiel mit Antihypertensiva in den Vordergrund. Die pharmakokinetischen Interaktionen betreffen im Wesentlichen Substanzen, die ebenfalls durch das „microsomal ethanol oxidizing system" (MEOS) verstoffwechselt werden. Prinzipiell sind folgende Interaktionen denkbar:

- Bei kurzzeitiger hochdosierter Ethanolzufuhr kommt es durch eine kompetitive Hemmung zu einem verminderten Abbau der betroffenen Stoffe.

- Im Gegensatz dazu führt ein Langzeitmissbrauch von Ethanol zur Enzyminduktion und dann – v. a. auch bei plötzlichem Ethanolentzug – zu einer vermehrten Abbaukapazität des Enzyms und damit zu verminderten Wirkspiegeln bzw. beschleunigten Eliminationsraten der Pharmaka oder Fremdstoffe.

- Über den gleichen Mechanismus kann es auch zu einer vermehrten Bildung potenziell (hepato)toxischer Substanzen kommen.

17.1
Mechanismen

Die Mechanismen der *Interaktion* zwischen Ethanol und Medikamenten bzw. exogenen Noxen finden sich sowohl im Bereich der *Pharmakokinetik* – sie betreffen damit Aufnahme, Verteilung und Metabolismus der Stoffe im Körper – als auch im Bereich der *Pharmakodynamik*. Hier kommt es zur Wirkungsverstärkung oder -abschwächung. In jedem Fall ist die mögliche Interaktion wechselseitig denkbar, d. h. Ethanol verändert die Pharmakokinetik oder -dynamik eines anderen Fremdstoffs, oder seine entsprechenden Eigenschaften werden von dem Fremdstoff beeinflusst. Im Wesentlichen sind die erstgenannten Prozesse von Bedeutung.

17.1.1
Pharmakokinetische Interaktionen

Absorption

Magenentleerung
Hochkonzentrierte Alkoholika können zu einer verzögerten Magenentleerung führen (vgl. Kap. 14 „Alkohol und Motilität des Magen-Darm-Traktes"). In der Folge kann eine verzögerte Aufnahme verschiedenster Pharmaka, aber auch des Ethanols selbst auftreten. Im Gegensatz dazu führen prokinetisch wirksame Pharmaka wie z. B. *Erythromycin* durch eine Beschleunigung der Magenentleerung zu einem schnelleren Transit des Ethanols in den Dünndarm und so zu einer Zunahme der Ethanolresorption. Umgekehrt wird die Resorption des Ethanols durch eine gleichzeitige Nahrungsaufnahme vermindert. Die verzögerte Resorption führt dabei zu einer Verstärkung des hepatischen *First-pass-Effekts* des Ethanols.

Pharmakonlöslichkeit
Theoretisch kann die gleichzeitige Einnahme von Ethanol zu einer verbesserten Löslichkeit von Pharmaka führen und damit deren Blutspiegel erhöhen. Allerdings spielt dieser Effekt für die Klinik wohl keine Rolle.

Gastraler First-pass-Effekt
Neben der hepatischen *ADH* kommen Isoformen des Enzyms auch in der Magenschleimhaut vor. Von verschiedenen Autoren wird dieser gastralen ADH eine Bedeutung für den First-pass-Effekt des Ethanols zugesprochen. Danach soll durch die Hemmung der gastralen ADH z. B. durch H_2-Rezep-

torantagonisten ein verminderter First-pass-Effekt des Ethanols und höhere Blutethanolspiegel bewirkt werden. Die mögliche klinische Bedeutung dieses Effekts wird unten diskutiert (vgl. Kap. 17.2.3).

Metabolismus

ADH

Die hepatische ADH ist bei niedrigen Ethanolkonzentrationen wesentlich für den Abbau des Ethanols zu Azetaldehyd verantwortlich. Allerdings ist die ADH nicht nur für Ethanol spezifisch, auch andere Alkohole und *Digitalisglykoside* werden durch die ADH oxidiert. Mechanismus für eine mögliche Interaktion ist die direkte kompetitive Hemmung, die im Fall der Digitalisglykoside theoretisch zu einer verzögerten Elimination, im Fall verschiedener anderer Alkohole (*Methanol*, *Ethylenglykol*) zu einer verringerten Bildung toxischer Metabolite führt.

„Microsomal Ethanol Oxidizing System" (MEOS)

Bei höheren Ethanolkonzentrationen und nach Langzeitmissbrauch erfolgt der Abbau des Ethanols zusätzlich und zu einem bedeutenden Anteil über das sog. „microsomal ethanol oxidizing system" (MEOS). Dieses besteht im Wesentlichen, aber nicht ausschließlich aus dem *Cytochrom P450$_2$E$_1$* (*CYP$_2$E$_1$*), der durch Ethanol induzierbaren Isoform des Cytochroms P450. Im Gegensatz zur ADH ist das CYP$_2$E$_1$ induzierbar. Daraus ergeben sich folgende Konsequenzen für den Metabolismus anderer Fremdstoffe, die auch über diesen Weg abgebaut werden können (s. Übersicht 17-1): Bei kurzzeitiger hochdosierter Ethanolzufuhr kommt es durch eine kompetitive Hemmung zu einem verminderten Abbau der betroffenen Stoffe.

Übersicht 17-1. Medikamente, die über Cytochrom P450$_2$E$_1$ verstoffwechselt werden

- Warfarin
- Phenytoin
- Diazepam (u. a. Benzodiazepine)
- Propanolol
- Isoniazid
- Tolbutamid
- Methadon
- Enfluran, Halothan

Im Gegensatz dazu führt ein Langzeitmissbrauch von Ethanol zur Enzyminduktion und dann – v. a. auch bei plötzlichem Ethanolentzug – zu einer vermehrten Abbaukapazität des Enzyms und damit zu verminderten Wirkspiegeln bzw. beschleunigten Eliminationsraten der Pharmaka oder Fremdstoffe. Jedoch kann es, ähnlich wie bereits für die ADH beschrieben, auch zu einer vermehrten Bildung potenziell (hepato)toxischer Substanzen kommen. So wird z. B. die vermehrte Anfälligkeit von Alkoholikern für die hepatotoxischen Nebenwirkungen der inhalativen Anästhetika (v. a. *Halothan, Enfluran*) auf diesen Mechanismus zurückgeführt (s. Übersicht 17-2).

Übersicht 17-2. Stoffe, deren Hepatotoxizität durch Ethanol verstärkt wird

- Paracetamol
- Isoniazid
- Halothan/Enfluran
- Tetrachlormethan und andere industrielle Lösungsmittel

Im Umkehrschluss kann natürlich auch die Induktion der CYP_2E_1 durch andere Stoffe zu den gleichen Effekten bezogen auf das Ethanol führen. Diese sind aber klinisch von untergeordneter Bedeutung.

Weitere Interaktionsmöglichkeiten

Zu den weiteren möglichen Interaktionen, über deren klinische Relevanz im Einzelfall wenig bekannt ist, gehört die Beeinflussung der Konjugation verschiedener Medikamente durch Ethanol. So gibt es Hinweise auf Wechselwirkungen mit der Glukuronidierung (z. B. des Morphins), der Azetylierung sowie der Konjugation mit Glyzin und Glutathion. Schließlich besteht theoretisch die Möglichkeit zu Interaktionen mit dem dritten ethanolabbauenden Enzym, der Katalase.

Antabussyndrom

Der weitere Abbau des gebildeten Azetaldehyds erfolgt über die *Azetaldehyddehydrogenase* (ALDH). Bei Hemmung dieses Enzyms kommt es zur Akkumulation des Metaboliten Azetaldehyd und in der Folge zum sog. Antabussyndrom. Die Symptomatik des Antabussyndroms, also der Azetaldehydintoxikation, umfasst im Wesentlichen Flush, Kopfschmerz und Hypotension (zur weiteren Symptomatik vgl. Übersicht 17-3). Das klassische Antabussyndrom wird durch die Gabe von *Disulfiram* hervorgerufen, einem Präparat, das früher als Adjuvans bei der Alkoholentzugstherapie Anwendung fand.

Die mit verschiedenen Medikamenten (s. Übersicht 17-4) auftretenden antabusähnlichen Syndrome verlaufen in der Regel milder und beschränken sich auf die o. g. Kardinalsymptome. Letale Ausgänge sind hier im Gegensatz zum durch Disulfiram induzierten Antabussyndrom sehr selten.

Übersicht 17-3. Symptome des klassischen Antabussyndroms

- Flush
- Tachykardie
- Kopfschmerz
- Erbrechen
- Dyspnoe
- Schwitzen
- Hypotension
- Durst
- Verwirrtheit
- Krampfanfälle

Übersicht 17-4. Medikamente, die ein Antabussyndrom auslösen können

- Disulfiram
- Kalziumkarbimid
- Sulfonylharnstoffe (der 1. Generation)
- Cephalosporine (mit einem N-Methylthiotetrazolring)
- Metronidazol
- Mepacrin
- Procarbazin
- Furazolidin
- Quinacrin
- Chloramphenicol
- Griseofulvin

17.1.2
Pharmakodynamische Interaktionen

Echte Interaktionen auf pharmakodynamischer Ebene im Sinne von potenzierenden oder supraadditiven Effekten sind sehr selten, wenn überhaupt nachweisbar. In der Regel werden additive pharmakodynamische Effekte beobachtet. Diese beziehen sich im Wesentlichen auf die psychotropen Wirkungen des Ethanols und können sich in verstärkter Sedierung, ausgeprägter Anxiolyse und Enthemmung, aber auch verstärkten Aggressionen äußern. Hinzu kommen solche additiven Effekte z.B. auf den Blutdruck durch die ethanolinduzierte periphere Vasodilatation sowie den Blutzucker.

17.2
Interaktionen mit Medikamenten

17.2.1
Prinzipielle Probleme klinischer Studien zu Ethanol-Medikamenten-Interaktionen

Interaktionen zwischen Ethanol und Medikamenten können prinzipiell in 3 Situationen auftreten:

- im Rahmen einer Einmaleinnahme,
- im Rahmen des sog. sozialen Trinkverhaltens und
- im Rahmen chronischen Alkoholmissbrauchs.

In jedem Fall sind unterschiedliche Effekte, z.B. durch Enzyminduktionen bei Alkoholmissbrauch, zu erwarten. Klinische Studien werden aber aus Gründen der Praktikabilität und auch aus ethischen Gründen in der Regel an jungen gesunden Probanden, dann auch oft als Einmalgabe, durchgeführt. Dass diese Art von Studie nicht das gesamte Spektrum möglicher Interaktionen aufdecken kann, ist offenkundig. Andererseits sind aber auch Studien an Alkoholkranken, sofern ethisch überhaupt möglich, durch kaum kontrollierbare Begleitbedingungen wie Entzugssymptomatik bei Hospitalisierung und verschiedene Ausprägungen einer Leberinsuffizienz erschwert.

So ist es nicht verwunderlich, dass verschiedene Studien zur gleichen Interaktion zu gegenläufigen Ergebnissen kommen können. Daher kommt im Bereich dieser Interaktionen auch Fallberichten eine besondere Bedeutung zu, wenngleich diese natürlich keine repräsentativen Aussagen erlauben.

17.2.2
Psychotrope Substanzen

Ethanol selbst wirkt anxiolytisch und sedativ. Bei gleichzeitiger Anwendung mit psychotropen Arzneimitteln sind in den meisten Fällen additive Effekte im Sinne einer Wirkungsverstärkung zu erwarten. Selten sind auch potenzierende Effekte beobachtet worden. Pharmakokinetische Interaktionen spielen bei den psychotropen Substanzen keine prominente Rolle, treten jedoch oft aggravierend oder auch die Situation beim Patienten komplizierend hinzu.

Benzodiazepine

Benzodiazepine werden häufig zur Sedation und sehr oft auch unkritisch zur Schlafinduktion verordnet. Vor allem in letzterer Indikation, die den Großteil der Verordnungen ausmacht, kommt möglichen Wechselwirkungen mit Ethanol – auch weit über das vordergründig ins Bewusstsein rückende Problem der *Polytoxikomanie* – eine besondere Bedeutung zu. Dabei sind v. a. ältere Patienten betroffen, bei denen „Schlaftabletten" nicht nur am häufigsten verordnet werden, sondern die auch in ihrer psychomotorischen Leistungsfähigkeit ohnehin bereits altersbedingt eingeschränkt und zudem besonders empfindlich auf Ethanol reagieren. Darüberhinaus ist natürlich ebenfalls von Bedeutung, dass 20–40% der Alkoholkranken gleichzeitig auch Benzodiazepine konsumieren.

Im Vordergrund der Interaktion stehen additive psychotrope Effekte. Die psychomotorische Leistungsfähigkeit ist bei gleichzeitiger Einnahme von Ethanol und Benzodiazepinen in höherem Maße eingeschränkt als bei Einnahme nur einer der beiden Substanzen. Dies ist insbesondere bei der Einschränkung zur Führung von Kraftfahrzeugen zu beachten. Potenzierende oder supraadditive Effekte konnten in üblichen Dosierungen nicht konsistent nachgewiesen werden.

Eine geringere Rolle spielen pharmakokinetische Interaktionen. Es konnte gezeigt werden, dass es bei gleichzeitiger oraler Ethanol- und intravenöser *Diazepam*gabe zu erhöhten Diazepamspiegeln kommt, dass jedoch die Spiegel des wirksamen Metaboliten fielen. Daraus wurde gefolgert, dass die hepatische Metabolisierung (Demethylierung) von Diazepam durch Ethanol vermindert wird. Außerdem ist bei gleichzeitiger oraler Gabe von Diazepam und Ethanol die Diazepamresorption gesteigert. Die kurz wirksamen Benzodiazepine wie z. B. *Oxazepam*, die durch Konjugation metabolisiert werden, scheinen von dieser Ethanolwechselwirkung nicht betroffen zu sein.

Insgesamt wird diesen pharmakokinetischen Interaktionen, wie einleitend erwähnt, für die verstärkte psychomotorische Beeinträchtigung unter kombinierter Gabe eine geringere Bedeutung als den pharmakodynamischen beigemessen, zumal diese Beeinträchtigung mehr mit der Höhe der Blutethanolspiegel als der Benzodiazepinkonzentrationen korreliert. Praktisch ist das Zusammenwirken im Einzelfall schwer vorhersehbar und hängt vom zeitlichen Ablauf der Expositionen und v. a. von der individuellen Empfindlichkeit ab.

Große Bedeutung hat die kombinierte Einnahme von Benzodiazepinen und Ethanol bei Mischintoxikationen. Letale Ausgänge, die unter einer alleinigen Intoxikation mit Benzodiazepinen wegen ihrer großen therapeutischen Breite nicht vorkommen, sind bei Mischintoxikationen mit Alkohol schon unter relativ unkritischen Dosen von Benzodiazepinen (100 mg Diazepam) beschrieben worden.

Insgesamt kommt den Interaktionen zwischen Benzodiazepinen mit Ethanol wegen ihrer Häufigkeit und potenziellen Gefährdung der Patienten bzw. Süchtigen eine große klinische Bedeutung zu. Dabei stehen einfache additive pharmakodynamische Effekte im Vordergrund.

Antidepressiva

Amitryptilin als Prototyp der sedierenden *trizyklischen Antidepressiva* zeigt deutliche Interaktionen mit einer gleichzeitigen Ethanoleinnahme. Wiederum kommt es zu additiven pharmakodynamischen Effekten im Sinne einer verstärkten Sedation und Verstärkung der psychomotorischen Beeinträchtigung. Hinzu kommt eine ausgeprägte pharmakokinetische Interaktion: Durch Ethanol wird der First-pass-Effekt des Amitryptilins vermindert und so die Absorption erheblich erhöht.

Unter kombinierter Gabe kann es auch bei therapeutischen Dosierungen zu kardialen Arrhythmien kommen. Dies stellt insbesondere bei Mischintoxikationen eine besondere Gefährdung dar. Zu beachten ist weiterhin, dass trizyklische Antidepressiva die *Krampfbereitschaft* steigern können und daher v. a. im Alkoholentzug Krampfanfälle provoziert werden können. Schließlich sind auch die hypotensiven Effekte additiv, was eine besondere Vorsicht bei der Behandlung Alkoholkranker mit trizyklischen Antidepressiva erforderlich macht.

Das atypische Antidepressivum *Mianserin* zeigt ebenfalls sedierende Effekte, die denen des Ethanols additiv sind. Für Antidepressiva anderer Gruppen wie die spezifischen Serotonin-Reuptake-Hemmer oder Hemmstoffe der *Monoaminoxidase* konnten ebenfalls keine signifikanten Interaktionen nachgewiesen werden. Zu beachten ist bei letzteren jedoch die Gefährdung durch die Zufuhr von *Tyramin* aus Rotweinen.

Die eher geringfügigen pharmakologischen Interaktionen zwischen vielen der heute zur Verfügung stehenden Antidepressiva und Ethanol dürfen nicht darüber hinwegtäuschen, dass bei depressiven Erkrankungen auch geringer Alkoholgenuss per se bereits negative Auswirkungen auf die Grunderkrankung haben kann.

Neuroleptika

Die Interaktionen der Neuroleptika mit Ethanol sind weniger gut untersucht als die der Antidepressiva und haben wohl keine besondere klinische Relevanz. *Chlorpromazin* hemmt in vitro die ADH und wird nach Ethanolgabe verlangsamt resorbiert. Die klinische Relevanz dieser Effekte ist unklar. Ein Bericht aus den 1970er Jahren beschreibt eine Verschlimmerung bzw. Auslösung *extrapyramidalmotorischer* Nebenwirkungen der Neuroleptika durch Alkohol. Neuere Untersuchungen mit *Amisulprid* und *Remoxiprid* zeigten keine wesentlichen Interaktionen.

Opiate/Opioide

Während humanpharmakologische Experimente zu Interaktionen zwischen Opioiden und Ethanol aus ethischen Gründen praktisch undurchführbar sind, liegt eine deutliche Evidenz aus Kulturen isolierter tierischer Hepatozyten vor, dass Ethanol zum einen den hepatischen Metabolismus des *Morphins* zu Morphin-3-glukuronid unterdrückt. Zum anderen scheint bei Kodeingabe eine bevorzugte Umwandlung des *Kodeins* in Morphin über eine Hemmung alternativer Abbauwege des Kodeins zu erfolgen.

In einer neueren Arbeit, ebenfalls an isolierten Hepatozyten tierischen Ursprungs, wurde gezeigt, dass biphasisch bei niedrigen Ethanolkonzentrationen zunächst die Bildung der Metaboliten Morphin-3-glukuronid und Morphin-6-glukuronid gefördert und dann bei höheren Dosierungen gehemmt wird. Dieser Effekt wurde damit erklärt, dass bei niedrigeren Ethanolkonzentrationen andere Abbauwege des Morphins noch deutlicher gehemmt werden als die *Glukuronidierung* und diese daher zunächst bevorzugt abläuft. Für die pharmakodynamischen Wirkungen hat dies zur Folge, dass auch – und möglicherweise vor allem – bei niedrigen Ethanolkonzentrationen durch die vermehrte Bildung des aktiven Metaboliten Morphin-6-glukuronid eine Wirkungsverstärkung eintritt.

Sicherlich sind diese In-vitro-Daten nicht unbedingt auf den Menschen übertragbar, man sollte sich aber der möglichen Gefährdung schon durch geringe Ethanolkonzentrationen bewusst sein.

Ebenfalls im Tierexperiment konnte gezeigt werden, dass unter Alkoholgabe die *Methadonspiegel* in Hirn und Leber erhöht werden und die biliäre Ausscheidung vermindert wird. Ursache scheint eine Hemmung der N-Demethylierung des Methadons und seines Abbaus durch Enzyme des Cytochroms P450 zu sein.

Diese Wechselwirkungen sind v. a. im Bereich des kombinierten Missbrauchs bei Suchterkrankungen von Bedeutung. Eine besondere Gefährdung geht dabei von der atemdepressiven Wirkung der Opioide aus. Diese führt zu einem konsekutiven Anstieg von CO_2, das dann einen sehr starken Atemanreiz bietet, der das desensitierte Atemzentrum stimuliert. Ethanol selbst wirkt zwar bei niedrigen CO_2-Konzentrationen atemstimulierend, bei höheren Konzentrationen hingegen ebenfalls atemdepressiv. Daher besteht bei der gemeinsamen Anwendung, die von den Suchtkranken wegen der kombinierten und additiven berauschenden Wirkung durchgeführt wird, ein besonders hohes Risiko letaler Komplikationen.

Andere psychotrope Substanzen

Clomethiazol
Clomethiazol gilt auch heute noch weithin als Mittel der 1. Wahl in der Behandlung des Alkoholentzugsdelirs. Problematisch ist dabei, dass im Fall einer gleichzeitigen Einnahme von Ethanol die orale Bioverfügbarkeit von Clomethiazol, die normalerweise nur bei etwa 10 % liegt, erheblich gesteigert wird. Dies gilt besonders bei Patienten mit einer Leberzirrhose. Ursache ist ein stark verminderter First-pass-Effekt bei diesen Patienten. Eine gleichzeitige Einnahme bzw. Gabe von Clomethiazol und Alkohol muss daher unbedingt vermieden werden.

Barbiturate
Barbiturate spielen als Schlafmittel heute kaum noch eine Rolle. Daher ist auch die klinische Bedeutung möglicher Interaktionen nur noch gering. In der Vergangenheit sind jedoch tödliche Interaktionen beobachtet worden.

Bei gleichzeitiger Gabe von Ethanol wird die ohnehin geringe therapeutische Breite der Barbiturate weiter eingeschränkt. Neben additiven pharmakodynamischen Effekten spielt bei kurzwirksamen Barbituraten auch eine durch Ethanol verminderte Metabolisierung eine Rolle.

Praktische Bedeutung hat heute noch eine mögliche Interaktion nach ambulanten Anästhesien, bei denen zur Einleitung Barbiturate verwendet werden. Es konnte gezeigt werden, dass eine Alkoholzufuhr 4 h nach *Thiopental*gabe noch zu deutlichen additiven psychotropen Wirkungen führt. Hier ist eine entsprechende Aufklärung der Patienten erforderlich, oder es sollte auf Anästhetika ausgewichen werden, für die eine solche Interaktion nicht nachweisbar ist, z. B. *Midazolam*.

Chloralhydrat

Der aktive Metabolit von Chloralhydrat, die *Trichloressigsäure*, ist ein kompetitiver Hemmstoff der ADH und selbst Substrat dieses Enzyms. Weiterhin hemmt Ethanol die Glukuronidierung der Trichloressigsäure, und Chloralhydrat selbst ist Substrat der ALDH und hemmt so den Azetaldehydabbau. Die pharmakokinetischen Interaktionen sind also ausgesprochen komplex. In praxi resultiert daraus eine wechselseitig deutlich verstärkte Wirkung, die sich in der Verwendung von Chloralhydrat in sog. „K. O.-Tropfen" widerspiegelt.

Weitere klinisch wenig bedeutsame und auch kaum oder gar nicht systematisch untersuchte potenzielle Interaktionen, die aus der ähnlichen psychotropen Wirkung geschlossen werden können, betreffen z. B. *Antiepileptika*, sedierende *Antihistaminika* sowie Anästhetika wie z. B. *Propofol*. Für letzteres konnte allerdings zusätzlich gezeigt werden, dass bei Patienten mit chronischem Alkoholabusus ohne aktuellen Alkoholgenuss die Dosis zur Narkoseinduktion höher gewählt werden muss, bei allerdings gleichen Propofolblutspiegeln.

Dies dokumentiert die klinische Erfahrung, dass bei Patienten mit chronischem Alkoholabusus oft höhere Dosen psychotroper Substanzen benötigt werden. Diese Effekte, die in der klinischen Praxis sicherlich mindestens ebenso wichtig sind wie die oben dargestellten Interaktionen, die in den meisten Fällen zu einer Wirkungsverstärkung führen, sind in klinischen Studien allerdings nur schwierig zu erfassen.

17.2.3
H₂-Rezeptorenblocker

Die Bedeutung der pharmakokinetischen Interaktion zwischen H_2-Rezeptorenblockern und Ethanol ist kritisch zu betrachten. Während nahezu übereinstimmend in verschiedenen Studien für hohe Ethanoldosen keine Interaktion nachgewiesen werden konnte, wurde in einigen Studien für niedrigere Dosen von Ethanol (0,3 mg/kgKG) eine verbesserte Resorption des Ethanols unter *Ranitidin-* und *Cimetidingabe* gezeigt.

Als Ursache hierfür wurde eine Hemmung der gastralen ADH, die in vitro nachgewiesen werden konnte, angeschuldigt. Allerdings wurde dem entgegengehalten, dass die gastrale ADH im Vergleich zur hepatischen nur eine 100fach geringere Aktivität zeigt und daher für die Effekte nicht verantwortlich sei. Weiterhin wurde darauf hingewiesen, dass möglicherweise eine beschleunigte Magenentleerung unter H_2-Blockergabe für die verbesserte Resorption verantwortlich sei.

Insgesamt ist die Zahl der Studien, die für Ranitidin und Cimetidin auch bei geringer Dosierung keinen entsprechenden Effekt zeigen konnten, größer als die der Studien, denen das gelang. Für *Famotidin* konnte ein solcher Effekt nicht nachgewiesen werden. Für *Protonenpumpenhemmer* konnte eine derartige Interaktion ebenfalls nicht gezeigt werden.

Zusammenfassend ist festzuhalten, dass diese Interaktion wegen ihres Fehlens bei hohen Alkoholdosen keine Rolle spielt. Kritisch zu betrachten sind jedoch die möglichen forensischen Folgen, die aus einer tatsächlichen, oder auch nur behaupteten, zusätzlichen und unerwartet großen Einschränkung der Fahrtüchtigkeit erwachsen können. Daher sollte jeder Patient auf diese mögliche Interaktion hingewiesen werden und entsprechende Verhaltensmaßregeln erhalten.

17.2.4
Antibiotika

Antibiotika gehören zu den Medikamenten, die gerade bei Patienten mit chronischem Alkohomissbrauch häufig eingesetzt werden müssen. Möglichen Interaktionen kommt daher ein gewisse Bedeutung zu.

Isoniazid

Isoniazid (INH) ist als Tuberkulostatikum heute fester Bestandteil der Standardtherapie einer Lungentuberkulose und wird auch als Medikament der 1. Wahl in der Prophylaxe eingesetzt. Da die Tuberkulose vergleichsweise häufig bei Patienten mit chronischem Alkoholmissbrauch auftritt, sind v. a. Interaktionen bei langdauernder Ethanolzufuhr von Interesse.

INH wird nach Azetylierung z. T. durch CYP_2E_1 zu einem Metaboliten umgewandelt, dem die hepatotoxische Nebenwirkung des INH im Wesentlichen zugeschrieben wird. Eine vermehrte Bildung dieses Metaboliten bei induziertem MEOS kann als Ursache einer größeren Hepatotoxizität bei regelmäßigem Alkoholkonsum angeführt werden. Insgesamt sind die Daten zur Bedeutung des Alkoholkonsums für die Hepatotoxizität des INH jedoch spärlich und nicht eindeutig. Durch seine neurotropen Wirkungen kann INH weiterhin die entsprechenden Wirkungen des Alkohol verstärken.

Bei Patienten, bei denen ein regelmäßiger Alkoholkonsum bekannt ist, sollte besonders auf die Entwicklung einer INH-induzierten Hepatotoxizität geachtet werden; eine prophylaktische Gabe erfordert hier eine besonders kritische Indikationsstellung.

Antabusähnliche Syndrome auslösende Antibiotika

Cephalosporine

Cephalosporine, die einen *N-Methylthiotetrazol-(NMTT-)Ring* tragen, können bei gleichzeitiger Ethanolzufuhr ein antabusähnliches Syndrom auslösen. Auch bis zu 4 Tage nach Beendigung einer Cephalosporintherapie muss mit einer verstärkten Ethanolempfindlichkeit gerechnet werden. Der zugrunde liegende Mechanismus ist die Hemmung der ALDH durch NMTT. Tierexperimetell ließ sich eine Antabusreaktion allein durch Infusion von NMTT auslösen. Einzelne Berichte deuten auch auf eine ähnliche Nebenwirkung verwandter Cephalosporine mit ähnlichen Seitengruppen, z. B. der Methylsulphothiotetrazolgruppe von Cefonicid (in der BRD nicht zugelassen), hin.

Metronidazol

Auch für Metronidazol ist ein antabusähnliches Syndrom beschrieben worden. Ähnlich wie Disulfiram wurde es Ende der 1960er-Jahre zur Therapie des Alkoholismus eingesetzt. Andererseits ist ein kombinierter Missbrauch von Metronidazol mit Alkohol beschrieben worden. In entsprechender Dosierung kommt es zu einer Steigerung der berauschenden Wirkung des Alkohols. Kürzlich wurde ein Todesfall, der durch gleichzeitige Alkoholzufuhr unter Metronidazoltherapie auftrat, beschrieben.

Weitere weniger gebräuchliche Antibiotika, die ein antabusähnliches Syndrom auslösen können, sind *Griseofulvin*, *Chloramphenicol* und *Furazolidin*.

17.2.5
Paracetamol

Ähnlich wie die Acetylsalicylsäure ist Paracetamol als frei verkäufliches Analgetikum und Antipyretikum weit verbreitet. Dabei ist die therapeutische Breite des Medikaments hinsichtlich der Gefahr deletärer Leberschädigungen nicht sehr groß. Unter gleichzeitiger Alkoholzufuhr ist die therapeutische Breite weiter eingeschränkt. Die kombinierte Toxizität hat eine große klinische Bedeutung. In einer prospektiven Untersuchung zeigten von Patienten mit einer durch Paracetamol induzierten Leberschädigung 65 % der als akzidentiell eingestuften und 25 % der als suizidal eingestuften Fälle einen chronischen Alkoholabusus.

Paracetamol wird von CYP_2E_1 in einen hepatotoxischen Metaboliten umgewandelt, der dann mit Glutathion konjugiert wird und damit seine Toxizität verliert. Eine durch anhaltenden Alkoholkonsum induzierte CYP_2E_1 vermag nun wesentlich mehr Paracetamol umzuwandeln, das dann durch das ebenfalls wegen des Alkoholkonsums depletierte *Glutathion* nicht in ausreichendem Maß entgiftet werden kann. Somit sind Patienten mit chronischem Alkoholkonsum besonders gefährdet. Eine zusätzliche Gefährdung tritt hinzu, wenn zusätzlich ein akuter Alkoholentzug vorliegt und Ethanol nicht mit Paracetamol an der noch induzierten CYP_2E_1 kompetiert.

Bei Patienten ohne chronischen Alkoholkonsum stellt die gleichzeitige Einnahme von Paracetamol und Ethanol nicht in gleichem Maß eine Gefahr dar. Es ist vielmehr davon auszugehen, dass bei der akuten Gabe von Ethanol das CYP_2E_1 durch Ethanol gesättigt ist und die Kapazität zur Transformation des Paracetamols im Gegenteil verringert ist.

Der hier dargestellte Mechanismus der erhöhten Hepatotoxizität bei chronischem Alkoholabusus, der nicht zu verwechseln ist mit der einfachen Addition hepatotoxischer Effekte, stellt einen Prototyp von Ethanol-Fremdstoff-Interaktionen dar und trifft auch für die Verstärkung der Toxizität der volatilen Anästhetika (Halothan, Enfluran) und des Tetrachlorkohlenstoff zu (vgl. Abschn. 17.4.1).

17.2.6
Acetylsalicylsäure

Acetylsalicylsäure (ASS) ist eines der meistverordneten und -benutzten Medikamente. Sowohl als frei verkäufliches Analgetikum und Antipyretikum als auch als Thrombozytenaggregationshemmer wird es in Dosen von 75 mg bis 3 g täglich in den verschiedenen Indikationen verwendet. Dabei gibt es eine Vielzahl von potenziellen Interaktionsmöglichkeiten bei gleichzeitigen Ethanolzufuhr (Tabelle 17-1).

ASS hemmt die *gastrale ADH* in vitro. Es wurde daher angenommen, dass die Gabe von ASS über eine Hemmung des gastralen First-pass-Effekts zu höheren Blutalkoholspiegeln führen kann. Die klinischen Daten dazu sind allerdings widersprüchlich. Während nach der Einmalgabe von 1 g ASS die Zufuhr von 0,3 mg/kgKG Ethanol 1 h später zu einer signifikanten Zunahme der Blutalkoholspiegel führte, konnte in einer anderen Studie mit exakt dem gleichen Design dieser Effekt nicht nachgewiesen werden. In einer weiteren klinischen Studie wurde nach einer einwöchigen Vorbehandlung mit niedrig dosierter ASS, wie sie in der Prophylaxe z. B. nach Myokardinfarkt eingesetzt wird, sogar eine verringerte maximale Blutalkoholkonzentration nach Alkoholgabe beobachtet. Die Autoren führen diesen Effekt auf eine verzögerte Magenentleerung auf Grund der durch die ASS-Gabe verringerten *Prostaglandinproduktion* zurück.

Die umgekehrte Beeinflussung der Kinetik der ASS durch Alkoholgabe ist bisher kaum untersucht. Es konnte gezeigt werden, dass bei vorangegangener Alkoholzufuhr die unter einer nachfolgenden ASS-Applikation erreichten maximalen Blutspiegel niedriger liegen als ohne vorherige Alkoholgabe. Inwiefern dadurch möglicherweise die Wirkung von ASS bei der prophylaktischen Dauergabe negativ beeinflusst wird, ist nicht bekannt.

Insgesamt ist die Bedeutung der pharmakokinetischen Interaktionen zwischen ASS und Ethanol unklar, obwohl durchaus Vorstellungen über die zugrunde liegenden Mechanismen bestehen. Die pharmakodynamischen

Tabelle 17-1. Interaktionen zwischen ASS und Ethanol

Ethanol → ASS	ASS → Ethanol
Verlängerung der Blutungszeit	Hemmung der gastralen ADH
Höhere Inzidenz gastrointestinaler Blutungen	Verzögerung der Magenentleerung

Interaktionen beziehen sich zum einen auf die gastrointestinalen Nebenwirkungen, zum anderen auf die Thrombozytenaggregationshemmung.

Aus epidemiologischen Untersuchungen weiß man, dass das Risiko gastrointestinaler Blutungen unter gleichzeitiger Einnahme von Ethanol und ASS bzw. anderen nichtsteroidalen Antiphlogistika gegenüber der alleinigen Einnahme erhöht ist. Es wird daher von einer synergistischen Wirkung ausgegangen. Ein möglicher Mechanismus ist die Blockierung der prostaglandinvermittelten Cytoprotektion der Magenschleimhaut. Eine besondere klinische Bedeutung gewinnt dies in Anbetracht der Verstärkung der antikoagulatorischen Wirkungen der ASS durch Ethanol (*Ponte-Vedra-Syndrom*).

Die beiden zuletzt genannten pharmakodynamischen Interaktionen haben klinisch eine wesentlich größere Bedeutung als die pharmakokinetischen. Eine seltene Wechselwirkung stellt das *Syndrom des akuten Flankenschmerzes mit akutem Nierenversagen* dar, bei dem es infolge eines Alkoholexzesses und der damit verbundenen Verringerung des intravasalen Volumens in Verbindung mit der durch die Prostaglandinsynthesehemmung alterierten renalen Hämodynamik zur akuten tubulären Nekrose kommt.

Im Prinzip gelten die hier zur ASS gemachten Aussagen auch zumindest partiell für andere nichtsteroidale Antiphlogistika. Die einzelnen Stoffe sind jedoch nicht so ausführlich untersucht.

17.2.7
Weitere Interaktionen

Zahlreiche Interaktionen mit Ethanol sind im Wesentlichen aus Fallberichten bekannt und kaum systematisch untersucht. Dazu gehört z. B. die Interaktion zwischen *Warfarin* und Ethanol. Nach allgemeiner Auffassung kann es unter Alkoholgenuss zumindest bei zusätzlich vorliegendem Leberschaden zu einer unkalkulierbaren Verstärkung der antikoagulatorischen Wirkung kommen. Andererseits fördert der chronische Alkoholkonsum durch Enzyminduktion den Abbau des Warfarins. Insgesamt ist bei Patienten, die häufig Alkohol trinken, eine engere Kontrolle der antikoagulatorischen Therapie erforderlich.

Additive hypotensive Effekte können prinzipiell bei den meisten *Antihypertensiva* auftreten. Besonders ausgeprägt sind diese Effekte bei *Vasodilatanzien*. Andererseits zeigt die klinische Praxis, dass die Blutdruckkontrolle bei Hypertonikern, die regelmäßig Alkohol konsumieren, schlechter ist. Neben einer schlechteren Compliance mag dies auch mit Effekten zusammenhängen, die bisher nur im Tierversuch gezeigt werden konnten: In Hypertoniemodellen der Ratte konnte gezeigt werden, dass die blutdrucksenkende Wirkung von *Clonidin* durch Alkohol antagonisiert wird. Verantwortlich werden hierfür zentrale Wirkungen des Alkohols gemacht. Eine ähnliche Interaktion konnte für den β-Blocker Metoprolol im Humanexperiment nicht nachgewiesen werden.

Orale *Antidiabetika* aus der Gruppe der *Sulfonylharnstoffe* zeigten bei den Präparaten der 1. Generation antabusähnliche Erscheinungsbilder. Diese Nebenwirkung kann bei den neueren Präparaten nicht mehr beobachtet werden. Allerdings konnte gezeigt werden, dass unter einer Therapie mit oralen Antidiabetika nach Alkoholzufuhr höhere Blutalkohol- und Azetaldehydspiegel auftreten. Weiterhin kann es durch die Hemmung der *Glukoneogenese* durch Ethanol bei gleichzeitiger Gabe von oralen Antidiabetika wie auch unter starr durchgeführter Insulintherapie zu gefährlichen *Hypoglykämien* kommen.

17.3
Interaktionen mit Nahrungsmitteln/Genussmitteln/Drogen

17.3.1
Nahrungsaufnahme

Eine gleichzeitige Nahrungsaufnahme beeinflusst die Aufnahme des Ethanols erheblich. Auf Grund einer Verlängerung des gastralen Transits (vgl. Kap. 14 „Alkohol und Motilität des Magen-Darm-Traktes") und eines dadurch ausgeprägteren First-pass-Effekts kommt es zu einer Verzögerung beim Erreichen maximaler Blutethanolspiegel und zu einem bis zu 50 % reduzierten maximalen Blutethanolspiegel. Es wird jedoch nicht nur die Aufnahme des Alkohols durch eine vorangegangene Mahlzeit verzögert und vermindert, auch eine Nahrungsaufnahme noch mehrere Stunden nach Alkoholzufuhr beschleunigt die Elimination des Ethanols. Dafür scheint v. a. der *Kohlenhydratanteil* der Nahrung verantwortlich zu sein.

17.3.2
Nikotin

Ethanol und Nikotin werden von Rauchern häufig zusammen verwendet. Die gleichzeitige Zufuhr beider Drogen führt zum einen zu additiven Effekten betreffend das kardiovaskuläre System (Blutdruck, Puls), zum anderen auch zu weitgehend additiven Effekten betreffend subjektive Empfindungen wie Schwindel und Nervosität. Allerdings zeigt Nikotin auch noch weitere stimulierende Auswirkungen, die die sedierende Wirkungen des Ethanols abschwächen.

Neben diesen akuten Effekten ist jedoch auch eine verstärkte *Karzinogenität* des Zigarettenrauchens durch gleichzeitigen Alkoholabusus bekannt. Erklärt wird dies durch eine vermehrte Bildung von Karzinogenen aus den Bestandteilen des Zigarettenrauchs bei induziertem MEOS. Schließlich konnte im Tierexperiment gezeigt werden, dass die negativen Auswirkungen auf das Ergebnis einer *Schwangerschaft* bei gemeinsamer Anwendung beider Noxen supraadditiv sind.

17.3.3
Koffein

Ähnlich wie Nikotin wird auch Koffein vermehrt in Zusammenhang mit Alkohol konsumiert. Die psychomotorischen Effekte der beiden Substanzen sind weitgehend gegenläufig. Allerdings konnte nicht konsistent gezeigt werden, dass objektive Parameter der psychomotorischen Leistungsfähigkeit, wie z.B. die Reaktionszeit, im Sinne eines Antagonismus durch Koffein nach Alkoholzufuhr „verbessert" werden. Damit scheint auch die pharmakokinetische Interaktion zwischen beiden Substanzen, die zu erhöhten Koffeinspiegeln führt, ohne klinische Relevanz. Wichtig ist die subjektiv unter Koffeinzufuhr empfundene größere Wachheit, die sich in den objektiven Parametern nicht unbedingt wiederfindet. So betrachtet, stellt der gemeinsame Konsum eher eine Gefahr dar, da er die korrekte Selbsteinschätzung, z.B. der eigenen Fahrfähigkeit, erschwert.

17.3.4
Kokain

Über 50% der Kokainabhängigen erfüllen auch die Kriterien für Alkoholabhängigkeit. Ein Grund für die regelhafte gleichzeitige Applikation beider Drogen ist die Verstärkung der berauschenden Wirkung des Kokains. Als wesentliche Ursache dafür werden die durch gleichzeitige Alkoholzufuhr erhöhten Kokain- und Norkokainspiegel und die alkoholinduzierte Bildung des aktiven Metaboliten *Kokaethylen* angesehen. Die Pharmakokinetik des Alkohols wird durch Kokain nicht beeinflusst. Ob weitergehend auch pharmakodynamische Interaktionen vorliegen, ist fraglich.

Auch die kardiovaskulären Effekte des Kokains – Anstieg der Herzfrequenz und des Doppelproduktes aus Blutdruck und Herzfrequenz – werden durch Alkoholgabe verstärkt, sodass von einer erhöhten kardiovaskulären Gefährdung auszugehen ist.

17.3.5
Cannabinoide

Zu Cannabinoiden liegt nur eine geringe Anzahl von Untersuchungen vor. Es scheint jedoch so zu sein, dass eine zusätzliche Einnahme von Cannabinoiden die Fahrtüchtigkeit weiter einschränkt als die Zufuhr von Ethanol allein, obwohl unter der gemeinsamen Gabe niedrigere Blutalkoholspiegel beobachtet wurden.

17.3.6
Opiate/Opioide

Vergleiche hierzu die Ausführungen in Abschn. 17.2.2.

17.4
Interaktion mit toxischen Substanzen

17.4.1
Methanol, Ethylenglykol

Methanol wird im Metabolismus durch die *ADH* und das *MEOS* zu *Formaldehyd* umgewandelt. Ethanol kompetiert mit Methanol um die enzymatischen Bindungsstellen und kann so die Umwandlung des Methanols in sein toxisches Produkt verhindern. Daher kann Ethanol erfolgreich zur Behandlung von Methanolintoxikationen eingesetzt werden. Gleiches gilt im Prinzip für Ethylenglykol, das ebenfalls Substrat der ADH und im Körper zu seinem toxischen Metaboliten *Oxalsäure* umgewandelt wird. Hemmung der ADH durch Ethanol verhindert auch hier die Bildung des toxischen Metaboliten.

17.4.2
Aliphatische Halogenkohlenwasserstoffe

Tetrachlormethan

Tetrachlormethan wird in der Industrie vielfach als Lösungsmittel eingesetzt. Seine Toxizität wird durch lang dauernde Alkoholzufuhr erheblich erhöht. Der Mechanismus entspricht dem oben (Abschn. 17.2.5) für Paracetamol dargestellten. Auch hier gilt, dass die Gefährdung nicht von der einmaligen Alkoholzufuhr ausgeht, die sogar eher protektiv wirken könnte, sondern von der Induktion des MEOS durch Langzeitmissbrauch.

Dichlormethan

Der toxische Metabolit von Dichlormethan ist Kohlenmonoxid (CO). Offensichtlich über den gleichen Mechanismus wie bei Tetrachlormethan ist nach langdauernder Alkoholexposition die Bildung dieses Metaboliten gesteigert.

17.4.3
Xylol

Xylol ist ebenfalls an industriellen Arbeitsplätzen häufig als inhalative Noxe anzutreffen. Xylol wird nach Oxidation und Konjugation mit *Glycin* als *Methylhippursäure (Tolursäure)* im Urin ausgeschieden. Unter gleichzeitiger Ethanolzufuhr steigen die Xylolspiegel bis auf das Doppelte an, und die Methylhippursäureausscheidung geht um 50% zurück. Als Ursache wird eine Hemmung des hepatischen Metabolismus des Xylols angenommen. Im Gegensatz zum Tetrachlormethan handelt es sich hier also um einen Effekt, der keine dauernde Zufuhr von Ethanol erfordert.

17.4.4
Kohlenmonoxid

Bei gleichzeitiger CO- und Ethanolintoxikation kommt es unter tierexperimentellen Bedingungen zu erhöhten Ethanolblutspiegeln. Gleichzeitig ist die Toleranz gegenüber dem CO vergrößert und die Sterblichkeit vermindert.

Weiterführende Literatur

Adams WL (1995) Interactions between alcohol and other drugs. Int J Addict 30/13,14: 1903–1923

Castaneda R, Sussman N, Westreich L et al. (1996) A review of the effects of moderate alcohol intake on the treatment of anxiety and mood disorders. J Clin Psychiat 57: 207–212

Fraser AG (1997) Pharmacokinetic interactions between alcohol and other drugs. Clin Pharmacokinet 33/2: 79–90

Ghodse H (1994) Combined use of drugs and alcohol. Curr Opinion Psychiat 7: 249–251

Jones AW, Jonsson KA (1994) Food-induced lowering of blood-ethanol profiles and increased rate of elimination immediately after a meal. J Forensic Sci 39/4: 1084–1093

Lieber CS (1990) Interaction of alcohol with other drugs and nutrients. Drugs 40 (Suppl 3): 23–44

Lieber CS (1994) Mechanisms of ethanol-drug-nutrition interactions. Clin Toxicol 32/6: 631–681

Mattila MJ (1990) Alcohol and drug interactions. Ann Med 22: 363–369

Kapitel 18
Alkohol und Ernährung

P. M. SUTER

Die akute und die chronische Einnahme von Alkohol führt durch verschiedenste direkte und indirekte Mechanismen zu Veränderungen im Stoffwechsel aller essentiellen und nichtessentiellen Nährstoffe. Die Form des Alkohols, d. h. konsumiert als Wein, Bier oder Schnaps, spielt dabei keine Rolle. Akute Effekte im Rahmen von sporadischem Konsum sind bei einem adäquaten Ernährungsstatus mit normalem Stoffwechsel und der Abwesenheit von organischen Veränderungen ohne große pathophysiologische und ernährungsphysiologische Bedeutung. Bei chronischer Zufuhr werden jedoch alle Nährstoffe durch den Alkohol ungünstig beeinflusst. Alkohol kann durch eine Vielzahl von Mechanismen zu einer Unterversorgung und Malnutrition führen.

Vereinfachend können auch für die alkoholinduzierte Malnutrition 5 unterschiedliche Mechanismen identifiziert werden:

- ungenügende Zufuhr mit der Nahrung,
- ungenügende Absorption,
- ungenügende metabolische Aktivierung,
- erhöhter Bedarf,
- erhöhte Ausscheidung.

Dies sind die 5 wichtigsten klinischen Aspekte, welche im Rahmen der Patientenbetreuung erfasst werden müssen. Auf Grund der limitierten Platzverhältnisse im Rahmen dieses Kapitels kann nicht auf alle Aspekte mit einer genügenden Ausführlichkeit eingegangen werden, vielmehr soll der klinisch tätige Arzt für die Problematik der Malnutrition beim chronischen Alkoholiker und den verschiedenen Interaktionsmöglichkeiten zwischen dem Alkoholkonsum und der Ernährung sensibilisiert werden. Im Klinikalltag ist ggf. ein diesbezüglicher Spezialist beizuziehen, denn auch eine Nährstofftherapie muss adäquat verschrieben werden und kann Nebenwirkungen haben.

18.1
Alkohol und Energiestoffwechsel

Mit einem Energiegehalt von 7,1 kcal (29 kJ) pro Gramm Alkohol liegt der Alkohol zwischen dem Energiegehalt der Fette (9 kcal/g) und der Kohlenhydrate bzw. Proteine (4 kcal/g). Trotz dieser Intermediärstellung des Alkohols, was seinen Energiegehalt betrifft, nimmt die Alkoholenergie alles andere als eine „Intermediärstellung" im Energiestoffwechsel ein. Wie in Kap. 4 („Alkoholstoffwechsel") diskutiert, hat der Alkohol auf Grund seiner toxischen Wirkungen eine absolute Prioritätsstellung im Stoffwechsel, d. h. der Körper eliminiert den Alkohol so schnell als möglich aus der Zirkulation, was jedoch nur auf Kosten von anderen Stoffwechselreaktionen erfolgen kann. Alkohol beeinflusst alle Energieträger, wobei die Effekte auf die Fette den Energiestoffwechsel betreffend am ausgeprägtesten sind.

Die Alkoholenergie trägt durchschnittlich zwischen 6 und 10% zur gesamten Kalorienaufnahme bei, kann jedoch bei schweren Alkoholikern mehr als 50% ausmachen. Diese Alkoholenergie ist zu einem großen Anteil für die Energiegewinnung, d. h. ATP-Produktion, verwertbar. Inwiefern die Alkoholenergie jedoch zur Entstehung von Adipositas und Übergewicht beiträgt, ist nach wie vor kontrovers und wurde vor kurzem in einer Übersichtsarbeit extensiv zusammengefasst. Auf Grund der Heterogenität der Alkoholeffekte in einer Population können epidemiologische Studien bis jetzt keine klaren Antworten auf die Beziehung zwischen Körpergewicht und Alkoholkonsum geben. Je nach Trink- bzw. Essmuster können die Effekte sehr unterschiedlich sein.

Alkohol kann entweder zur üblicherweise eingenommenen Ernährung zugegeben werden (sog. Alkoholaddition), oder üblicherweise konsumierte Nahrungsmittel werden durch Alkohol ersetzt (Alkoholsubstitution).

Letzteres Konsummuster ist für den exzessiven Alkoholiker typisch und führt zum bekannten Gewichtsverlust. Beim moderaten Alkoholkonsumenten ist die Alkoholsubstitution nur selten anzutreffen. Im Rahmen dieses Kapitels sollen im Folgenden lediglich die Alkoholeffekte auf den Energiestoffwechsel des moderaten Konsumenten diskutiert werden.

Um die Effekte des Alkohols auf den Energiestoffwechsel und die Körpergewichtsregulation zu verstehen, müssen die wichtigsten Aspekte der Regulation des Körpergewichts in Erinnerung gerufen werden. Um ein stabiles Körpergewicht beizubehalten, muss die Energiebilanz und die Substratbilanz im Gleichgewicht sein. Die Energiebilanz resultiert aus der Differenz zwischen der Energiezufuhr und dem Energieverbrauch. Die Einnahme von Alkohol beeinflusst beide Komponenten dieser Gleichung.

Wie oben erwähnt, ist der Energiegehalt des Alkohols beträchtlich (29 kJ/g) und unterliegt keinerlei regulativen Mechanismen, was die Zufuhr betrifft. Diese sog. „leeren, unregulierten Kalorien" stimulieren auch den Appetit, v. a. den Appetit für Fett, was dann für die Entwicklung einer positiven Energie- und Fettbilanz zusätzlich förderlich ist.

Je nach Metabolisierungsweg (ADH oder mikrosomales ethanoloxidierendes System; MEOS) werden pro mol Alkohol zwischen 10 und 16 ATP-Moleküle synthetisiert. Die theoretische und gemessene Thermogenese des Alkohols variiert je nach Abbauweg des Alkohols zwischen 20 und 50 %. In einer neueren Arbeit beschrieben wir bei moderaten jungen, gesunden Alkoholkonsumenten eine Thermogenese zwischen 17 und 25 % des Energiegehaltes des Alkohols.

Ein wichtiges Kriterium der Gewichtsstabilität ist die Aufrechterhaltung der sog. Substratbilanz. Diese besagt, dass das Ausmaß der Oxidation eines jeden Energieträgers (d. h. Fette, Kohlenhydrate und Proteine) größer oder zumindest mit der Zufuhr identisch sein muss. In einer gesunden Person wird diese Substratbilanz für die Proteine und Kohlenhydrate i. Allg. problemlos erreicht, nicht jedoch bei den Fetten. Bei gesunden jungen Männern hat Alkohol keinen Effekt auf die Kohlenhydrat- und Proteinoxidation, führt jedoch zu einer Suppression der Fettoxidation um ca. 49 g bei Alkoholaddition und um 44 g während Alkoholsubstitution. Dies entspricht einer Abnahme der Fettoxidation um ca. 36 bzw. 31 %.

Die Alkoholeffekte auf die Fettoxidation waren lediglich während der aktiven Metabolisierung von Alkohol nachweisbar, was darauf hindeutet, dass die Suppression der Fettoxidation als direkte Folge des Alkoholkonsums bzw. Alkoholstoffwechsels zu interpretieren ist. Inwiefern diese Daten auf exzessive Alkoholkonsumenten übertragbar sind, ist nicht bekannt. Es ist jedoch anzunehmen, dass bei moderatem Alkoholkonsum diese Phänomene generell auftreten und zu einer positiven Fettbilanz beitragen. Die positive Fettbilanz führt dann zur Entwicklung von Übergewicht und Adipositas.

Die Suppression der Lipidoxidation ist als Folge der Akkumulation von Azetat zu sehen. Alkoholkonsum führt zur Akkumulation von Azetat, welches in der Peripherie als Energiequelle verwendet wird, jedoch nur auf Kosten einer verminderten Fettoxidation. *Entsprechend muss der moderate regelmäßige Konsum von Alkohol als Risikofaktor für die Entwicklung von Übergewicht angesehen werden.*

Im aktuellen Zusammenhang interessiert nun, ob das nichtoxidierte Fett homogen an allen Körperpartien abgelagert wird oder aber vermehrt im Abdominalbereich. Auf Grund verschiedener metabolischer Effekte ist eine vermehrte abdominale Adipositas mit einem größeren kardiovaskulären Risiko verbunden, v. a. einem höheren Risiko für erhöhten Blutdruck und Fettstoffwechselstörungen. In verschiedenen Studien wurde der Alkoholkonsum als Risikofaktor für die Entwicklung einer abdominalen Adipositas identifiziert, welche eine Ursache für den alkoholinduzierten Blutdruckanstieg sein kann.

Metabolische und auch verschiedene experimentelle Studien zeigen, dass moderater Alkoholkonsum ein Risikofaktor für die Entwicklung von Übergewicht und Adipositas darstellt. Auch die aktuellen Empfehlungen für einen „risikoarmen Alkoholkonsum" (oder sog. „sensible drinking") müssen auf Grund der Effekte auf die Substratbilanz zu einer Zunahme des Körpergewichtes führen. *Will ein Individuum seinen moderaten Alkoholkonsum ohne das Risiko einer Gewichtszunahme beibehalten, dann muss bei Alkoholzufuhr die Fettzufuhr reduziert werden.*

In derartigen Situationen lohnt es sich wahrscheinlich, so wenig Fett wie möglich zu konsumieren, bzw. die Fettzufuhr sollte mindestens im Verhältnis von 1:1 zur Menge des konsumierten Alkohols reduziert werden. Zur Beibehaltung eines normalen Körpergewichts muss sicherlich nicht eine totale Alkoholabstinenz angestrebt werden. Ein täglicher Alkoholkonsum sollte jedoch auf jeden Fall vermieden werden.

Hinsichtlich detaillierterer Wirkungen von Alkohol auf fettlösliche [Vitamin A, β-Carotin, Vitamin D, E, K] und wasserlösliche Vitamine [Vitamin B_1 (Thiamin), B_2 (Riboflavin), B_3 (Niacin), B_6 (Pyridoxin), B_{12}, Folsäure, Biotin, Panthothensäure und Vitamin C] sowie Mineralien und Spurenelemente [Magnesium, Zink, Kupfer und Selen] sei auf die weiterführende Literatur verwiesen.

18.2
Klinische Manifestation, Diagnostik und Therapie der Malnutrition

Einige *typische Symptome* eines Nährstoffmangels sowie mögliche Diagnosehilfsmittel und biochemische Tests sind in den Tabellen 18-1 bis 18-3 für die einzelnen Nährstoffe zusammengefasst. Da beim chronischen Alkoholkonsumenten fast nie nur ein einzelner Nährstoff fehlt, präsentiert sich ein

Nährstoffmangel im Klinikalltag praktisch nie mit den typischen Symptomen und Zeichen.

Wegweisend für eine therapeutische Intervention sind weniger die biochemischen Tests als vielmehr die Kenntnis der Interaktionsmöglichkeiten zwischen dem Alkohol und den einzelnen Nährstoffen. Die Kenntnis der Einflussmöglichkeiten führt im Klinikalltag zur Formulierung des Verdachtes eines Nährstoffmangels, und dieser Verdacht genügt meistens schon allein zur Indikationstellung einer therapeutischen Supplementierung. Biochemische Tests sind meist überflüssig und mehr unklaren Situationen und/oder Forschungszwecken vorbehalten.

● Eine *Polyvitamintherapie* gehört zur *Basisstrategie einer Alkoholdetoxifikationstherapie.*
Bei persistierendem schwerem Alkoholkonsum ist im Sinne einer Minimalisierung der Komplikationen eine Polyvitaminsupplementierung ebenfalls indiziert. Es muss jedoch unterstrichen werden, dass damit die Komplikationen und Folgen des schweren Alkoholkonsums nicht vermieden, sondern höchstens ein bisschen herausgezögert werden können, zumal die Effekte der Alkoholtoxizität auch bei optimaler Nährstoffsupplementierung nicht ausgeglichen werden können.

Tabelle 18-1. Ausgewählte klinische Zeichen einer Vitaminmangelsituation sowie diagnostische Aspekte der fettlöslichen Vitamine

	Klinische Zeichen	Diagnostische Hilfsmittel	Biochemische Diagnose
Vitamin A[a]	Nachtblindheit, follikuläre Hyperkeratose, trockene Haut, Xerosis conjunctivae	Dunkeladaptation, Plasmaspiegel nach definierter oraler Vitamindosis ("relative dose response"), Bestimmung des retinolbindenden Proteins im Serum	Vitamin-A-/Carotenoidserumspiegel
Vitamin D	Osteomalazie, Osteoporose, pathologische Frakturen, Hypokalzämie und Hypophosphatämie	Kalzium und Phosphat im Serum, alkalische Phosphatase im Serum, Osteocalcinspiegel	Serum-25-(OH)-Vitamin-D-Spiegel Serum-1–25(OH)^2 Vitamin-D-Spiegel
Vitamin K	Blutungsneigung, Ekchymosen, Suffusionen	Quick-Wert (Prothrombinzeit), Osteocalcinspiegel	Vitamin-K-Spiegel
Vitamin E	Hämolytische Anämie, Neuropathie, Myopathie mit Kreatinurie	Erythrozytenhämolysetest	Serum-Vitamin-E-Spiegel (lipidkorrigiert)

[a] Serumretinylester können Hinweise auf Vitamin-A-Toxizität geben.

Tabelle 18-2. Ausgewählte klinische Zeichen einer Vitaminmangelsituation sowie diagnostische Aspekte der wasserlöslichen Vitamine

	Klinische Zeichen	Diagnostische Hilfsmittel	Biochemische Diagnose
Vitamin B_1	Periphere Neuropathie, Wernicke-Korsakoff-Syndrom, trockenes/nasses Beri-Beri		Erythrozytentransketolase-aktivität und -aktivitäts-koeffizient
Vitamin B_2	Wunde Lippen und Mundwinkel, Seborrhö (v. a. nasolabial und skrotal), Lingua geographica	Urinausscheidung des Vitamins	Erythrozytenglutathion-reduktase-(EGR)-Aktivität oder -Aktivitätskoeffizient
Niacin	Skrotale Hautveränderung, Dermatitis im Bereich der lichtexponierten Haut, Durchfall, Dermatis und Diarrhö (Pellagra), „Scharlachzunge"		Urin-N-Methyl-Nikotinamid (?)
Vitamin B_6	Periphere Polyneuropathie, seborrhoische Dermatitis, Glossitis, Cheilitis, Konvulsionen	Erhöhte Plasmahomo-cysteinspiegel, Urinausscheidung (?)	Plasmapyridoxinspiegel, Pyridoxal-5-Phosphat-spiegel, Eryhtrocyten-aspartataminotransferase-Aktivität und -Aktivitäts-koeffizient
Vitamin B_{12}	Makrozytäre Anämie, Glossitis, periphere Neuropathie, psychiatrische Symptome	Erhöhte Plasmahomo-cysteinspiegel	Erniedrigte Plasmaspiegel
Folsäure	Makrozytäre Anämie, Diarrhö und Malabsorption, Glossitis, Stomatitis	Erhöhte Plasmahomo-cysteinspiegel	Erniedrigte Erythrozyten- und Plasma-/Serum-folsäurespiegel
Biotin	Dermatitis, Atrophie der Zungenpapillen		Biotinspiegel im Vollblut
Pantothensäure	Erbrechen, Malaise, Fuß-brennen, Krämpfe		Pantothensäure im Vollblut
Vitamin C	Follikuläre Hyperkeratose, perifollikuläre Petechien, Ekchymosen, Anämie, Zahnfleischblutungen		Serum-Vitamin-C-Spiegel, Vitamin-C-Spiegel in Leukozyten

Tabelle 18-3. Ausgewählte klinische Zeichen einer Mangelsituation sowie diagnostische Aspekte einiger ausgewählter Mineralien und Spurenelemente

	Klinische Zeichen	Diagnostische Hilfsmittel	Biochemische Diagnose
Kalzium	Frakturneigung, pathologische Frakturen, ausgeprägte Osteoporose beim Mann, Anamnese, multiple verheilte Frakturen	25-(OH)-Vitamin-D-Spiegel im Blut, Urinkalziumausscheidung, alkalische Phosphatase, Parathormon	Gesamtkalzium/ ionisiertes Kalzium
Magnesium	Parästhesie, erhöhte neuromuskuläre Erregbarkeit, Tetanie, Krämpfe	Magnesiumplasmaspiegel (?), Magnesium-Loading-Test, Mg-Urinausscheidung	Serum-Mg-Spiegel (?), Mg in Leukozyten/Monozyten
Selen	Nagelveränderungen, Kardiomyopathie (?)	Glutathionperoxidaseaktivität, Haar-/Nägelselen (?)	Selen im Serum oder Vollblut, Selen in den Erythrozyten
Kupfer	Mikrozytäre Anämie, Neutropenie	Coeruloplasmin, Haarkupfer (?)	Serumkupferspiegel
Zink	Nachtblindheit, Appetitabnahme, Gesckmacksstörungen, Wundheilungsstörungen, trockene, schuppende Haut und Dermatitis	Metallothionein-Bestimmung, Haarzink (?), alkalische Phosphatase im Serum	Zinkspiegel im Serum

- Sobald eine *chronische Leber- oder/und Pankreasfunktionsstörung* vorliegt, ist die Wahrscheinlichkeit eines multiplen Nährstoffmangels deutlich erhöht, sodass eine *Supplementierung mit einem Polyvitaminpräparat empfohlen* werden muss (Vorsicht Vitamin A/β-Carotin, s. S. 279). Die empfohlene *Dosierung* sollte idealerweise im Bereich von ca. dem 2fachen der aktuellen Einnahmeempfehlung liegen. Eine Supplementierung in diesem Dosierungsbereich zusammen mit einer möglichst adäquaten Ernährung wirkt sich auf die Versorgungslage der betreffenden Nährstoffe sehr günstig aus.

- Auch wenn die verschiedenen Spurenelemente von absoluter Essentialität sind, ist auf Grund des aktuellen Wissensstandes über die Versorgungslage, allfällige Effekte des Alkohols auf die Toxizität der einzelnen Spurenelemente sowie fehlender Daten aus Interventionsstudien eher Zürückhaltung am Platz.

Spurenelementsupplemente in höheren Dosierungen beinhalten ein hohes Toxizitätspotential. Es ist nicht bekannt, ob der Alkohol per se die Toxizität bestimmter Spurenelemente erhöhen kann.

Klinische Diagnose

Die klinische Diagnose einer Mangelsituation eines spezifischen Nährstoffs im Rahmen des Alkoholismus ist nicht einfach, zumal meistens eine Mangelsituation mehrerer Nährstoffe vorliegt und somit das klinische Bild nicht typisch ist.

- Eine einfache *Ernährungsanamnese* hilft schnell weiter.
  Hierzu ist i. Allg. keine Ernährungsberaterin von Nöten, sondern die Ernährungsanamnese kann durch den geschulten Arzt selbst in Kürze aufgenommen werden.
- Grundsätzlich macht es im klinischen Routinealltag *wenig Sinn, die einzelnen Nährstoffe biochemisch zu erfassen.*
- Die *Präanalytik* ist generell von großer Bedeutung. Sie ist aber komplex und anfällig für verschiedenste Störfaktoren. Im Rahmen dieses Kapitels soll nicht auf diesbezügliche Einzelheiten eingegangen werden, zumal in der konkreten klinischen Situation ein Experte zugezogen werden sollte.
- Eine einzelne *Bestimmung eines Vitaminspiegels* kann wertvolle Informationen liefern.
- Eine einzelne *Bestimmung eines Serum-/Plasmaspiegels eines Spurenelementes* ist jedoch wegen der multiplen Einflussmöglichkeiten *kaum sinnvoll* (vgl. Effekte von Stress oder Infektionen auf die Eisen-, Zink- oder Kupferspiegel).
- Auch die *Analyse in Haaren oder Zehen/Fingernägeln* kann sinnvoll sein, die Präanalytik und v. a. auch das korrekte Sampling ist jedoch nicht leicht. Ferner kann sich im Rahmen einer Mangelsituation mit mehreren Nährstoffen das Haarwachstum derartig verlangsamen, dass trotz eines Mangels z. B. „normale" Zinkhaarkonzentrationen gefunden werden.

Therapie

Wann soll man an einen möglichen Nährstoffmangel denken? Exzessiver Alkoholkonsum ist einer der wichtigsten prädisponierenden Faktoren für einen komplexen Nährstoffmangel. Liegt Alkoholabusus verbunden mit Gewichtsabnahme vor (andere Ursachen der Gewichtsabnahme müssen selbstverständlich ausgeschlossen werden), dann ist es meistens überflüssig, ein biochemisches Assessment der Nährstoffversorgung zu machen.

- Bei gesichertem Alkoholabusus verbunden mit Gewichtsabnahme ist eine kontrollierte, zeitlich limitierte und an den Krankheitsverlauf adaptierte Supplementierung mit Vitaminen indiziert.
  Cave: Die chronische Einnahme von Alkohol mit Vitamin A führt u. U. zu einer Leberfunktionsstörung mit erhöhten Plasma-Vitamin-A-Ester-Spiegeln. Entsprechend ist die Vitamin-A-Supplementierung bei chronischen Alkoholkonsumenten kontraindiziert. Für den Praxisalltag gilt die Faustregel: Vorsicht mit Polyvitaminpräparaten, welche Vitamin A und/oder β-Carotin enthalten. In der Initialtherapie von chronischen Alkoholikern sind Vitamin A und/oder Carotinoide kontraindiziert. *Keine Vitamin-A- und/oder β-Carotinsupplementierung, solange exzessive Mengen Alkohol konsumiert werden.*

Übersicht 18-1. Zur Beachtung

- Keine einseitige, d. h. auf einen Nährstoff begrenzte, Supplementierung. Bei der Therapie mit Nährstoffen soll jedoch die Balance zwischen Pro- und Antioxidation beachtet werden. Mehrere Einzeldosen des Vitamins erhöhen u. U. die Bioverfügbarkeit.
- Finden sich tiefe *Vitamin-D-Spiegel* sowie klinische Zeichen einer alkoholbedingten Knochenerkrankung bzw. eine ausgeprägte Osteoporose, so ist die Indikation zur kontrollierten Vitamin-D-Therapie gegeben.
- Ein *Vitamin-K-Mangel* kann entweder durch eine orale oder parenterale Gabe von Vitamin K korrigiert werden (1–10 mg). Zu Beginn der Supplementierungstherapie sollten beim Vorliegen einer schweren parenchymatösen Leberschädigung nicht zu hohe Vitamin-K-Dosen verabreicht werden, zumal aus noch nicht bekannten Gründen bei hohen Vitamin-K-Gaben die Prothrombinkonzentration initial paradoxerweise noch tiefer abfallen kann und somit die Blutungsneigung erhöht werden könnte.
  Anmerkung: Alkoholiker weisen unabhängig vom Vorhandensein einer Leberzirrhose tiefe Osteocalcinspiegel auf. Dieser Sachverhalt unterstreicht einerseits die direkte Knochentoxizität des Alkohols, andererseits deuten diese Veränderungen auf eine Interaktion zwischen Vitamin K, Vitamin D und Alkohol hin.

- Spurenelemente sollten wegen des Toxizitätspotenzials nur in geringer Dosis und kurzfristig verabreicht werden.

Eine parenterale Verabreichung mit einem Spurenelementkombinationspräparat (z. B. Adamel) ist in der Initialphase der stationären Therapie und/oder bei schwerer Krankheit angebracht. Die therapeutische Breite der Vitamine ist größer als jene der Spurenelemente.

Anmerkung: Alkohol führt, v. a. beim Vorliegen einer Leberzirrhose, zu einer vermehrten Urinausscheidung verschiedener Spurenelemente (Eisen, Zink, Kupfer). Das Ausmaß der Urinverluste korreliert mit dem Schweregrad der Leberschädigung und persistiert i. allg. auch bei Sistierung des Alkoholkonsums. Im Kupfermangel verstärkt Alkohol die biochemischen und klinischen Zeichen des Kupferdefizits.

- Die Reduktion der Alkoholzufuhr sowie die medizinische Therapie allfälliger alkoholassoziierter Komplikationen stellen die Priorität dar.
- Da beim Alkoholkranken praktisch nie nur ein einzelner Nährstoffmangel vorliegt, sollten stets mehrere Nährstoffe supplementiert werden, wobei stets auf eine genügende Zufuhr von Vitamin B_1 (Thiamin) geachtet werden sollte, um ein allenfalls irreversibles Korsakoff-Syndrom zu vermeiden. Jede Verzögerung in der Thiaminverabreichung muss vermieden werden. Um Probleme der Bioverfügbarkeit zu eliminieren, empfiehlt sich die parenterale Gabe von Thiamin gefolgt von einer oralen hochdosierten Therapie.

Weiterführende Literatur

Ahmed S, Leo MA, Lieber CS (1994) Interactions between alcohol and β-carotene in patients with alcoholic liver disease. Am J Clin Nutr 60: 430–436

Bode JC, Hanisch P, Henning H et al. (1988) Hepatic zinc content in patients with various stages of alcoholic liver disease and in patients with chronic active and chronic persistent hepatitis. Hepatology 8: 1605–1609

Bonjour JP (1980) Vitamins and alcoholism II: folate and vitamin B12. Int J Vitam Nutr Res 50: 96–121

Flatt JP (1988) Importance of nutrient balance in body weight regulation. Diabetes Metab Rev 4: 571–581

Flink EB (1986) Magnesium deficiency in alcoholism. Alcohol Clin Exp Res 10: 590–594

Foster LH, Sumar S (1997) Selenium in health and disease. Crit Rev Food Sci Nutr 37: 211–228

Garcia-Puges AM, Elena M, Bordas JM, Bombi JM, Barragan V, Teres J (1995) Changes in the small intestine mucosa in chronic alcoholism. Gastroenterol Hepatol 18: 309–314

Gossum VA, Closset P, Noel E et al. (1996) Deficiency in antioxidant factors in patients with alcohol-related chronic pancreatitis. Dig Dis Sciences 41: 1225–1231

Hidiroglou N, Camilo ME, Beckenhauer HC et al. (1994) Effect of chronic alcohol ingestion on hepatic folate distribution in the rat. Biochem Pharmacol 47: 1561–1566

Hoyumpa AM, Breen KJ, Schenker S, Wilson FA (1975) Thiamine transport across the rat intestine. II. Effect of ethanol. Lab Clin Med 86: 803–816

Israel BC, Smith CM (1987) Effects of acute abd chronic ethanol ingestion on pantothenate and CoA status of rats. J Nutr 117: 443–451

Laitinen K, Valimaki M (1991) Alcohol and bone. Calcif Tissue Int 49: S70–S73

Lalor BC, France MW, Powell D et al. (1986) Bone and mineral metabolism and chronic alcohol abuse. Q J Med 59: 497–511

Lecomte E, Herbeth B, Pirollet P et al. (1994) Effect of alcohol consumption on blood antioxidant nutrients and oxidative stress indicators. Am J Clin Nutr 60: 255–261

Leo MA, Cho-Il K, Lowe N, Lieber CS (1992) Interaction of ethanol with β-carotene: delayed blood clearance and enhanced hepatotoxicity. Hepatology 15: 883–891

Leo MA, Aleynik SI, Aleynik MK, Lieber CS (1997) β-Carotene beadlets potentiate hepatotoxicity of alcohol. Am J Clin Nutr 66: 1461–1469

Meydani M, Seitz HK, Blumberg JB, Russell RM (1991) Effect of chronic ethanol feeding on hepatic and extrahepatic distribution of vitamin E in rats. Alcoholism Clin Exp Res 15: 771–774

Muldoon RT, McMartin KE (1994) Ethanol acutely inpairs the renal conversion of 5-methyltetrahydrofolate in the isolated perfused rat kidney. Alcohol Clin Exp Res 18: 333–339

Napoli JL, McCormick AM, O'Meara B, Dratz EA (1984) Vitamin A metabolism: α-tocopherol modulates tissue retinol levels in vivo, and retinyl palmitate hydrolysis in vitro. Arch Biochem Biophys 230: 194–202

Omenn GS, Goodman GE, Thornquist MD et al. (1996b) Risk factors for lung cancer and for intervention effects in CARET, the beta-carotene and retionol efficacy trial. J Natl Cancer Inst 88: 1550–1559

Pinto J, Huang YP, Rivlin RS (1987) Mechanisms underlying the differenzial effects of ethanol on the bioavailability of riboflavin and flavin adenine dinucleotide. J Clin Invest 79: 1343–1348

Rodriguez MF, Gonzalez RE, Santolaria FF et al. (1997) Zinc, copper, manganese, and iron in chronic alcoholic liver disease. Alcohol 14: 39–44

Ryzen E, Elbaum N, Singer FR, Rude RK (1985) Parenteral magnesium tolerance testing in the evaluation of magnesium deficiency. Magnesium 4: 147–157

Sarles R (1973) An international survey on nutrition and pancreatitis. Digestion 9: 378–393

Schuhmacher M, Domingo JL, Corbella J (1994) Zinc and copper levels in serum and urine: relationship to biological, habitual and environmental factors. Sci Total Environ 148: 67–72

Shearer MJ (1992) Vitamin-K-metabolism and nutriture. Blood Rev 6: 92–104

Stabler SP, Lindenbaum J, Allen RH (1997) Vitamin B_{12} deficiency in the elderly: current dilemmas. Am J Clin Nutr 66: 741–749

Suter PM, Schutz Y, Jéquier E (1992) The effect of ethanol on fat storage in healthy subjects. N Engl J Med 326: 983–987

Suter PM, Häsler E, Vetter W (1997) Effects of alcohol on energy metabolism and body weight regulation: Is alcohol a risk factor for obesity? Nutr Rev 55:157–171

WHO (1996) Trace elements in human nutrition and health. WHO, Geneva, pp 43

Zloch Z, Ginter E (1995) Moderate alcohol consumption and vitamin C status in the Guinea-Pig and the rat. Physiol Res 44: 173–178

Kapitel 19
Alkohol und Krebs

R. TESCHKE

Auf Grund zahlreicher epidemiologischer Untersuchungen und Fallstudien kann davon ausgegangen werden, dass eine Assoziation zwischen jahrelangem und überhöhtem Alkoholkonsum und einem erhöhten Krebsrisiko im Bereich vieler Organe wie Mundhöhle, Pharynx, Larynx, Lungen, Ösophagus, Kolon, Rektum, Leber und Mamma besteht. Keine gesicherte oder nur eine unzureichend dokumentierte Assoziation besteht zwischen Alkoholkonsum und bösartigen Tumoren von Magen, Dünndarm, Pankreas, Schilddrüse, Haut, Prostata und Harnblase. Bei zahlreichen Tumoren, deren Entwicklung durch chronischen Alkoholkonsum begünstigt wird, findet man Rauchen von Zigaretten als potenzierenden Risikofaktor für die Krebsentstehung.

19.1
Allgemeine Aspekte

Tumorerkrankungen stehen in der Statistik der Todesursachen nach den Herz-Kreislauf-Erkrankungen an 2. Stelle, was eine intensive Beschäftigung mit der Prophylaxe, Diagnostik und Therapie dieser wichtigen Volkskrankheit rechtfertigt. Prinzipiell ist davon auszugehen, dass Tumorerkrankungen entweder endogener Genese sind oder als durch exogene Substanzen verursacht angesehen werden müssen. Es ist durch epidemiologische Studien eindeutig belegt, dass exogene Substanzen wie Alkohol und Tabak bei chronischer Aufnahme die Entstehung bösartiger Tumoren begünstigen. Bei gleichzeitigem Konsum von Alkohol und Tabak findet man nicht nur eine additive, sondern häufig eine potenzierende Wirkung (Tabelle 19-1).

Unter Berücksichtigung verschiedener anderer Variablen der Tumorpathogenese – wie z. B. Geschlecht, Ernährung, Gewicht, endokrinologische Parameter (Prä- oder Postmenopause), begleitende chronische Hepatitis – bleibt für Alkoholkonsumenten ein erheblich erhöhtes Krebsrisiko bestehen.

Tabelle 19-1. Assoziation zwischen chronischem Konsum von Alkohol und/oder Tabak und dem Auftreten bösartiger Tumoren in verschiedenen Organen. − fehlende Assoziation; (+) mögliche Assoziation, + gesicherte Assoziation, ++ additive Wirkung; +++ potenzierende Wirkung

Erhöhtes Karzinomrisiko Tumorlokalisation	Alkohol	Tabak	Alkohol + Tabak
Mundhöhle	+	+	+++
Pharynx	+	+	+++
Larynx	+	+	+++
Lungen	+	+	++
Ösophagus	+	+	+++
Magen	(+)	+	+++
Dünndarm	−	?	?
Kolon	+	−	?
Rektum	+	−	?
Leber	+	+	+++
Pankreas	(+)	+	++
Mamma	+	−	?
Schilddrüse	(+)	−	?
Haut	(+)	−	?
Prostata	(+)	−	?
Harnblase	−	+	?

Von dem erhöhten Krebsrisiko bei chronischem Alkoholkonsum sind nicht alle Organe in gleicher Weise betroffen, sondern es trifft nur einzelne (Tabelle 19-1). Anhand der Lokalisation der durch Alkohol begünstigten Entwicklung bösartiger Tumoren lassen sich dabei im Wesentlichen 2 verschiedene Gruppen unterscheiden:

● Einerseits treten vermehrt Tumoren an Organen wie dem oberen Verdauungs- und Respirationstrakt auf, die dem direkten Kontakt mit Alkohol ausgesetzt sind,
● zum anderen finden sich gehäuft Tumoren in solchen Organen, die der Alkohol nur auf dem Blutweg erreicht.

In Abhängigkeit von den einzelnen Studien liegt das jeweilige relative Risiko (RR) für Karzinome in verschiedenen Organen infolge chronischen Alkoholkonsums unter Berücksichtigung anderer Krebsrisikofaktoren (z.B. Rauchen) in einem breiten Bereich. Viele Untersuchungen zeigen oft auch nur eine unbedeutende Assoziation zwischen Alkohol und Karzinomrisiko, da die Zahl der Patienten gering war und auch Patienten mit einer geringen Alkoholkonsumdauer und -menge ohne Berücksichtigung der unterschiedlichen alkoholischen Getränke und des Geschlechts mit einbezogen waren.

Um jedoch die Größenordnung des Karzinomrisikos für die einzelnen Organe evaluieren zu können, wurden lediglich die Maximalwerte für das relative Risiko aus denjenigen Veröffentlichungen zusammengestellt (Tabelle 19-2), die andere Krebsrisikofaktoren wie das Rauchen bei den Ergebnissen berücksichtigt hatten. Maximalwerte für das relative Risiko fanden sich meist bei der höchsten konsumierten Alkoholmenge und waren oft abhängig von der Art des konsumierten alkoholischen Getränkes wie hochprozentige Alkoholika, Wein oder Bier.

Bei differenzierter Betrachtung lässt sich beispielsweise feststellen, dass ein Maximalwert für das relative Risiko für ein Karzinom in einem bestimmten Organ sich nur für Männer findet, die ein bestimmtes alkoholisches Getränk konsumieren. Niedrige Werte für das relative Risiko sind zu erwarten, wenn beispielsweise keine Differenzierung bezüglich Art des alkoholischen Getränks, Dauer des Alkoholkonsums, Menge des konsumierten Alkohols und Geschlecht des Alkoholkonsumenten vorgenommen wird. Daraus ist zu schließen, dass nur bei differenzierter Analyse der Ergebnisse hohe Werte von relativen Risiken für Karzinom möglich sind, die eine Aussage über das maximale Krebsrisiko infolge Alkoholkonsums erlauben.

Hinsichtlich der Abhandlung der Beziehung zwischen Alkokonsum und den einzelnen Organschäden sei auf die entsprechenden Buchbeiträge und die weiterführende Literatur verwiesen.

Tabelle 19-2. Maximalwerte für relatives Risiko (RR) bei verschiedenen Tumoren als Folge von chronischem Alkoholkonsum im Vergleich zu alkoholabstinenten Kontrollgruppe (RR = 1,0)

Organ	RR	Organ	RR	Organ	RR
Mundhöhle	23,1	Ösophagus	18,0	Mamma (Frau)	6,3
Pharynx	125,2	Cardia	1,8	Mamma (Mann)	15,2
Larynx	14,7	Magen	3,5	Schilddrüse	2,7
Supraglottis	50,6	Dünndarm	0,6	Haut	2.4
Glottis	5,1	Kolon	2,1	Prostata	1,4
Subglottis	3,8	Rektum	3,3	Harnblase	1,1
Lunge	2,6	Leber	3,4		
		Pankreas	1,4		

19.2
Pathogenese

Die Entstehung eines Tumors hat vielerlei Ursachen und kann letztendlich auf endogene oder exogene Faktoren zurückgeführt werden. Epidemiologische Untersuchungen gehen davon aus, dass etwa 80% aller Tumorerkrankungen exogen bedingt sind.

- *Endogene Faktoren:*
  - genetische Dispositionen,
  - Alter,
  - hormoneller Status.
- *Exogene Faktoren:*
  - chemische Substanzen oder Naturstoffe,
  - hochenergetische Strahlung,
  - UV-Strahlung,
  - Viren.

Es wird postuliert, dass Alkohol durch eine lokale Schädigung der Schleimhaut und eine gesteigerte Aufnahme von karzinogenen Substanzen die Tumorentstehung an exponierten Stellen begünstigt. Auf Grund seiner einfachen chemischen Struktur und seiner fehlenden kovalenten Bindungsmöglichkeit an DNA ist allerdings nicht zu erwarten, dass Alkohol per se karzinogen sein könnte. Allerdings entstehen beim mikrosomalen Stoffwechsel des Alkohols toxische Substanzen wie Azetaldehyd sowie Hydroxyethylradikale, Superoxidradikale und Hydroxylradikale, die alle insgesamt eine ausgesprochene Affinität zur DNA aufweisen und dadurch eine kovalente Bindung eingehen können.

Eine wichtige Rolle spielen selbstverständlich auch die Prokarzinogene und Karzinogene, die ebenfalls eine kovalente Bindung an DNA haben und hierdurch ebenso die Entstehung von Karzinomzellen begünstigen. Prokarzinogene und Karzinogene werden von außen mittels Tabakrauch, Nahrungsmitteln und alkoholischen Getränken zugeführt. Weitere pathogenetische Mechanismen umfassen metabolische Wechselwirkungen durch alkoholbedingte Enzyminduktion, Mangelernährung, Virusinfektionen und Beeinträchtigung des Immunsystems.

Nach der Exposition von normalen Körperzellen gegenüber einer Noxe wie einem Karzinogen findet in einem Tumorinitiationsprozess, kurz auch Initiation genannt, eine kovalente Bindung des Karzinogens an DNA, RNA oder andere Makroproteine statt. Diese durch die Initiation transformierte

Zelle unterliegt einer Promotion, die durch Chromosomenaberrationen oder Mutationen gekennzeichnet ist und sich durch Hyperproliferation zur eigentlichen Krebszelle ausbildet. Infolge Progression kommt es dann zur Tumorentstehung.

Zur chemischen Karzinogenese sind viele Stoffe befähigt, die in der Umgangssprache insgesamt als krebserzeugende Substanzen bezeichnet werden und sich in Prokarzinogene und in die eigentlichen Karzinogene (proximale Karzinogene) aufteilen. Der überwiegende Anteil der krebserzeugenden Substanzen liegt als Prokarzinogene vor, die lediglich Ausgangsstoffe darstellen und erst durch enzymatische Umwandlung (Bioaktivierung) in reaktive Metabolite (proximale Karzinogene) umgewandelt werden. Schließlich werden Substanzen, die die Tumorentstehung selbst nicht auslösen können, sondern nur fördern, als Kokarzinogene bezeichnet.

Es stellt sich daher die Frage, welche Mechanismen für das gesteigerte Krebsrisiko durch chronischen Alkoholkonsum verantwortlich sind.

19.2.1
Ethanol

Auf Grund seiner einfachen chemischen Struktur und seiner fehlenden kovalenten Bindungsmöglichkeit an DNA, RNA oder andere Makroproteine ist zu erwarten, dass Alkohol per se kein Karzinogen ist, sondern vielmehr ein Kokarzinogen sein dürfte (Abb. 19-1). Alkohol wird jedoch auf enzymatischem Weg in der Leber und anderen Organen mittels der Alkoholdehydrogenase (ADH) und des mikrosomalen ethanoloxidierenden Systems (MEOS) zu Azetaldehyd abgebaut, der seinerseits zu Azetat metabolisiert wird. Die wichtigste Komponente des MEOS ist dabei das Cytochrom P450 mit seinen Isoenzymen 2E1 und 1A2, während die anderen Isoenzyme 1A1, 2A6, 2B6, 2D6 und 3A4 für die mikrosomale Oxidation von Ethanol weniger bedeutsam sind.

Von besonderer Relevanz ist die Tatsache, dass Ethanol und zahlreiche andere Substanzen nicht nur als Substrate (Abb. 19-2), sondern auch als Induktoren (Abb. 19-3) für das Cytochrom P450 2E1 fungieren. So führt chronischer Alkoholkonsum über eine Steigerung des Cytochroms P450 2E1 zu einem Aktivitätsanstieg von MEOS und damit zu einem erhöhten Abbau von Ethanol zu Azetaldehyd. Es besteht daher durchaus die Möglichkeit, dass Azetaldehyd das eigentliche Karzinogen ist.

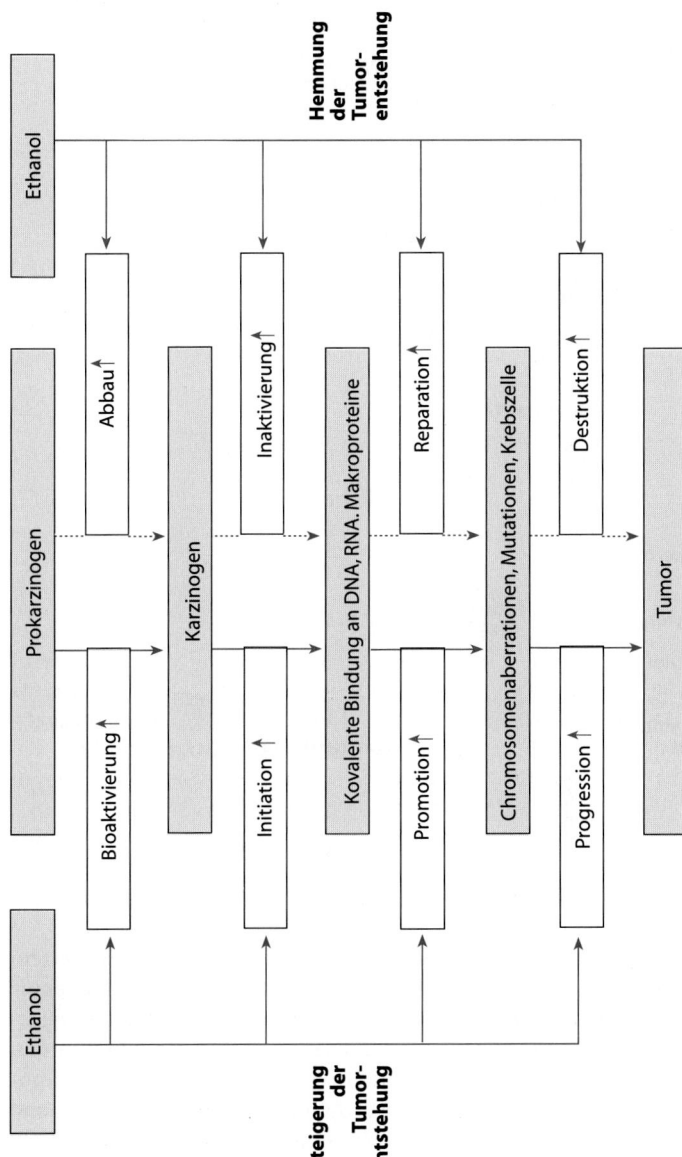

Abb. 19-1. Einfluss des Ethanols auf die chemische Karzinogenese

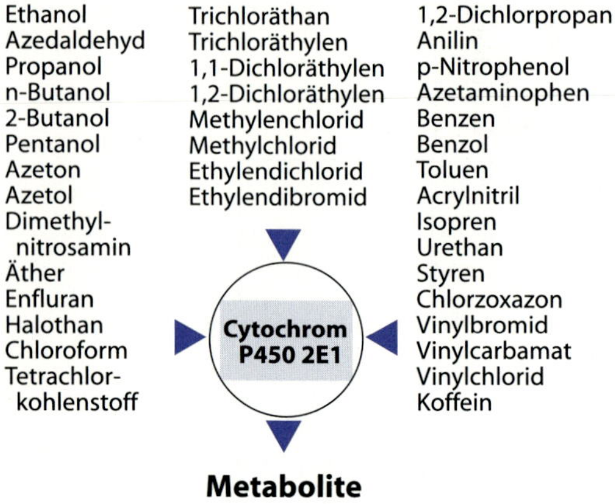

Ethanol
Azedaldehyd
Propanol
n-Butanol
2-Butanol
Pentanol
Azeton
Azetol
Dimethyl-
 nitrosamin
Äther
Enfluran
Halothan
Chloroform
Tetrachlor-
 kohlenstoff

Trichloräthan
Trichloräthylen
1,1-Dichloräthylen
1,2-Dichloräthylen
Methylenchlorid
Methylchlorid
Ethylendichlorid
Ethylendibromid

1,2-Dichlorpropan
Anilin
p-Nitrophenol
Azetaminophen
Benzen
Benzol
Toluen
Acrylnitril
Isopren
Urethan
Styren
Chlorzoxazon
Vinylbromid
Vinylcarbamat
Vinylchlorid
Koffein

Abb. 19-2. Substrate für das hepatische mikrosomale Cytochrom P450 2E1

Cytochrom P450 2E1

Metabolite

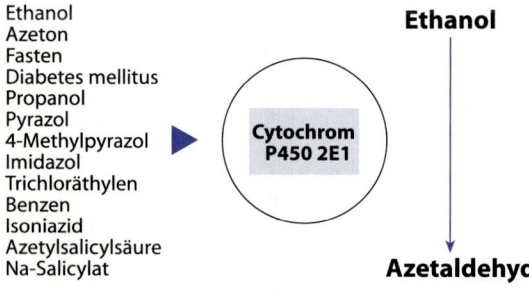

Ethanol
Azeton
Fasten
Diabetes mellitus
Propanol
Pyrazol
4-Methylpyrazol
Imidazol
Trichloräthylen
Benzen
Isoniazid
Azetylsalicylsäure
Na-Salicylat

Ethanol

Cytochrom P450 2E1

Azetaldehyd

Abb. 19-3. Induktion von hepatischem mikrosomalem Cytochrom P450 2E1

19.2.2
Azetaldehyd und Azetat

Azetaldehyd als erstes Abbauprodukt des Alkohols (Abb. 19-4) ist extrem reaktiv und geht rasch kovalente Bindungen an zahlreiche Makromoleküle einschließlich DNA ein. Damit wären prinzipiell die Voraussetzungen gegeben, dass Azetaldehyd als Karzinogen einzustufen ist und Ethanol in diesem Fall als Prokarzinogen zu bezeichnen wäre. Das Ausmaß der karzinogenen Aktivität von Azetaldehyd ist bisher jedoch noch nicht ausreichend untersucht worden. Auch besteht die Möglichkeit, dass Azetaldehyd ein Kokarzinogen ist, das die Tumorentstehung lediglich fördert, wie dies für

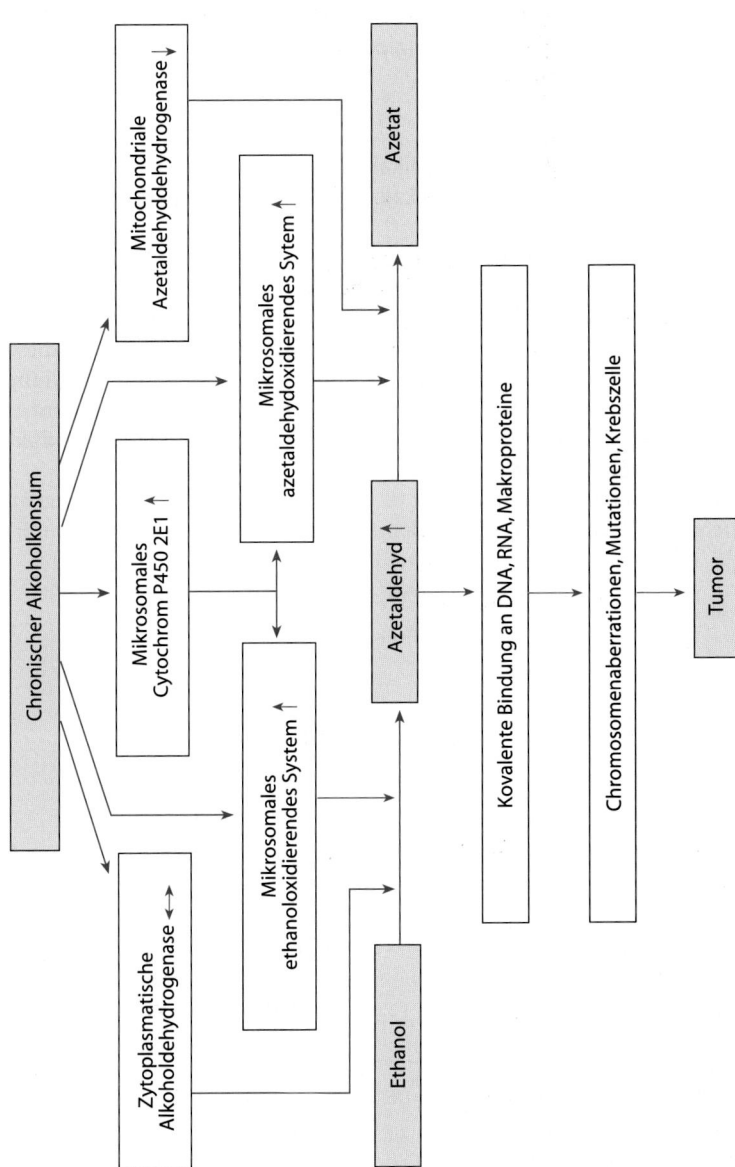

Abb. 19-4. Azetaldehyd als erstes Oxidationsprodukt des Ethanols und seine mögliche Eigenschaft als Karzinogen

Ethanol möglich ist (Abb. 19-1). Keinerlei Hinweise gibt es dafür, dass Azetat als Oxidationsprodukt des Azetaldehyds karzinogene oder kokarzinogene Eigenschaften hat.

19.2.3
Hydroxyethylradikale, Ethoxyradikale, Azetylradikale, Superoxidradikale, Hydroxylradikale und Wasserstoffsuperoxid

Das NADPH-abhängige MEOS mit dem Cytochrom P450 2E1 als essentieller Komponente benötigt Sauerstoff, wobei ein Atom des molekularen Sauerstoffs mit dem Ethanolmolekül reagiert und das andere Atom zu Wasser reduziert wird (Abb. 19-5). Bei geringen Alkoholmengen verläuft diese enzymatische Reaktion langsam und komplett ohne wesentliche Bildung von Sauerstoffradikalen, bei Überschuss von Ethanol als Substrat kommt es jedoch infolge einer gesteigerten Reaktion auch zu einer erhöhten Produktion von Sauerstoffradikalen.

Da chronischer Alkoholkonsum zu einer Steigerung des mikrosomalen Cytochroms P450 2E1 führt, werden verständlicherweise auch vermehrt

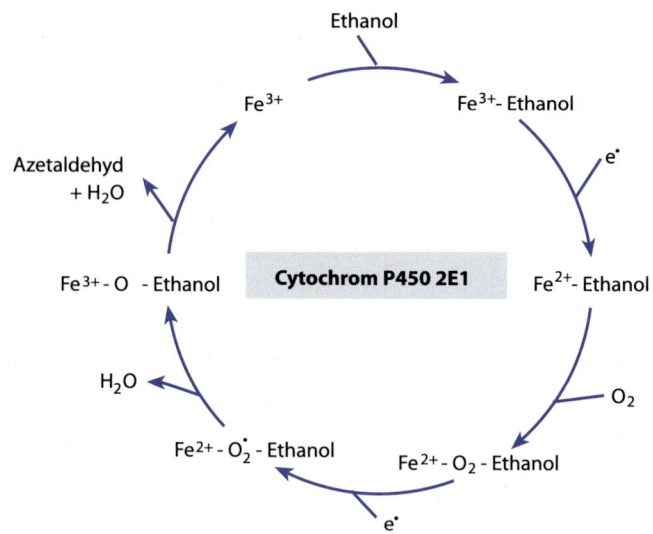

Abb. 19-5. Mikrosomales ethanoloxidierendes System (MEOS) mit Cytochrom P450 2E1 als wichtiger Komponente

toxische Radikale gebildet. Die Bildung von Hydroxylradikalen wird zusätzlich durch Fe^{2+} begünstigt, das sich nach chronischem Alkoholkonsum vermehrt in der Leber ablagert und in einer Fenton-Reaktion unter Elektronenübertragung auf Wasserstoffsuperoxid und Bildung von Hydroxylradikalen zu Fe^{3+} oxidiert wird.

Für die mikrosomale Oxidation von Ethanol muss Sauerstoff aktiviert werden, und es entstehen bei der Oxidation mit Cytochrom P450 2E1 nicht nur Wasserstoffsuperoxid, sondern auch reaktive Radikale, die leicht Elektronen an Sauerstoff abgeben und so Sauerstoffradikale wie das Superoxidradikal erzeugen. Hieraus wieder können sich Wasserstoffsuperoxid sowie Hydroxylradikale bilden. Aber selbst Ethanol kann zu einem Radikal wie zum Hydroxyethylradikal oder Ethoxyradikal und Azetaldehyd zum Azetylradikal metabolisiert werden. Alle diese Radikale stellen grundsätzlich eine Belastung für die Zelle dar und können infolge ihrer starken Affinität zur DNA eine kovalente Bindung eingehen und die Entstehung von Tumorzellen initiieren (Abb. 19-6 und 19-7).

19.2.4
Chemische Prokarzinogene und Karzinogene

Zu den krebserzeugenden Substanzen gehören beispielsweise polyzyklische Kohlenwasserstoffe, eine der großen Klassen der heute bekannten chemischen Karzinogene wie Benzo[a]pyren, außerdem aromatische Amine, Aminoazofarbstoffe, halogenierte aliphatische Verbindungen wie Vinylchlorid, natürlich vorkommende Substanzen wie das Pilzgift Aflatoxin B1 oder das Pflanzenprodukt Cycasin, aber auch Substanzen, die ebenso der

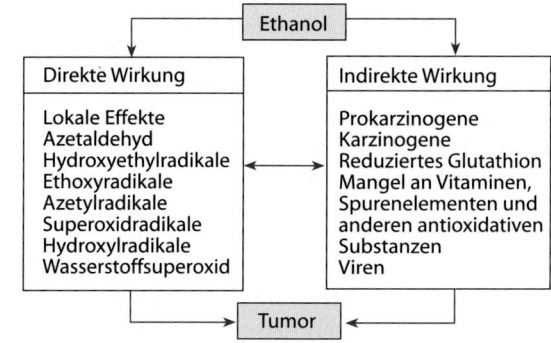

Abb. 19-6. Direkte und indirekte Mechanismen der Tumorentstehung durch Ethanol

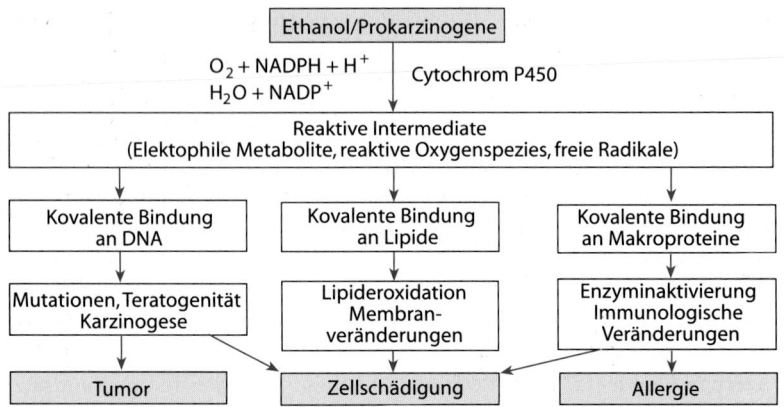

Abb. 19-7. Entstehung von reaktiven Intermediaten durch Ethanol und/oder Prokarzinogene und ihre Bedeutung für die Tumorentstehung

Umwelt (Nahrung, industrielle Prozesse, Tabakrauch) entstammen wie auch in vivo gebildet werden können (s. Übersicht 19-1).

Zu der letzteren Gruppe gehören N-Nitroso-Verbindungen, die auch bei der Reaktion von Aminoverbindungen – wie sie beispielsweise in der Nahrung, Pestiziden und Kosmetika enthalten sind – mit nitrosierenden Agenzien – wie Nitrit, das im Magen-Darm-Trakt durch bakterielle Reduktion von Nitrat gebildet wird – beteiligt sind. Von besonderer Wichtigkeit sind auch die in alkoholischen Getränken anzutreffenden Kanzerogene wie Nitrosamine, polyzyklische Kohlenwasserstoffe und höhere aliphatische Alkohole, auch wenn sie nur in geringen Mengen nachweisbar sind.

Die Bioaktivierung von Prokarzinogenen zu den eigentlichen Karzinogenen, die reaktive Intermediate darstellen (Abb. 19-7), ist eine negative Begleiterscheinung komplexer enzymatischer Detoxifikationsprozesse, bei denen zahlreiche Enzyme mit unterschiedlicher Substratspezifität beteiligt sind. Besonders wichtig sind die Isoenzyme des Cytochroms P450, die in zahlreichen Zellen des Organismus nachweisbar sind. Vor allem genetische Polymorphismen und Mutationen können die Expression oder Induzierbarkeit wichtiger Detoxifikationsenzyme in signifikanter Weise verändern und so das Krebsrisiko beeinflussen, besonders im Bereich niedriger Karzinogenkonzentrationen, wie sie üblicherweise in der Umwelt (s. Übersicht 19-1) vorhanden sind. Es ist daher gut vorstellbar, dass chronischer Alkoholkonsum das Krebsrisiko durch eine Enzyminduktion wesentlich steigert, wobei Prokarzinogene verstärkt zu Karzinogenen aktiviert werden (Abb. 19-1).

Alkohol hat eine besondere Beziehung zu den verschiedenen Isoenzymen des Cytochroms P450 und wird im besonderen Maß von den Isoenzymformen 1A2 und 2E1 metabolisiert, während die anderen Formen wie 1A1, 2A6, 2B6, 2D6 und 3A4 nur eine geringe metabolische Aktivität gegenüber Ethanol aufweisen. Diese Ergebnisse machen deutlich, dass eine akute Belastung von Alkohol den Metabolismus zahlreicher exogener Substanzen einschließlich Prokarzinogenen und Karzinogenen durch kompetetive Hemmung im Bereich bestimmter Isoenzymformen des Cytochroms P450 hemmen kann, wobei das Ausmaß der Inhibition von der jeweiligen Affinität der betroffenen Substanzen abhängt.

Es ist daher möglich, dass Ethanol beispielsweise den mikrosomalen Metabolismus von Prokarzinogenen in der Leber hemmt, sodass die Prokarzinogene nicht intrahepatisch, sondern verstärkt extrahepatisch wirken.

Übersicht 19-1. Als karzinogen für den Menschen eingestufte Agenzien und Mischungen

- *Agenzien:*
  Aflatoxine; 4-Aminobiphenyl; Arsen; Asbest; Azathioprin; Benzol; Benzidin; Beryllium; N, N-Bis[2-Chloroethyl]-2-Naphthylamin (Chlornaphazin); Cadmium; Chlorambucil; Bis[chloromethyl]-ether und Chloromethylmethylether; 1,4-Butandioldimethansulfonat (Busulphan, Myleran); 1-[2-Chloroethyl]-3-[4-Methyl-Cyclohexyl]-1-Nitrosoharnstoff (Methyl-CCNU); Chrom[V1]-Verbindungen; Ciclosporin; Cyclophosphamid; Diethylstilbestrol; Erionit; Ethylenoxid; Melphalan; 8-Methoxypsoralen; MOPP und andere Kombinationschemotherapieformen; 2-Naphthylamin; Nickelverbindungen; orale Antikonzeptiva; Senfgas; Thiotepa; Treosulfan; Vinylchlorid

- *Mischungen:*
  alkoholische Getränke; Betelextrakt; gesalzener Fisch; Holzstäube; Mineralöle; phenacetinhaltige analgetische Mischungen; Teerstoffe/-öle, Ruß; Tabakprodukte (rauchlos); Tabakrauch

19.2.5
Lokale Effekte

Alkohol kann auf Grund seiner einfachen chemischen Struktur praktisch jede Körperzelle erreichen und über die Zellmembran in das Innere gelangen. Die Penetration in das Zellinnere erfolgt nach physikalischen Gesetzen der Diffusion und ist nicht abhängig von einem in der Zellmembran lokalisierten Rezeptor.

Neben der Möglichkeit der raschen Diffusion in die Körperzelle gilt Alkohol als gutes Solvens, sodass alle Voraussetzungen gegeben sind, dass Alkohol bei lokalem Kontakt zu einer entsprechenden Zellschädigung führt. Ein direkter lokaler Kontakt ist zweifelsohne im Bereich von Mundhöhle, Oropharynx und Ösophagus gegeben, weniger ausgeprägt nach Verdünnung mit Magensaft auch im Magen und Dünndarm.

Eine erhebliche lokale Schädigung ist auch im oberen Respirationstrakt, beispielsweise im Bereich des Larynx, zu vermuten, da Alkohol bei der Einatmung in den Respirationstrakt gelangt. Schließlich ist daran zu denken, dass Alkohol teilweise auch über die Lunge und damit über den Respirationstrakt ausgeatmet wird, wenngleich die hierbei erzielten Konzentrationen vergleichsweise gering sind. Die lokalen Effekte des Alkohols spielen daher insgesamt primär eine wichtige Rolle, und dies umso mehr, wenn es sich um hochprozentige Alkoholika handelt.

Die lokale Schädigung der Schleimhaut durch Alkohol wird zusätzlich durch andere alkoholassoziierte Veränderungen gefördert. Es ist allgemein bekannt, dass Patienten mit bösartigen Tumoren im Bereich der Mundhöhle und des Oropharynx häufig einen extrem schlechten Zahnstatus mit bakterieller Besiedelung aufweisen und Bakterien ihrerseits Alkohol zu Azetaldehyd umwandeln können, der eine toxische Wirkung auf die Mukosa ausüben und die Tumorentstehung begünstigen kann.

Weiterhin ist zu diskutieren, dass Alkoholkranke häufig eine Atrophie des funktionstüchtigen Parenchyms der großen Kopfspeicheldrüsen und eine damit verbundene erhebliche Reduktion der Speicheldrüsensekretion aufweisen, sodass durch den verringerten Speichelfluss die Schleimhautoberfläche nicht mehr ausreichend befeuchtet und gereinigt werden kann und es hierdurch zu einer Schleimhautschädigung kommt.

Eine lokale Schleimhautschädigung im Bereich der Speiseröhre wird auch durch Störungen der Ösophagusmotilität und einen gesteigerten Reflux von Magensäure und Gallensäuren aus dem Magen in den Ösophagus verursacht. In diesem Zusammenhang sei auf die bei Alkoholkranken häufig nachgewiesene Refluxösophagitis und das Barrett-Syndrom hingewiesen, das durch eine Umwandlung der aboralen Ösophagusschleimhaut (Plattenepithel) durch Magenschleimhaut gekennzeichnet sind. Das Barrett-Syndrom gilt als klassische Präkanzerose für ein Adenokarzinom im aboralen Ösophagus. Schließlich ist zu diskutieren, inwieweit alkoholassoziierte Mangelzustände von Vitaminen und Spurenelementen die Tumorentstehung im oberen Verdauungs- und Respirationstrakt fördern.

Während Alkohol per se und auch alkoholassoziierte Veränderungen sicher die Entstehung bösartiger Tumoren im oberen Verdauungs- und Respirationstrakt begünstigen, steht außer Frage, dass Prokarzinogene und Karzinogene von entscheidender Bedeutung sind. Diese Substanzen sind in alkoholischen Getränken, in Nahrungsmitteln und im Tabakrauch enthalten. So finden sich in alkoholischen Getränken Nitrosamine, polyzyklische Kohlenwasserstoffe und höhere aliphatische Alkohole einschließlich Fuselöle, die als Prokarzinogene und Karzinogene anzusehen sind, obwohl die nachgewiesenen Mengen meist gering sind. Es ist jedoch anzunehmen, dass die durch Alkohol per se oder alkoholassoziierte Veränderungen geschädigte Schleimhaut gegenüber Prokarzinogenen und Karzinogenen besonders empfindlich ist und diese Substanzen infolge Zellschädigung rasch aufnehmen kann.

Experimentell wurden eine gesteigerte Aufnahme von Benzo[a]pyren in die Schleimhaut der Speiseröhre infolge Alkoholeinwirkung beschrieben, sodass auch andere Prokarzinogene und Karzinogene verstärkt in die Zellen gelangen dürften. Auch gibt es eine ganze Reihe weiterer experimenteller Daten, die eine Steigerung der Tumorentwicklung durch Prokarzinogene und Karzinogene unter dem chronischen Einfluss von Alkohol belegen.

19.2.6
Mangelernährung

Es gibt zahlreiche Hinweise dafür, dass ein Mangel an Vitaminen, Mineralien und Spurenelementen an der Tumorentstehung auf indirektem oder direktem Weg beteiligt ist. Die Ernährung von Alkoholkranken ist insbesondere in fortgeschrittenen Stadien nicht mehr ausreichend, sodass sich hierdurch entsprechende Mangelzustände erklären (Tabelle 19-3). Diese werden dadurch verstärkt, dass chronischer Alkoholkonsum zu erheblichen ultrastrukturellen, funktionellen und organischen Veränderungen des Dünndarms führt, die klinisch Durchfälle, Malabsorption, Appetitlosigkeit und Gewichtsverlust zur Folge haben. Über verschiedene andere Mechanismen kommt es dann letztendlich zu Mangelerscheinungen, die sich klinisch manifestieren, durch entsprechende erniedrigte Blutkonzentrationen dokumentiert werden können und durch eine Substitutionstherapie behoben werden sollten. Auch im Hinblick auf eine Karzinomprophylaxe ist die Substitution indiziert (Tabelle 19-3).

Mögliche Interaktionen zwischen Mangelzuständen und einem erhöhten Krebsrisiko durch die Einwirkung von Alkohol sind vielfältig in klinischen Untersuchungen und auch experimentell belegt. So ist ein Nährstoffmangel teilweise bei der Pathogenese verschiedener alkoholassoziierter Krebsformen im oberen Verdauungstrakt und im Respirationstrakt von Bedeutung.

Eine inverse Beziehung besteht zwischen Vitamin-A- und -C-Einnahme einerseits und der Häufigkeit des Speiseröhrenkrebses andererseits. Außerdem findet man bei Patienten mit einem Ösophaguskarzinom oft tiefe Plasmaspiegel von Zink und Vitamin A. Auch experimentell führt Zinkmangel, welcher beim Alkoholkranken oft angetroffen wird, bei Versuchstieren zu einer vermehrten Aktivierung von Nitrosaminen durch das Cytochrom P450 in den Epithelzellen der Speiseröhrenmukosa. Zinkmangel fördert auch die Tumorgenese nach Induktion mit Nitrosomethylbenzylamin, und dieser Effekt wurde durch die gleichzeitige Verabreichung von Alkohol noch verstärkt.

Da der Stoffwechsel von Alkohol und Prokarzinogenen zur Bildung von toxischen Substanzen führt, die leicht an die DNA des Zellkerns kovalent binden und hierdurch die Karzinomentwicklung einleiten können, sind Mechanismen zur Verhinderung der Tumorentstehung von besonderer Bedeutung. Hierzu ist es notwendig, die hochtoxischen Substanzen und Radikale intrazellulär abzufangen, bevor eine kovalente Bindung mit der DNA im Zellkern eingegangen werden kann. So kann beispielsweise Azetaldehyd durch verschiedene Substanzen einschließlich Cystein intrazellulär gebunden werden.

Die beim mikrosomalen Abbau von Ethanol entstehenden freien Radikale wie Hydroxyethylradikale, Ethoxyradikale, Azetylradikale, Superoxidradikale und Hydroxylradikale sowie selbstverständlich auch die bei der Aktivierung von Prokarzinogenen entstandenen Radikale werden durch intrazelluläre Enzyme wie die Superoxiddismutase abgefangen. Diese wandelt beispielsweise das Superoxidanion in Sauerstoff und Wasserstoffsuperoxid um, welches dann mittels Katalase, verschiedenen Peroxidasen einschließlich der GSH-Peroxidase, die reduziertes Glutathion benötigt, zu

Tabelle 19-3. Einfluss von chronischem Alkoholkonsum auf Vitamine, Mineralien sowie Spurenelemente und deren mögliche Beziehung zum Krebsrisiko

Substanz	Orale Aufnahme	Digestion	Intestinale Resorption	Metabolischer Abbau	Aktivierung	Utilisation	Biliärer Verlust	Leberkonzentration	Renaler Verlust	Blutkonzentration	Substitution	Krebsrisiko
Vitamin A	↓	↓	↓	↑		↑	↑		↓	↓	(+)	
β-Carotin	↓		↓						↓	↓	(+)	(+)
Vitamin D	↓	↓	↓		↓		↑			↓	+	(+)
Vitamin E	↓	↓	↓		↓				↓	↓	(+)	(+)
Vitamin K	↓	↓	↓					↑		↓	+	
Vitamin B$_1$	↓	↓	↓	↑		↑			↓	↓	+	
Vitamin B$_2$	↓		↓	↑		↑			↓	↓	(+)	
Niacin	↓		↓					↑		↓	(+)	
Vitamin B$_6$	↓		↓	↑	↓	↑			↓	↓	+	
Vitamin B$_{12}$	↓	(↑)	(↓)							(↑)	−/+	
Biotin	↓		↓					↑		↓	(+)	
Pantothensäure	↓		↓							↓	(+)	
Folsäure	↓		↓	↑	↓	↑				↓	+	(+)
Vitamin C	↓		↓							↓	(+)	(+)
Kalium	↓		↓							↓	+	
Natrium	↓		↓							↓	+	
Chlorid	↓		↓							↓	+	
Kalzium	↓		↓							↓	+	
Magnesium	↓		↓							↓	+	
Zink	↓		↓					↑	↓	↓	+	(+)
Selen	↓		↓					↑	↓	↓	+	(+)
Eisen	(↑)		(↑)						↑	(↓)	−	(+)

unschädlichen Abbauprodukten metabolisisert. Allerdings kann Wasserstoffsuperoxid wiederum zur Bildung von Hydroxylradikalen führen, die mit Hilfe von Superoxidradikalen mittels der Haber-Weiss-Reaktion oder mit 2-wertigem Eisen über die Fenton-Reaktion gebildet werden können. Protektiv gegenüber den freien Radikalen wirken außerdem α-Tocopherol (Vitamin E), Ascorbinsäure (Vitamin C), β-Carotin und einige synthetische Stoffe wie butyliertes Hydroxyanisol (BHA) und butyliertes Hydroxytoluol (BHT) als Antioxidanzien. Schließlich muss auch die Glutathionreduktase dazu gerechnet werden, mit deren Hilfe oxidiertes Glutathion (GSSG) wieder zu GSH reduziert wird.

Freie Radikale binden leicht an reduziertes Glutathion, das nach chronischem Alkoholkonsum allerdings erniedrigt ist und daher nicht in der notwendigen Menge zur Entgiftung zur Verfügung steht. Gerade diese Interaktionen zwischen freien Radikalen und den zahlreichen antioxidativen Substanzen zeigen, wie wichtig eine ausreichende Ernährung auch im Hinblick auf die Prophylaxe von Tumorerkrankungen bei chronischem Alkoholkonsum sein kann. Andererseits darf die Rolle der antioxidativen Substanzen bei der Tumorentstehung nicht überbewertet werden, da auch viele andere Mechanismen beteiligt sind.

19.2.7
Viren

Eine Virusinfektion dürfte bei den zahlreichen durch Alkoholkonsum entstehenden Tumoren im Allgemeinen keine Rolle spielen. Als Ausnahme ist lediglich das primäre hepatozelluläre Karzinom zu nennen. Alkoholkranke weisen häufig serologische Zeichen einer bestehenden oder stattgehabten Infektion mit Hepatitis B und C auf, sodass primär eine verstärkende Wirkung auf die Tumorentstehung möglich ist. Untersuchungen hierüber sind schwierig zu interpretieren, da sowohl eine chronische Hepatitis B als auch eine chronische Hepatitis C bereits ohne Alkoholkonsum in der Vorgeschichte im Rahmen einer Leberzirrhose zu einem primären Leberzellkarzinom führen können.

19.2.8
Immunsystem

Auch immunologische Faktoren werden immer wieder für die Entstehung von bösartigen Tumoren unter dem Einfluss von chronischem Alkoholkonsum diskutiert. Chronischer Alkoholkonsum zeigt zahlreiche immunologische Phänomene, die auch durch ernährungsbedingte Mangelzustände modifiziert werden können und im Rahmen der Karzinogenese bei der Initiation und Promotion, v. a. aber bei der Destruktion von entstandenen Karzinomzellen wichtig sind.

Weiterführende Literatur

Homann N., Simanowski UA, Maier H et al. (2000) Alkohol und Krebs. In: Seitz HK, Lieber CS, Simanowski UA (Hrsg) Handbuch Alkohol, Alkoholismus, alkoholbedingte Organschäden. Barth, Leipzig, S 397–421

Kato I, Nomura AMY (1994) Alcohol in the aetiology of upper aerodigestive tract cancer. Oral Oncol Eur J 30B: 75–81

Kune GA, Vitetta L (1992) Alcohol consumption and the etiology of colorectal cancer: a review of the scientific evidence from 1957 to 1991. Nutr Canc 18: 97–111

Longnecker MP (1995) Alcohol consumption and risk of cancer in humans: an overview. Alcohol 12: 87–96

Maier H, Weidauer H (1995) Alkohol- und Tabakkonsum sind Hauptrisikofaktoren für HNO-Tumoren. Fortschr Med 113: 157–160

Mufti SI, Eskelson CD, Odeleye OE, Nachiappan V (1993) Alcohol-associated generation of oxygen free radicals and tumor promotion. Alcohol Alcoholism 26: 621–638

Teschke R, Lieber CS (2000) Alkoholstoffwechsel Alkohol Dehydrogenase und mikrosomales äthanoloxidierendes System. In: Seitz HK, Lieber CS, Simanowski UA (Hrsg) Handbuch Alkohol, Alkoholismus, alkoholbedingte Organschäden. Barth, Leipzig, S 171–181

Teschke R (1998) Alkoholkrankheit: Der alkoholabhängige Patient. In: König B, Schmaltz B (Hrsg) Die Allgemeinmedizin. Spitta, Balingen

Teschke R (1999) Alkohol und Krebs. In: Singer MV, Teyssen S (Hrsg) Alkohol und Alkoholfolgekrankheiten. Springer, Berlin, S 347–362

Teschke R (2001) Toxische Lebererkrankungen: Alkohol, Arzneimittel, Gewerbe- und Naturtoxine. Thieme, Stuttgart

Kapitel 20
Alkohol und endokrine Drüsen

H. W. WOITGE, R. ZIEGLER

Akuter und chronischer Konsum von Alkohol beeinflusst auf vielfältige Weise das Endokrinium. Viele dieser Wirkungen sind reversibel. Die Alkoholkrankheit und der chronische Alkoholmissbrauch führen z. T. aber zu bleibenden Organschädigungen, die die Problematik der Alkoholabhängigkeit noch zusätzlich verstärken können. Ethanol wirkt direkt auf Zellmembranen und beeinflusst intrazellulare metabolische Vorgänge. Außerdem treten indirekte Effekte im Sinne von Stress, Übelkeit und Erbrechen während der Alkoholintoxikation oder des Alkoholentzugs hinzu. Dieses Kapitel gibt einen Überblick über die speziellen Auswirkungen dieser Prozesse an einzelnen endokrinen Organen und deren Konsequenzen für die Stoffwechselintegrität des Organismus.

20.1
Akute und chronische Wirkungen von Alkohol und alkoholischen Getränken auf endokrine Organe

20.1.1
Hypothalamus und Hypophyse

Störung der ADH-Sekretion

Die *akute Alkoholaufnahme* bewirkt initial eine Senkung der Vasopressinspiegel im Plasma (antidiuretisches Hormon, ADH) und eine Unterdrückung des Durstempfindens. Dies führt zum Flüssigkeitsverlust durch Diurese und zur intravasalen Volumenminderung (bis zu 1 l) mit ansteigender Serumosmolalität (Abb. 20-1).

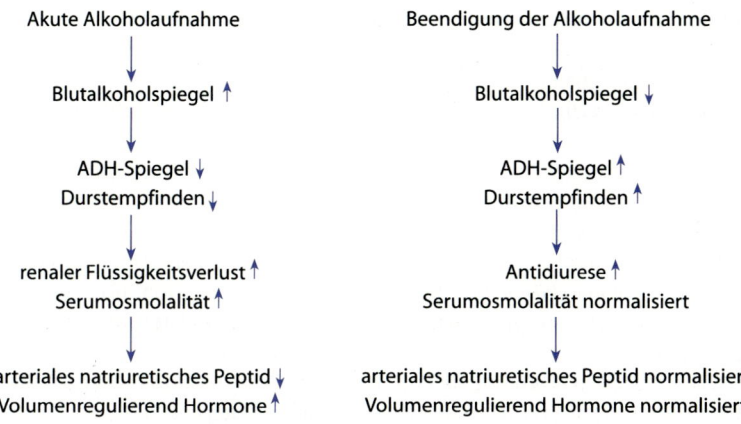

Abb. 20-1. Akute Alkoholwirkung auf ADH

Übersicht 20-1. Klinische Manifestationen

- Dehydratation und Hypotonie (reversibel) auf Grund der unterdrückten ADH-Freisetzung

---

Die *chronische Alkoholaufnahme* kann über eine hohe Flüssigkeitszufuhr zur Entwicklung einer ausgepägten Hyponatriämie beitragen. Eine weitere wichtige Ursache der Hyponatriämie ist die alkoholinduzierte Leberzirrhose. Hier kann es zum Syndrom der inadäquaten ADH-Sekretion kommen.

Übersicht 20-2. Klinische Manifestationen/Therapie

- Hyponatriämie
- Syndrom der inadäquat hohen ADH-Sekretion
- ggf. Flüssigkeitsrestriktion auf ca. 800–1000 ml/24 h

Störung der somatotropen und laktotropen Hypophysenfunktion

Wachstumshormon (STH, somatotropes Hormon)

Akute Alkoholaufnahme bewirkt eine Induktion der Ausschüttung von Wachstumshormon (STH, somatotropes Hormon) mit Anstieg der STH-Serumspiegel. Man geht heute davon aus, dass die STH-Sekretion über 3 verschiedene neurale Zentren gesteuert wird: den Nucleus ventromedialis, den Nucleus arcuatus und das limbisches System. Die Ursachen für den STH-Anstieg nach Alkoholkonsum sind nicht vollständig geklärt. Die alkoholinduzierte *Hypoglykämie* (s. Abschn. 20.1.7) spielt hier wohl eine wichtige Rolle. Auch α-adrenerge Substanzen sind wesentliche Faktoren der STH-Stimulation.

Die Leber ist das wichtigste Organ der STH-Degradation. Im Allgemeinen ist daher der STH-Abbau bei der Leberinsuffizienz vermindert. Gerade bei der alkoholinduzierten Leberzirrhose als wichtiger Folgekrankheit des *chronischen Alkoholkonsums* sind die STH-Konzentrationen im Serum erhöht. Bei chronischen Lebererkrankungen korrelieren die STH-Spiegel mit dem Fortschreiten der Erkrankung.

Übersicht 20-3. Klinische Symptomatik

- Die klinische Symptomatik (besonders laborchemische Veränderungen) des durch akute Alkoholaufnahme induzierten STH-Anstiegs ist *unspezifisch und reversibel;* weitere differenzialdiagnostische oder therapeutische Maßnahmen sind nicht erforderlich.
- Die chronische Erhöhung von STH bei der alkoholinduzierten Leberzirrhose führt nicht zu den körperlichen Stigmata der *Akromegalie*, wie sie bei STH-produzierenden *Hypophysentumoren* nachweisbar sind.

  Bei deutlich erhöhten STH-Spiegeln sollten ausgeschlossen werden:
  - STH-produzierender Hypophysentumor,
  - paraneoplastisches Syndrom.

Prolaktin

Bei alkoholabhängigen Frauen konnten auf das bis zu 2- bis 4fache der Norm gesteigerte Prolaktinspiegel im Serum nachgewiesen werden. Die Ursache ist weitgehende ungeklärt.

Die alkoholinduzierte Prolaktinerhöhung spielt klinisch eine untergeordnete Rolle. Sie kann aber möglicherweise als Teilursache der gestörten Sexualfunktionen bei Alkoholikern in Betracht kommen (s. Abschn. 20.1.6). Eine weitere diagnostische Klärung wird ggf. zum Ausschluss anderer Ursachen der Hyperprolaktinämie (begleitende und medikamenteninduzierte Hyperprolaktinämie, prolaktinproduzierender Hypophysentumor) erforderlich. Eine spezifische Therapie erübrigt sich in der Regel.

20.1.2
Schilddrüse

Die thyreotrope Hypophysenfunktion wie auch die Schilddrüsenfunktion selbst werden durch eine *akute Alkoholaufnahme n*icht beeinträchtigt. *Chronischer Alkoholkonsum* bedingt – wahrscheinlich über eine direkt-toxische Alkoholwirkung – dagegen eine verminderte Konversion von T3 zu T4 und eine vermehrte Bildung von rT3 („reverse" Trijodthyronin), wobei im Gegensatz zu T3 das rT3 keine metabolische Aktivität besitzt. Trotz der z. T. deutlich erniedrigten T3-Spiegel ist die Konzentration von TSH im Serum nicht erhöht. Dieser Effekt beruht wahrscheinlich zum einen auf einer Dissoziation der peripheren (hepatischen) und der zentralen (hypophysären) T3-Generierung und zum anderen auf einer verminderten TRH-induzierten TSH-Stimulation (Abb. 20-2). Verzicht auf Alkohol führt zur Normalisierung der Schilddrüsenparameter.

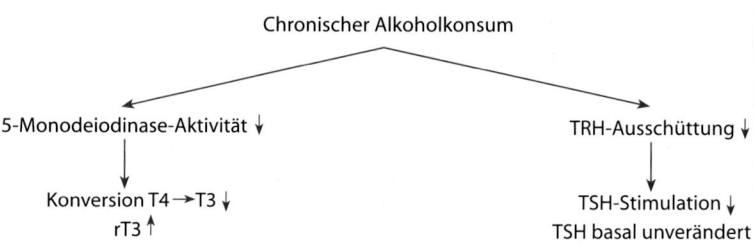

Abb. 20-2. Chronischer Alkoholkonsum und Schilddrüsenfunktion

Übersicht 20-4. Klinische Manifestation/Leitsymptome

● *Akute Alkoholintoxikation:*
  – Ein akuter Alkoholeinfluss auf die Schilddrüsenfunktion ist nicht bekannt.
  – Bei vorbestehender Hyperthyreose ist die *Entwicklung einer thyreotoxischen Krise* (Letalität 20–50%) möglich:
    Tachykardie (über 140/min), Temperaturanstieg, innere Unruhe, Schweißausbrüche, Diarrhöen, zerebrale Beteiligung mit Adynamie, Verwirrtheit, Bewusstseinsstörung, Somnolenz und Koma.
    Das klinische Bild der thyreotoxischen Krise ist meistens sehr typisch. Bei Nichtwissen um eine zugrundeliegende Schilddrüsenerkrankung kann jedoch im Stadium der akuten Alkoholintoxikation diese schwerwiegende Komplikation übersehen werden. Bei jedem (auch fremdanamnestischen) Hinweis auf mögliche thyreotoxische Ursachen bzw. bei jeder Diskrepanz zwischen Menge der Alkoholaufnahme oder Blutalkoholspiegel und klinischer Symptomatik sollte das Vorliegen einer thyreotoxischen Krise überprüft werden. In diesem Fall sollte umgehend *die intensivmedizinische Behandlung* eingeleitet werden.
    Neben supportiven Maßnahmen sind dies:
  – hochdosierte Gabe von Thyreostatika (z.B. Thiamamzol 40–80 mg i.v. alle 8 h),
  – *β*-Rezeptorenblocker (z.B. Propranolol 1–5 mg i.v.),
  – Glukokortikoide (z.B. Prednisolon 50 mg i.v. alle 6–8 h),
  – Elektrolytsubstitution, hohe Flüssigkeitsgaben (3–5 l) und Kalorienzufuhr (3000 kcal/Tag).

● *Chronischer Alkoholabusus:*
  – Erniedrigte Schilddrüsenhormonwerten im Serum und ggf. verkleinerte Schilddrüse *ohne* die klinischen Zeichen der Hypothyreose.
  – Verzicht auf Alkohol führt zu einer Normalisierung der Schilddrüsenparameter und der relevanten Funktionstests und stellt daher das wichtigste therapeutische Prinzip dar. Bei nachgewiesener euthyreoter Stoffwechsellage erübrigen sich weitere spezifische Maßnahmen.

20.1.3
Nebenschilddrüsen und Mineralstoffwechsel

Parathormon (PTH) ist ein in den Nebenschilddrüsen gebildetes Steuerhormon der Kalziumhomöostase. PTH führt über eine Erhöhung der renalen Phosphatausscheidung und gesteigerte Rückabsorption von Kalzium im distalen Nierentubulus, eine erhöhte Kalzium- und Phosphatfreisetzung aus dem Knochen und eine Steigerung der intestinalen Kalzium- und Phosphatabsorption zum Anstieg der Kalziumkonzentrationen im Serum. *Kalzitonin* wird in den C-Zellen der Schilddrüse gespeichert. Seine Freisetzung bewirkt eine verminderte Osteolyse und den vermehrten Einbau von Kalzium in den Knochen, was insgesamt zu einer Senkung der Kalziumspiegel im Blut führt.

Nach akuter Alkoholzufuhr kommt es reversibel zu einem Anstieg der *Kalziumausscheidung* im Urin (renal-tubuläre Funktionsstörung und direkt-toxische Ethanolwirkung?). Das *Parathormon (PTH)* fällt während akuten Alkoholkonsums nur kurzfristig ab, und der *Kalzitoninspiegel* steigt

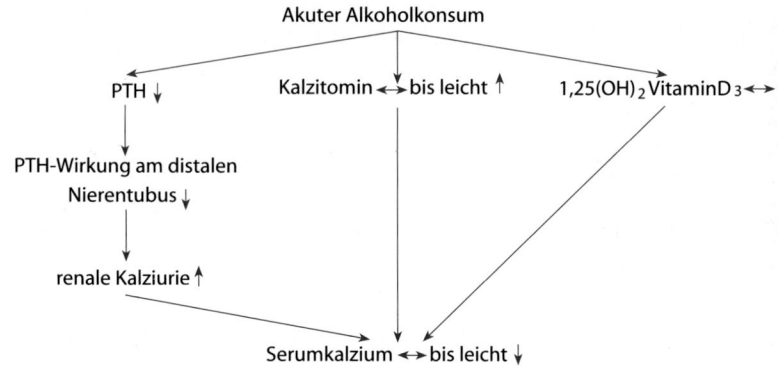

Abb. 20-3. Akuter Alkoholkonsum und Kalziumhomöostase

an. Die Kalziumspiegel im Blut erfahren, wenn überhaupt, nur sehr geringe Konzentrationsänderungen. Der aktive Vitamin-D-Metabolit $1,25(OH)_2$ Vitamin D_3 wird durch den akuten Genuss von Alkohol nicht beeinflusst (Abb. 20-3).

Chronischer Alkoholmissbrauch führt zu einer Störung der Kalziumhomöostase. So schwanken die PTH-Konzentrationen bei Alkoholikern sehr stark. Die Serumspiegel der aktiven Vitamin-D-Metaboliten sind erniedrigt. Eine häufig nachweisbare milde Hypokalzämie als Komplikation des chronischen Alkoholabusus kann über den meist ausgeprägten *Proteinmangel* und die hierdurch erniedrigten *albumingebundenen Kalziumkonzentrationen* erklärt werden. Bei Auftreten schwerer *Hypokalzämien* müssen aber auch sekundäre Ursachen in Erwägung gezogen werden wie

- Pankreatitis,
- Rhabdomyolyse,
- Kalziummalabsorption,
- Hypomagnesiämie.

Übersicht 20-6. Klinische Symptomatik/Leitsymptome

- *Akuter Alkoholkonsum:*
  - kein relevanter Abfall der Kalziumspiegel im Blut, daher keine spezifische Symptomatik
  - ggf. *Hyperventilationstetanie* als mögliche Folge der akuten Alkoholintoxikation

- **Chronischer Alkoholkonsum:**
  - alkoholbedingte Hypokalzämie in der Regel symptomarm
  - *neuromuskuläre Übererregbarkeit* im Sinne eines *tetanischen Syndroms* je nach zugrundeliegenden Begleiterkrankungen denkbar:
  - uncharakteristische psychische Störungen (Antriebsarmut, Verlangsamung)
  - Sensibilitätsstörungen und Parästhesien
  - manifeste Tetanie mit schmerzhaften Krämpfen der Muskulatur (Pfötchenstellung der Hand, Karpopedalspasmen, Kontraktion der mimischen Muskulatur)

Die *Diagnosestellung* der therapiebedürftigen alkoholinduzierten Hypokalzämie erfolgt über:

- die Symptomatik bei bekannter Alkoholkrankheit,
- den Nachweis klinischer Zeichen wie positives Chvostek- und Trousseau-Zeichen und Zungenphänomen,
- die laborchemische Bestimmung von freiem und peptidgebundenem Serumkalzium,
- die Kalzium- und Phosphatausscheidung im Urin,
- spezifische EKG-Veränderungen (evtl. Verlängerung der QT-Dauer).

Die *wesentlichen therapeutischen Prinzipen* der behandlungsbedürftigen alkoholinduzierten Hypokalzämie sind:

- Alkoholabstinenz,
- eiweiß- und kalziumreiche Ernährung,
- Ausgleich anderer Mineralstoffwechselstörungen (Magnesium, Phosphat),
- Ersatz von genuinem Vitamin D_3 bei nachgewiesenem Mangel (z.B. 1000–3000 IE/Tag) und Kalzium (500–1000 mg/Tag). Häufig niedrige Compliance. Regelmäßige Kontrolluntersuchungen indiziert.
- Beim *akuten tetanischen Anfall* ist das Mittel der Wahl die langsame intravenöse Injektion einer 10- oder 20%igen Kalziumlösung (entsprechen 90 bzw. 180 mg Kalzium^{2+}) bis zum Wirkungseintritt, ggf. Wiederholung nach 10–30 min.
- Beim *Status tetanicus* (selten) sollen über 24 h insgesamt 10–20 Ampullen der Kalziumlösung intravenös infundiert werden, außerdem Therapie der Begleiterkrankung (z.B. Hypoparathyreoidismus mit PTH-Man-

gel, verschiedene Formen des sekundären Hyperparathyreoidismus einschließlich Pseudohypoparathyreoidismus).

Phosphat

Bei 40–50 % aller hospitalisierten Alkoholiker tritt eine *Hypophosphatämie* auf. Ferner ist der Phosphatgehalt der Skelettmuskulatur praktisch immer erniedrigt. Ursachen sind verstärkter renaler Verlust, verminderte enterale Aufnahme („Bier statt Milch"), Diarrhöen, Gebrauch von phosphatbindenden Antazida, wiederholte ketoazidotische Episoden. Die Hypophosphatämie kann sich auch im Lauf des stationären Aufenthalts – insbesondere bei Kohlenhydratzufuhr – weiter dramatisch vermindern und zum *akuten Hypophosphatämiesyndrom* führen, weil bei Zufuhr von Kohlenhydraten eine Phosphatverschiebung aus dem Extra- in den Intrazellulärraum besteht. Eine zusätzliche Ursache stellt die respiratorische Alkalose dar mit Aktivierung der intrazellulären Glykolyse.

Übersicht 20-7. Klinische Symptomatik/Leitsymptome

- *Skelettmuskulatur:*
  - Schwäche, Rhabdomyolyse
- *Herzmuskel:*
  - verminderte Kontraktilität
  - linksventrikuläres Pumpversagen
- *Knochen:*
  - Knochenschmerzen, Osteomalazie
- *Hämatologie:*
  - Hämolyse von Erythrozyten
  - Verminderung der chemotaktischen und phagozytotischen Aktivität von Leukozyten
  - Thrombozytopenie und verkürzte Plättchenüberlebenszeit
- *Zentrales Nervensystem:*
  - Krämpfe, Verwirrtheit, Irritierbarkeit
- *Niere:*
  - Abfall der glomerulären Filtrationsrate
  - Hyperkalziurie, Hypermagnesiurie
  - Bikarbonatverlust
  - verminderte Glukoneogenese

> - **Elektrolyte:**
>   - Ausbildung einer metabolischen Azidose (Verminderung der renal-tubulären Bikarbonatreabsorption und Mangel an Phosphatpuffer) bei ausgeprägter Hypophosphatämie

Oberstes *Therapieprinzip* ist die Behandlung der Grunderkrankung. Alkoholabstinenz bewirkt eine Erholung des Phosphatstoffwechsels und eine Normalisierung der Phosphatspiegel im Blut. In Abhängigkeit von der Schwere des Phosphatmangels ist zusätzlich eine Substitutionsbehandlung indiziert:

- Bei leichten Formen reicht in den meisten Fällen die Empfehlung der Aufnahme phosphatreicher Nahrungsmittel (Milch, Cola) aus.
- Mittlere bis schwere Phosphatmangelzustände bedürfen der medikamentösen Therapie.
  In Frage kommen:
  - orale Gabe von 1–3 g Phosphat pro Tag (z. B. Reducto Spezial) oder
  - kurzfristig intravenöse Infusionsbehandlung mit Phosphatsalzen (z. B. 1 g Phosphat in 1 l Flüssigkeit über 8–12 h) bei schwerer Hypophosphatämie.

Magnesium

Die Veränderungen des Magnesiumhaushalts ähneln denen des Kalziumstoffwechsels. So führt die aktuelle Alkoholzufuhr über eine renal-tubuläre Funktionsstörung zu starken *Magnesiumverlusten* im Urin. Eine klinisch bedeutsame Hypomagnesiämie findet sich meist erst, dann aber sehr häufig, bei chronisch alkoholkranken Patienten mit einseitiger Ernährung, gestörter enteraler Resorption und Entwicklung eines sekundären Hyperaldosteronismus.

> **Übersicht 20-8.** Klinische Symptomatik/Leitsymptome
> - Die alkoholinduzierte Hypomagnesiämie bewirkt ähnliche Symptome wie der meist gleichzeitig nachweisbare Kalziummangel (s. oben).
> - Bei der Entwicklung der durch Alkoholentzug bedingten Symptomatik scheint die Hypomagnesiämie direkt beteiligt zu sein:
>   - Tremor,
>   - Delirium,
>   - Krämpfe,
>   - Herzrhythmusstörungen.

Eine Konzentration von weniger 0,65 mmol/l Magnesium im Serum zeigt eine Magnesiumverarmung des Körpers an. Spätestens jetzt besteht eine Therapieindikation:

- orale Gabe von 1–3 mmol Magnesiumsulfat/kgKG täglich in 3 Einzeldosen (regelmäßige Kontrolle),
- i.m.-Injektion von Magnesiumsulfat oder kontinuierliche i.v.-Infusionstherapie bei ausgeprägten Magnesiummangelzuständen.

Der Magnesiumsulfatbedarf kann initial 8–12 g/Tag betragen. In schweren Fällen mit Herzrhythmusstörungen oder Krämpfen können 100 mg Magnesium langsam i.v. injiziert werden (über 5–10 min), gefolgt von der kontinuierlichen i.v.-Infusion. Regelmäßige Elektrolytkontrollen (4- bis 8-stündlich) sind in diesen Fällen unabdingbar.

20.1.4
Alkoholinduzierte Osteopathien

Knochenerkrankungen wie *Osteoporose* und *Osteomalazie* treten auch in Zusammenhang mit der Alkoholkrankheit auf. Die Entwicklung der alkoholinduzierten Osteopathie setzt den jahrelangen übermäßigen Alkoholkonsum voraus; moderater Alkoholkonsum wirkt dagegen eher knochenprotektiv. Als Ursachen der alkoholinduzierten Osteopathie spielen die genannten Veränderungen im Mineralstoffwechsel, der alkoholinduzierte Hypogonadismus und der direkt-toxische Effekt von Ethanol mit deutlicher Suppression der *Knochenformationsaktivität* eine entscheidende Rolle.

Alkoholinduzierte Osteopathien

- *Osteopenie:*
  - ethyltoxische Suppression der Knochenformation,
  - Hypogonadismus,
  - Mineralstoffwechselstörungen,
  - Störungen der adrenokortikotropen Funktion;
- *Osteomalazie:*
  - alkoholinduzierter chronischer Vitamin-D-Mangel;
- *alkoholinduzierte Osteoporose* (bei Nachweis von Frakturen);
- *aseptische Knochennekrose* (selten) im Bereich des Schenkelhalses (direkt mit übermäßigem Alkoholzufuhr assoziiert);

- Osteopathie im Rahmen des *Pseudo-Cushing-Syndroms* (Hyperkortisolämie);
- *sekundärer Hyperparathyreoidismus* als Folge einer alkoholinduzierten renalen Osteopathie.

Übersicht 20-9. Klinische Manifestationen/Leitsymptome

- Verminderung der Knochendichte (Osteopenie)
- Wirbelkörper- oder Schenkelhalsfrakturen (Osteoporose), dann ggf. Schmerzen, Größenabnahme, neurologische Defizite
- vorbestehende metabolische Knochenerkrankungen wie der primäre Hyperparathyreoidismus oder M. Paget können negativ beeinflusst werden

---

Die Diagnose der Alkoholkrankheit sollte bei jedem Patienten zur Überprüfung der Knochenstoffwechselsituation und des Knochenstatus führen. Zur *Diagnosestellung* tragen bei:

- klinische Symptomatik (Knochenschmerzen, Größenabnahme, Hypogonadismus, neurologische Defizite);
- laborchemische Untersuchungen:
  - Kalzium im Serum,
  - Phosphat im Serum,
  - Kalzium- und Phosphatausscheidung im 24-h-Sammelurin,
  - harnpflichtige Substanzen im Serum, Kreatininclearance,
  - alkalische Phosphatase im Serum,
  - Blutbild, BSG,
  - 25(OH)-Vitamin D_3 im Serum,
  - ggf. hormonelle Marker (PTH, LH, FSH, Testosteron, Östradiol, Kortisol),
  - ggf. Eiweißelektrophorese im Serum, Bence-Jones-Proteine im Urin
  - ggf. weitere endokrinologische Funktionstests (z.B. Dexamethasonhemmtest);
- bildgebende Verfahren:
  - Osteodensitometrie sowie Röntgenuntersuchung der Brust- und Lendenwirbelsäule,
  - Röntgenaufnahmen anderer Körperregionen,
  - knochenszintigraphische, computer- und kernspintomographische Verfahren;

- Suche nach anderen Ursachen (z. B. Menopausenstatus, Ausschluss maligner Erkrankungen, vorangegangene Kortisontherapie).

An *therapeutischen Maßnahmen* wir folgendes bei Nachweis einer alkoholinduzierten Osteoporose empfohlen:

- Verzicht auf Alkohol,
- Substitution mit Kalzium und Magnesium und Gabe von genuinem Vitamin D_3 (s. Abschn. 20.1.3),
- Gabe von *Fluoriden* zur Stimulation der Knochenformation (nur bei Möglichkeit zur Therapiekontrolle): z. B. Natriumfluorid 50–80 mg/Tag über 2–4 Jahre oder Monofluorophosphat 2-mal 20 mg über 2–4 Jahre,
- Hormonsubstitution mit *Testosteron* oder *Östrogenen* (s. Abschn. 20.1.6) beim Nachweis eines Hypogonadismus,
- *Bisphosphonate* (z. B. Pamidronat 30 mg i. v. alle 3 Monate) im Fall eines beschleunigten Knochenumsatzes mit rasch progredientem Knochenmasseverlust.
- Sollten andere Knochenerkrankungen zugrunde liegen, muss hier eine spezifische Behandlung erfolgen.
- Die seltene alkoholinduzierte aseptische Knochennekrose erfordert in der Regel eine orthopädische Intervention bis hin zum endoprothetischen Hüftgelenkersatz.
- Zur Behandlung des Pseudo-Cushing-Syndroms s. Abschn. 20.1.5.

20.1.5
Nebennieren

Akute und chronische Wirkungen von Alkohol auf den Kortisolstoffwechsel

Geringe Alkoholmengen (< 1 Promille) bewirken *akut* keine Veränderungen der Kortisolkonzentrationen im Serum. Dagegen führen Blutalkoholspiegel von >1 Promille in der Regel zu basal erhöhten Kortisolserumspiegeln. *Chronischer Alkoholkonsum* führt häufig zu basal erhöhten Kortisolspiegeln im Serum bei normalem oder erhöhtem ACTH-Spiegel. Die Urinausscheidung von freiem Kortisol ist in vielen Fällen gesteigert. Der *Dexamethasonhemmtest* zum Ausschluss eines *Cushing-Syndroms* fällt bei bis zu 20% aller Alkoholiker ohne Leberzirrhose pathologisch aus. Als isolierte Laborveränderung führt hier die Applikation von 2 mg Dexamethason zu keiner Suppression der basal möglicherweise noch normalen Kortisolspiegel.

Übersicht 20-10. Differenzialdiagnosen bei alkoholinduzierten Veränderungen der adrenokortikotropen Funktion

- M. Cushing (ACTH-produzierendes Hypophysenadenom)
- Cushing-Syndrom durch:
- Nebennierenrindenadenom/-karzinom
  - mikro-/makronoduläre Nebennierenrindenhyperplasie
  - paraneoplastisches Syndrom (ACTH-/CRH-Bildung durch malignen Tumor)
  - exogene Glukokortikoidzufuhr
- Pseudo-Cushing-Syndrom (alkoholinduziert, Patienten mit psychiatrischen Erkrankungen)

Übersicht 20-11. Klinische Manifestationen/Leitsymptome

- *Akuter Alkoholkonsum:*
  Die reversible Beeinträchtigung der adrenokortikotropen Achse führt in der Regel nicht zur Ausbildung einer spezifischen klinischen Symptomatik. Eine spezifische Therapie ist nicht erforderlich. Eine ggf. nachweisbare Kortisolerhöhung kann als Zeichen von körperlichem Stress während der Alkoholintoxikation gewertet werden.

- *Chronischer Alkoholkonsum:*
  Bei einigen alkoholkranken Patienten werden *cushingoide Symptome* beobachtet. Das Vollbild des sog. alkoholinduzierten *Pseudo-Cushing-Syndroms* ist aber eine seltene Erkrankung und erfordert in der Regel jahrelangen exzessiven Alkoholkonsum. Hier können im Prinzip sämtliche klinischen Veränderungen auftreten, die für das echte Cushing-Syndrom charakteristisch sind:
  - Vollmondgesicht,
  - Büffelnacken,
  - Stammfettsucht,
  - Hypertonie,
  - Hirsutismus,
  - Striae distensae,
  - Osteoporose,
  - Muskelschwäche.
  In den meisten Fällen ist die Symptomatik aber sehr milde ausgeprägt und bei Alkoholabstinenz reversibel.

Wenn die Diagnose der Alkoholkrankheit gesichert ist, besitzt der Versuch der Alkoholabstinenz differenzialdiagnostisch hohe Aussagekraft. Die laborchemischen Veränderungen sind beim Pseudo-Cushing-Syndrom in aller Regel innerhalb von 10–14 Tagen reversibel. Falls dies nicht eintritt, werden weitere Untersuchungen (s. Übersicht 20-12) sowie ggf. die Behandlung der Grunderkrankung erforderlich.

Übersicht 20-12. Diagnostische Maßnahmen bei der Differenzialdiagnose des Cushing-Syndroms (ggf. erforderlich zum Ausschluss eines echten Cushing-Syndroms)

- *Laborchemie:*
    - basale Hormonspiegel (ACTH im Plasma, Kortisol im Serum)
    - ACTH, Kortisol im Tagesprofil
    - Dexamethasonkurztest
    - ggf. Dexamethasonlangtest
    - ggf. CRH-Test
    - ggf. ACTH-Kurztest
    - ggf. Metopirontest

- *Bildgebung:*
    - Sonographie der Nebennieren
    - je nach Verdacht computer- oder kernspintomographische Darstellung der Nebennieren oder Hypophyse
    - ggf. Norcholesterolszinitigraphie

- *Selektive Venenblutentnahmen:*
    - selektiver Nebennierenkatheter
    - Sinus-petrosus-Katheter

Akute und chronische Wirkungen von Alkohol auf weitere Nebennierenfunktionen

Renin-Angiotensin-Aldosteron-System

Der akute und chronische Alkoholabusus induzieren eine reversible Erhöhung der Renin- und Aldosteronkonzentration im Plasma. Gleiches gilt für den Alkoholentzug. Ursache für die gesteigerte Reninsekretion ist das reduzierte Plasmavolumen [Hemmung der ADH-Ausschüttung mit dadurch bedingter vermehrter renaler Wasserausscheidung (s. Abb. 20-1), direkte al-

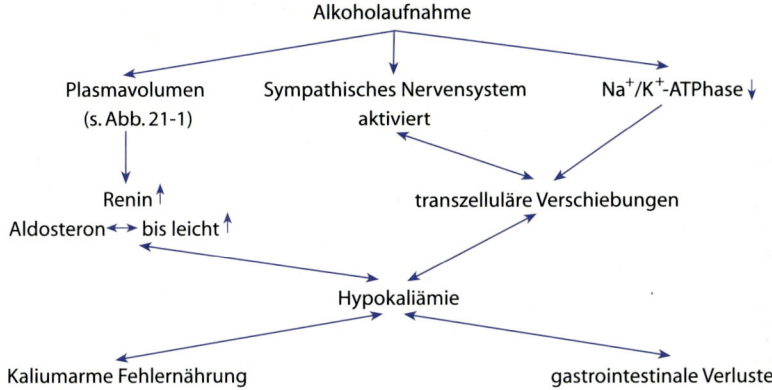

Abb. 20-4. Pathogenese der alkoholinduzierten Hypokaliämie

koholbedingte Steigerung der glomerulären Filtrationsrate, Flüssigkeitsverluste durch Erbrechen und Diarrhöen, Aktivierung des sympathischen Nervensystems]. Als Folge des aktivierten Renin-Angiotensin-Aldosteron-Systems kann es zur sekundären Hyperkaliurie und ausgeprägten Hypokaliämie mit erniedrigter Gesamtkörperkaliummenge kommen (Abb. 20-4).

Katecholamine

Während der akuten und chronischen Alkoholintoxikation wie auch im Alkoholentzug kann es zu einer Erhöhung der basalen Katecholaminkonzentrationen im Plasma kommen. Auch die Urinausscheidung der Katecholamine (*Noradrenalin, Adrenalin*) und deren Abbauprodukte (*Metanephrine, Vanillinmandelsäure*) kann gesteigert sein. Der genaue Mechanismus ist nicht bekannt. Am ehesten kommt aber die stressbedingt vermehrte Katecholaminfreisetzung aus dem Nebennierenmark und den Paraganglien in Betracht.

Übersicht 20-13. Klinische Symptomatik

- Arterielle Hypertonie (besonders bei chronischem Alkoholabusus)
- Hypokaliämie
- Schwächegefühl (Folge von Hypokaliämie)
- Muskelschmerzen (Folge von Hypokaliämie)
- Herzrhythmusstörungen (Folge von Hypokaliämie)

Verstärkt wird das klinische Bild durch meist gleichzeitig nachweisbare andere Elektrolytstörungen wie Hypernatriämie, Hypomagnesämie und Hypokalzämie.

Übersicht 20-14. Diagnostik/Therapie

- Manchmal können die Erhöhung von Plasma- und Urinkatecholaminen das Vorliegen eines *Phäochromozytoms* vortäuschen. Falls nach Alkoholkarenz weiterhin Phäochromozytomverdacht besteht, sollte zur Ausschlussdiagnostik als nächster Schritt ein *Clonidintest* durchgeführt werden. Auch beim chronischen Alkoholmissbrauch ist in der Regel eine normale Katecholaminsuppression festzustellen. Weitere aufwendige Diagnostik wie kernspin- oder computertomographische Bildgebung oder ein MIBG-Szintigramm erübrigen sich in diesen Fällen.
- Die Begrenzung der Alkoholmengen bei chronischem Alkoholmissbrauch senkt in den meisten Fällen die Blutdruckwerte.
- Schlechte Compliance (<15%) bei medikamentöser antihypertensiver Therapie.
- Nebenwirkungen der Antihypertonika sind häufig.
- **Cave:** Diuretika verschlechtern die Tendenz zur Hypokaliämie und Hypomagnesiämie.
- **Cave:** Die Kombination von *Clonidin* mit einem *nichtselektiven β-Rezeptorenblocker* ist potenziell gefährlich.
- Orale Kaliumsubstitution mit engmaschiger Kontrolle der Kaliumkonzentrationen im Serum. Eine therapierefraktäre Hypokaliämie kann durch eine begleitende Hypomagnesiämie oder andere Elektrolytstörungen verursacht sein, die der gleichzeitigen Korrektur bedürfen.

20.1.6
Gonaden

Alkoholwirkungen auf die männliche Gonadenfunktion

Der Einfluss von Alkohol auf die *Testes* beruht in erster Linie auf einem direkt-toxischen Effekt auf die Testosteronbiosysnthese (Abb. 20-5):

- *verminderte Testosteronspiegel* (Androgene) im Serum nach chronischer, aber auch kurzfristiger Alkoholaufnahme;

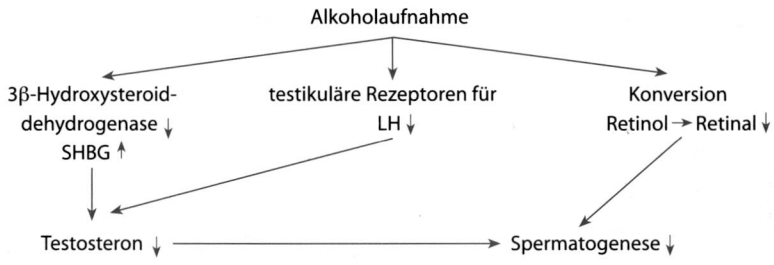

Abb. 20-5. Alkoholwirkung auf die männlichen Gonaden

- gegenregulatorisch erhöhte Serumwerte von *luteinisierendem Hormon (LH)* und *follikelstimulierendem Hormon (FSH);*
- verminderte Gonadotropinwirkung:
  – bei akutem Alkoholkonsum durch verminderte LH-Bindung an testikuläre Rezeptoren,
  – bei chronischem Alkoholkonsum durch erniedrigten LH-Spiegel im Serum,
  – Reduktion der testikulären Rezeptorzahl für Gonadotropine;
- Hemmung der *Spermatogenese* ohne Vorliegen eines *Hypogonadismus* (möglicherweise durch alkoholinduzierte Erniedrigung von Vitamin A bedingt, welches für die Spermatogenese benötigt wird);
- *Feminisierung* bei männlichen Alkoholikern:
  – Ursache: periphere Stimulation der Konversion der Nebennierenandrogene zu Östrogenen vermindert hepatischen Östrogenabbau.
  – Die alkoholinduzierte *Gynäkomastie* tritt v. a. im Zusammenhang mit der alkoholischen Leberzirrhose auf. *Pathomechanismen:*
    1. Erhöhung der Östrogenspiegel beim Mann durch vermehrte Aromatisierung von Androstendion und Testosteron,
    2. Verminderung von freiem Testosteron infolge einer Erhöhung von sexualhormonbindendem Globulin (SHBG),
    3. alkoholinduzierte hypothalamisch-hypophysäre Störung mit Erniedrigung von freiem Testosteron,
    4. Verstärkung durch Begleithyperprolaktinämie (s. Abschn. 20.1.1).

Alkoholwirkungen auf die weibliche Gonadenfunktion

Bei Frauen sind die Auswirkungen akuten und chronischen Alkoholkonsums auf die Gonaden weniger genau untersucht. Chronischer Alkoholmissbrauch führt zum *Hypogonadismus* mit *Amenorrhöe* oder *Menorrhagie* in Verbindung mit *reduzierter Fertilität* (Alkohol hemmt die LH-Stimulation von Progesteron und Östradiol).

Übersicht 20-15. Klinische Manifestationen

- *Akuter Alkoholkonsum:*
  - reduzierte *Fertilität* bei prinzipiell erhaltener Zeugungsfähigkeit
  - *Libido* gesteigert oder abgeschwächt

- *Chronischer Alkoholkonsum:*
  - bei Männern Hypogonadismus (mit Fertilitätsverminderung) und Feminisierung (Tabelle 20-1).
  - bei alkoholkranken Frauen klinische Zeichen des schweren Hypogonadismus mit:
    Oligomenorrhöe, Verlust der *sekundären Geschlechtsmerkmale*, Vermännlichung, aufgehobener Fertilität im fortgeschrittenen Stadium der Alkoholabhängigkeit (Tabelle 20-1).

Tabelle 20-1. Symptomatik der alkoholinduzierten sexuellen Funktionsstörung. ↓ Abnahme

Mann		Frau Hypogonadismus
Hypogonadismus	Feminisierung	
Testikuläre Atrophie	Gynäkomastie	Oligomenorrhoe
Impotenz	Gefäßspinnen	Brustverkleinerung
Libido ↓	Weibliche Fettverteilung	Libido ↓
Sekundärbehaarung ↓		Sekundärbehaarung ↓
Prostatagröße ↓		Pelvines Fettgewebe ↓
Oligospermie		Gelbkörperatrophie
Fertilität ↓		Fertilität ↓

Übersicht 20-16. Diagnostik

- Für die Diagnostik entscheidend ist das Wissen um die zugrunde liegende Alkoholkrankheit.
- Laboranalyse des alkoholinduzierten Hypogonadismus:
  - bei Männern erniedrigter Testosteronwert bei normalen LH-Spiegeln im Serum,
  - Abschwächung der LH- und FSH-Antwort auf LHRH-Stimulation (in der Regel nach 5 Wochen Alkoholabstinenz normalisiert),
- Ausschluss anderer Ursachen des Hypogonadismus (urologische und gynäkologische Untersuchung).

Übersicht 20-17. Therapie

- Alkoholabstinenz, da im frühen Stadium der Alkoholkrankheit der Funktionsverlust reversibel ist.
- Erörterung der Möglichkeiten der Kontrazeption, da die Fertilität nicht völlig aufgehoben sein muss.
- Im fortgeschrittenen Stadium (irreversibler Funktionsverlust) Substitutionsbehandlung:
  1. mit *Testosteron* bei Männern:
     intramuskulär (Testosteronenanthat, 250 mg alle 2–3 Wochen), oral (Testosteronundecanoat, 2- bis 3-mal 40 mg/Tag) oder transdermal (TTS-Testosteron, perskrotal 10–15 mg/Tag);
  2. mit *Östrogenen* bei Frauen (welches Präparat gewählt wird, hängt u. a. vom zu erhebenden gynäkologischen Befund ab).

20.1.7
Alkohol und Diabetes mellitus

Beim Gesunden

Beim Gesunden werden die basalen Insulinspiegel im Serum durch akute Alkoholaufnahme nicht beeinflusst. Es erhöht sich aber die Insulinausschüttung und -sensitivität als Reaktion auf steigende Blutzuckerwerte. Unmittelbar nach der Nahrungsaufnahme führt Alkoholkonsum zur Erhöhung der

Blutglukosespiegel, u. a. auf Grund der Glykogenolyse nach ethanolinduzierter Katecholaminfreisetzung. 18–24 h nach der letzten Nahrungsaufnahme sind die Glykogenspeicher entleert, sodass jetzt negative Alkoholwirkungen auf die Glukoneogenese im Vordergrund stehen. Zum Beispiel bewirkt die Oxidation von Ethanol eine direkte Hemmung der Glukoneogenese. Es *kann* zur Ausbildung einer schweren und potenziell gefährlichen Hypoglykämie nach Alkoholkonsum im nüchternen Zustand kommen (Abb. 20-6).

Beim chronisch alkoholkranken Patienten

Der chronisch alkoholkranke Patient ist hier einem besonderen Risiko ausgesetzt, da die gestörte Leberfunktion zur Reduzierung der Glykogenspeicher führt und somit die Reserven limitiert sind. Die Hemmung der Glukoneogenese kann über das Stadium der akuten Intoxikation hinaus bestehen. Deshalb kann es auch bei nicht nachweisbaren Alkoholkonzentrationen im Blut zur *Nüchternhypoglykämie* kommen, falls die Glykogenspeicher noch nicht wieder aufgefüllt wurden. Beim Alkoholiker besteht die Gefahr der Entwicklung einer *alkoholassoziierten Ketoazidose*.

Die Kombination aus Nahrungskarenz und Stress des akuten Alkoholentzugs führt zur Hemmung der Insulinausschüttung und zur Freisetzung

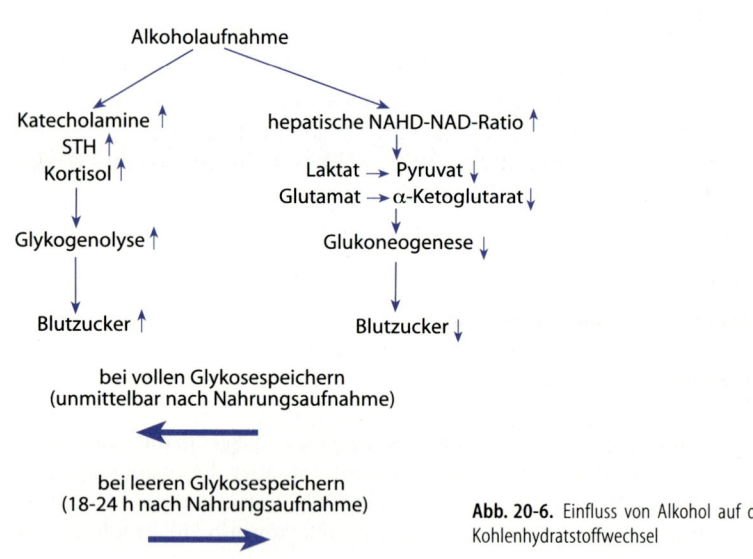

Abb. 20-6. Einfluss von Alkohol auf den Kohlenhydratstoffwechsel

gegenregulatorischer Hormone wie Katecholamine, Kortisol, Wachstumshormon und Glukagon. Das Nettoergebnis ist die Freisetzung freier Fettsäuren aus Fettspeichern und die gesteigerte Ketongruppenformation in der Leber (v. a. γ-Hydroxybuttersäure). Auf Grund der verminderten Konversion von Laktat zu Pyruvat kann eine Laktatazidose anderer Ursache, z. B. die diabetische Laktatazidose, durch Alkoholkonsum verstärkt werden.

Beim Diabetiker

Beim Diabetiker ist das Risiko der lebensbedrohlichen Hypoglykämie nach akutem Alkoholgenuss im Vergleich zum Gesunden gesteigert. Die körpereigene Fähigkeit zur Aktivierung gegenregulatorischer Mechanismen während der Entwicklung einer hypoglykämischen Stoffwechsellage ist je nach Art des Diabetes und möglicherweise weiterer zugrunde liegender Erkrankungen aufgehoben oder zumindest stark reduziert. Beim Typ-1-Diabetiker birgt die notwendige Insulintherapie ein erhöhtes Hypoglykämierisiko. Auch beim Typ-2-Diabetiker, der nicht mehr allein durch diätetische Maßnahmen behandelt werden kann, beinhalten orale Antidiabetika oder Insulintherapie die Gefahr der Hypoglykämie, die durch Alkohol verstärkt wird. Besonders gefährdet ist der alkoholkranke Diabetiker mit fortgeschrittener Lebererkrankung, bei dem die Glykogenspeicher entleert sind (Abb. 20-6, Tabelle 20-2).

Tabelle 20-2. Alkoholeinfluss beim Diabetiker. ↑ Zunahme; ↓ Abnahme

Diabetes mellitus Typ 1	Diabetes mellitus Typ 2
Akuter Alkoholkonsum:	
Hypoglykämieneigung ↑	Hypoglykämieneigung ↑ oder ↓ (in Abhängigkeit von der Nahrungsaufnahme)
Gefahr der ketoazidotischen Entgleisung ↑	
Chronischer Alkoholkonsum:	
Schlechte Steuerbarkeit der Therapie (bei übermäßigem Alkoholkonsum)	Schlechte Steuerbarkeit der Therapie (bei übermäßigem Alkoholkonsum)
Hypoglykämieneigung ↑	Hypoglykämieneigung ↑
Diabetische Spätkomplikationen ↑ (bei übermäßigem Alkoholkonsum)	Diabetische Spätkomplikationen ↑ (bei übermäßigem Alkoholkonsum)
	Adipositas ↑
	Hypertriglyzeridämie ↑
	Insulinsensitivität ↑ (bei moderatem Alkoholkonsum)

Bei *Diabetes mellitus Typ 1* besteht ein absoluter Insulinmangel. Diese Form des Diabetes ist durch eine Neigung zur Ketonkörperentwicklung gekennzeichnet. Alkohol erhöht sowohl die Ketonkörperformation als auch die Bildung von Laktat aus Pyruvat. Der Konsum größerer Mengen Alkohol kann daher in verhältnismäßig kurzer Zeit zur Entwicklung einer akuten Stoffwechselentgleisung beitragen. Im weiteren Verlauf der Diabeteserkrankung steht v. a. das durch Alkoholkonsum verstärkte Risiko der Hypoglykämieentwicklung bei notwendiger Insulintherapie im Vordergrund (Tabelle 20-2).

Bei *Diabetes mellitus Typ 2* besteht ein relativer Insulinmangel bei Insulinresistenz des Zielgewebes. Die diabetische Stoffwechsellage des Typ-2-Diabetikers wird durch den Konsum von Alkohol über verschiedenste Mechanismen beeinflusst. Es werden sowohl protektive als auch negative Folgen des Alkoholkonsums diskutiert, wobei dies abhängig ist von Menge, Dauer und Geschwindigkeit der Alkoholaufnahme. Die akute Alkoholaufnahme führt zur erhöhten Freisetzung von Wachstumshormon, Kortisol und Katecholaminen.

Diese Hormone besitzen hinsichtlich ihrer Wirkung auf den Kohlenhydratstoffwechsel insulinantagonistische Effekte und führen daher eher zu einer Steigerung der Blutglukosespiegel. Durch die Hemmung der Glukoneogenese und Entleerung der Glykogenspeicher kann starker Alkoholgenuss auch beim Typ-2-Diabetiker protrahierte Hypoglykämien auslösen. Auf der anderen Seite kann die Insulinsensitivität durch mäßigen Alkoholkonsum verbessert werden. Moderater Alkoholkonsum scheint vor diabetischen Folgeschäden zu schützen, was möglicherweise in Zusammenhang mit der geringeren Insulinresistenz steht (Tabelle 20-2).

Übersicht 20-18. Klinische Symptomatik/Leitsymptome

Folgende akute Komplikationen der Diabeteserkrankung können durch den Genuss von Alkohol verstärkt werden:
- Hypoglykämie, hypoglykämischer Schock
  - Schweißausbruch (adrenerges Zeichen)
  - Tachykardie (adrenerges Zeichen)
  - Blässe (adrenerges Zeichen)
  - Kopfschmerzen (adrenerges Zeichen)
  - Zittern (adrenerges Zeichen)
  - Heißhunger (adrenerges Zeichen)
  - Somnolenz, Koma (neuroglykopenische Störung)

- Verhaltensstörungen (neuroglykopenische Störung)
- Konzentrationsstörungen (neuroglykopenische Störung)
- Gedächtnisstörungen (neuroglykopenische Störung)
● Diabetische Ketoazidose
  - Polydipsie und Polyurie
  - Inappetenz, Übelkeit und Erbrechen
  - Müdigkeit
  - Muskelschwäche
  - Tachykardie und Hypotonie
  - Gewichtsverlust und Eksikkose
  - Azetongeruch der Atemluft
  - laborchemische Befunde:
    Hyperglykämie, Azidose, Zunahme der Anionenlücke, Keton-
    urie, Erhöhung der Ketonkonzentration im Blut
● hyperglykämisches Koma
● Laktatazidose (selten, rasch vital bedrohlich)

Gegen einen *mäßigen Alkoholgenuss beim Diabetiker* ist nichts einzuwenden. Die Glukosekontrolle ist durch mäßigen Alkoholkonsum bei Diabetikern wohl nicht beeinträchtigt. Die früher häufig gegebene Empfehlung der totalen Alkoholabstinenz ist daher sowohl beim Typ-1- als auch beim Typ-2-Diabetiker nicht angemessen. Bei Patienten mit Übergewicht, arterieller Hypertonie, Hypertriglyzeridämie oder schwerer Neuropathie ist aber Zurückhaltung ratsam, da Alkohol selbst diese Erkrankungen verstärken kann.

Diabetiker, die mit Sulfonylharnstoffen oder Insulin therapiert werden, sollten beim Konsum von Alkohol auf ausreichende Nahrungsaufnahme achten. Hierdurch kann das Risiko der Glykogenspeicherentleerung und damit die Entwicklung einer Hypoglykämie verringert werden.

Übermäßiger chronischer Alkoholgenuss geht mit einer erhöhten Inzidenz einer proliferativen und exsudativen Retinopathie einher. Auch andere diabetische Spätkomplikationen treten gehäuft auf. Dies lässt sich zum einen auf die direkte Alkoholwirkung, v. a. aber auf die problematische Stoffwechseleinstellung des alkoholkranken Diabetikers zurückführen. Eine intensivierte Insulintherapie ist beim Alkoholiker kontraindiziert, da hier ein nicht kalkulierbares Risiko der Entwicklung eines hypoglykämischen Schocks besteht.

Weiterführende Literatur

Ben G, Gnudi L, Maran A et al. (1991) Effects of chronic alcohol intake on carbohydrate and lipid metabolism in subjects with type II (non-insulin-dependent) diabetes. Am J Med 90: 70–76

Bikle DD, Genant HK, Cann C et al. (1985) Bone disease in alcohol abuse. Ann Intern Med 103: 42–48

De Marchi S, Cecchin E, Basile A et al. 1993. Renal tubular dysfunction in chronic alcohol abuse: effects of abstinence. N Engl J Med 329: 1927–1934

Facchini F, Chen Y-DI, Reaven GM (1994) Light-to-moderate alcohol intake is associated with enhanced insulin sensitivity. Diabetes Care 17: 115–119

Fink EB (1986) Magnesium deficiency in alcoholism. Alcoholism 10: 590

Fulop M, Hoberman HD (1975) Alcoholic ketoacidosis. Diabetes 24: 785–790

Gavaler JS, Van Thiel DH (1992) Hormonal status of postmenopausal women with alcohol-induced cirrhosis: further findings and review of the literature. Hepatology 16: 312–319

Jeffcoate W (1993) Alcohol-induced pseudo-Cushing's syndrome. Lancet 341: 676–677

Kawano Y, Abe H, Kojima S, et al. (1992) Acute depressor effects of alcohol in patients with essential hypertension. Hypertension 20: 219–226

Knochel JP (1981) Serum calcium derangements in rhabdomyolysis. N Engl J Med 305: 161–163

Kreisberg RA, Owen WC, Siegel AM (1972) Hyperlacticacidemia in man: ethanol-phenformin synergism. J Clin Endocrinol Metab 34: 29–35

Laitinen K, Lamberg-Allardt C, Tunninen R et al. (1991) Transient hypoparathyroidism during acute alcohol intoxication. N Engl J Med 324: 721–727

Lieber CS, Gordon GC, Southren AL (1982) The effects of alcohol and alcoholic liver disease on the endocrine system and intermediary metabolism. In: Lieber CS (ed) Medical disorders of alcoholism, pathogenesis and treatment. Saunders, Philadelphia, p 65

Woitge HW, Scheidt-Nave C, Kissling C et al. (1998) Seasonal variation of biochemical indexes of bone turnover: results of a population-based study. J Clin Endocrinol Metab 83: 68–75

Ziegler R (1994) Osteoporosis. Schweiz Rundsch Med Prax 83: 1051–1055

Kapitel 21
Alkohol und Niere

C. K. Keller, E. Ritz

Alkoholkonsum führt zu morphologischen Veränderungen an der Niere, spezifisch im Rahmen des Syndroms der Alkoholembryopathie, subtil auch beim Erwachsenen mit Alkoholismus. Einige renal relevante Parameter sind eindeutig bei chronischem Alkoholismus verändert, z. B. kommt es zum gehäuften Auftreten von Hypertonie, Hyperurikämie mit chronischer Gicht, Elektrolytstörungen (die wichtigsten sind Hyponatriämie und Wasserintoxikation, Hypomagnesiämie, Hypokaliämie, Hypophosphatämiesyndrom).

Einem alkoholbedingten akuten Nierenversagen liegt am häufigsten Rhabdomyolyse, seltener Pankreatitis oder Hypophosphatämie zugrunde. Bei chronischem Alkoholismus sind generell alle Arten von chronischer Glomerulonephritis häufiger (Tabelle 21-1). Typisch ist die Häufung der mesangialen IgA-Glomerulonephritis sowie das häufigere Auftreten der postinfektiösen Glomerulonephritis mit ungünstigerer renaler Funktionsprognose.

Tabelle 21-1. Anteil von Alkoholikern an Patienten mit Glomerulonephritis

Literatur	Jahr	n	Alkoholiker			Nichtalkoholiker		
			Männer	Gesamt	Frauen	Männer	Gesamt	Frauen
Bright	1827	31	13		4	9		5
Bequerel	1840	69		9			60	
Malmsten	1839	69		19			50	
Christison	1841	30	9		2	9		8
Frerichs	1851	42		16			26	

21.1
Alkoholwirkung auf Nierenmorphologie und Nierenfunktion

21.1.1
Anomalien der Niere und ableitenden Harnwege bei Alkoholembryopathie

Bei etwa 40 % der Kinder chronisch alkoholischer Mütter wird eine Alkoholembryopathie gefunden (vgl. auch Kap. 25 „Alkohol und Schwangerschaft – Alkoholembryopathie und Alkoholeffekte"). Neben den typischen Kennzeichen des Syndroms, wie Wachstumsverzögerung, geistige Retardierung, kraniofaziale Dysmorphie und anderen Missbildungen, werden häufig an Niere und ableitenden Harnwegen die in Übersicht 21-1 aufgelisteten Anomalien gefunden.

> **Übersicht 21-1.** Störungen von Nieren und ableitenden Harnwegen bei Alkoholembropathie
>
> - Hydronephrose
> - Pelviektasie und Kelchektasie
> - Kelchzysten
> - Renale Hypoplasie
> - Nierenagenesie
> - Pelviureterale Abgangsstenose
> - Doppelureterbildung
> - Blasenscheidenfistel
> - Blasendivertikel

Die Häufigkeit dieser Anomalien beträgt etwa 10 %. In etwa der Hälfte der Fälle ist eine chirurgische Intervention erforderlich. Es ist denkbar, aber nicht erwiesen, dass der Effekt, neben den direkt ethyltoxischen Auswirkungen, auf erhöhte Blutspiegel von Azetaldehyd zurückzuführen ist.

21.1.2
Auswirkung auf die Nieren Erwachsener

Alkohol verändert akut und chronisch eine Reihe tubulärer Funktionen:

- *diuresestimulierende Wirkung des Alkohols*
  (Suppression des wassersparenden Hormons ADH), ohne dass Veränderungen der glomerulären Filtration (GFR) oder des renalen Blutflusses (RPF) nachweisbar sind;
- *akute Zunahme der Magnesiumausscheidung,*
  was für die Genese der Hypomagnesiämie von Bedeutung ist;
- *gestörte tubuläre Partialfunktion*
  bei chronischen Alkoholikern z.B. vermehrte Ausscheidung von β_2-Mikroglobulin sowie gesteigerte Clearance von Phosphat und unangemessen hoher Urin-pH-Wert als Hinweis auf eine latente renal-tubuläre Azidose.

21.2
Alkoholbedingte Veränderungen renal relevanter Parameter

21.2.1
Alkohol und Blutdruck

Epidemiologische Untersuchungen fanden bei Männern mit >80 g Alkoholkonsum pro Tag 3–11 mmHg höhere systolische und 2–4 mmHg höhere diastolische Blutdruckwerte und zeigten, dass Alkohol für etwa 20% der Varianz des Blutdrucks in Deutschland verantwortlich zu machen ist. Der blutdrucksteigernde Effekt des Alkohols lässt sich sowohl bei normotensiven als auch bei hypertensiven Individuen zeigen. Die Blutdrucksteigerung ist vergesellschaftet mit:

- erhöhter Sympathikusaktivität (erhöhte Norepinephrinkonzentration),
- Anstieg der Glukokortikoide,
- erhöhter Katecholaminsensitivität,
- Veränderungen der intrazellulären Elektrolytzusammensetzung,
- gesteigerter Cytosol-Kalzium-Konzentration mit erhöhter Kontraktilität,
- wahrscheinlich veränderter Endothelzellfunktion,
- wahrscheinlich veränderter Synthese von Autacoiden wie Thromboxan, Prostaglandinen, Nitroxyd und Endothelin.

21.2.2
Beziehung zwischen Alkoholkonsum, Hyperurikämie und Gicht

Das Auftreten der Gicht bei Alkoholikern war schon im Mittelalter bekannt. Der wesentliche Mechanismus liegt in der

- *Verminderung der renalen Harnsäureclearance* infolge der alkoholbedingten Zunahme der Plasmalaktatkonzentration
  sowie daneben
- *im vermehrten Purinnukleotidabbau.*

Sogenannte „schnelle Azetylierer" (Personen mit dem ALDH-Isoenzym 1; vgl. Kap. 5 und 6), synthetisieren beim Abbau von Purinnukleotiden große Mengen von Harnsäure. Bier z.B. ist sehr purinreich, bietet also ausreichend Substrat für diese Reaktionskette. Während der bei chronischen Alkoholikern nicht seltenen Fastenperioden wird die Harnsäureclearance zusätzlich durch erhöhte β-Hydroxybuttersäure und Acetoacetessigsäurekonzentration vermindert. Die Erhöhung der Serumharnsäure prädisponiert zur Gicht.

Im Gegensatz zu früheren Vorstellungen muss jedoch heute davon ausgegangen werden, dass Harnsäureerhöhung weder zu einer spezifischen Nierenerkrankung führt („Gichtnephropathie" durch intrarenale Tophi) noch das Fortschreiten einer bestehenden Nierenerkrankung beschleunigt.

21.2.3
Alkohol- und Elektrolytstörungen – Hyponatriämie und Wasserintoxikation

Obwohl Alkoholzufuhr akut die Sekretion des antidiuretischen Hormons (AVP) hemmt und damit eine Wasserdiurese hervorruft, kommt es bei chronischem Alkoholgebrauch, speziell von Bier, nicht selten zum Syndrom der Hyponatriämie und Wasserintoxikation, wobei Natriumwerte bis 100 mmol/l beobachtet werden. Diese führen durch den Osmolaritätsausgleich zu einer Verschiebung von freiem Wasser nach intrazellulär und, insbesondere falls die Natriumkonzentration rasch abfällt (d.h. > 10 mmol/l in 24 h), zu neurologischen Problemen.

21.2.4
Hypomagnesiämie und Hypokaliämie

Bei Alkoholikern ist eine *Hypomagnesiämie* häufig. Eine ursächliche Rolle spielen verminderte Magnesiumzufuhr in der Nahrung, Magnesiumverluste in Stuhl und Vomitus sowie auch renale Magnesiumverluste. Gründe für den renalen Magnesiumverlust sind vermutlich primär eine tubuläre Rückresorptionsstörung, sekundär kann ein renaler Magnesiumverlust parallel zur Hypokaliämie als Folge des sekundären Hyperaldosteronismus beobachtet werden.

Verminderte *Kaliumspiegel* werden bei Alkoholikern häufig gefunden. Die wichtigste Ursache sind Erbrechen und Durchfall. Daneben spielt jedoch auch die Umverteilung von Kalium aus der Extrazellulär- in die Intrazellulärflüssigkeit eine Rolle. Insgesamt besteht jedoch – u. a. infolge von Malnutrition – häufig ein Kaliumdefizit. Eine verminderte intrazelluläre Kaliumkonzentration in Myozyten begünstigt das Auftreten der Rhabdomyolyse.

21.2.5
Hypophosphatämie

Bei 30–50% der Alkoholiker werden bei Krankenhausaufnahme verminderte Serumphosphatkonzentrationen gefunden. Ferner ist der Phosphatgehalt der Skelettmuskulatur praktisch immer erniedrigt. Die Serumphosphatkonzentration kann sich auch im Lauf des stationären Aufenthalts bei Nahrungszufuhr, spezifisch bei Zufuhr von Kohlenhydraten, weiter dramatisch vermindern und zum akuten Hypophosphatämiesyndrom führen. Dessen wichtigste Symptome sind in Übersicht 21-4 aufgeführt.

Übersicht 21-4. Folgen schwerer Hypophosphatämie

- *Skelettmuskulatur:*
  - Schwäche, Rhabdomyolyse
- *Herzmuskel:*
  - verminderte Kontraktilität
  - linksventrikuläres Pumpversagen
- *Knochen (chronisch):*
  - Knochenschmerzen, Osteomalazie
- *Hämatologie:*
  - Hämolyse von Erythrozyten
  - Verminderung der chemotaktischen und phagozytotischen Aktivität von Leukozyten
  - Thrombozytopenie und verkürzte Plättchenüberlebenszeit
- *Zentrales Nervensystem:*
  - Krämpfe, Verwirrtheit, Irritierbarkeit
- *Niere:*
  - Abfall der glomerulären Filtrationsrate
  - Hyperkalziurie, Hypermagnesiurie
  - Bikarbonatverlust
  - verminderte Glukoneogenese
- *Elektrolyte:*
  - Hyperkalzämie, Hypermagnesiämie
  - metabolische Azidose

Wichtigste Ursache der akuten Phosphatverminderung bei Zufuhr von Kohlenhydraten ist die Phosphatverschiebung aus dem Extra- in den Intrazellulärraum, da Hexosen intrazellulär als Phosphatester vorliegen. Eine zusätzliche Ursache stellt die respiratorische Alkalose dar, da ein hoher pH-Wert zur Aktivierung der intrazellulären Glykolyse führt.

21.3
Alkoholbedingtes akutes Nierenversagen

Eine akute Niereninsuffizienz ist beim chronischen Alkoholiker häufig. Ein Grund hierfür ist, dass beim Alkoholiker häufig prärenale Faktoren vorliegen, welche unspezifisch das Eintreten eines akuten Nierenversagens bei den verschiedensten Insulten begünstigen. Derartige prädisponierende Faktoren sind:

- Hypovolämie und Natriummangel (durch Erbrechen, Durchfall, verminderte Nahrungszufuhr),
- Hypotension,
- chronische Infekte,
- Einnahme von Medikamenten, welche das Auftreten des akuten Nierenversagens begünstigen (nichtsteroidale Entzündungshemmer),
- vermehrte Produktion von freien Radikalen durch das MEOS (mikrosomales ethanoloxidierendes System), die akute oxidative Schäden hauptsächlich der Tubuli hervorrufen.
- Alkohol per se scheint den Verlauf des akuten Nierenversagens zu aggravieren [verminderte renale Synthese der vasodilatierenden Prostaglandine (PGE_2)?].

Daneben gibt es jedoch mindestens 3 Formen des akuten Nierenversagens, die spezifisch bei chronischen Alkoholikern mit besonderer Häufigkeit auftreten:

- akute Pankreasnekrose,
- Rhabdomyolyse, verursacht durch:
- direkt toxischen Effekt von Ethanol,
- Agitation (Krampfanfälle, Schüttelfrost und vermehrte Muskeltätigkeit, z.B. im Rahmen eines Delirs),
  - Ischämie/Reperfusionssituation (Muskelkompression im Koma mit Reperfusion nach Bergung),
- Hypophosphatämie.

21.4
Alkoholismus und chronische Nierenerkrankungen

21.4.1
IgA-Glomerulonephritis

Die mesangiale IgA-Glomerulonephritis – als häufigste Form einer chronischen Glomrulonephritis (26,6% der Fälle in der Universtätsklinik Heidelberg) – tritt meist als isolierte Mikrohämaturie mit nephritischem Sediment, Mikrohämaturie mit kontinuierlicher Proteinurie, mit oder ohne Hypertonie und progredienter Niereninsuffizienz auf. Typisch ist das Auftreten von schmerzlosen Makrohämaturieepisoden in zeitlichem Zusammenhang mit respiratorischen Infekten.

Die Pathogenese der mesangialen IgA-Glomerulonephritis ist noch nicht abschließend aufgeklärt:

- Unstrittig ist die genetische Prädisposition.
- Die interessanteste Hypothese stellt die abnorme Glykosylierung der Hinge-Region der IgA-Moleküle dar.

Der Nierenschaden wird durch Komplementaktivierung und Auslösung weiterer Schädigungsmechanismen bewirkt. Der chronische Alkoholkonsum führt bereits in einem frühen Stadium, ohne dass eine Leberschädigung vorliegt, zum Anstieg der IgA-Konzentration im Serum. Entwickelt sich dann eine alkoholbedingte Lebererkrankung, nimmt das IgA im Serum mit Schwere der Leberschädigung zu. Darüberhinaus werden bei alkoholischer Leberzirrhose zirkulierende IgA-haltige Immunkomplexe nachgewiesen. Bei Alkoholikern im Allgemeinen und bei alkoholischer Leberzirrhose im Speziellen wird bei Untersuchungen der Niere häufig eine Anhäufung von mesangialem IgA gefunden.

In Autopsieserien werden mesangiale IgA-Depots bei 1–3% der Individuen beobachtet. Deshalb ist es wichtig, nach der Häufigkeit der klinisch manifesten IgA-Glomerulonephritis bei Alkoholikern oder Leberzirrhotikern zu fragen. Bei chronischen Lebererkrankungen ist die IgA-Ablagerungen in der Niere häufig, Urinsymptome sind dagegen ausgesprochen selten (in ca. 2%), sodass eine klinisch manifeste IgA-Glomerulonephritis bei Alkoholikern vergleichsweise selten ist. Sie verläuft allerdings möglicherweise aggressiver als beim Nichtalkoholiker.

21.4.2
Postinfektiöse Glomerulonephritis

Aus naheliegenden Gründen kommt es bei chronischen Alkoholikern häufig zu Hautverletzungen mit Superinfektion, die zu postinfektiöser Glomerulonephritis prädisponieren. Bei Alkoholikern verläuft die postinfektiöse Glomerulonephritis nicht nur häufiger, sondern auch im Vergleich zu den Nichtalkoholikern hinsichtlich der renalen Funktionsprognose ungünstiger (chronische Niereninsuffizienz bis zur Dialysepflichtigkeit). Dies wird durch Tabelle 21-2 illustriert.

Es erhebt sich die Frage, weshalb bei Alkoholikern Glomerulonephritis evtl. häufiger auftritt und sicher aggressiver verläuft. Als Ursachen werden die alkoholbedingten Einwirkungen auf das Immunsystem vermutet. Alkoholiker haben eine vermehrte Infektneigung, wobei dies zurückgeführt wird auf:

- verminderte Lymphozytenzahlen,
- Atrophie lymphatischer Organe wie Milz, Thymus und Knochenmark,
- verminderte Lymphozytenfunktion (im Sinne einer verminderten primären Immunantwort), gestörte unspezifische Infektabwehrmechanismen (Funktion der Granulozyten, der Monozyten und Makrophagen einschließlich Kupffer-Zellen).

Tabelle 21-2. Renale Langzeitprognose bei postinfektiöser Glomerulonephritis

	Bei der letzten Verlaufskontrolle			
	Normale Nierenfunktion	Chronische Niereninsuffizienz	Dialysepflicht	Tod
Alkoholiker (n = 17)	7	8 (9[b])	1	1
Nichtalkoholiker (n = 13[a])	11	0	0	0
Gesamt (n = 30)	18	8 (9[b])	1	1

[a] Bei 2 Patienten konnten keine Verlaufsbeobachtungen dokumentiert werden.
[b] Erhöhtes Serumkreatinin zum Todeszeitpunkt.

Literatur

Goldfinger ST, Klinenberg JR, Seegmiller JE (1965) Renal retention of uric acid induced by infusion of betahydroxy-butyrate and acetoacetate. N Engl J Med 272: 351–355

Hed T, Lundmark C, Fahlgreen H, Drell S (1962) Acute muscular syndrom in chronic alcoholism. Acta Med Scand 171: 585–589

Hilden P, Svendsen DL (1975) Electrolyte disturbances in beer drinkers: a specific „hypoosmolality syndrome". Lancet 2: 245–246

Howes JB, Ryan J, Fairbrother G et al. (1997) Alcohol consumption and blood pressure in recently hospitalized patients. Blood Pressure 6/2: 109–111

Keller CK, Andrassy K, Waldherr R, Ritz E (1994) Postinfectious glomerulonephritis – is there a link to alcoholism ? Q J Med 87: 97–102

Knochel JP (1981) Renal disease, water and electrolyte metabolism in the alcoholic. In: Suki WN, Eknoyan G (eds) The kidney in systemic disease. Wiley, New York, pp 347–352

Köhler H (1985) Alkohol und IgA in der Niere. Klin Wochenschr 63: 959–966

Lieber CS, Jones DP, Losowsky MS, Davidson CS (1962) Interrelation of uric acid and ethanol in man. J Clin Invest 41: 1863–1870

Mendelson JH, Gata MO, Mello NK (1969) Effects of alcohol ingestion and withdrawal on magnesium states of alcoholics: Clinical and experimental findings. Ann NY Acad Sci USA 162: 918–924

Nickeleit V, Mihatsch MJ (1997) Uric acid nephropathy and end-stage renal disease – review of a non-disease. NDT 12(9): 1832–1838

Ritz E (1982) Acute hypophosphatemia. Kidney Int 22(1): 84–94

Tran DD, Oe PL, de Fijter CW, van der Meulen J, Cuesta MA (1997) Acute renal failure in pathients with acute pancreatitis: prevalence, risk factors and outcome. NDT 8(10): 1079–1084

Kapitel 22
Alkohol und Herz-Kreislauf-System

J. Strotmann, G. Ertl

Epidemiologische Studien zeigen überwiegend einen günstigen Einfluss von moderatem Alkoholkonsum bis zu 20 g pro Tag auf die kardiovaskuläre Mortalität. Dies wird im Wesentlichen auf die Reduktion der koronaren Herzerkrankung (KHK) zurückgeführt. Bei zunehmendem Konsum führt der Anstieg der Mortalität durch andere begleitende Erkrankungen allerdings zu einem Anstieg der Gesamtmortalität. Der experimentell nachgewiesene negative Effekt von Alkohol auf die myokardiale Kontraktilität, die Ausbildung eines arteriellen Hypertonus sowie der Einfluss von Alkohol auf die Inzidenz von Herzrhythmusstörungen kann bisher ätiologisch nicht abschließend geklärt werden. Es werden u.a. Wirkungen auf die Kardiomyozytenmembran, die Synthese der kardialen Proteine und den Kalziumstoffwechsel diskutiert.

22.1
Alkoholkonsum und kardiovaskuläre Mortalität bzw. Gesamtmortalität

Moderne epidemiologische Untersuchungen beschäftigen sich mit einer differenzierten Erfassung der Wirkung verschiedener Formen der Alkoholaufnahme, Trinkgewohnheiten, Trinkmengen und begleitender Faktoren wie Tabakkonsum, beruflicher und familiärer Situation auf das Herz-Kreislauf-System. Wichtig ist in diesem Zusammenhang allerdings die *Unterscheidung zwischen kardiovaskulärer Mortalität und Gesamtmortalität*.

Kardiovaskuläre Mortalität

Eine große Zahl von internationalen Studien konnte eine inverse Korrelation zwischen mäßigem Alkoholkonsum und *kardiovaskulärer Mortalität* belegen (Abb. 22-1). Moderater Alkoholkonsum senkt die Mortalität der koronaren Herzerkrankung (KHK) um bis zu 45%, die Beziehung gilt so

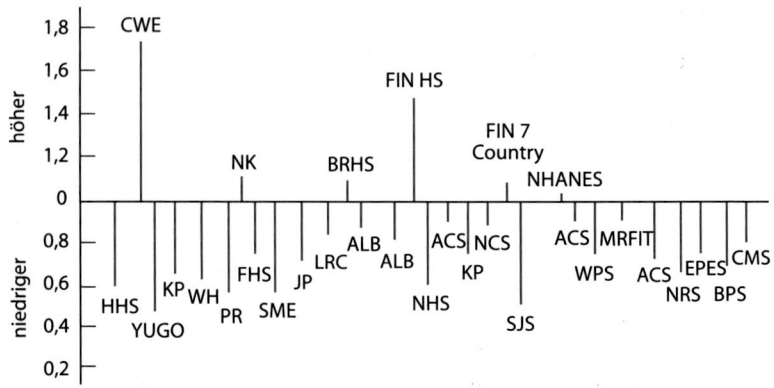

Abb. 22-1. Übersicht über von 1968–1993 durchgeführte Kohortenstudien bezüglich Ethanolaufnahme und Verbesserung oder Verschlechterung des relativen Risikos für das Auftreten einer koronaren Herzerkrankung. *HHS* Honolulu Heart Study; *CWE* Chicago Western Electric Company Study; *YUGO* Yugoslavia Cardiovascular Disease Study; *KP* Kaiser Permanente matched cohort study; *WH* Whitehall Study; *PR* Puerto Rico Heart Health Program; *NK* North Karelia Project; *FHS* Framingham Heart Study; *SME* Study of Massachusetts Elderly; *JP* Study of Japanese Physicians; *LRC* Lipid Research Clinics Followup Study; *BRHS* British Regional Heart Study; *ALB* Albany Study, 18- and 10-year follow up; *FIN HS* Finnish Mobile Clinic Health Survey; *NHS* Nurses' Health Study; *ACS* American Cancer Society Prospective Study, women; *KP* Kaiser Permanente cohort study; *NCS* Nutrition Canada Survey Cohort Study; *FIN 7 Country* Finnish rural cohorts of the seven countries Study; *SJS* St. James Survey; *NHANES* NHANES 1 Epidemiologic Follow-up Study; *ACS* American Cancer Society Prospective Study, men; *WPS* Health Professionals Follow up Study; *MRFIT* Multiple Risk Factor Intervention Trial; *ACS* Alameda County Study; *NRS* Normative Aging Study; *EPES* Established Populations for Epidemiologic Study of the Elderly; *BPS* Busselton Population Study; *CMS* Copenhagen Male Study. (Aus: Kannel u. Ellison 1996)

auch für höhere Alkoholmengen (> 40 g/Tag). Mögliche „confounder" wie Alter, Rauchen, Hypertonie, „body mass index" (BMI), Gesamtcholesterin und HDL-Cholesterin beeinflussen diese Beziehung nur unwesentlich.

Die günstigsten Ergebnisse wurden bei Alkoholkonsummengen zwischen 20 und 40 g pro Tag beobachtet: bei Frauen zwischen 14 und 29 g/Tag (100–200 g/Woche) und bei Männern bei 29–43 g/Tag (200–300 g/Woche). In Deutschland zeigte sich in einer von 1984–1992 durchgeführten prospektiven Kohortenstudie ein deutlich verringertes Risiko von Herz-Kreislauf-Ereignissen bei einem regelmäßigen Alkoholkonsum von 0,1–19,9 g pro Tag. Der protektive Effekt moderater Alkoholkonsummengen ist auch bei Patienten mit bereits manifester KHK nachweisbar.

Bei einer Aufnahme von mehr als 80 g pro Tag kehrt sich dieser protektive Effekt allerdings um, und das Risiko einer Herz-Kreislauf-Erkrankung

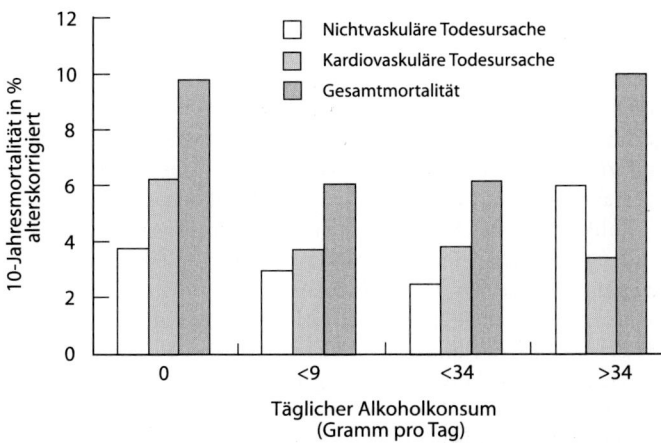

Abb. 22-2. Die kardiovaskuläre Mortalität nimmt mit zunehmendem Alkoholkonsum ab, die nichtkardiovaskuläre jedoch bei höherem Konsum so zu, dass auch die Gesamtmortalität wieder ansteigt. (Aus: Goldberg et al. 1995)

nimmt im Vergleich zu einer Kontrollgruppe wieder zu, sodass nicht von einer L-förmigen, sondern von einer U-förmigen Beziehung zwischen konsumierter Alkoholmenge und *kardiovaskulärer Mortalität* auszugehen ist. So konnte nachgewiesen werden, dass bei Überschreitung von 34 g täglicher Alkoholaufnahme der Vorteil der geringeren *kardiovaskulären Mortalität* durch einen Anstieg der Mortalität auf Grund anderer Ursachen (z. B. Tumorerkrankungen, Unfälle etc.) wettgemacht wird und ein Anstieg der Gesamtmortalität auftritt (Abb. 22-2).

Ähnliche Ergebnisse konnten in der prospektiven Studie der American Cancer Society beobachtet werden. Die von Maclure (1993) durchgeführte Metaanalyse von 30 Studien mit insgesamt 52 364 Fällen kommt zu dem Ergebnis, dass ein präventiver Effekt auf den Myokardinfarkt mit $1/2 - 1$ Drink pro Tag erreicht werden kann und eine Steigerung der Alkoholdosis keinen weiteren Vorteil mehr erbringt.

Es muss allerdings betont werden, dass es sich bei den Ergebnissen vieler dieser Kohortenstudien (und teilweise auch prospektiven Studien) lediglich um die Beschreibung von statistischen Korrelationen handelt. Ein kausaler Zusammenhang zwischen moderatem Alkoholkonsum und Rückgang des Risikos einer Erkrankung aus dem kardiovaskulären Formenkreis ist damit noch nicht bewiesen.

Gesamtmortalität

Die umfangreichste Metaanalyse mit 16 Kohortenstudien zum Thema *Alkohol und Gesamtmortalität* wurde von English 1995 publiziert. Dabei ergab sich sowohl für Männer als auch für Frauen eine J-förmige Kurve. Mit anderen Worten: Sowohl Abstinente als auch starke Trinker wiesen höhere Mortalitätsrisiken auf als moderate Alkoholkonsumenten.

Konkret war das Mortalitätsrisiko für Männer bei einem Durchschnittskonsum von 10 g reinem Alkohol pro Tag am niedrigsten. Für Frauen war der Nadir des geringsten Mortalitätsrisikos noch niedriger. Frauen wiesen bei durchschnittlich 20 g reinem Alkohol/Tag bereits ein erhöhtes Mortalitätsrisiko auf, das dann 50 % mehr Risiko bei 40 g Alkohol/Tag erreichte. Die Kurve der Männer war dagegen etwas flacher. Mit einem Durchschnittskonsum von 30 g reinem Alkohol pro Tag war in etwa die gleiche Mortalität wie mit Abstinenz verbunden, während 40 g/Tag bereits mit einem signifikanten Risikoanstieg im Vergleich zu Abstinenten verknüpft war.

Neuere internationale und nationale Arbeiten zu Alkholkonsum und Sterblichkeit, die nicht in die ursprüngliche Metaanalyse miteingegangen waren, bestätigen die kurvilineare Form der Beziehung (J- bzw. U-förmige Kurven), fanden aber hinsichtlich des Nadirs (d.h. des durchschnittlichen Alkoholkonsums, der mit dem geringsten Risiko von Gesamtmortalität verbunden war) z.T. divergierende Ergebnisse. Mit anderen Worten: In den genannten Arbeiten wiesen abstinente und starke Trinker erhöhte Mortalitätsrisiken im Vergleich zu moderaten Alkoholkonsumenten auf.

Auf Grund der bisher vorliegenden epidemiologischen Daten zur Beziehung zwischen Alkoholkonsum auf der einen und koronarer Herzerkrankung bzw. Gesamtmortalität auf der anderen Seite wäre ein protektiver Effekt bei einem Alkoholkonsum von 30 g für Männer und für Frauen deutlich darunter anzunehmen. Da es sich aber nicht um prospektive, kontrollierte Studien handelte, ist es ausgesprochen problematisch, aus diesen Daten Empfehlungen für den Genuss von Alkohol abzuleiten.

22.2
Einfluss der Getränkeart auf die kardiovaskuläre Mortalität

Da nur etwa 50 % der Alkohol konsumierenden Personen ausschließlich eine alkoholische Getränkeart trinkt, ist es schwierig, den Einfluss verschiedener alkoholischer Getränke auf die kardiovaskuläre Mortalität zu

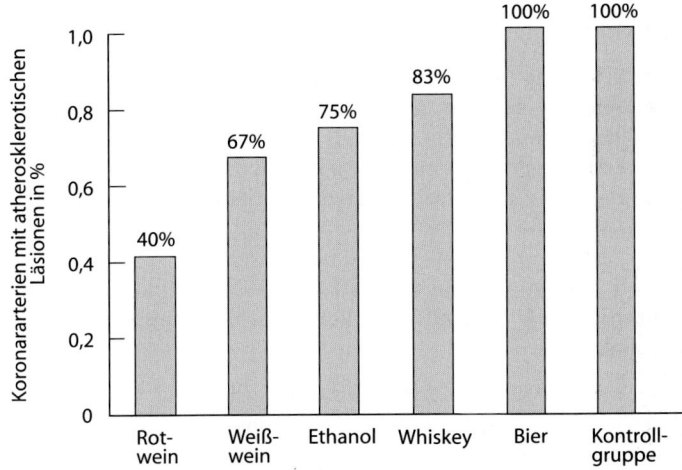

Abb. 22-3. Das Auftreten von koronarer Atherosklerose bei männlichen Kaninchen unter einer atherogenen Cholesterindiät wird durch Fütterung äquivalenter Ethanoldosen in Form verschiedener alkoholischer Getränke in unterschiedlichem Ausmaß reduziert. Fütterungszeit 3 Monate; morphometrische Bestimmung der Koronarveränderungen. (Aus: Goldberg et al. 1995)

charakterisieren. Eine Metaanalyse von 30 Studien zeigte übereinstimmend eine vergleichbare Reduktion des relativen kardiovaskulären Risikos durch Konsum von Wein, Bier oder anderen Spirituosen.

In diesem Zusammenhang sind tierexperimentelle Untersuchungen interessant, die zeigen, dass die deutlichste Reduktion der Koronaratherosklerose im Vergleich zur Kontrollgruppe durch Rotwein, gefolgt von Weißwein, Ethanol und Whiskey zu erzielen war. In diesem Modell hatte Bier keinen protektiven Einfluss (Abb. 22-3). Da Metaanalysen häufig von kontrollierten Studien nicht bestätigt werden und tierexperimentelle Arbeiten nicht ohne Weiteres übertragbar sind, bleibt diese Frage offen.

22.3
Potenzielle Mechanismen des protektiven Effekts von Alkohol

Für einen protektiven kardiovaskulären Effekt von alkoholischen Getränken werden verschiedene Mechanismen diskutiert, die in Übersicht 22-1 zusammengefasst sind. Die protektive Alkoholwirkung ist vermutlich überwiegend auf den Alkoholgehalt der Getränke zurückzuführen und weniger

Übersicht 22-1. Protektive Wirkungsmechanismen des Alkohols

- Erhöhung der HDL_2- und HDL_3-Fraktionen
- Senkung des Fibrinogens, der Blutplättchenaggragation und – in geringem Ausmaß – des LDL
- Erhöhung der fibrinolytischen Aktivität
- Das genetisch determinierte Lipoprotein (a) wird gesenkt

Übersicht 22-2. Protektive Wirkungsmechanismen der phenolischen Inhaltsstoffe

- Beeinflussung des Arachidonstoffwechsels
- Stimulation der Prostaglandinsynthese
- Hemmung der Thromboxansynthese
- Hemmung sowohl der durch Thrombin als auch durch Adenosindiphosphat (ADP) induzierten Thrombozytenaggregation
- Senkung der Sekretion von Apolipoprotein B
- Antioxidative Wirkung
- Blutdrucksenkung über eine durch Stickstoffmonoxid (NO) vermittelte Gefäßerweiterung

auf zusätzliche Inhaltsstoffe (z.B. Phenole, d.h. Transresveratrol und Quercetin; Übersicht 22-2). Rotwein und seine phenolischen Substanzen senken aber möglicherweise zusätzlich das Risiko.

22.4
Akute und chronische Wirkungen – Pathogenese

Die Auswirkung des Alkoholkonsums bezieht sich auf folgende „Bereiche" des Herzens:

- kardiale Pumpfunktion,
- Koronardurchblutung,
- Herzstoffwechsel,
- Morphologie.

22.4.1
Kardiale Pumpfunktion

Alkohol hat eine direkt negativ-inotrope Wirkung auf Kardiomyozyten, diese ist dosisabhängig und tritt bei akuter Gabe auf. Neben dieser direkten Wirkung u. a. mit Veränderungen des transmembranären und intrazellulären Kalziumgleichgewichts gibt es eine Vielzahl anderer Mechanismen wie neurohumorale Aktivierung (autonome Dysregulation) und Veränderung des peripheren Gefäßsystems, welche die Reaktion des kardiovaskulären Systems beeinträchtigen. Die akute Reaktion auf Alkohol, die noch reversibel ist, führt bei chronischem Alkoholabusus zu überwiegend irreversiblen Veränderungen, wobei der Übergang von akuten zu chronischen Veränderungen mit einer eingeschränkten Myokardfunktion und Dilatation des linken Ventrikels schleichend ist.

Es besteht eine Relation zur kumulativen, in der Lebenszeit aufgenommenen Alkoholmenge. Im Tierexperiment lassen sich unterschiedliche Mechanismen für akute und chronische negativ-inotrope Effekte des Alkohols unterscheiden. Direkte und indirekte negative Effekte auf den myokardialen Stoffwechsel sind beschrieben. Negative indirekte Einflüsse sind insbesondere die Steigerung von Bluthochdruck und Herzfrequenz. Bei Probanden wirkt Alkohol akut ebenfalls negativ-inotrop, steigert jedoch trotzdem das Herzminutenvolumen durch periphere Vasodilatation und Steigerung der Herzfrequenz. Chronischer Alkoholabusus führt beim Patienten zur dilatativen Kardiomyopathie mit links- und/oder rechtsventrikulärer Dysfunktion mit oder ohne klinische Symptomatik.

22.4.2
Koronardurchblutung

Auf Grund verschiedener experimenteller Untersuchungen können die folgenden z. T. widersprüchliche Ergebnisse über die Alkoholwirkung auf die Koronardurchblutung zusammengefasst werden:

- Anstieg des koronaren Flusses mit Erniedrigung des koronaren Widerstands (bis zu 60 %) mit z. T. deutlicher Umverteilung zu Gunsten der endokardialen Myokardschichten.
- koronare Vasokonstriktion bzw. Flussminderung mit oder ohne Erhöhung des koronarvaskulären Widerstands (Kalziumstoffwechselveränderungen als Ursache?).

- Reduktion der körperlichen Belastbarkeit bei stabiler Angina pectoris unter Alkoholeinfluss:

  a) „Stealphänomen" mit signifikanter Reduktion des koronaren Flusses z. B. distal einer partiellen Okklusion der LAD bei gleichzeitiger Zunahme des Flusses in nichtischämischen Myokardarealen,

  b) Produkt aus Anstieg der Herzfrequenz und des systolischen Blutdrucks; „alkoholvermittelte" Angina pectoris.

- Vasospastische Verengungen bis zu mehreren Stunden nach Alkoholgenuss (Imbalance des autonomen Nervensystems durch neurohumorale Wirkungen von Alkohol).

22.4.3
Herzstoffwechsel

Wirkungen des Alkohols auf den Herzstoffwechsel wurden bei den Störungen der kontraktilen Funktion diskutiert. Der oxidative und nichtoxidative Stoffwechsel können verändert, der Ionentransport gestört sein.

22.4.4
Morphologie

- *Makroskopische Veränderungen:*
  - biventrikuläre Dilatation mit begleitender moderater Myokardhypertrophie und Fibrose,
  - Erhöhung der linksventrikulären Masse begleitet von Einschränkungen der Pumpfunktion,
  - Fibrosierungen des Moykards bestehen bereits bei kardial asymptomatischen Patienten.

- *Lichtmikroskopische Veränderungen:*
  - Anstieg von intramyokardialem Kollagen,
  - Zunahme an Lipofuscinpigmenten,
  - strukturelle myokardiale Veränderungen bei normalem Koronargefäßsystem.

- *Elektronenmikroskopische Veränderungen:*
  - Schwellung und „Verklumpung" der Mitochondrien (Fusion mitochondrialer Membranen),
  - Desintegration von Myofibrillen,

- Kontraktion einzelner Muskelfasern (inhomogen im gesamten Myokard verteilt),
- Zunahme von Fetteinschlüssen im Kardiomyozyten (Triglyzeride).

Keiner der o.g. Befunde kann allerdings als spezifisch für Alkoholwirkungen am Herzen gelten. Ähnliche Läsionen konnten auch bei Patienten ohne Hinweise auf Alkoholkonsum mit der Diagnose einer idiopathischen Kardiomyopathie nachgewiesen werden.

22.5
Klinische Manifestation

In Abb. 22-4 sind die alkoholassoziierten akuten und chronischen kardiovaskulären Erkrankungen zusammengefasst.

22.5.1
Arrhythmien

Patienten mit chronischem Alkoholabusus weisen eine Vielzahl an *Herzrhythmusstörungen* wie supraventrikuläre und ventrikuläre tachykarde Herzrhythmusstörungen, aber auch verschiedene Formen der Erregungsleitungsverzögerungen mit AV-Blockierungen und Schenkelblockbildern auf (Tabelle 22-1). Sowohl die Ingestion als auch der Entzug von Alkohol kann zu Herzrhythmusstörungen führen. Als ursächliche Mechanismen kommen direkte Wirkungen auf die Erregungsleitung und Wirkungen auf das autonome Nervensystem in Betracht. Auf dem Boden solcher Befunde werden beispielsweise *Reentrymechanismen* als Ursache für tödliche Rhythmusstörungen bei Patienten mit Alkoholabusus diskutiert.

Inwieweit diese Arrhythmien auf die direkte arrhythmogene Potenz von Ethanol zurückzuführen sind, bleibt unklar, da bei vielen Patienten bereits funktionelle oder morphologische Veränderungen des linken Ventrikels vorliegen, welche per se das Auftreten von Rhythmusstörungen begünstigen.

Schon 1978 wurde der Begriff „*Holiday-heart-Syndrom*" geprägt, der Patienten beschreibt, die nach erhöhtem Alkoholkonsum an Wochenenden oder nach Ferienzeiten mit verschiedenen Herzrhythmusstörungen, überwiegend aber supraventrikulären Tachykardien oder Tachyarrhythmien, behandelt wurden. In Studien konnte gezeigt werden, dass bei vermehrtem chronischem Alkoholkonsum (6 oder mehr Drinks pro Tag) das Risiko für supraventrikuläre Tachykardien mit bis zu 5 % erhöht ist.

Herz - Chronischer Alkoholabusus

Arterielle Hypertonie

Koronare Herzerkrankung und Lipidstoffwechsel

Kardiale Arrhythmien

Alkoholische Embryopathie

Angeborene kardiale Missbildungen

Myokardiale Kontraktilität

Dilatative Kardiomyopathie

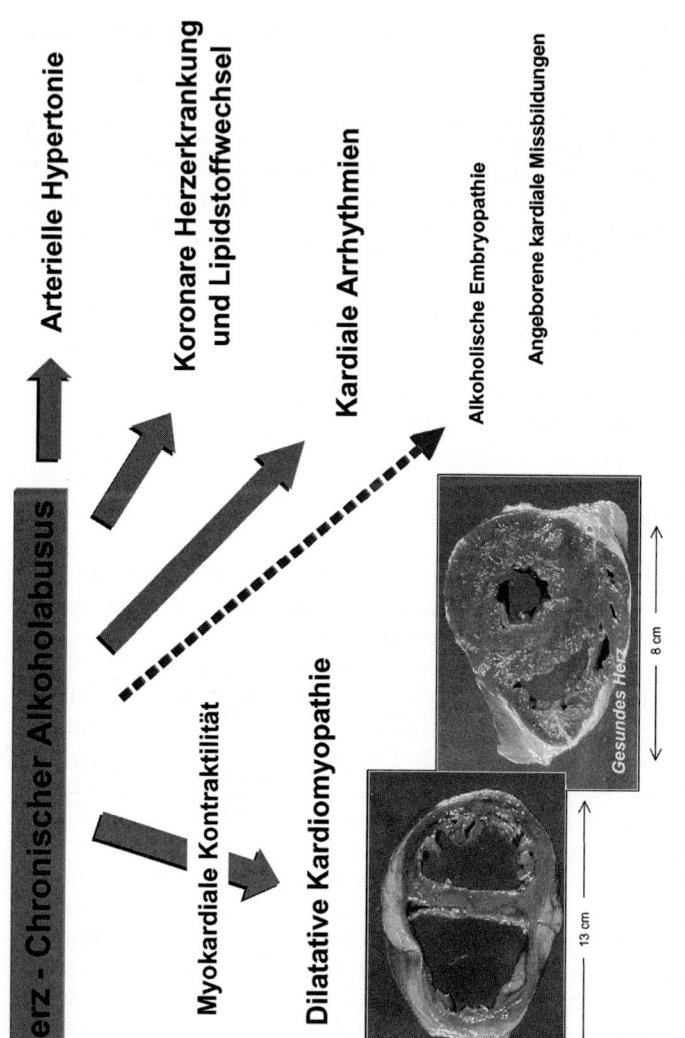

13 cm

8 cm

Gesundes Herz

Abb. 22-4. Verschiedene Manifestationformen von akutem und chronischem Alkoholabusus auf das Herz-Kreislauf-System

Tabelle 22-1. Unter Alkoholkonsum von 6 oder mehr Drinks pro Tag nimmt das Risiko für supraventrikuläre Herzrhythmusstörungen deutlich zu. 6+: 6 Drinks oder mehr pro Tag; < 1: maximal 1 Drink pro Tag. (Aus: Cohen et al. 1988)

Rhythmus	Alkoholkonsum				Relatives Risiko für 6+ vs. < 1	p-Wert[a]
	6+ (n = 1322)		< 1 (n = 2644)			
	[%]	n	[%]	n		
Vorhofflimmern	1,1	15	0,5	13	2,3	0,02
Vorhofflattern	0,6	8	0,2	6	3,0	0,05
Supraventrikuläre Tachykardie	0,4	5	0,1	2	5,0	0,03
Supraventrikuläre Extrasystole	3,3	43	1,3	32	3,0	< 0,01
Flimmern, Flattern oder supraventrikuläre Tachykardie	1,6	21	0,7	19	2,3	< 0,01

[a] p-Werte mit McNemar-Test für verbundene Stichproben bestimmt.

Übersicht 22-3. Klinische Symptomatik/Leitsymptome

- Supraventrikuläre Arrhythmien (d.h. Tachyarrhythmia absoluta)
- Ventrikuläre Arrhythmien (Extrasystolen bis Tachykardie)
  - „Herzstolpern"
  - Angina-pectoris-Symptomatik mit präkordialem und retrosternalem Druckschmerz mit und ohne entsprechende typische Schmerzausstrahlung
  - Dyspnoe
  - akute Linksherzinsuffizienz mit Lungenödem
  - plötzlicher Herztod

Zahlreiche Studien konnten eindeutig die erhöhte Inzidenz an Fällen von *plötzlichem Herztod* bei Patienten mit schwerem Alkoholabusus nachweisen (Abb. 22-5).

Die Symptomatik und Behandlung unterscheidet sich dabei nicht von gleichen Rhythmusstörungen anderer Genese. Besondere Aufmerksamkeit sollte aber dem Monitoring und Ausgleich von Elektrolytstörungen gelten,

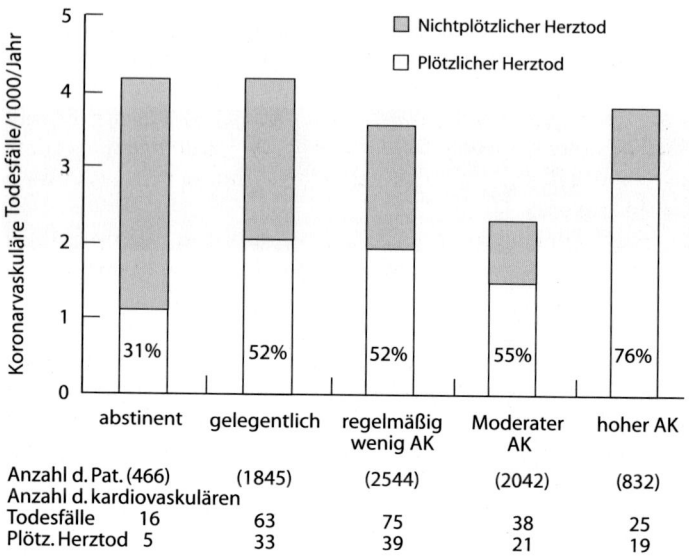

Anzahl d. Pat.	(466)	(1845)	(2544)	(2042)	(832)
Anzahl d. kardiovaskulären					
Todesfälle	16	63	75	38	25
Plötz. Herztod	5	33	39	21	19

Abb. 22-5. Der plötzliche Herztod ist bei hohem Alkoholkonsum überdurchschnittlich häufig, wobei sich die Gesamtrate der kardialen Todesfälle in Prozent (Summe aus plötzlichem und nichtplötzlichem Herztod) nicht von der Gruppe der abstinenten Kontrollpersonen unterscheidet (*AK* Alkoholkonsum). (Aus: Wannamethee u. Shaper 1992)

insbesondere bei Einsatz von Glykosiden zur Frequenznormalisierung bei Vorhofflimmern.

22.5.2
Kardiomyopathie

Etwa 1–2% aller Patienten mit chronischem Alkoholoabusus entwickeln Symptome einer Herzinsuffizienz. Schätzungen gehen davon aus, dass dilatative Kardiomyopathien „unklarer Genese" in 40–60% der Fälle auf chronischen Alkolabusus zurückzuführen sind. Dabei scheint für die Manifestation einer Kardiomyopathie die lebenslang kumulativ aufgenommene Alkoholmenge von entscheidender Bedeutung zu sein. Die meisten Patienten haben über mehr als 10 Jahre tägliche Alkoholmengen von 40–80 g und mehr aufgenommen. Welche Rolle begleitende Faktoren wie Rauchgewohnheiten, arterieller Hypertonus oder ggf. genetische Prädispositionen spielen, ist nicht vollständig erfassbar.

Das Geschlecht scheint zumindest in der Prävalenz der „alkoholischen Kardiomyopathie" keine bedeutende Rolle zu spielen. Auffällig ist allerdings, dass bei einem Vergleich der Frauen und Männer mit gleich stark eingeschränkter Ejektionsfraktion die kumulative Alkoholmenge der Frauen deutlich niedriger ist als die der Männer. Möglicherweise liegt dem eine höhere Sensibilität bei Frauen für ethanolinduzierte myokardiale Schädigungen zugrunde.

Die klinische Manifestation von alkoholinduzierten Kardiomyopathien unterscheidet sich prinzipiell nicht von der Herzinsuffizienzsymptomatik anderer Genese (Übersicht 22-4).

Die Prognose der alkoholinduzierten Kardiomyopathie ist sehr von der Ausprägung der initialen Symptomatik und der Alkoholabstinenz während der Therapie abhängig. Bei weiter bestehendem Alkoholabusus kann die Sterblichkeit innerhalb von 3 Jahren bis zu 42 % betragen. Diese Mortalität kann deutlich durch eine konsequente Abstinenz gesenkt werden, und es kann sich eine Verbesserung der kardialen Pumpfunktion einstellen, allerdings nur bei initial nicht hochgradig eingeschränkter kardia-

---

Übersicht 22-4. Klinische Symptomatik/Leitsymptome

- Belastungsdyspnoe (96 %)
- Knöchelödeme (68 %)
- Nächtliche Dyspnoe (55 %)
- Orthopnoe (44 %)
- Husten (25 %)
- Atypische Brustschmerzen (18 %)
- Allgemeine Müdigkeit (11 %)
- Palpitationen (5 %)
- Hämoptysen (5 %)
- Systolische Herzgeräusche (bei ca. 20 % der Patienten nachweisbar) mit Auftreten eines 3. Herztones
- Typische Angina pectoris ist selten, atypische thorakale Schmerzen möglich
- Tachyarrhythmien sind in einer Vielzahl der Fälle vorhanden, und deren Auftreten kann einer manifesten Herzinsuffizienz vorausgehen
- Komplizierend werden pulmonale und systemische Embolien beobachtet

ler Pumpfunktion. Natürlich ist die Prognose von der Schwere der Insuffizienz zum Zeitpunkt der Behandlung abhängig. Auch nach Abstinenz ist bei schweren Fällen eine Mortalität von bis zu 40 % innerhalb von 4 Jahren beschrieben.

22.5.3
Ischämische Herzerkrankung

Anfang dieses Jahrhunderts stellte Cabot in einer Serie von Autopsien bei Patienten mit alkoholischer Kardiomyopathie bereits fest, dass nur ein sehr kleiner Anteil atherosklerotische Läsionen an den Gefäßen aufwies. In einer Reihe von Studien wurde dann ein deutlicher, inverser Zusammenhang zwischen Alkoholkonsum und Koronarläsionen in Autopsien feststellt und ein negativer Zusammenhang zwischen Alkoholkonsum und akutem Myokardinfarkt bzw. in der Autopsie gefundenen Koronarläsionen dokumentiert. Diese Korrelation bestand allerdings nur bei moderatem Alkoholkonsum von weniger als 59 ml Alkohol pro Tag. Dazu passend sind Ergebnisse der Göteborg-Studie, in der bei erhöhtem Alkoholkonsum eine deutliche Zunahme der Koronarsklerose nachgewiesen wurde.

Die Beobachtung eines protektiven Effekts von Alkohol auf die Atherosklerose aus Autopsiestudien wird durch eine Vielzahl von epidemiologischen Untersuchungen unterstützt (s. Abschn. 22.1 und 22.2).

Die häufig gefundene U-förmige Beziehung zwischen Alkoholkonsum und kardiovaskulärer bzw. Gesamtmortalität wird im Wesentlichen auf eine Verringerung des Auftretens von ischämischen Herzerkrankungen der Personen mit moderatem Alkoholkonsum zurückgeführt. Auch in klinischen Studien konnte gezeigt werden, dass eine inverse Korrelation zwischen Alkoholkonsum und angiographisch nachweisbaren Koronarläsionen besteht. Dieser Effekt wird vorwiegend auf den Einfluss von Alkohol auf den Lipoproteinstoffwechsel mit einer Verringerung der LDL-Fraktion und Erhöhung der HDL-Fraktion im Serum zurückgeführt (s. Übersicht 22-1 und Abschn. 22.3).

Während die großen epikardialen Koronargefäße wie beschrieben bei Autopsien von Patienten mit Alkoholabusus in der Regel keine Läsionen aufweisen, zeigt sich bei den kleinen intramyokardialen Gefäßen ein anderes Bild. Hier finden sich Wandödeme, perivaskuläre Fibrosen/Sklerosen sowie subendotheliale Vorwölbungen, die möglicherweise für den plötzlichen Herztod bei Patienten mit chronischem Alkoholabusus verantwortlich sein können.

Zusammenfassend kann heute davon ausgegangen werden, dass ein moderater Alkoholkonsum in Bezug auf die Atherosklerose der Koronarien einen eher protektiven oder zumindest keinen negativen Effekt hat.

22.5.4
Arterieller Hypertonus

Es besteht eine *lineare Beziehung* zwischen der täglich konsumierten Alkoholmenge und dem Blutdruck ab einem täglichen Alkoholkonsum von 1–2 Standarddrinks (entspricht etwa 10–20 g Ethanol). Dieser ist am höchsten bei Konsum von 6 oder mehr Drinks pro Tag und führt zu einer Steigerung des systolischen Blutdrucks um ca. 10 mmHg und zu einem etwas geringeren Anstieg des diastolischen Blutdrucks. Ab einer Alkoholmenge von 9 Drinks pro Tag konnte allerdings wieder eine Reduktion des Blutdrucks beobachtet werden, was auf begleitende alkoholassoziierte Erkrankungen wie Leberzirrhose oder Kardiomyopathien zurückgeführt wurde. Das rela-

---

Übersicht 22-5. Klinische Symptomatik/Leitsymptome

- Kopfschmerzen (v. a. frühmorgendlich auftretend, besonders im Bereich des Hinterkopfs)
- Schwindel
- Ohrensausen
- Nervosität
- Präkordialschmerzen
- Herzklopfen
- Vasomotorische Labilität
- Nasenbluten
- Belastungsdyspnoe
- Komplikationen:
  - Arteriosklerose
  - Linksherzinsuffizienz und koronare Herzerkrankung
  - zerebrale Ischämie und Hirninfarkt
  - hypertensive Krise mit Auslösung eines Angina-pectoris-Anfalls und linksventrikulärer Insuffizienz bis zum Lungenödem
  - akute Hochdruckenzephalopathie
  - hypertensive Massenblutung
  - arterio-arteriolosklerotische Schrumpfniere, Niereninsuffizienz

---

tive Risiko eines arteriellen Hypertonus ist bei regelmäßigem Genuss von 3–4 Drinks pro Tag um 50%, bei 6 oder mehr Drinks sogar um 100% erhöht.

Für die *akute Wirkung* von Alkohol auf den Blutdruck werden im Wesentlichen direkte kardiovaskuläre Effekte propagiert. Für die *chronische Wirkung* werden verschiedene andere Mechanismen verantwortlich gemacht wie Veränderungen der zentralen Blutdruckregulation, Stimulierung der Nebennierenrinden mit Exkretion von Katecholaminen, Kortisol und Renin, sowie der lokalen Magnesium- und Kalziumstoffwechsel im Gefäß selbst. Dabei scheint die Gesamtmenge des Alkoholkonsums für die Blutdrucksteigerung verantwortlich zu sein. Postuliert wird ein 5- bis 50%iger Anteil von alkoholinduziertem Hypertonus an dem Gesamtauftreten von Hypertonus.

22.6
Diagnostik und Therapie

Die Diagnostik und Therapie der alkoholinduzierten Arrhythmien, der Kardiomyopathie, der ischämischen Herzerkrankung und des arteriellen Hypertonus ist im Wesentlichen kongruent mit der Diagnostik und Therapie derselben Erkrankungen anderer Genese. Die Therapie folgt den etablierten Therapiestrategien. Aus diesem Grund wird auf die entsprechenden Lehrbücher der Kardiologie verwiesen. Die Alkoholanamnese der Patienten nimmt einen zentralen Stellenwert ein. Die Diagnose einer alkoholinduzierten Herz-Kreislauf-Erkrankung kann nur nach differenzialdiagnostischem Ausschluss anderer Ursachen und unter zusammenfassender Berücksichtigung der Befunde gestellt werden.

Insbesondere die Diagnose der *alkoholinduzierten Kardiomyopathie* ist weitestgehend eine Ausschlussdiagnose. Neben den klinischen Symptomen der Herzinsuffizienz, wie Belastungsdyspnoe, Knöchelödemen, nächtlicher Ruhedyspnoe, Orthopnoe, Husten, Müdigkeit und evtl. Palpitationen, können EKG-Veränderungen mit ST-Senkungen, T-Wellenveränderungen oder Schenkelblockbildern bestehen. Alle o. g. Befunde sind allerdings nicht pathognomonisch für alkoholinduzierte Kardiomyopathien, sondern werden bei verschiedensten Erkrankungen, welche zur Herzinsuffizienz führen können, beobachtet.

Auch laborchemische Parameter wie Transaminasen, γ-GT oder das mittlere korpuskuläre Volumen der Erythrozyten, welche als „Stigmata" für erhöhten Alkoholkonsum angesehen werden, zeigen keine signifikante

Korrelation zur alkoholischen Kardiomyopathie. Es konnte allerdings eine signifikante Erhöhung der IgA-Spiegel bei Patienten mit alkoholinduzierter Kardiomyopathie im Vergleich zu einer Kontrollgruppe nachgewiesen werden. Die Bedeutung dieser Beobachtung für die klinische Diagnostik ist aber unsicher. Ein ebenfalls experimenteller Ansatz ist der Nachweis von zirkulierenden Antikörpern vom IgG-Typ gegen Produkte aus myozytären Proteinen und Azetaldehyden. Diese Antikörper sind bei 33 % einer Patientengruppe mit der Diagnose einer alkoholischen Kardiomyopathie nachgewiesen, während dieser Befund in einer Kontrollgruppe nur bei ca. 2 % auftrat. Die Bedeutung für die klinische Diagnostik ist aber ebenfalls noch nicht belegt.

Eine Besonderheit in der Diagnostik der *alkoholinduzierten KHK* besteht in der Angina-pectoris-Symptomatik. Es liegen zunehmende Hinweise darauf vor, dass Alkohol Vasospasmen der Koronarien auslösen kann. Dabei ist ein freies Intervall zwischen Alkoholaufnahme und individueller Anginareaktion von 5 bis zu 17 h möglich. Diagnostisch fallen bei solchen Patienten lokalisierte ischämietypische EKG-Veränderungen auf. Die Koronarangiographie zeigt dann typischerweise freie Kranzgefäße. Solche Vasospasmen sind gelegentlich mit bedrohlichen ventrikulären Rhythmusstörungen verbunden.

Die Diagnostik der *alkoholinduzierten arteriellen Hypertonie* unterscheidet sich nicht von der allgemeinen Diagnostik der Hypertonie anderer Genese. Einige Studien legen jedoch nahe, dass bei alkoholinduzierter Hypertonie eher die systolischen Blutdruckwerte erhöht sind.

Schlussbemerkungen

Neben der Vielzahl durchaus auch widersprüchlicher wissenschaftlicher Daten bezüglich des Zusammenhangs zwischen Alkohol und „Gesundheit" soll hier eine individuelle Meinung, die in diesem Fall sehr gerechtfertigt erscheint, wiedergegeben werden. Der schwedische Skilangläufer Herman „Jackrabbit" Smith-Johannson wurde im Alter von 103 Jahren zum Geheimnis eines langen Lebens befragt. Seine Antwort: „The secret to a long life is: Stay busy, get plenty of exercise and don't drink too much. Then again don't drink too little."

Weiterführende Literatur

Ahmed SS, Levinson GE, Regan TJ (1973) Depression of myocardial contractility with low doses of ethanol in normal man. Circulation 48: 378–385

Bing RJ (1978) Cardiac metabolism: its contributions to alcoholic heart disease and myocardial failure. Circulation 58: 965–970

Dancy M, Maxwell JD (1986) Alcohol and dilated cardiomyopathy. Alcohol Alcoholism 21: 185–198

Ettinger PO, Wu CF, De La Cruz Jr. C, Weisse AB, Ahmed SS, Regan TJ (1978) Arrhythmias and the „holiday heart": alcohol-associated cardiac rhythm disorders. Am Heart J 95: 555–562

Friedmann LA, Kimball AW (1986) Coronary heart disease mortality and alcohol consumption in Framingham. Am J Epidemiol 124: 481–489

Kannel WB, Ellison RC (1996) Alcohol and coronary heart disease: the evidence for a protective effect. Clin Chim Acta 246: 59–76

Maclure M (1993) Demonstration of deductive meta-analysis: ethanol intake and risk of myocardial infarction. Epidemiol Rev 15: 328–351

Shaper AG (1990) Alcohol and mortality: a review of prospective studies. Br J Addict 85: 837–847

Sheehy TW (1992) Alcohol and the heart – how it helps, how it harms. Postgrad Med 91: 271–277

Wannamethee G, Shaper AG (1992) Alcohol and sudden cardiac death. Br Heart J 68: 443–448

Kapitel 23
Alkohol und Blut

S. REITER, M. SCHATZ, R. HEHLMANN

Akuter und chronischer Alkoholabusus verursachen eine Vielzahl von qualitativen und quantitativen Veränderungen der Hämatopoese. Dabei sind alle 3 hämatopoetischen Zellreihen (Erythro-, Leuko-, Thrombozytopoese) betroffen. Die Mechanismen, die zu diesen Veränderungen führen, sind nur wenig bekannt. Die durch Alkohol induzierten Schäden an anderen Organsystemen, insbesondere der Leber und (sekundär) der Milz, aber auch die bei vielen Alkoholikern vorliegende Malnutrition erschweren die Interpretation der zu beobachtenden Veränderungen, da Intensität und Art des Alkoholabusus sowie assoziierte Mangelernährung und Lebererkrankung in den untersuchten Patientengruppen stark variieren:

- Eine manifeste Anämie besteht bei 13–70 % der chronischen Alkoholiker.
- Morphologische Abweichungen der Erythrozytopoese bestehen bei 35–70 % der Patienten.
- Leukozytopenie (selten).
- Eine Thrombozytopenie nach akuter oder chronischer Alkoholintoxikation wiesen 14–81 % der Patienten auf.
- Bei chronischen Alkoholikern *ohne* Leberzirrhose, Mangel- oder Fehlernährung:
  - keine Anämie,
  - keine Leukozytopenie,
  - Thrombozytopenie (bei 18 % der Patienten),
  - Makrozytose (bei 100 % der Patienten) mit erhöhtem mittlerem korpuskulärem Volumen (MCV) der Erythrozyten.

Untersuchungen des Knochenmarks von chronischen Alkoholikern zeigten insbesondere Veränderungen der Erythrozytopoese sowie eine vermehrte Eiseneinlagerung in Vorstufen der roten Reihe und Plasmazellen. Die Veränderungen von peripherem Blutbild und Knochenmark sind nur teilweise auf direkte toxische Wirkungen des Alkohols zurückzuführen:

- Bei *akuter* Alkoholbelastung finden sich nur sehr geringe Azetaldehyd-konzentrationen im Blut, bei *chronischem* Alkoholabusus signifikant höhere Konzentrationen infolge Induktion des mikrosomalen ethanoloxidierenden Systems und Reduktion der Azetaldehydoxidation in den Mitochondrien.

- Obwohl die Azetaldehydspiegel im Blut um den Faktor 1000 unter den zugehörigen Ethanolspiegeln liegen, dürfte Azetaldehyd zur Knochenmarktoxizität von Ethanol in vivo beitragen, weil Azetaldehyd für Progenitorzellen des Knochenmarks um den Faktor 100 toxischer ist als Ethanol. Dies betrifft insbesondere die Hemmung der DNS- und Proteinsynthese.

- Protein- und Vitaminmangelernährung sowie Störungen des Eisenstoffwechsels mit quantitativer und qualitativer Veränderungen der Blutbildung.

- Alkoholschädigungen der Leber (Fettleber bis Leberzirrhose) haben zur Folge:
  - Lipoproteinstörungen mit Veränderungen der Erythrozytenmembran mit Hämolyse,
  - Blutverluste durch die portale Hypertension bei Leberzirrhose in den Gastrointestinaltrakt (Blutungs- bzw. Eisenmangelanämie),
  - Splenomegalie mit Sequestrierung und beschleunigtem Abbau der Blutzellen (Hypersplenismus).

Die Beeinflussung der einzelnen Zellreihen des Blutes durch direkte Alkohol- bzw. Azetaldehydwirkung oder durch die Folgeerscheinungen des chronischen Alkoholismus wird im Folgenden gesondert dargestellt.

23.1
Veränderungen der roten Zellreihe

Chronische Alkoholzufuhr führt zu morphologischen Veränderungen der Erythrozytopoese im Knochenmark und der Erythrozyten im peripheren Blut mit oder ohne Anämie, zu verminderter Erythrozytopoese oder erhöhtem Erythrozytenabbau:

- *Vakuolenbildung in Proerythroblasten*
  in Folge einer direkten Membranschädigung der Proerythroblasten durch Ethanol, die zur Invagination von Membranabschnitten mit Einschluss von Flüssigkeit führt.
- *Makrozytose*

Bei 40–96 % der chronischen Alkoholiker findet sich eine Makrozytose (mit einem Erythrozytendurchmesser über 9 μm bzw. einem Volumen über 100 fl), häufig ohne Anämie:

- *Bei normaler Ernährung ohne Lebererkrankung:*
  Runde Makrozyten, mit zumeist erhöhtem Erythrozytendurchmesser und erhöhtem MCV (meist 100–110 fl), sodass der Befund der Makrozytose bereits auf Grund der Analyse des „kleinen Blutbilds" mit dem Coulter-Counter erhoben werden kann.
- *Bei normaler Ernährung und bestehender Lebererkrankung ohne Folsäuremangel:*
  Häufig ist nur der Erythrozytendurchmesser vergrößert bei normalem MCV; es liegen dann besonders runde, dünne Makrozyten vor, im Extremfall auch sog. Schießscheiben- oder Targetzellen (DD Eisenmangelanämie, Thalassämia major und Hämoglobin-C-Krankheit).
- *Bei Mangelernährung (d. h. Folsäuremangel, seltener ein Vitamin-B_{12}-Mangel):*
  Ovale, normo- oder hyperchrome Makrozyten, sog. Megalozyten (> 98 fl). Bei ausgeprägtem Folsäuremangel kommt es zu einer megaloblastären Anämie. Zur Unterscheidung von der Makrozytose ohne Vitaminmangel trägt die bei Folsäuremangel (und Vitamin-B_{12}-Mangel) häufig zu beobachtende Hypersegmentierung der neutrophilen Granulozyten bei.
  Ein *Folsäuremangel* findet sich bei Alkoholikern häufig (bis zu 80 %), sofern sie keine Biertrinker sind.
- *Bei Folsäuremangel und Eisenmangel:*
  Bei Alkoholikern besteht neben dem Folsäuremangel häufig auch ein *Eisenmangel*, der den Folsäuremangel maskieren kann:
  Es liegt dann ein normales MCV vor; im Blutausstrich findet sich jedoch ein dimorphes Bild mit Mikrozytose und Hypochromasie infolge Eisenmangels neben Makrozytose infolge Folsäuremangels. Bei gleichzeitigem Folsäure- und Eisenmangel kann das rote Blutbild, das Knochenmark sowie die Folsäurekonzentration in Serum und Erythrozyten jedoch auch normal sein, während sie in den Lymphozyten erniedrigt ist; der Folsäuremangel wird erst nach Eisentherapie apparent: Es bildet sich dann ein megaloblastäres Knochenmark und eine niedrige Folsäurekonzentration in Serum und Erythrozyten aus.

Hauptursachen des Folsäuremangels sind ein verminderter Folsäuregehalt der Nahrung (weniger als 50 μg/Tag) und eine Antifolsäurewirkung von

Ethanol, die zu einer Senkung des Folsäurespiegels im Serum und der Gewebekonzentration von aktiven Metaboliten führt. Chronischer Alkoholabusus kann zu Steatorrhö und Malabsorption führen, durch die der Folsäuremangel der Diät verstärkt werden kann (s. auch Kap. 13 „Alkohol und Darm").

Wird chronischen Alkoholikern mit megaloblastärer Anämie infolge eines Folsäuremangels Folsäure in physiologischer Dosierung (bis 75 µg/Tag) verabreicht, so kam es nur bei gleichzeitiger Alkoholabstinenz zu einer Besserung der Anämie mit normalem Retikulozytenanstieg; wird weiter Alkohol getrunken, sind täglich 150 µg Folsäure erforderlich, um einen Anstieg der Retikulozyten zu erhalten, und zwar sowohl bei oraler als auch bei intravenöser Applikation der Folsäure. Dementsprechend beschleunigt Alkohol die Ausbildung einer megaloblastären Anämie unter folsäurearmer Diät: Bereits nach einer Woche findet sich ein megaloblastär verändertes Knochenmark.

23.1.1
Alkoholismus und Eisenstoffwechsel

Alkoholkonsum führt zu einem Anstieg des Serumeisenspiegels und zu einer Sättigung des Transferrins. Zu diesem Phänomen trägt bei:

- *Vermehrte Eisenresorption*: Viele alkoholische Getränke, insbesondere Wein, enthalten Eisen in relativ hoher Konzentration. Die gleichzeitige Stimulierung der Magensäuresekretion durch nicht destillierte Alkoholika (z. B. Bier und Wein) führt zu einer erhöhten Absorptionsrate von 3-wertigen Eisenionen (Fe^{3+}).
- *Hemmung des Eiseneinbaus bei der Erythrozytopoese* mit vermehrt sideroblastischen Granula im Knochenmark bzw. in Form von Ringsideoblasten *bei gleichzeitigem Folsäuremangel*. Alkohol stört die Bildung von Pyridoxalphosphat und hemmt hierdurch den Einbau von Eisen in Hämoglobin. Nur durch die Gabe von Pyridoxalphosphat, nicht von Pyridoxin (Vitamin B_6) und Folsäure kommt es zum Retikulozytenanstieg und zum Verschwinden der Ringsideroblasten.

Die synergistische Wirkung von Ethanol und Folsäuremangel auf die Eisenverwertung bei der Hämoglobinsynthese erklärt sich wie folgt: Zur Hemmung der Hämsynthese durch den alkoholinduzierten Mangel an Pyridoxalphosphat kommt die Verlangsamung der Erythrozytenreifung und der Hämsynthese auf Grund des Folsäuremangels; hierdurch wird der Einbau des Eisens in Protoporphyrin gestört: Da die Eisenaufnahme in die roten Vorstufen im Knochenmark nicht gestört ist, kommt es infolge der Hämsynthesestörung zur Eisenüberladung der roten Vorstufen.

Eisen wird hauptsächlich in den Normoblasten, insbesondere perinukleär in freier Form als Ferritin, sowie in Lysosomen und Mitochondrien (Siderosomen) abgelagert, wodurch es zur Bildung von Ringsideroblasten kommt. Bei einem Teil der chronischen Alkoholiker findet sich eine vermehrte Eisenspeicherung auch in der Leber. Hierzu trägt einerseits die erhöhte Verfügbarkeit von Eisen bei, andererseits könnte auch eine strukturelle Änderung des Eisentransportproteins Transferrin ursächlich beteiligt sein: Bei einem Ethanolkonsum von mehr als 60 g täglich über mehr als eine Woche verliert das Transferrin Kohlenhydratgruppen aus seinen Seitenketten. Die Bestimmung dieses „kohlenhydratdefizienten Transferrins" (CDT) hat sich als biochemischer Marker des Alkoholabusus etabliert. Auf Grund von tierexperimentellen Untersuchungen wird vermutet, dass das kohlenhydratdefiziente Transferrin vermehrt Eisen an Hepatozyten abgibt.

Eisenmangelanämie

Akuter Alkoholabusus und Leberschäden durch chronischen Alkoholkonsum führen häufig zu gastrointestinalen Blutverlusten im Rahmen von Komplikationen einer portalen Hypertension bei Leberzirrhose (Ösophagusvarizenblutungen, hämorrhagische Gastritis etc.), begünstigt durch gleichzeitig bestehende Thrombozytopenie und Gerinnungsstörungen.

Der daraus resultierende Eisenmangel äußert sich durch:

- Hypochromasie,
- niedrige Serumeisen- und -ferritinspiegel,
- erhöhten Zinkprotoporphyrinanteil (>40 µmol/mol Häm).
- Eine Mikrozytose ist oft nicht erkennbar auf Grund der Bildung von Makrozyten (mit oder ohne Folsäuremangel).
- Die totale Eisenbindungskapazität ist nur selten erhöht (u. a. wegen Leberschaden mit verminderter Transferrinsynthese, Anämie).
- Häufig wird ein Eisenmangel durch den koexistierenden Folsäuremangel maskiert: Der Folsäuremangel bewirkt eine ineffektive Erythrozytopoese, wodurch Eisen im Serum und Knochenmark akkumuliert und erst nach Beendigung der Alkoholzufuhr und Korrektur des Folsäuremangels mobilisiert wird.

23.1.2
Hämolyse durch Alkohol

Alkohol selbst hat keinen Einfluss auf die Überlebenszeit zirkulierender Erythrozyten. Bei ethyltoxischer Lebererkrankung bzw. Zirrhose kann es jedoch zu einer Hämolyse kommen, an der einerseits Veränderungen der Erythrozytenmembran, andererseits die Splenomegalie bzw. der Hypersplenismus und der Folsäuremangel ursächlich beteiligt sind. Typische Hämolysezeichen können fehlen: Retikulozyten sind bei Folsäure- oder Eisenmangel nicht erhöht; indirektes Bilirubin ist erhöht, es kann aber auf Grund der Hyperbilirubinämie infolge der Lebererkrankung übersehen werden.

Es werden 3 Hämolysetypen unterschieden:

● *Chronische milde Hämolyse bei Leberzirrhose und kongestiver Splenomegalie:*
Infolge gesteigerten Erythrozytenabbaus in der vergrößerten Milz, der nicht durch eine gesteigerte Erythropoese ausgeglichen wird. Die Anämie ist nur mäßig schwer, der Hämatokrit sinkt nicht unter 30% ab.

● *Zieve-Syndrom:*
Bei Patienten mit ethyltoxischem Leberschaden in Form einer Alkoholfettleber oder einer Alkoholhepatitis können gleichzeitig eine geringgradige hämolytische Anämie mit Ikterus sowie eine Hypertriglyzeridämie und Hypercholesterinämie auftreten (sog. Zieve-Syndrom). Diese Erscheinungen finden sich meist nach exzessivem Alkoholkonsum und sind nach Beendigung der Alkoholzufuhr ohne spezifische Therapie innerhalb weniger Wochen rückläufig. Die Pathogenese der Hämolyse ist unbekannt (Hyperspleniesyndrom?)

● *Hämolyse bei Patienten mit Akanthozytose („spur cell anemia"):*
Bei Patienten mit Lebererzirrhose können sog. Akanthozyten im peripheren Blutbild auftreten, die in der Milz hämolysiert werden. Es resultiert eine schwere Anämie mit Hämatokritwerten von 16–30% und erhöhten Retikulozyten (50–150 Promille). Es besteht eine Splenomegalie und ein ausgeprägter Ikterus; häufig findet sich Aszites und eine Enzephalopathie. Transfundierte Erythrozyten werden zu Akanthozyten umgewandelt und rasch abgebaut. Wenn es die Gesamtsituation des Patienten noch erlaubt, kann als Ultima ratio die Splenektomie in Erwägung gezogen werden; sie führt zu einer normalen Überlebenszeit der Akanthozyten.

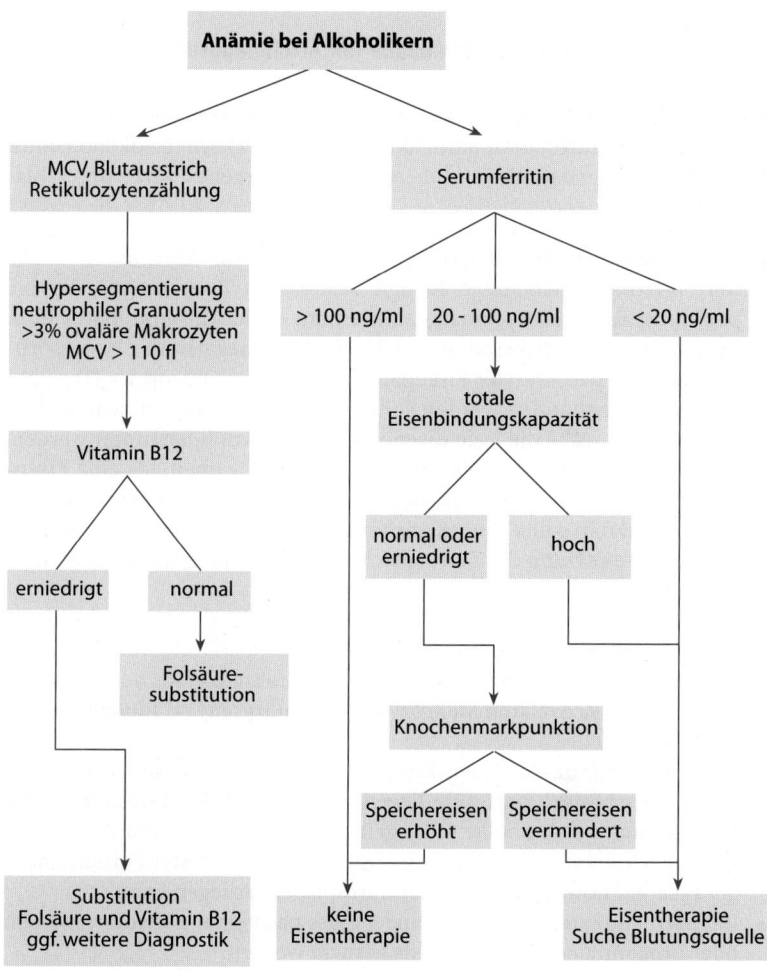

Abb. 23-1. Diagnostik und Therapie der Anämie bei Alkoholabusus

23.1.3
Abklärung und Therapie der Anämie bei Alkoholabusus

Die Anämie (Hb < 14 g/dl beim Mann, < 12 g/dl bei der Frau) ist vielleicht die häufigste Manifestation eines akuten oder chronischen Alkoholismus. Das folgende diagnostische und therapeutische Vorgehen wird vorgeschlagen (Abb. 23-1):

● *Bestimmung von MCV, Retikulozytenzahl und Serumferritin:*
Bei Ferritinspiegeln unter 20 µg/l besteht ein Eisenmangel, der bei positivem Eisenresorptionstest mit einem oralen Eisenpräparat (z.B. Eryfer 100 oder Lösferron je 1-mal 1/Tag), bei negativem Eisenresorptionstest mit parenteraler Eisengabe (z.B. Ferrlecit 1 Amp. i.v./Tag über ca. 10 Tage) behandelt werden sollte. Bei Ferritinspiegeln zwischen 20 und 100 µg/l sollte die freie Eisenbindungskapazität bestimmt werden. Bei erhöhter freier Eisenbindungskapazität sollte ebenfalls eine Eisentherapie erfolgen; bei normaler oder erniedrigter freier Eisenbindungskapazität sollte eine Knochenmarkuntersuchung mit Eisenfärbung zur Bewertung der Eisenspeicher im Knochenmark durchgeführt werden.
● *Blutausstrich.*
● Den *Vitamin-B_{12}-Spiegel erst bestimmen* bei:
  – Hypersegmentierung der neutrophilen Granulozyten,
  – mehr als 3% ovalären Makrozyten (Megalozyten) im Blutausstrich,
  – MCV >110 fl.
  Ist der Vitamin-B_{12}-Spiegel normal, muss diesen Veränderungen ein Folsäuremangel zugrunde liegen, sodass eine Folsäuresubstitution begonnen werden sollte (15 mg/Tag p.o., z.B. 3 Tbl. Folsan).
● *Keine Bestimmung des Folsäurespiegels*, da ein manifester Folsäuremangel auch bei normalem Serumfolsäurespiegel vorliegen kann.
● Bei allen Patienten mit Eisenmangel muss nach einer gastrointestinalen oder urogenitalen Blutungsquelle gesucht werden.

23.2
Veränderungen der weißen Zellreihe

Bei chronischen Alkoholikern ist die Häufigkeit von Infektionserkrankungen deutlich erhöht: insbesondere Pneumonien, Tuberkulose und opportunistische Infektionen. Die Krankheitsverläufe sind schwerer, und das therapeutische Ansprechen ist geringer als bei Nichtalkoholikern, sodass eine schlechtere Prognose resultiert: Die Mortalität einer Pneumonie wird für mäßige Alkoholiker mit 22%, für schwere Trinker mit 50% angegeben.

Dieser erhöhten Anfälligkeit gegenüber bakteriellen Infektionen liegen negative Auswirkungen von Ethanol auf die Hauptkomponenten des Immunsystems zugrunde: Die Zahl von Granulozyten und Lymphozyten sowie deren Funktionstüchtigkeit werden ebenso beeinträchtigt wie die humorale Immunität.

Bei Leberzirrhose mit portaler Hypertension kann die resultierende Splenomegalie durch Sequestration und erhöhte Abbaurate der Granulozyten zur Neutropenie führen. Zur direkten immunsuppressiven Wirkung von Ethanol tragen folgende Mechanismen bei:

- Granulozytopenie,
- funktionelle Beeinträchtigung der Granulozyten bzw. des Monozyten-Makrophagen- und retikuloendothelialen Systems,
- Lymphozytopenie,
- funktionelle Beeinträchtigung der Lymphozyten.

Granulozytopenie

- Bei chronischen Alkoholikern besteht in weniger als 8% der Fälle eine Leukozytopenie ($< 4000/\mu$l); häufig liegt eine Panzytopenie vor (Folsäuremangel).
- Bei akuten Alkoholintoxikationen besteht in 2,4% der Fälle eine Granulozytopenie ($< 1500/\mu$l).
- Eine transiente Leukozytopenie ($200 - 3400/\mu$l) wird bei $4 - 8$% der Alkoholiker gefunden, die wegen einer bakteriellen Pneumonie stationär aufgenommen werden (hypozelluläres Knochenmark mit geringer Granulozytenreserve). Die Leukozytopenie im peripheren Blut bzw. Knochenmark dauert $2 - 4$ Tage an. An der verminderten Granulozytenreserve sind beteiligt:
  - toxische Wirkung von Ethanol,
  - Hemmung der GM-CSF-Bildung.

Die Neutropenie bei Alkoholabusus könnte somit primär durch eine verminderte Produktion von Wachstumsfaktoren und sekundär durch eine erhöhte Ethanoltoxizität bei erniedrigten Wachstumsfaktorkonzentrationen verursacht werden. Die für die Proliferation der Granulozytopoese wichtigsten koloniestimulierenden Faktoren („colony stimulating factor", CSF) sind Interleukin-3, GM-CSF und G-CSF.

Funktionelle Beeinträchtigung der Granulozyten

Neben der Bildung von Granulozyten werden durch Ethanol folgende Granulozytenfunktionen ab einer Ethanolkonzentrationen von 1 Promille gehemmt:

- Mobilität gebildeter Granulozyten aus dem Knochenmark in die Blutbahn (die Phagozytose und die intrazelluläre Bakterizidie bleiben unbeeinflusst),
- Störung der Chemotaxis,
- Adhäsion an die Endothelzellen,
- Verformung der Granulozyten (auf Grund der Synthesehemmung des plättchenaktivierenden Faktors in Makrophagen durch Ethanol),
- Einwanderung (Migration) von Granulozyten in Infektionsherde.

Monozytenmakrophagen und retikuloendotheliales System

Ethanol hemmt die Funktion der Makrophagen und des retikuloendothelialen Systems. Es supprimiert die Motilität und die Aktivierung der Makrophagen. Es hemmt die Antwort von Makrophagen auf TNF oder GM-CSF sowie die TNF- und Superoxidproduktion von Makrophagen. Ethanol ist somit eindeutig in der Lage, Zahl und Funktion der Makrophagen zu beeinflussen.

Lymphozytopenie und funktionelle Beeinträchtigung der Lymphozyten

Bei den meisten Alkoholikern mit Leukozytopenie findet sich auch eine Lymphozytopenie ($< 1000/\mu l$), und in bis zu 25 % wird generell bei Alkoholikern eine Lymphozytopenie festgestellt. Zur Lymphozytopenie kommt es nicht nur im peripheren Blut, sondern auch in Milz und Thymus. Hierdurch wird die Fähigkeit zur Immunantwort deutlich eingeschränkt. Die Beeinträchtigung der Lymphozytenfunktion betrifft insbesondere die T-Lymphozyten (aber auch B-Lymphozyten). Hieraus resultiert die erhöhte Anfälligkeit gegenüber zahlreichen pathogenen und opportunistischen Mikroorganismen.

23.3
Veränderungen der Thrombozytopoese

Chronischer Alkoholismus kann zu ausgeprägten Störungen des Blutgerinnungssystems führen:

- Durch *Hemmung der Thrombozytenbildung und erhöhte Abbaurate* mit *verkürzter Lebensdauer der Thrombozyten* (auf bis zu 3–4 Tage, normal 8,5 Tage) kommt es bei 14–81% der chronischen Alkoholiker zu einer Thrombozytopenie ($<150\,000/\mu l$). Ethanol bewirkt die Thrombozytopenie nicht durch eine Hemmung der Megakaryozytenprogenitorzellen, sondern über eine Hemmung der Proteinsynthese, sodass die Bildung und Verpackung von Plättchensubstanzen im Megakaryozyten beeinträchtigt ist.
  Zu einer Verkürzung der Thrombozytenüberlebensdauer kommt es nur bei sehr hohen Dauerspiegeln von Ethanol, die deutlich über 2 Promille liegen.
- Durch *Störungen der Thrombozytenfunktion*, insbesondere durch eine verminderte Aggregation und Freisetzung gerinnungsfördernder Substanzen. Bei Leberzirrhose kommt eine Störung des plasmatischen Gerinnungssystems (Faktoren II, VII, IX, X) hinzu.
  - *Ethanol stört die Plättchenfunktion und führt zu einer verlängerten Blutungszeit,* wobei die sekundäre von der Plättchensekretion abhängige Aggregation durch Alkohol am stärksten gestört wird. Die Wirkung hoher Alkoholspiegel (>3 Promille) auf die Plättchenaggregation und die sekundäre Aggregation kann allein durch die Erhöhung der Plasmaosmolalität zustande kommen.
  - *Ethanol hemmt die Thromboxan-A_2-Bildung* (u.a. verantwortlich für die Vasokonstriktion) in den Thrombozyten bei unveränderter Bildung von Prostacyclin (in Gefäßendothelien gebildeter Thromboxanantagonist). Der resultierende Anstieg des Prostacyclin-Thromboxan-A_2-Verhältnisses hemmt die Plättchenaggregation und erklärt u.a. damit die Schutzfunktion von Alkohol gegenüber kardiovaskulären Erkrankungen. Andererseits wird die zugrunde liegende erhöhte Thromboxan-A_2-Bildung mit dem gehäuften Vorkommen thrombotischer Erkrankungen bei Alkoholikern unter Alkoholabstinenz in Zusammenhang gebracht.

- Ein *verminderter ethanolinduzierter Abbau von aus Plättchen freigesetztem Serotonin:*
  Serotonin bewirkt nach seiner Freisetzung aus Thrombozyten eine Vasokonstriktion und
  könnte evtl. zu Gefäßverschlüssen bei Alkoholikern unter Alkoholabstinenz beitragen.
- Durch *Hypersplenismus* erfolgt eine Sequestrierung von bis zu 90 % der Thrombozyten (normal 20–40 %) mit weiter verkürzter Lebensdauer.
- Nach Beendigung der Alkoholzufuhr ist etwa bei $^1/_3$ der Patienten nicht nur eine Normalisierung, sondern sogar eine *Reboundthrombozytose* (>300 000/µl) zu beobachten, die u. U. zu thromboembolischen Komplikationen (ischämische Apoplexie) beitragen kann. Als Hauptrisikofaktoren hierfür werden allerdings bei chronischen Alkoholikern gehäuft auftretende arterielle Hypertonie, das Rauchen und die alkoholische Kardiomyopathie sowie Herzrhythmusstörungen verantwortlich gemacht.

Weiterführende Literatur

Baker RC, Jerrells TR (1993) Immunological aspects. Recent Dev Alcohol 11: 249–271

Budde R, Hellerich U (1995) Alcoholic Dyshaematopoiesis: Morphological features of alcohol-induced bone marrow damage in biopsy sections compared with aspiration smears. Acta Haematol 94: 74–77

Clemens MR (1997) Megaloblastäre Anämien. In: Ostendorf PC, Seeber S (Hrsg) Hämatologie Onkologie. Urban & Schwarzenberg, München, S 296–307

Devor EJ, Creed WA, Hoffman PL et al. (1994) Platelet MAO activity in type I and type II alcoholism. Ann N Y Acad Sci 708: 119–128

Fletcher L (1996) Alcohol and iron: One glass of red or more? J Gastroenterol Hepatol 11: 1039–1041

Gloria L, Cravo M, Camilo ME et al. (1997) Nutritional deficiencies in chronic alcoholics: relation to dietary intake and alcohol consumption. Am J Gastroenterol 92: 485–489

Hastka J, Lasserre JJ, Schwarzbeck A et al. (1996) Laboratory tests of iron status: correlation or common sense? Clin Chem 42: 718–724

Kaboth W (1992a) Anämien. In: Begemann H, Rastetter J (Hrsg) Klinische Hämatologie, 4. Aufl. Thieme, Stuttgart, S 240

Kaboth W (1992b) Eisenutilisationsstörungen. In: Begemann H, Rastetter J (Hrsg) Klinische Hämatologie, 4. Aufl. Thieme, Stuttgart, S 358–361

Knorring L, Oreland L (1996) Platelet MAO activity in type1/type 2 alcoholics. Alcohol Clin Exp Res 20 Suppl 8: 224A–230A

Lesch OM, Walter H, Freitag H et al. (1996) Carbohydrate-deficient transferrin as a screening marker for drinking in a general hospital population. Alcohol Alcoholism 31: 249–256

Numminen H, Hillbom ME, Juvela S (1996) Platelets, alcohol consumption and onset of brain infarction. J Neurol Neurosurg Psychiat 61: 376–380

Ostendorf PC, Müller-Schulz MM (1997) Gutartige lymphatische Erkrankungen und Splenomegalie. In: Ostendorf PC, Seeber S (Hrsg) Hämatologie Onkologie. Urban & Schwarzenberg, München, S 475–483

Platzer E (1997) Monozyten-Makrophagen-System. In: Ostendorf PC, Seeber S (Hrsg) Hämatologie Onkologie. Urban & Schwarzenberg, München, S 24–32

Teyssen S, González-Calero G, Korn A et al. (1997) Alcoholic beverages produced by fermentation but not by distillation are powerful stimulants of gastric acid secretion in humans. Gut 40: 49–56

Wagner H (1992) Folsäure. In: Thomas L (Hrsg) Labor und Diagnose, 4. Aufl. Med Verlagsges, Marburg, S 517–523

Wickramasinghe S N, Hasan R (1993) Possible role of macrophages in the pathogenesis of ethanol-induced bone marrow damage. Br J Haematol 83: 574–579

Kapitel 24
Alkohol und Haut

B. Rzany, E.G. Jung

Das evidenzbasierte Wissen über den Einfluss des Alkohols auf dermatologische Erkrankungen als Risikofaktor der Erkrankung selbst bzw. als Risikofaktor einer schlechten Prognose der Erkrankung ist spärlich. Am ehesten dürften diese Zusammenhänge für die Porphyria cutanea tarda und die Psoriasis – möglicherweise auch für das nummuläre Ekzem – bestehen. Für Rosazea und Rhinophym werden diese Zusammenhänge vermutet, sind jedoch nicht durch Studien belegt. Auf Grund der Verminderung der T-Zellantwort können bakterielle und mykologische Infektionen gehäuft bei Patienten mit Alkoholabusus auftreten. Auch das Risiko von viralen Erkrankungen, wie z. B. der sexuell übertragbaren HPV-Vireninfektion Condylomata acuminata, erhöht sich bei einer vermehrten Alkoholeinnahme.

Von den dermatologischen Erkrankungen müssen die bekannten Stigmata der chronischen Lebererkrankung wie *Spider-Nävi*, Gesichts-, Palmar- und Plantarerythem differenziert werden. Auch hier bestehen noch offene Fragen, z. B. inwieweit sich die Prävalenzen der Stigmata zwischen alkoholinduzierten und virusinduzierten Hepatitiden unterscheiden und ob diesen Stigmata eine prognostische Bedeutung zukommt.

Das Spannungsfeld Alkohol – Haut lässt sich unterteilen in:

1. Alkohol als Risikofaktor dermatologischer Erkrankungen,
2. Alkohol als Risikofaktor der Prognose dermatologischer Erkrankungen sowie
3. typische dermatologische Stigmata bei Patienten mit (alkoholinduzierten) Lebererkrankungen.

Bisher liegen zu diesen Fragestellungen nur wenige methodisch gute Studien vor, sodass bei einigen der vorgestellten Krankheitsbilder die Assoziation zwischen Hauterkrankung und Alkoholkonsum bzw. Alkoholerkrankung noch nicht gesichert bzw. sogar fraglich ist (Tabelle 24-1). In diese Übersicht werden auch die typischen Stigmata von Lebererkrankungen,

Tabelle 24-1. Alkoholabusus als Risikofaktor von dermatologischen Erkankungen. Quantifizierung des Risikos mittels der Odds-Ratio. OR Odds-Ratio; UR univariates Risiko; MR multivariates Risiko

Erkrankung	Stärke des Zusammenhangs zwischen Alkoholeinnahme und Erkrankung
Psoriasis vulgaris	OR 2,2 [1,3–3,9] (MR) für eine Alkoholeinnahme von >100 g/Tag bei Männern (Poikolainen et al. 1990) OR 1,8 [1,0–3,3] (MR) für eine Alkoholeinnahme von >20 g/Tag bei Frauen (Poikolainen et al. 1994) OR 1,3 [0,8–2,3] für eine Anamnese von 2 alkoholischen Getränken pro Tag (Naldi et al. 1992)
Nummuläres Ekzem	OR 1,7 [1,03–2,7] (MR) bei einem täglichen Alkoholgenuss von 50 g/Tag (Karvonen et al. 1992)
Sexuell übertragbare Erkrankungen	HPV-Infektionen: OR 1,9 [1,0–3,6] (MR) bei 2–4 alkoholischen Getränken pro Woche OR 2,4 [1,2–5,1] bei 5 oder mehr alkoholischen Getränken pro Woche (Bairati et al. 1994) HIV-Infektion: OR 2,5 [1,6–4] (UR) und OR 1,63 [0,95–2,8] (MR) bei Patienten, die mehr als 2-mal pro Woche Alkohol zu sich nahmen (Zenilman et al. 1994) Syphillis: OR 1,79 [1,1–2,8] (UR) bei Patienten, die mehr als 2-mal pro Woche Alkohol zu sich nahmen (Zenilman et al. 1994)

z. B. *Spider-Nävi*, Palmarerythem, aufgenommen, da sie bei den alkoholinduzierten Lebererkrankungen auftreten und bisher nicht eindeutig festgestellt werden kann, ob die Genese der Lebererkrankung (Alkohol, viral oder medikamentös) die Ausprägung der Stigmata beeinflusst.

24.1
Pathogenese

Alkohol und das vaskuläre System

Patienten mit akutem bzw. chronischem Alkoholkonsum weisen eine Reihe von vaskulär geprägten Merkmalen auf, wie z. B.

- Flushsymptomatik,
- persistierendes livides Gesichtserythem,
- Palmarerythem
- Teleangiektasien.

Grundlage für diese akuten und chronischen vaskulären Veränderungen ist die durch Alkohol und seine Metaboliten bedingte Erweiterung der Gefäße.

Dieser Mechanismus scheint zentral gesteuert zu sein, da Alkoholkonsum bei Querschnittsverletzten (Tetraplegikern) nicht zu einer Erhöhung der peripheren Blutzirkulation führt.

Alkohol und Immunsystem

Bakterielle und mykotische Infektionen werden vermehrt bei Patienten mit Alkoholabusus beobachtet. Ihnen liegt eine selektive Verminderung der T-Zellen und der T-Zellfunktionen zugrunde. So ist bei Patienten mit alkoholischer Leberzirrhose die verzögerte Immunantwort vermindert. Eine andere mögliche Ursache für die abnormale Immunregulation liegt in der veränderten Expression von MHC-Antigenen (MHC = „major histocompatibility complex"). Nach akuter Alkoholintoxikation konnte eine vermehrte Expression von MHC-Klasse-I-Antigenen auf Lymphozyten nachgewiesen werden.

24.2
Klinische Manifestationen

24.2.1
Dermatologische Erkrankungen mit möglicher, wahrscheinlicher und sicherer Assoziation zu Alkoholgenuss

Porphyria cutanea tarda

Die Porphyria cutanea tarda (PCT) ist die häufigste der erworbenen Porphyrien. Der PCT liegt ein Defekt im Hämabbauweg an der Stelle der Uroporphyrinogendekarboxylase zugrunde, der durch Arzneimittel bzw. Alkoholabusus demaskiert wird. Bei der PCT kommt es im Bereich der lichtexponierten Areale (Gesicht, Handrücken) zu Erythemen, teilweise mit Blasenbildung, die unter Ausbildung von Narben und Milien (intraepidermale stecknadelkopfgroße weißliche Zysten) abheilen können (Abb. 24-1). Vor allem im Gesichtsbereich (Schläfen) findet sich eine mehr oder weniger ausgeprägte feine Hypertrichose (vermehrte Behaarung). Das typische klinische Bild wird ergänzt durch den Nachweis von Uroporphyrin im Urin.

Die Therapiemöglichkeiten der Wahl sind neben der Alkoholabstinez Aderlässe sowie ggf. niedrig dosiertes Chloroquin (125 bis maximal 250 mg, 2-mal wöchentlich). Zusätzlich sollte ein konsequenter Lichtschutz erfolgen. Die Hypertrichose kann durch Photoderm VL bzw. durch

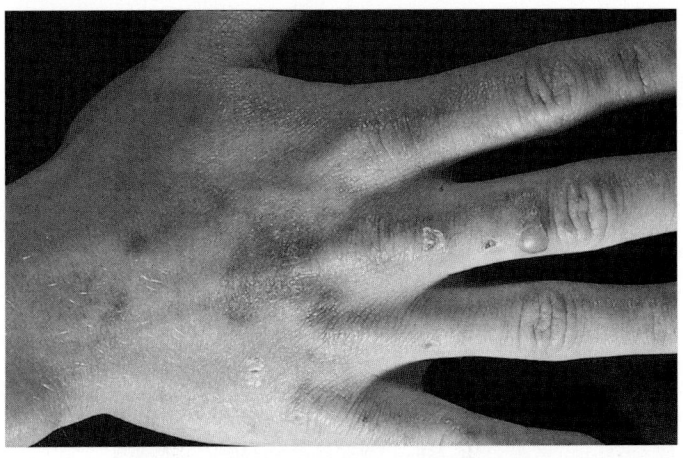

Abb. 24-1. Porphyria cutanea tarda. (Abb. 4-farbig s. S. 466)

einen der neueren Laser (z. B. AlGaAs-Diodenlaser) behandelt werden. Die Milien können z. B. durch eine Kosmetikerin eröffnet und exprimiert werden.

Psoriasis

Die Psoriasis ist mit ca. 2 % eine der häufigsten entzündlichen dermatologischen Erkrankungen (s. Abb. 24-2 und die Erläuterungen in der Legende). Inwieweit der Genuss von Alkohol zu einer Auslösung der Schuppenflechte führen kann, ist auf Grund widersprüchlicher Ergebnisse von wenigen Fallkontrollstudien noch offen. In den wenigen vorliegenden epidemiologischen Studien zeichnet sich die Tendenz eines ca. 2fach erhöhten Risikos einer Psoriasis ab, wenn regelmäßig mehr al 20 g Alkohol/Tag eingenommen wurde. Dies gilt insbesondere für Frauen. Weniger umstritten ist, dass regelmäßiger Alkoholkonsum (ab 10–20 g pro Tag) mit einer bestehenden bzw. einer schlechteren Prognose und geringeren Abheilungstendenz der Psoriasis assoziiert zu sein scheint. Das Risiko beträgt bei Frauen 2,2fach und ist bei Männern sogar 8fach erhöht.

Therapeutisch kommen neben den Salizyl- und harnstoffhaltigen Externa, Dithranol, Vitamin-D-haltigen Externa, topischen Retinoiden, Glukokortikosteroiden, UVB-, UVA-Therapie mit/ohne Psoralen orale Immun-

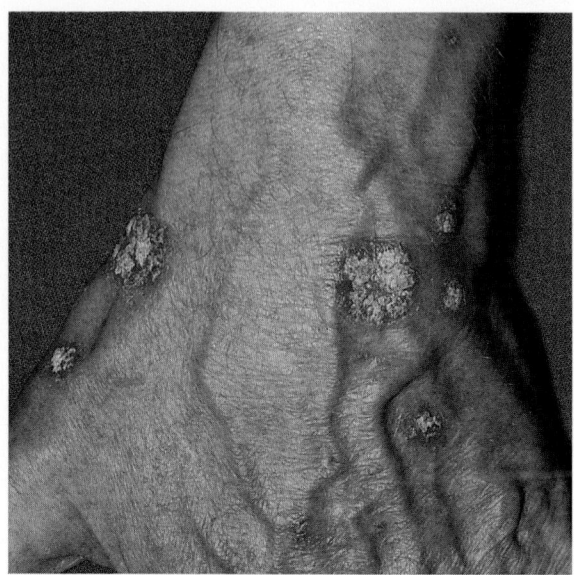

Abb. 24-2. Psoriasis vulgaris. Sie zeichnet sich durch zumeist symmetrische, scharf begrenzte, erhabene, erythematöse Hautveränderungen aus, die von charakteristischen silbrigen, nicht festhaftenden Schuppen bedeckt sind. Je nach Größe der Hautveränderungen unterscheidet man zwischen der Psoriasis punctata (stecknadelkopfgroß), guttata (tropfenförmig), nummularis (münzförmig) und geographica (landkartenartig). (Abb. 4-farbig s. S. 467)

suppressiva wie Methotrexat, Ciclosporin sowie neuerdings auch Mycophenolatmofetil zur Anwendung. Bei schweren Lebererkrankungen ist jedoch z. B. Methotrexat kontraindiziert.

Nummuläres Ekzem

Wie bei der Psoriasis gibt es beim nummulären Ekzem (s. Abb. 24-3 und die Erläuterungen in der Legende) Hinweise auf eine Mitverursachung durch regelmäßigen Alkoholgenuss. So fand sich ein gering erhöhtes relatives Risiko von 1,7 für einen täglichen Alkoholgenuss von 50 g/Tag gegenüber Alkoholabstinenz. Auch hier sind die exakten ätiopathogenetischen Mechanismen unklar. Diskutiert wird eine Triggerung des nummulären Ekzems durch die gehäuft auftretenden Infekte.

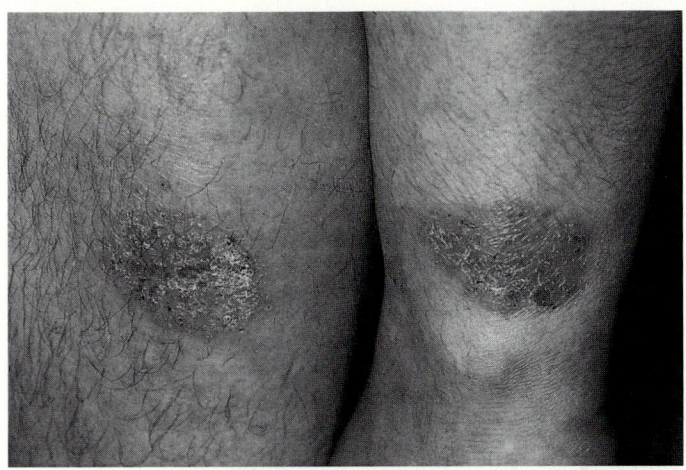

Abb. 24-3. Nummuläres Ekzem. Es ist durch scharf begrenzte münzartige, zumeist stark juckende, mit Papulovesikeln oder Schuppenkrusten bedeckten Herde gekennzeichnet. Prädilektionsstellen sind die Streckseiten der Extremitäten v. a. in ihren distalen Anteilen, jedoch auch der Stamm. (Abb. 4-farbig s. S. 467)

Rosazea, Rhinophym

Die Rosazea ist eine entzündliche, papulopustulöse Erkrankung des Gesichts, die gehäuft bei Frauen im mittleren Alter auftritt (Abb. 24-4). Das Rhinophym ist eine Epidermis- und Talgdrüsenhyperplasie, die sich durch eine grobporige Haut, charakteristischerweise mit knollenartiger Verformung der Nase auszeichnet und gelegentlich mit einer Rosazea assoziiert ist. Diese Erkrankung tritt vorwiegend bei Männern auf. Die Therapie der Rosazea erfolgt lokal mit Antibiotika bzw. Antiseptika. In schweren Fällen erfolgt eine orale Therapie mit Antibiotika bzw. Retinoiden. Das Rhinophym wird chirurgisch behandelt (Skalpell, CO_2-Laser).

Über die Rosazea in Verbindung mit Alkohol liegen bisher keine analytischen epidemiologischen Studien zu Alkohol als Risikofaktor vor, sodass keine Aussage getroffen werden kann, ob sie durch Alkoholkonsum begünstigt wird. Jedoch ist unumstritten, dass die Rosazea auf Grund der gefäßerweiternden Wirkung des Alkohols nach Alkoholgenuss (wie auch nach Sonnenbestrahlung) deutlich sichtbarer wird.

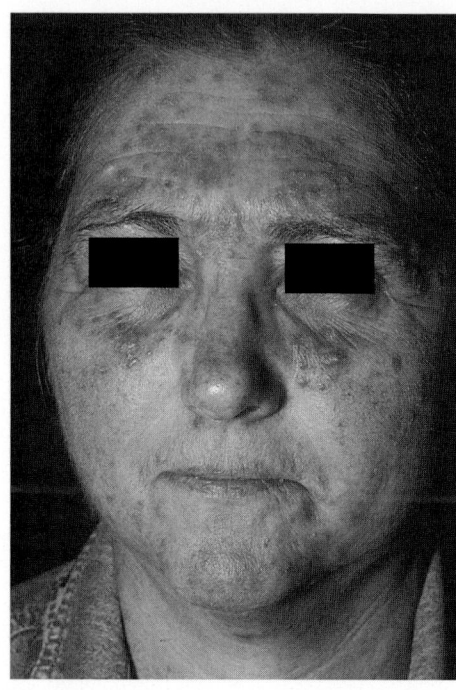

Abb. 24-4. Rosazea.
(Abb. 4-farbig s. S. 468)

Postpubertäre Akne und Infektionen der Haut

Akneiforme Hautveränderungen treten – auf Grund des alkoholinduzierten hormonellen Ungleichgewichts – vermehrt bei Patienten mit Alkoholabusus auf. Gesicherte Untersuchungen mit einer Quantifizierung des Risikos liegen dazu jedoch nicht vor.

Patienten mit Alkoholabusus sind vermehrt anfällig für *Infektionen.* So wurden bei Alkoholerkrankten vermehrt Erysipele diagnostiziert. Neben bakteriellen Infektionen treten auch mykotische Infektionen gehäuft auf. Bei $^1/_3$ der Patienten mit Alkoholabusus wurden Pilzinfektionen von Haut und Nägeln beschrieben (Dermatomykosen, Onychomykosen sowie Pityrosporondermatitiden). Möglicherweise spielen diese und andere lokale akute und chronische Infektionen, z.B. der Kieferhöhlen oder der Zähne, eine Rolle als Trigger von z.B. Psoriasis und nummulären Ekzem.

Sexuell übertragbare Erkrankungen

Auch das Risiko von sexuell übertragbaren Erkrankungen wird durch den Alkoholkonsum erhöht. So wird die Verbreitung von viralen Infektionen nach der Literatur, v. a. genitale Infektionen mit dem humanen Papillomavirus (HPV), durch Alkoholkonsum gefördert. Genitale HPV-Infektionen äußern sich zum einen in Form der Condylomata acuminata sowie der selteneren bowenoiden Papulose (s. Abb. 24-5 und die Erläuterungen in der Legende). Die Behandlung von beiden Erkrankungen erfolgt elektrokaustisch, mit dem CO_2-Laser bzw. durch Ätzbehandlung mit Podophyllinpräparaten. Als neue Therapieform bietet sich die Lokaltherapie mit Imiquimod, einer Immunstimulanz, an.

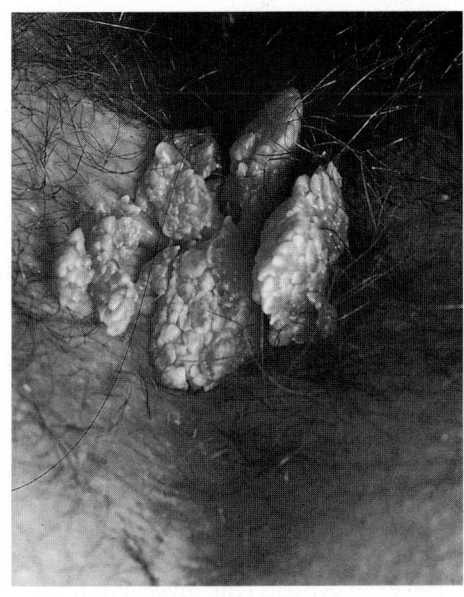

Abb. 24-5. Condylomata acuminata. Diese sind hautfarbene bis erythematöse papulöse Hautveränderungen, die sich von Stecknadelkopfgröße bis zu hahnenkammartigen Wucherungen entwickeln können. Sie finden sich v. a. in den intertriginösen Schleimhautregionen. Hervorgerufen werden sie durch die HPV-Typen 6, 11 sowie vereinzelt 16 und 18. Die bowenoide Papulose zeichnet sich durch flachere, samtartige Papeln aus. Sie wird v. a. durch die HPV-Viren 16 und 18 hervorgerufen und mittlerweile als Präkanzerose des Zervix- bzw. Peniskarzinoms angesehen. (Abb. 4-farbig s. S. 469)

Das Risiko, eine genitale HPV-Infektionen zu haben, ist 1,9fach höher, wenn wöchentlich die Einnahme von 2–4 alkoholischen Getränken angegeben wird. Erhöht sich die Anzahl der Getränke auf 5 oder mehr pro Woche, erhöht sich auch das Risiko auf 2,4. Allgemein wurde das vermehrte Auftreten von sexuell übertragbaren Erkrankungen bei anamnestischem Alkohol- und Drogenkonsum beobachtet.

Ebenfalls ist das Risiko einer *HIV-Infektion* 2,5fach und das der *Syphillis* 1,8fach bei Patienten, die mehr als 2-mal pro Woche Alkohol zu sich nahmen, erhöht. Ursächlich dürfte neben der durch Alkohol verminderten zellulären Immunabwehr ein erhöhtes Risikoverhalten eine Rolle spielen. Dabei äußert sich das Risikoverhalten v. a. durch vermehrte sexuelle Aktivität und Partnerzahl.

Andere Hauterkrankungen

- Bisher konnte in verschiedenen Fallkontrollstudien kein ursächlicher Zusammenhang zwischen *Hautkrebserkrankungen*, darunter auch das maligne Melanom, und Alkoholkonsum gefunden werden.
- Die Inzidenz von anderen *Ekzemerkrankungen*, wie z.B. des atopischen Ekzems, scheint durch Alkoholkonsum im Gegensatz zum nummulären Ekzem nicht beeinflusst zu werden.
- Die bisher vorliegenden Untersuchungen im Bereich der Andrologie lassen keinen Zusammenhang zwischen *Samenqualität* und Alkoholkonsum vermuten. Eine Ausnahme bilden Männer mit bereits verminderter Samenqualität, z.B. mit Oligozoospermie. In diesen Fällen scheint sich die Samenqualität durch Alkoholkonsum weiter zu verschlechtern.
- Die alkoholbedingte Fehlernährung kann durch den Mangel an Nikotinsäure und anderen Faktoren des B-Komplexes zu einer *Pellagra* führen, ihr Auftreten ist aber selten.

Zu vermuten ist, dass dem Alkohol als Risikofaktor für die Genese von Hauterkankungen eine auf wenige Erkrankungen limitierte Rolle zukommt. Wahrscheinlicher ist es, dass Alkoholkonsum die Prognose von chronischen Hauterkrankungen verschlechtert – zum einen, weil die Compliance mit der teils sehr aufwendigen Lokaltherapie nicht gegeben ist und zum anderen, weil wirksame, aber potenziell hepatotoxische Arzneimittel bei Patienten mit Alkoholabusus nicht gegeben werden können.

24.2.2
Stigmata von Lebererkrankungen

Lebererkrankungen können zu charakteristischen Hautveränderungen führen wie:

- Teleangiektasien (feine, livid-rötliche, streifen- und netzförmige Gefäßneubildungen),
- Spider-Nävi (Gefäßneubildungen, die von einer zentralen Arterie gespeist werden und sich spinnenartig in die Peripherie ausbreiten),
- Gesichts-, Palmar- und Plantarerythemen (asymptomatische, rötlich-livide Erytheme im Bereich des Gesichts, der Handinnenflächen und seltener der Fußsohlen).

Alkoholerkrankte wie auch an Virushepatitis erkrankte Patienten mit Leberbeteiligung können diese Hautveränderungen/Symptome aufweisen. Jedoch kommen diese Hautveränderungen z. T. auch bei völlig Gesunden vor.

Erstaunlicherweise scheinen selbst einfache Fragen noch ungeklärt:

1. Wie häufig sind die Stigmata bei Alkoholerkrankten?
2. Ist die Häufigkeit von Stigmata stadienabhängig?
3. Können dermatologische Stigmata einen Indikator für die Prognose der Alkoholkrankheit darstellen?

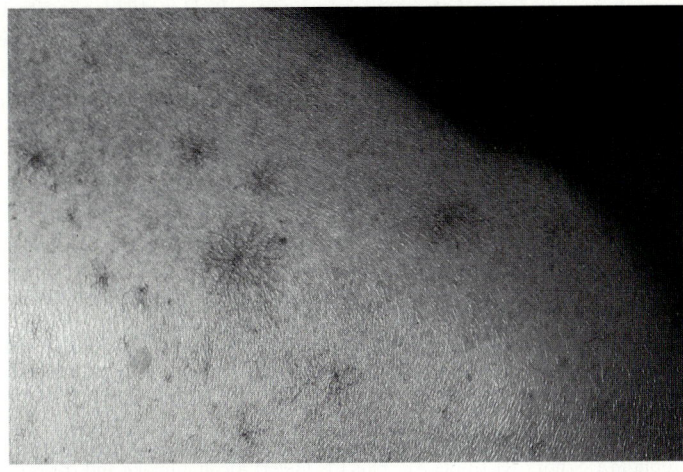

Abb. 24-6. Spider-Nävi. (Abb. 4-farbig s. S. 468)

Hormoninduzierte Hautveränderungen

Ein Ungleichgewicht der Hormone wird für eine Vielzahl von Hauterscheinungen bei Patienten mit Leberzirrhose verantwortlich gemacht. Ein Beispiel hierfür ist die Feminisierung von männlichen Patienten mit fortgeschrittener Leberzirrhose, die sich u. a. in vermindertem Bartwachstum, Pektoralalopezie, Gynäkomastie, Hodenatrophie und Oligospermie äußert. Bei Alkoholkranken beiderlei Geschlechts kommt es zum Auftreten von Striae distensae. Charakteristisch für Alkoholerkrankte ist weiterhin ein sog. „Pseudo-Cushing-Syndrom" aus Mondgesicht und Stammfettsucht.

24.3
Diagnostik der Hauterkrankungen

Die meisten beschriebenen Hautveränderungen werden auf Grund des charakteristischen Erscheinungsbildes klinisch diagnostiziert. Ergänzende mikrobiologische und histopathologische Untersuchungen können in nicht eindeutigen Fällen notwendig werden. Bei der PCT-Abklärung sind zudem Serum- und Urinuntersuchungen auf Porphyrine notwendig.

Die oben genannten Hautveränderungen bzw. Hauterkrankungen können als Anhaltspunkte für das Vorliegen einer Alkoholkrankheit dienen. Jedoch sollte nicht vergessen werden, dass auch bei Gesunden bzw. bei Patienten mit anderen Lebererkrankungen z. B. Hepatitiden auftreten können. Differenzialdiagnostisch sollte bei diesen Patienten immer ein Ausschluss einer Virushepatitis erfolgen. Bei akutem Schub einer Psoriasis bzw. einem akuten Auftreten einer PCT muss immer auch eine HIV-Infektion ausgeschlossen werden.

Weiterführende Literatur

Bairati I, Sherman KJ, McKnight B et al. (1994) Diet and genital warts: a case-control study. Sex Transm Dis 21: 149–154

Fouth PG, Sullivan JA, Gaines JA, Sanowski RA (1988) Cutaneous vascular spiders in cirrhotic patients; correlation with haemorrhage from oesophagal varices. Am J Gastroenterol 83: 723–726

Goverde HJM, Dekker HS, Janssen HJG et al. (1995) Semen quality and frequency of smoking and alcohol consumption – an explorative study. Int J Fertil 135–138

Gupta MA, Schork NJ, Gupta AK, Ellis CN (1993) Alcohol intake and treatment responsiveness of psoriasis: A prospective study. J Am Acad Dermatol 28: 730–732

Higgins EM, Du Vivier AWP (1992) Alcohol and the skin. Alcohol Alcoholism 27: 595–602

Iino S (1994) Differentiation of alcoholic liver cirrhosis from viral liver cirrhosis. Nippon Rinsho-Jpn J Clin Med 52: 174–180

Karvonen J, Poikolainen K, Reunala T, Juvakoski T (1992) Alcohol and smoking: risk factors for infectious eczematoid dermatitis? Acta Derm Venereol (Stockholm) 72: 208–210

Malpas SC, Robinson BJ, Malina TJB (1990) Mechanism of ethanol-induced vasodilatation. J Appl Physiol 68: 731–734

Naldi L (1997) Inflammatory skin diseases iv: psoriasis In: Williams H (ed) The challenge of dermato-epidemiology. CRC, Boca Raton, pp 175–190

Naldi L, Parazzini F, Brevi A et al. (1992) Family history, smoking habits, alcohol consumption and risk of psoriasis. Br J Dermatol 127: 212–217

Poikolainen K, Reunala T, Karvonen J et al. (1990) Alcohol intake: a risk factor for psoriasis in the young and middle aged men. Br Med J 300: 780

Poikolainen K, Reunala T, Karvonen J (1994) Smoking, alcohol and life events related to psoriasis among women. Br J Dermatol 130: 473–477

Zenilman JM, Hook EW, Shepherd M et al. (1994) Alcohol and other substance use in STD clinic patients: relationships with STDs and prevalent HIV infection. Sex Transm Dis 21: 220–225

Kapitel 25
Alkohol und Schwangerschaft – Alkoholembryopathie und Alkoholeffekte

H. LÖSER

Alkoholkonsum in der Schwangerschaft ist der häufigste und bedeutsamste Schadstoff der pränatalen Entwicklung. Alkohol ist eine der häufigsten nichtgenetischen Ursachen einer geistigen Entwicklungsretardierung bei Kindern und erklärt sich aus dem zunehmenden Frauenalkoholismus mit einer geschätzten Prävalenz von 1–2% alkoholkranker Frauen.

In allen Phasen der Schwangerschaft wirkt Alkohol bei mütterlichem Alkoholkonsum auf das sich entwickelnde Kind toxisch ein. Embryo und Fetus sind durch die Plazenta und Eihäute in keiner Weise vor den schädigenden Einflüssen geschützt und erfahren mit gleicher Konzentration wie die Mutter die pathologischen Auswirkungen auf alle Organsysteme und Funktionen.

Das Gehirn ist embryonal sowohl das größte wie auch das am empfindlichsten reagierende Organ. Daher sind zerebrale Funktionsstörungen bei Kindern in Form der Alkoholeffekte weitaus häufiger als die Vollbilder der Alkoholembryopathie, die mit einem typischen Fehlbildungsmuster und anhaltenden geistigen Entwicklungsstörungen einhergehen.

Die Alkoholembryopathie stellt nur einen Teilbereich der kindlichen Alkoholschäden dar, da die Zahl der Alkoholeffekte, die „formes frustes" und die der Kinder mit verdächtigen alkoholbedingten Hirnfunktionsstörungen um das Vielfache höher ist. Die Folgen des Alkohols in der Schwangerschaft beim Kind werden weitgehend in den Familien und öffentlich verdrängt, verharmlost, verschwiegen und entziehen sich überwiegend der Erkennung. Nur etwa 10% der Kinder mit Alkoholembryopathie kommen zur Diagnose, nur wenige Kinder mit Alkoholeffekten.

25.1
Alkoholembryopathie und Alkoholeffekte

Alkoholembryopathie

Die Alkoholembryopathie ist ein durch mütterliche Alkoholkrankheit oder -missbrauch bedingtes, toxisches, polydystrophes und spezifisches Fehlbildungssyndrom beim Kind mit unterschiedlich schwerer Ausprägung. Es ist eine durch Ethanol und Azetaldehyd bedingte Erkrankung des Embryos und des Fetus. Synonym wird die Alkoholembryopathie (AE) auch als „embryofetales Alkoholsyndrom" und *„fetal alcohol syndrome* (FAS)" bezeichnet.

Im klinischen Vollbild der Alkoholembryopathie können leichte (Grad I), mittlere (Grad II) und hohe Schweregrade (Grad III) nach Majewski (1976) unterschieden werden. Für die Klinik ist bedeutsam, dass fast nur bei mütterlicher Alkoholkrankheit im Sinne der WHO und nach Jellinek eine Alkoholembryopathie auftreten kann, seltener auch bei schwerem Missbrauch, nicht jedoch bei gewöhnlichem Trinken in der Schwangerschaft und nicht beim Typ α und β in der Typologie nach Jellinek.

Alkoholeffekte

Alkoholeffekte („fetal alcohol effects", FAE) und mögliche Alkoholeffekte („possible alcohol effects") werden vom Vollbild der Alkoholembryopathie als schwächste Form abgegrenzt. Sie beinhalten nur in geringer Zahl schwach ausgeprägte oder fehlende körperliche Veränderungen und einen weitgefächerten Komplex von embryofetalen Hirnfunktions- und Verhaltensstörungen als Folge der neurotoxischen Wirkung am zentralen Nervensystem.

Die Zuordnung zu Alkoholeffekten ist klinisch weitaus schwieriger als die Diagnosestellung der Alkoholembryopathie, da sich bei diesen Kindern viele Einflussfaktoren – nämlich des Alkohols und anderer pränataler Schadstoffe sowie genetische Einflüsse – auf das klinische Bild überlappen. Es zeigen sich besonders perinatale Schäden und *psychosoziale Deprivation.* Die neurotoxischen Veränderungen sind im Gesamtbild weniger spezifisch als die körperlichen Kennzeichen.

Das große Spektrum der Wachstumsstörungen, Fehlbildungen, statomotorischen und geistigen Entwicklungsstörungen erlaubt heute eine Klassifikation nach Schweregraden, die im Extremfall (Grad III) alle körperlichen und geistigen Merkmale zeigen, mit sehr ungünstiger Prognose in der Entwicklung, bis hin zu den „formes frustes" (Grad I) und Schwachformen der Alkoholeffekte, die eine Abgrenzung zum Normalen kaum noch möglich machen und die Frage offen lassen, ob nicht andere Einflussfaktoren (im Sinne einer multifaktoriellen Genese) als nur Alkohol pathogen wirkten („mögliche Alkoholeffekte") und deren Prognose quoad sanationem bei günstigen Förderungsbedingungen gut ist.

25.2
Pathogenese

Alkoholwirkung bei Embryo und Fetus

Alkohol als wasserlösliche Substanz und sein Abbauprodukt, das Azetaldehyd, gelangen ungehindert durch die Plazenta zum Embryo und Fetus. Embryo und Fetus erreicht der Alkohol mit gleicher Konzentration wie die Mutter. Alkohol und Azetaldehyd wirken besonders in der embryonalen Phase der exponentiellen Zellvermehrung, der Ausbildung der Einzelzellen und der organogenetischen Differenzierung in mehrfachen toxischen Mechanismen:

- als *Mitosegift* mit der Folge der Wachstumsstörung,
- als *Teratogen*,
- als *neurotoxische Substanz*,
- als *Suchtmittel*.

Entstehungsfaktoren und Hypothesen

Für Embryo und Fetus können die im Folgenden hier nur stichpunktartig aufgelisteten wesentlichen pathophysiologischen Faktoren und Hypothesen der Alkoholwirkung in Betracht gezogen werden.

- *Hemmung der Proteinsynthese aus Aminosäuren*,
- *Hemmung des Aminosäurentransports* über die Plazenta zum Fetus,
- *alkoholinduzierte Hypoxie und Bildung freier Radikale*,
- *Unterernährung* und *Rauchen*,
- *Zinkmangel* (Zink ist Bestandteil der ADH und gilt als bedeutsamer Faktor für die Protein- und DNA-Synthese),
- *Retinoidmangel*. Alkohol bewirkt eine Verarmung an Retinoidsäure, die zur normalen fetalen Entwicklung in der Morphogenese besonders am ZNS und den Extremitäten erforderlich ist.
- *Prostaglandinanstieg* (wirkt teratogen).

Bedeutung der Alkoholmenge

Sowohl in Tierversuchen als auch in prospektiven und retrospektiven Studien beim Menschen konnte gezeigt werden, dass die tägliche Einnahme eines Standarddrinks (8–14 g Alkohol je nach Studie) „keinen schädlichen Effekt auf das embryofetale Wachstum zu haben scheint". Im Bereich von 60 g pro Woche, ca. 8 g pro Tag, wird hiermit ein Grenzwert der Verträglichkeit festgelegt, der sich jedoch nur auf die körperlich messbaren Folgeerscheinungen beim Neugeborenen beziehen kann.

In allen Untersuchungen bei Mensch und Tier wird übereinstimmend und plausibel hervorgehoben, dass die toxischen Folgen am ZNS, die Verhaltensveränderungen und Hirnfunktionsänderungenn (Hirnleistungsstörungen) die sensitiveren Parameter darstellen und das Gehirn dasjenige Organ ist, das am empfindlichsten auf pränatale *Alkoholwirkung* reagiert. Eine Schwellendosis der Neurotoxizität konnte bisher nicht festgelegt werden. Ebenfalls konnte in prospektiven Langzeitstudien zur Beurteilung der vielseitigen zerebralen Alkoholeffekte und *Hirnleistungsstörungen* auch in ihren schwachen Ausprägungen eine Schwellendosis, eine Dosis der sicheren Verträglichkeit, nicht festgestellt werden.

Wesentlich ist die Erkenntnis, dass die Auswirkungen des episodenhaften exzessiven Trinkens in der Schwangerschaft auf die Hirnfunktion und die Mikrozephalie folgenreicher sind, als wenn die gleiche Menge mehr verteilt, ohne Entstehung hoher Blutalkoholkonzentrationen, getrunken würde. Das gelegentliche oder periodenhaft exzessive Trinken, wie es in der Praxis in der Schwangerschaft häufig zu beobachten ist, in Form des Alpha- und Epsilon-Trinkverhaltens, bei gelegentlichen Trinkgelagen und bei Bevorzugung hochprozentiger Spirituosen, muss daher für das Kind als gefahrvoller angesehen werden als bei mehr verteiltem, kontinuierlichem Trinken in kleinen Portionen.

Durch diese Untersuchungen ließ sich angenähert eine Beziehung zum *Intelligenzquotienten* aufzeigen: Bei einem täglichen Konsum von 29 g reinem Alkohol in der Schwangerschaft (entspricht 1 amerikanischen Unze, d.h. ca. 2 Drinks) ist durchschnittlich der IQ beim Kind um 7 Punkte gemindert.

Dosis-Wirkungs-Beziehungen

Eine lineare Beziehung zwischen Alkoholmenge in der Schwangerschaft und dem klinischen Schweregrad der Alkoholschädigung kann jedoch bis

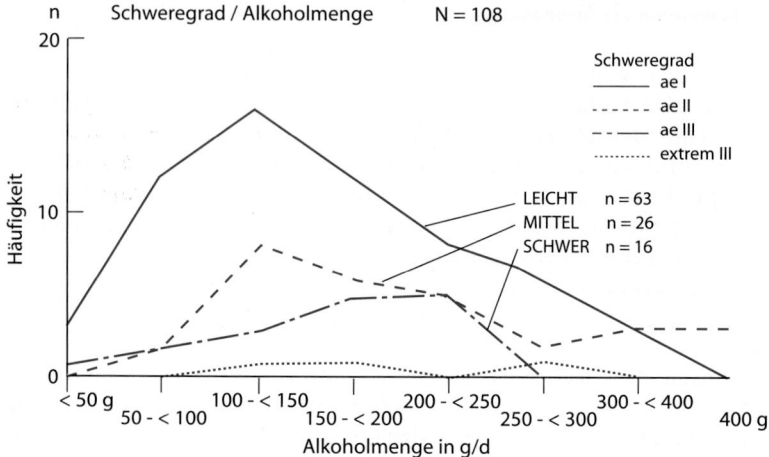

Abb. 25-1. Zusammenhang zwischen Schweregrad der Alkoholembryopathie und Alkoholmenge in der Schwangerschaft (n = 108). Es zeigt sich, dass ein linearer Zusammenhang zwischen klinischem Schweregrad und dem täglichen Alkoholkonsum in der Schwangerschaft nicht besteht. Relativ wenig trinkende Mütter können schwerbetroffene Kinder gebären und umgekehrt. Die Alkoholmenge ist nur ein pathogenetischer Faktor unter vielen

heute nicht gesichert werden (Abb. 25-1). Nach eigenen Untersuchungen bei 108 Müttern und Kindern mit sehr verlässlichen Konsumdaten zeigte sich, dass es Mütter gibt, die relativ wenig (50 – 100 g) täglich getrunken hatten und dennoch schwerbetroffene Kinder gebaren; umgekehrt gibt es Mütter, die täglich exzessiv tranken (300 – 350 g) und dennoch Kinder mit leichtem Schweregrad oder Alkoholeffekten zur Welt brachten.

Es erkranken nicht alle Kinder alkoholkranker Mütter an Alkoholembryopathie, sondern lediglich 30 – 40 %.

Toleranz und Anpassungsmechanismen in utero

Nicht alle Zellen im Organismus der Embryofetalzeit sind gleichermaßen toxisch empfindlich. Weitgehend unempfindlich sind v. a. Erythrozyten, Muskelzellen, Bindegewebe, Lungen- und Nierenzellen. Morphologisch empfindlich reagieren hingegen Leber-, Herz- und Hirnzellen. Im Wesentlichen sind auf 2 Wegen *Toleranzentwicklungen* möglich:

- auf dem Wege der metabolischen Anpassung,
- durch *zelluläre Toleranz* und Anpassung der Zellmembranen.

Zusammenfassend können heute für die Entstehung einer Alkoholembryopathie einige Faktoren des erhöhten Risikos abgeleitet werden:

- fortgeschrittene Phase der Alkoholkrankheit im Sinne der kritischen und chronischen Phase nach Jellinek,
- Multiparität und Alter der Mütter,
- Bevorzugung hochprozentiger Spirituosen mit Entstehung hoher Blutalkoholkonzentrationsspitzen,
- Armut und Unterernährung,
- zusätzlicher Konsum von Nikotin,
- Vitaminmangelzustände,
- begleitende Allgemeinerkrankungen in der Schwangerschaft,
- kontinuierliches Weitertrinken in der Frühschwangerschaft.

25.3
Klinische Symptome und Diagnostik

Die Diagnose der Alkoholembryopathie wird allein klinisch gestellt und gründet sich:

- auf die Sicherung der mütterlichen Alkoholanamnese
- auf die typischen kraniofazialen Veränderungen sowie Minor- und Majoranomalien,
- auf Veränderungen des ZNS,
- auf komplexe Hirnleistungsstörungen, Verhaltensstörungen und Wesensveränderungen.

Bei Alkoholeffekten konnte bisher eine spezifische diagnostisch wegweisende Konstellation der Hirnfuntions- und Verhaltensstörungen nicht gefunden werden. Im Verhalten sind besonders häufig: Hyperaktivität, Impulsivität, vermehrte Ablenkbarkeit, riskantes Verhalten, persistierende Infantilität und soziale Reifungsstörungen, sodass die Diagnose nur im Zusammenhang mit der mütterlichen Alkoholvorgeschichte zu stellen ist. Die Diagnose gleicht einem Mosaikbild aus vielen Kennzeichen, das sich nur in der Gesamtschau aller Symptome differenzialdiagnostisch eingrenzen lässt und noch typisch ist, wenn einzelne Kennzeichen fehlen. Nicht ein einziges Symptom ist als solches spezifisch.

- *Laborbefunde:*
  Bisher ließ sich kein laborchemischer Indikator der Alkoholembryopathie gewinnen, dies gilt auch für das fetale und maternale *karbohydratdefiziente Transferrin (CDT).*

- *Sensitive Zeichen:*
  Aus der Pathophysiologie der Alkoholwirkung erklärt sich, dass folgende klinische Befunde als besonders sensitiv gelten können:
  - *Psychomotorische und verhaltensbezogene Auswirkungen.*
  - *Gewicht:*
    Die Kinder sind bei Geburt dystroph („small for date"), mikrozephal, erscheinen schmächtig, mit vermindertem subkutanem Fettgewebe und sind an der Muskulatur hypoton und hypotroph. Die *pränatale Dystrophie* setzt sich postnatal, oft noch verstärkt durch Schluckstörungen und Nahrungsverweigerung, fort. Das Gewicht ist unter allen körperlichen Kennzeichen das sensitivste Zeichen.
  - *Kraniofaziale Dysmorphologie:*
    Neben der Mikrozephalie als Wachstumsparameter erweisen sich besonders die Veränderungen an den Lippen, die Philtrumhypoplasie/-aplasie und die Lidspalten als besonders sensitiv, deutlicher als andere Minoranomalien und Organfehlbildungen (Abb. 25-2 bis 25-4). Die diagnostischen Kennzeichen, Minor- und Majoranomalien sind in der Tabelle 25-1 zusammengefasst.

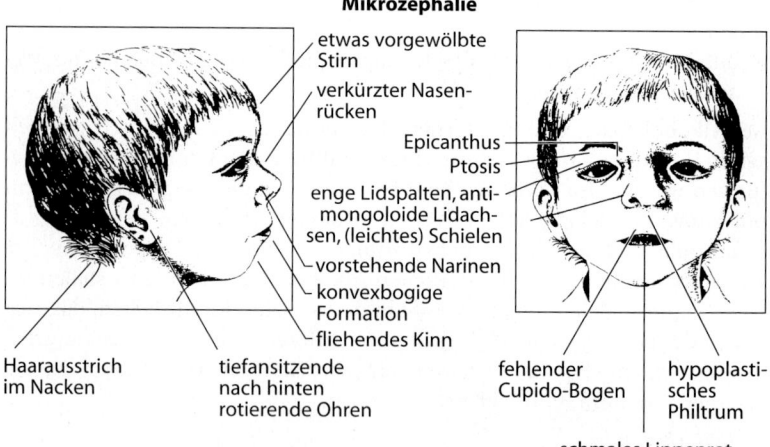

Mikrozephalie

etwas vorgewölbte Stirn

verkürzter Nasenrücken

Epicanthus

Ptosis

enge Lidspalten, antimongoloide Lidachsen, (leichtes) Schielen

vorstehende Narinen

konvexbogige Formation

fliehendes Kinn

Haarausstrich im Nacken

tiefansitzende nach hinten rotierende Ohren

fehlender Cupido-Bogen

hypoplastisches Philtrum

schmales Lippenrot (besondere Oberlippe)

Abb. 25-2. Kraniofaziale Veränderungen bei Alkoholembryopathie. Schemazeichnung bei hohem Schweregrad

Abb. 25-3. Sehr typische Veränderungen bei einem Säugling mit Alkoholembryopathie von hohem Schweregrad. Man beachte das sehr dünne Ober- und Unterlippenrot, das fehlende Philtrum, den fehlenden Cupidobogen, die Mikrodontie („Mausezähnchen"), die schmalen Lidspalten bei Ptosis und Strabismus. Untypisch ist die Nase. (Abb. 4-farbig s. S. 470)

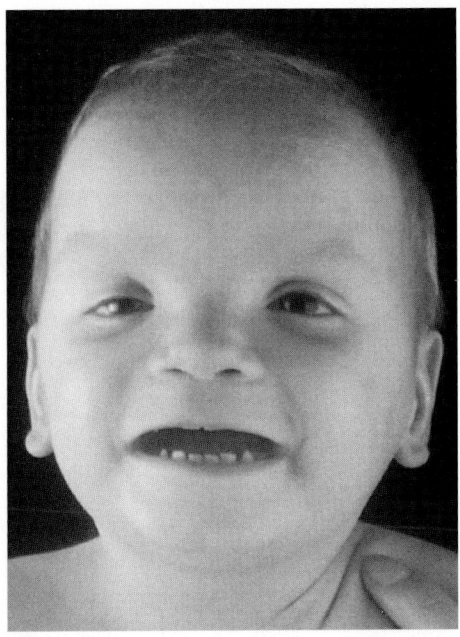

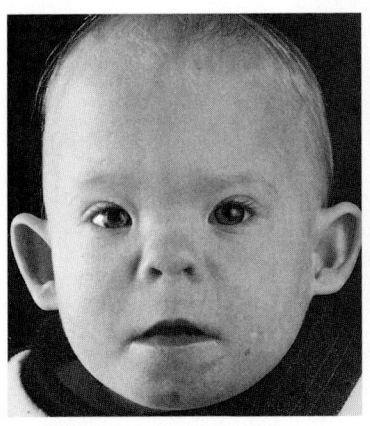
a

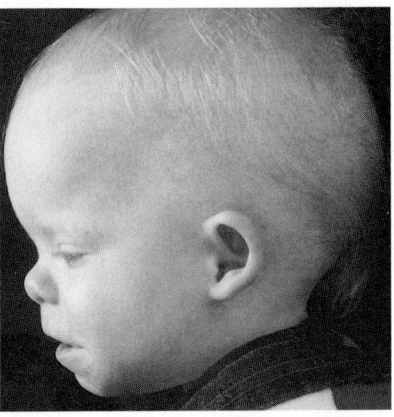
b

Abb. 25-4a, b. Kleinkind mit sehr deutlichen Gesichtsveränderungen. Im Profil deutlich verkürzter Nasenrücken, nach vorn stehende Narinen, konvexbogige Formation des Ober- und Unterkiefers. Untypisch ist die normale Position der Ohren. (Abb. 4-farbig s. S. 470)

Tabelle 25-1. Klinische Symptomatik und Bewertung der Alkoholembryopathie. Auf der linken Seite sind die Bewertungspunkte nach Majewski et al. (1976) angegeben; rechts die mittlere Häufigkeit in % der Fälle, bei leichtem bis hohem Schweregrad. Die Häufigkeitszahlen beziehen sich überwiegend auf eigene Untersuchungen (n=308, 1997) und die von Majewski (1993) und Spohr (1990). Die mit *ca.* gekennzeichneten Zahlen sind geschätzte Zahlen (Löser 1995). Punktbewertung: 10–29 Punkte: Schädigungsgrad I (leicht); 30–39 Punkte: Schädigungsgrad II (mäßig); >40 Punkte: Schädigungsgrad III (schwer)

Punkte nach Majewski	Schädigung	Häufigkeit [%]
4	***Intrauteriner Minderwuchs, Untergewicht***	88
–	Postnatale Wachstumsverzögerung	86
–	Vermindertes subkutanes Fettgewebe	ca. 80
	Kraniofaziale Dysmorphie	
4	Mikrozephalie	82
2	Haaraufstrich im Nacken	ca. 35
3	Verkürzter Nasenrücken	51
1	Nasolabialfalten	67
1	Schmales Oberlippenrot, dünner Lippenwulst	65
–	Fehlendes/flaches/verlängertes Philtrum	95
–	Fehlender Cupidobogen	20
–	Kleine Zähne/Zahnanomalien	31
2	Hypoplasie der Mandibel, fliehendes Kinn	65
2	Hoher Gaumen	27
4	Gaumenspalte	7
–	Dysplastische, tief ansetzende Ohren	59
	Augenfehlbildungen	
–	Myopie/Hyperopie/Astigmatismus	11
–	Strabismus	23
–	Spaltbildungen	2
–	Optikusaplasie/-hypoplasie	5
–	Mikrophthalmie/Mikrocornea	3
2	Epikanthus	54
2	Ptosis	36
2	Blepharophimose	24
–	Antimonoloide Lidachsen	34
2/4	Genitalfehlbildungen	31
4	Nierenfehlbildungen	12
4	Herzfehler	29
–	Alkoholkardiomyopathie	1
–	Hämangiome	10
	Extremitäten-/Skelettfehlbildungen	
3	Anomale Handfurchen	7

Tabelle 25-1 (Fortsetzung)

Punkte nach Majewski	Schädigung	Häufigkeit [%]
–	Flaches Handlinienrelief	ca. 15
2	Brachy-/Klinodaktylie V	38
2	Kamptodaktylie	13
1	Hypoplasie der Endphalangen/Nägel	14
2	Radioulnare Synostose/Supinationshemmung	12
2	Hüftluxation/-dysplasie	11
–	Skoliose	4
–	Trichterbrust (Pectus excavatum)	11
–	Kielbrust (Pectus gallinaceum)	6
–	Rippenanomalien	10
–	Wirbelanomalien	5
	Weitere Fehlbildungen	
2	Hernien	12
–	Bindegewebsschwäche, Knicksenkfüße	42
1	Fovea coccygea	51
	Neurologische, mentale, psychopathologische Störungen	
2/4/8	Geistige Entwicklungsverzögerung	89
–	Sprachstörungen	80
–	Hörstörungen	ca. 20
	Ess- und Schluckstörungen als Säugling	ca. 30
–	Schlafstörungen, Pavor nocturnus	ca. 40
2	Muskuläre Hypotonie, Muskeldysplasie	57
–	Verminderte Schmerzempfindlichkeit	ca. 20
–	Fein-, grobmotorische, zerebelläre Dysfunktion	ca. 80
–	Krampfanfälle	6
	Verhaltensstörungen	
4	Hyperaktivität, Hyperexzitabilität	72
–	Distanzlosigkeit, Vertrauensseligkeit	ca. 50
–	Erhöhte Risikobereitschaft, Waghalsigkeit	ca. 40
–	Autismus	3
–	Aggressivität, dissoziales Verhalten	ca. 8
–	Emotionale Instabilität	ca. 30

Für die Festlegung des Schweregrades I–III (leicht bis schwer) können die Merkmale unterschiedlich gewichtet und in einem Punktescore nach Majewski validiert werden. Da bei Alkoholeffekten (unter 10 Punkte) morphologische Kennzeichen völlig fehlen können, muss sich deren Diagnose auf die Hirnfunktionsstörungen, Leistungsschwächen und Verhaltensveränderungen im Zusammenhang mit der mütterlichen Vorgeschichte stützen.

Prä- und postnatales Wachstum

In Abhängigkeit vom Schweregrad kann die Wachstumsstörung z. T. persistieren oder das Wachstum in Länge, Gewicht und Kopfumfang im Lauf des Kindesalters aufgeholt werden. Bei Geburt sind die Kinder in 42% kleinwüchsig (unter der 3. Perzentile), überwiegend untergewichtig (53%) und zu 42% mikrozephal. Im Gewicht verbleiben 26% aller Patienten unter der Norm, in der Länge 30%; die Mikrozephalie verbleibt bei 46% der Erwachsenen. Mithin ist der Verlauf im Wesentlichen seit Geburt unverändert.

Kraniofaziale Dysmorphie

Nur bei höherem Schweregrad (Grad II–III) der Alkoholembryopathie sind die Gesichtsveränderungen augenfällig und charakteristisch (Abb. 25-2), besonders beim Säugling und Kleinkind (Abb. 25-3 und 25-4). Sie sind Ausdruck einer spezifischen Wachstumshemmung am Gesichtsschädel, den Augen, der Gesichtsmuskulatur und des Bindegewebes, sodass eine typische Physiognomie resultiert. Die Gesichtsveränderungen können weitgehend im höheren Alter verwachsen, besonders am Unterkiefer, der Nase, weniger an den Lippen, am Mund und den Augen. Dies ist auch der Grund, weshalb eine Alkoholembryopathie selten erst im Erwachsenenalter erkannt wird.

Kongenitale Fehlbildungen

Durch die zytotoxische Wirkung des Alkohols können alle Organe und Organsysteme geschädigt und fehlgebildet werden, bevorzugt Organsysteme mit hoher Wachstumsrate und erhöhtem Stoffwechsel. Andererseits ist nicht bekannt, warum im Vergleich zum Erwachsenenalter einige Organschäden wesentlich seltener auftreten, wie z. B. Hepatopathien, Pankreatopathien und alkoholbedingte Tumoren.

Es handelt sich bei fast allen Fehlbildungen um *Hemmungsmissbildungen*, überwiegend infolge Hypotrophie und Hypoplasie, nur selten um Überschussfehlbildungen (z. B. Hämangiome, Pylorusstenosen). Die Häufigkeit der Fehlbildungen, der klinischen Symptomatik und die Bewertung der Alkoholembryopathie ergibt sich aus Tabelle 25-1.

Zentralnervensystem und alkoholische Enzephalopathie

Kein Organ im menschlichen Organismus reagiert formalgenetisch so empfindlich auf Alkohol wie das Zentralnervensystem. Auch wenn eine zeitliche und regional unterschiedliche Vulnerabilität besteht, bleibt letztlich kein Hirnareal und keine Hirnstruktur pränatal von der Alkoholwirkung ausgespart. Folgende neuropathologische Schäden in der Organdifferenzierung, Histogenese und Ausreifung wurden bisher beobachtet und mitgeteilt:

- Wachstumsstörungen des gesamten Gehirns (*Mikrozephalie*),
- verminderte Ausprägung der Hirnwindungen (*Mikrogyrie*),
- kleine Nervenzellen und verminderte Zellzahlen,
- Defizite in der *Dendritenstruktur,*
- Störungen der Arborisation und abnorme dendritische Spines,
- *Kleinhirnhypoplasie,*
- glioneuronale meningiale Heterotopie, *Migrationsstörungen,*
- Agenesie/Hypoplasie des *Corpus callosum,*
- *Neuralrohrdefekte,* Spina bifida,
- mangelhafte Myelinisierung,
- verminderte Zahl und Struktur der *Synapsen,* verzögerte Synapsenausreifung,
- Veränderungen der *Neurotransmitter.*

Die pathomorphologischen Veränderungen des Gehirns korrelieren nicht immer mit den sonstigen körperlichen Veränderungen. So gibt es Kinder mit wenigen äußerlich sichtbaren Symptomen, jedoch mit schweren zentralnervösen Veränderungen im Sinne der Enzephalopathie. Für die Funktionsausfälle durch Alkohol ist bedeutsam, dass die Hirnreifung mit der Geburt nicht abgeschlossen ist – weder morphologisch-zytologisch noch funktionell – und eine physiologische Nachreifung erfolgt.

Teilleistungsstörungen und *umschriebene Entwicklungsstörungen* (nach ICD 10) können wahrscheinlich nicht als alkoholbedingt angesehen werden. Man versteht hierunter isolierte Hirnleistungsstörungen und Fertigkeiten, die aus dem übrigen Leistungsniveau herausfallen und im Kontrast zu einer ansonsten normalen Entwicklung stehen. Hierzu gehören z. B. Legasthenie, Rechenschwäche und isolierte Wahrnehmungsstörungen.

Die toxischen enzephalopathischen Veränderungen spiegeln sich in breitgefächerten Hirnfunktionsstörungen und Hirnleistungsschwächen wider, die bisher syndromal nicht zuzuordnen sind und bei Kindern nicht als alkoholspezifisch erkannt werden.

Intelligenz, logisches, schlussfolgerndes Denken

Bei Alkoholembryopathie ist der Intelligenzquotient schweregradbezogen im Durchschnitt auf 66 % vermindert, bei unterschiedlichen Schweregraden mit hoher Schwankungsbreite. Bei Alkoholeffekten liegen die Werte des IQ mit durchschnittlich 73 etwas höher (Abb. 25-5). Die intellektuellen Leistungseinbußen zeigen sich im logischen Denken und im Lösen komplizierter Probleme, besonders im Rechnen und im kombinatorischen Denken.

Die höhergradigen intellektuellen Leistungen, besonders integrative Denkprozesse, Abstraktionen, Symbolisationen, Erlernen von Regeln, Erfassen von Sinnzusammenhängen und Konzeptbildungen sind erschwert oder unmöglich. Die quantitative Bewertung der Tests ist problematisch, wenn die Kinder hyperaktiv und konzentrationsgestört sind. Die intellektuellen Fähigkeiten erwiesen sich im Langzeitverlauf auch bei optimaler

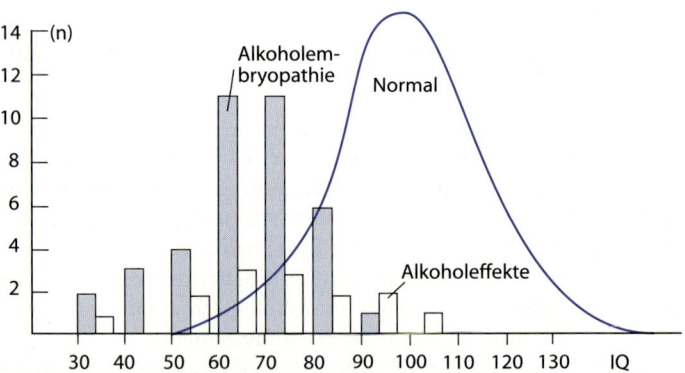

Abb. 25-5. IQ bei Adoleszenten und Erwachsenen. (Nach Streissguth et al. 1992). Alkoholembryopathie (*dunkle Säulen*, n = 38, mittlerer IQ = 66); Alkoholeffekte (*helle Säulen*, n = 14; mittlerer IQ = 73)

Förderung nicht als reversibel. Die sog. praktische Intelligenz ist jedoch förderbar.

Sprachentwicklungsverzögerung

Bei 90 % der Kinder mit Alkoholembryopathie findet sich eine gestörte Sprachentwicklung: verzögerter Erwerb des Wortschatzes, der Artikulation, der Syntax, des Redeflusses und des Sprachantriebs. Einige Kinder verständigen sich anfangs durch eine Gestensprache.

Denkstörungen, kongnitive Fähigkeiten

Formale, seltener inhaltliche Denkstörungen. Das formale Denken und die Geschwindigkeit der Informationsverarbeitung sind „zähflüssig", verzögert, oft unflexibel, perseverierend, phantasielos. Demgegenüber ist das inhaltliche Denken weniger betroffen. Wahnhafte Gedanken, abstruses abwegiges Denken und Zwangsideen erscheinen selten.

Merkfähigkeit, Erinnerung

Das Kurzzeitgedächnis ist häufig beeinträchtigt und behindert das Kind in der Lernfähigkeit erheblich. Die Sorgeberechtigten schildern, dass „das Kind gestern noch Regeln und Vokabeln lernte und heute schon alles vergessen hat". Das Langzeitgedächnis erscheint ebenso wie das Kurzzeitgedächnis betroffen.

Wahrnehmungsstörungen

Die Perzeption ist allgemein beeinträchtigt (Figurenerkennen, Raum- und Formwahrnehmung und die Worterkennung sind vermindert). Neben der visuellen Perzeption kann auch die akustische und haptische gestört sein. In etwa 20 % der Fälle besteht eine Innenohrschwerhörigkeit oder eine auditive sensorische Störung.

Konzentrationsfähigkeit

Die Aufmerksamkeitsspanne und Konzentrationsfähigkeit ist psychometrisch messbar verkürzt („attention deficit disorder"). Dies muss nicht in jedem Fall mit einer Hyperaktivität einhergehen. Geduld erfordernde

Spiele, wie Setzspiele, Puzzlespiele, werden nicht zu Ende geführt oder vorzeitig abgebrochen. Die geistige Anspannung auf eine Tätigkeit lässt früh nach. Die Reaktionszeiten sind verlängert, die Ablenkbarkeit erhöht. Die Konzentrationsschwäche ist oft kombiniert mit Interesselosigkeit und geringer Motivierbarkeit, die zusätzlich das Lernen und die Lernbereitschaft beeinträchtigen.

Fein- und grobmotorische Störungen

Die feinmotorischen Störungen zeigen sich besonders an den Händen in Form einer grobschlägigen Unruhe bei gezielten komplexen Handbewegungen, z. B. beim Zuschnüren der Schuhe, beim Hemdzuknöpfen, im Setzspiel und beim Schreiben. Die Feinmotorik ist mitunter vergleichbar dem „Flapping-Tremor" beim Erwachsenen. Grobmotorisch sind Koordinationsstörungen häufig, nachweisbar im Zehengang, Einbeinstand, Knie-Hacken-Versuch, Finger-Nasen-Versuch mit geschlossenen Augen und beim Nachformen komplexer Figuren mit den Armen.

Emotionale Labilität

Der Wechsel von unbekümmerter, fröhlicher Stimmungslage, die bei betroffenen Kindern überwiegt, zu zurückgezogener, trauriger und weinerlicher Stimmung schwankt rasch. Affekte können nur schwer kontrolliert werden. Kleinkinder zeigen häufig nächtliches, ängstliches Aufschrecken (Pavor nocturnus). Frustrationen werden leichter toleriert. Das Selbstbewusstsein ist geringer ausgeprägt, sowohl infolge körperlicher Unterlegenheit wie auch durch das Wissen um die geistige Retardierung.

Zentralnervöse Störungen beim Säugling

Bei Neugeborenen können *Entzugserscheinungen* direkt nach der Geburt auftreten, die sich in auffälliger Exzitabilität, Zittrigkeit, möglichen Krampfanfällen und besonders in Hypoglykämie bemerkbar machen. Bei Säuglingen sind Fütterungsprobleme häufig, die z. T. als Saugschwäche auftreten oder als koordinative Schluckstörungen, die wesentliche Ursache für Gedeihstörungen sein können. Sie kauen lange auf einem Bissen herum, ohne dass der Schluckakt folgt. Die Schluckstörungen können eine langzeitige Sondenernährung erforderlich machen. Der Schlaf-Wach-Rhythmus ist häufig gestört. Unruhiges „Zappeln", ständiges lebhaftes Verhalten kann früh auf spätere motorische Hyperaktivität hinweisen.

Die früh im Kindesalter zu beobachtenden Verhaltensstörungen und Verhaltenseigenheiten werden oft als noch stärker beeinträchtigend und sozial unangenehm auffällig bewertet als die geistigen Hirnleistungsschwächen. Dies gilt insbesondere für die häufigen Zeichen der Hyperaktivät.

- *Hyperaktivität, hyperkinetisches Syndrom, Impulsivität:*
  Hyperaktivität findet sich bei 72 % aller Kinder mit Alkoholembryopathie, von diesen in 40 % schwer (Störung der inhibitorischen Steuerung im limbischen System).
- *Distanzlosigkeit, Mangel an sozialem Feingefühl.*
- *Risikobereitschaft:*
  Risiken des eigenen Verhaltens, bei körperlicher Bewegung und im Spiel können nicht richtig eingeschätzt werden (z. B. im Straßenverkehr). Aus schlechten Erfahrungen scheinen die Betroffenen nicht zu lernen. Nur wenige Kinder werden aggressiv, destruktiv oder kriminell, eher werden sie zu Gesetzesübertretungen verleitet oder geraten durch Vernachlässigung oder Verführung „auf die schiefe Bahn".
  Die eigenen körperlichen, persönlichen und sozialen Grenzen sind wenig bewusst. Im Denken, Handeln und Gebaren zeigt sich häufig eine *Naivität*, die man als persistierende Infantilität kennzeichnen kann: unrealistische Wünsche, unerfüllbare Zukunftshoffnungen und kindliche Denk- und Verhaltensweisen in Beruf, Freizeitgestaltung, Kleidung und Lebensführung.

Einen Überblick über das Vorgehen bei der Diagnose von Alkoholembryopathie bzw. Alkoholeffekten ist in Abb. 25-6 dargestellt.

25.4
Suchtrisiko

Kinder missbräuchlich und abhängig trinkender Mütter tragen in besonderer Weise das Risiko in sich, selbst später eine Sucht zu entwickeln. Das Risiko einer stoffgebundenen Suchtentwicklung kann bei diesen Kindern auf mindesten 30 % geschätzt werden. In Langzeituntersuchungen wurde bei Kindern mit Alkoholembryopathie und Alkoholeffekten gezeigt, dass bei einem Durchschnittsalter von 17 Jahren in bis zu 29 % ein „problematischer Umgang" mit Alkohol besteht. Es wird geraten, ein Kind mit Alkoholembryopathie wie einen „trockenen Alkoholiker" anzusehen

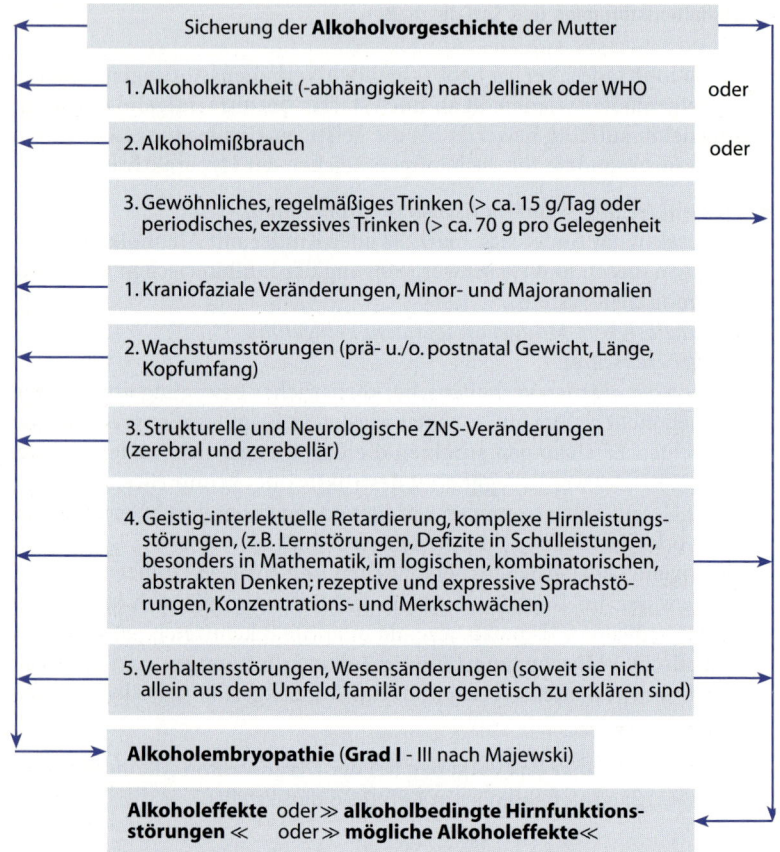

Abb. 25-6. Diagnostisches Vorgehen bei Verdacht auf Alkoholembryopathie und Alkoholeffekte

und zu behandeln. In der multifaktoriellen Genese einer Abhängigkeitsentwicklung erfüllen die Kinder viele Bedingungen, die aus theoretischen Erwägungen eine frühe Suchtentwicklung erwarten lassen. Genannt seien:

- *frühe Gewöhnung* an Alkohol als Embryo und Fetus,
- *genetische Einflüsse* durch die Mütter,

- *Umfeldeinflüsse,*
- *Persönlichkeitseigenheiten:* Die Kinder sind überwiegend suggestibel, unkritisch gegenüber dem Suchtstoff, leicht beeinflussbar, vertrauenserfüllt und in der Vorbildfunktion der Eltern sehr nachahmungsbereit.

Langzeitentwicklungen im Kindesalter

Wie ein Kind mit Alkoholembryopathie sich entwickelt, hängt nicht allein vom Ausmaß der alkoholbedingten morphologischen und geistig-seelischen Schäden ab, sondern wesentlich von familiären, sozialen und öffentlichen Förderungsbedingungen und von funktional beeinträchtigenden Fehlbildungen. Postnatal macht es einen erheblichen Unterschied, ob ein Kind unter meist ungünstigen Förderungsbedingungen der Herkunftsfamilie, im sozialen Umfeld des Alkoholmilieus, in einem Heim oder in einer Ergänzungs- oder Ersatzfamilie aufwächst. Die meisten Kinder mit Alkoholembryopathie wachsen daher nicht in der Herkunftsfamilie auf (34 %), sondern in Pflege- und Adoptivfamilien (52 %), in Heimen (7 %) oder unter wechselnden Umfeldbedingungen.

Es bestehen allgemein gute Erfahrungen darin, dass sich sozial engagierte Pflegeeltern der Kinder annehmen, um die vielseitigen Übungsbehandlungen und rehabilitativen Maßnahmen durchzuführen: Krankengymnastik, sensomotorische Integrationsbehandlung, Logopädie, *Frühförderung* und schulische Hilfen.

Die Langzeitentwicklung der Kinder ist ungünstiger, als es noch in den 1970er Jahren zu vermuten war. Die Intelligenzminderung ist nicht reversibel; nahezu die Hälfte der Kinder besuchte Sonderschulen für Lern- und geistig Behinderte; kein Kind erreichte die Oberschulreife. Die Hyperaktivität mindert sich spontan im Lauf der Jahre. Überwiegend werden Berufe ohne höhere Qualifizierung ausgeübt. Nur 12 % erreichten bisher eine Selbstständigkeit in Familie und Lebensführung.

Alkoholembryopathie bei Erwachsenen

Die Diagnose der Alkoholembryopathie ist bei Erwachsenen schwieriger zu stellen als bei Kindern, da zum einen die anamnestischen Hinweise zum Schwangerschaftsverlauf meist nicht erinnerlich sind und zum anderen die dysmorphologischen Kennzeichen, insbesondere die kraniofazialen Verän-

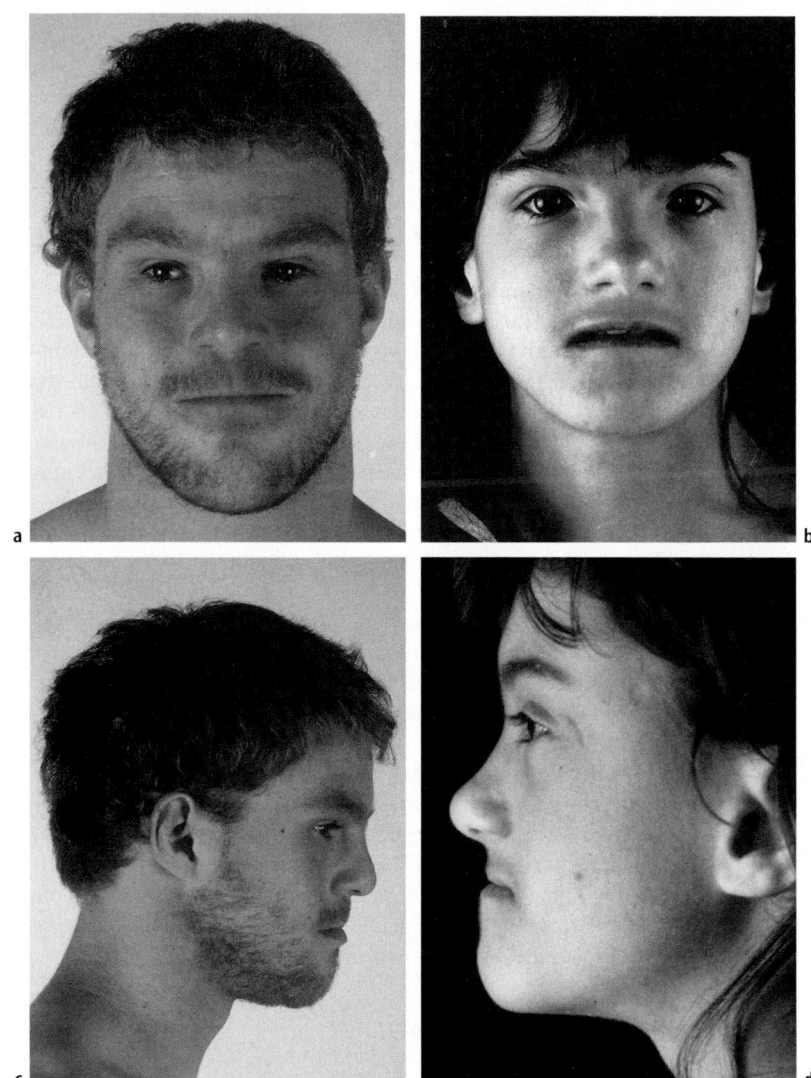

Abb. 25-7a–d. Fazies im Erwachsenenalter. Im Vergleich zum Kindesalter ist die Gesichtsdysmorphologie weniger typisch. Stirn, Nasenrückenverkürzung und Retrogenie verwachsen. Die engen Lidspalten (besonders in a), Epikanthus, schmales Oberlippenrot, hypoplastisches Philtrum und dünne Oberlippe verbleiben als sichtbare Kennzeichen. (Teilabb. a u. c 4-farbig s. S. 471)

derungen, weniger typisch und auffällig werden. Es finden sich folgende Kennzeichen (Abb. 25-7):

- Mikrozephalie.
- Wachstumsstörungen in Länge und Gewicht können bestehen bleiben.
- Statur erscheint eher untersetzt und stämmig, da das Längenwachstum meist retardiert ist und die Muskelhypotonie und Hypotrophie sich verliert.
- *Als sensitive Zeichen bleiben:*
  - schmale Oberlippe,
  - hypoplastisches Philtrum,
  - enge Lidspalten,
  - Veränderungen an Augen und Ohren,
  - malokkludierte Zähne,
  - Haaraufstrich im Nacken
  - Zeichen der Bindegewebsschwäche.

Demgegenüber normalisieren sich im Gesicht die Retrogenie bis hin zur Entwicklung einer Protrusion des Kinns, der Nasenrücken wirkt eher prominent, die Narinen stehen weniger nach vorn. Das Mittelgesicht erscheint weniger abgeflacht, der Haarwuchs wird stärker. Die übrigen Minor- und Majoranomalien (Tabelle 25-1) sind beim Erwachsenen im Vergleich zum Kind kaum verändert.

25.5
Alkohol und Schwangerschaft

25.5.1
Trinkverhalten in der Schwangerschaft

Die toxische Gefährdung für das werdende Kind ist im 1. Trimenon, zur Zeit der Organentwicklung, der Organdifferenzierung und des größten Wachstums am höchsten. Die meisten Organfehlbildungen resultieren aus dem unbedachten und unbewussten Weitertrinken am Beginn der Schwangerschaft, wenn vielen Frauen die Schwangerschaft noch nicht bewusst ist. Bei alkoholkranken Frauen wird die Schwangerschaft häufig deswegen nicht erkannt, weil infolge des Alkohols sich die Regelblutungen verschieben können und somit das Bewusstwerden der Schwangerschaft sich verzögert.

Viele Frauen wiegen sich jedoch in der falschen Sicherheit, dass nur ihr Kind keinen toxischen Schaden erfährt. Sie glauben, dass das Kind durch

Plazenta und Amnion oder „irgendwie" geschützt sei und dass ihr Kind ebenso wie sie selbst Alkohol gut verstoffwechseln und vertragen könne. Noch verbreitet ist die Vorstellung, täglich „ein Gläschen Wein" könne nicht schaden oder sei sogar förderlich. Wenn sich eine Mutter entschließt, noch im Verlauf der Schwangerschaft den Konsum einzustellen, bestehen bei gewöhnlichem Trinken und Abusus gute Möglichkeiten, dass der toxische Schaden noch regeneriert oder minimiert wird.

25.5.2
Therapie in der Schwangerschaft

Der Wunsch nach einem gesunden Kind bedeutet für gewöhnlich sowie für missbräuchlich trinkende Frauen eine deutliche und wirksame Motivation, das Trinkverhalten zum Kindeswohl zu ändern oder abstinent zu werden. Im Konfliktfeld zwischen dem unwiderstehlichen Verlangen nach Alkohol und dem Kindeswohl brauchen betroffene Mütter besonders in der Schwangerschaft, besonders in dieser schwierigen Zeit psychischer und emotioneller Belastungen, entsprechende Beratung, Beistand und Hilfe und bei Alkoholabhängigkeit spezielle, notfalls interventionelle Entzugsbehandlungen. Auch bei alkoholabhängigen Frauen ist eine interventionelle Entzugstherapie in der Schwangerschaft möglich, angesichts des gefährdeten Kindeswohls notwendig und auch suchttherapeutisch vom Zeitpunkt her sinnvoll.

Viele abhängige Mütter sehen im Kind eine Chance und Hoffnung für einen neuen Lebensentwurf und eine Hilfe für ein Leben ohne Alkohol, auch wenn die Hoffnung von der Angst begleitet wird, durch Rezidiv das Sorgerecht für ihr Kind verlieren zu können. Im Kind wird nicht selten auch ein Partner oder Partnerersatz gesucht, nachdem eine alkoholkranke Frau unter meist alkoholbedingten Beziehungsstörungen gelitten hatte. Ein Kind kann geradezu *kotherapeutische Möglichkeiten* in der Suchttherapie eröffnen.

Wegen der Gefahr medikamentöser Behandlung mit Distraneurin, auch wenn keine teratogenen Wirkungen bekannt sind, auch bei drohendem Entzugsdelir, kann in der Schwangerschaft ein sog. „warmer Entzug" ohne abruptes Absetzen des Alkohols empfohlen werden. Teratologische Folgen durch Einsatz von Distraneurin in der Schwangerschaft und Folgen beim Kind durch Entzugserscheinungen sind bisher nicht bekannt geworden.

Weiterführende Literatur

Abel EL (1984) Fetal alcohol syndrome and fetal alcohol effects. Plenum, New York

Blum A, Löser H (1995) Die Diagnose der Alkoholembryopathie. DMW 120: 184–189

Lemoine P, Harousseau H, Borteyru JP, Menuet JC (1968) Les enfants de parents alcooliques. Anomalies observées à propos de 127 cas. Ouest Méd 21: 476–492

Löser H (1991) Alkoholeffekte und Schwachformen der Alkoholembryopathie. Dtsch Ärztebl 88: 1921–1929

Löser H (1995) Alkoholembryopathie und Alkoholeffekte. Fischer, Stuttgart

Majewski F (1981) Alcohol embryopathy. Some facts and speculations about pathogenesis. Neurobehavior Toxicol Teratol 3: 129–144

Majewski F, Bierich JR, Löser H et al. (1976) Zur Klinik und Pathogenese der Alkoholembryopathie. Bericht über 68 Fälle. MMW 118: 1635–1642

Spohr HL, Wilms J. Steinhausen HC (1993) Prenatal alcohol exposure and long-term developmental consequences. Lancet 341: 907–910

Streissguth AP, Barr HM, Sampson PD (1990) Moderate prenatal alcohol exposure: Effects on child IQ and learning at age 7 1/2 years. Alcohol Clin Exp Res 14: 662–669

Kapitel 26
Alkohol und Neurologie

A. Gass, M. G. Hennerici

Wesentliche Effekte des Alkoholgenusses werden über zentralnervöse Mechanismen vermittelt; neuronale Strukturen reagieren beim Gesunden und Kranken empfindlich auf die pharmakologischen Effekte des Alkohols. Übermäßiger Alkoholgenuss, chronischer Alkoholismus oder Alkoholexzess führen zu charakteristischen neurologischen Krankheitsbildern (Tabelle 26-1). Mehrere pathophysiologische Wirkungsmechanismen schädigen unterschiedliche Anteile des zentralen und peripheren Nervensystems und der Muskulatur, sodass ein breites Spektrum an neurologischen Funktionsstörungen resultiert. Die wichtigsten alkoholassoziierten neurologischen Erkrankungen werden in diesem Kapitel zusammengefasst.

Tabelle 26-1. Alkoholassoziierte neurologische Erkrankungen (ZNS zentrales Nervensystem, PNS peripheres Nervensystem)

ZNS	Neurologische Erkrankungen
	akut
	● Alkoholintoxikation und Entzugssyndrom
	● Krampfanfälle bei Alkoholabhängigkeit und Alkoholentzug
	chronisch
	● Wernicke-Enzephalopathie
	● Korsakow-Syndrom
	● Pellagra
	● Hepatozerebrale Degeneration
	● Spätatrophie des Kleinhirns
	● Marchiafava-Bignami-Syndrom
	● Tabak-Alkohol-Amblyopie
PNS	Alkholbedingte Polyneuropathie
Muskulatur	Akute nekrotisierende Myopathie Chronische Alkoholmyopathie

26.1
Alkoholentzugssyndrom

Typischer Symptomenkomplex, der bei Unterbrechung oder abrupter Verminderung der Zufuhr von Alkohol bei chronischem Alkoholabusus mit langandauernden erhöhten Blutalkoholkonzentrationen auftreten kann. Die charakteristischen Symptome des Alkoholentzugs folgen 12–72 h nach dem abrupten Absetzen des Trinkens.

Klinische Symptomatik/Leitsymptome

- *Somatisch-internistisch:*
  - allgemeines Unwohlsein und Schwäche
  - Übelkeit, Erbrechen, Inappetenz, Magenschmerzen, Durchfälle
  - Herz-Kreislauf-Störungen, Tachykardie und andere supraventrikuläre und ventrikuläre Arrhythmien (s. Kap. 22 „Alkohol und Herz-Kreislauf-System"), periphere Ödeme
- *Vegetativ:*
  - Mundtrockenheit
  - vermehrtes Schwitzen
  - Juckreiz
  - Schlafstörungen bis Schlaflosigkeit
  - Schwächegefühl
  - innere Unruhe
  - gerötete Haut
  - Mydriasis
  - vermehrte Schweißneigung mit feuchten und kühlen Akren
- *Neurologisch:*
  - feinschlägiger, meist hochfrequenter (7–10 Hz) Intentions- und Haltetremor der Hände (aber auch Zungen- und Augenlidtremor)
  - Hyperreflexie
  - Artikulationsstörungen, Ataxie, Parästhesien
  - Alkoholentzugskrämpfe (zumeist Grand-mal-Anfälle, in ca. 5 % fokale Krampfanfälle und nur in ca. 3 % Status epilepticus)
  - Nystagmus, Muskel- und Kopfschmerzen
- *Psychisch:*
  - Angst
  - Reizbarkeit

- motorische und innere Unruhe
- ängstliche, dysphorische oder depressive Verstimmung
- Konzentrations- und Gedächtnisstörungen
- selten Bewusstseinsstörungen und vorübergehende Halluzinationen

---

Somatische Begleiterkrankungen und Komplikationen

- Gastrointestinale Blutungen
- Verletzungen
- Kreislaufstörungen wie Tachykardie und Blutdrucksteigerungen
- Herzrhythmusstörungen
- Elektrolytentgleisungen
- Pneumonien
- Hypoglykämien
- Spezielle somatisch-neurologische Krankheitsbilder
- Fortschreiten bis zum Delirium tremens (Alkoholentzugsdelier; s. Abschn. 26.2)
  - Bewusstseinsstörung, Desorientiertheit, Koma
  - Psychomotorische Unruhe („Nesteln")
  - Halluzinationen
  - Maximal ausgeprägte vegetative Störungen

Eine Analyse der klinischen Symptome des Alkoholentzugssyndroms konnte *3 Symptomenkomplexe* aufzeigen, *die auf folgenden Störungen beruhen:*

- Störungen des perzeptiven und kognitiven Systems durch Beeinträchtigung kortikaler Strukturen und sensorischer Rezeptororgane:
  Symptome:
  Nausea, Tinnitus, Sehstörungen, Pruritus, Parästhesien, Muskelschmerzen, optische und akustische Halluzinationen, taktile Halluzinationen, motorische Unruhe.
- Affektive Störungen durch Beeinträchtigung limbischer Strukturen:
  Symptome:
  vermehrte Schweißneigung, Depressionen, Angst.
- Störungen im Bereich des Hirnstamms:
  Symptome:
  Störung der Bewusstseinslage, des Gangs, der Okulomotorik.

Exkurs: Behandlung des Alkoholentzugsyndroms

Das erste Ziel des Entzugs liegt in der körperlichen Entgiftung, ggf. mit entsprechender Behandlung von Entzugserscheinungen, das zweite Ziel liegt in der Motivationsarbeit (psychotherapeutische Verfahren). 6 Monate später ist es bis zu 50% aller Patienten gelungen, tatsächlich eine weiterführende Behandlung anzutreten. In der Mehrzahl der Fälle scheint eine ambulante Betreuung u. U. mit adjuvanter Pharmakotherapie und die Vermittlung in Selbsthilfegruppen angezeigt.

Behandlungsziel ist dabei je nach Schwere der Abhängigkeit:

- Vermittlung in Selbsthilfegruppen,
- Selbsthilfegruppen plus ambulante hausärztliche Behandlung ergänzt durch Anticraving-Substanzen,
- ambulante Psychotherapie (Entwöhnung),
- stationäre Psychotherapie (Entwöhnung).

Therapeutisches Vorgehen bei vegetativen Entzugserscheinungen:

Eine pharmakologische Behandlung im stationären Rahmen ist nur bei $^1/_3$ bis der Hälfte der Patienten wegen der Schwere der Entzugserscheinungen notwendig:

Arzneistoff	Dosierung	Bemerkungen
Clomethiazol	Distraneurin alle 2–4 h 2 Kaps., maximal 24 Kaps. pro Tag	**Cave:** Substanz für den ambulanten Entzug ungeeignet. Ihr eigenes Suchtpotential könnte zu einer dauerhaften Gefährdung der Abhängigen werden.
Benzodiazepine	z. B. Diazepam maximal 10 mg alle 2 h	**Cave:** Substanz für den ambulanten Entzug ungeeignet. Ihr eigenes Suchtpotential könnte zu einer dauerhaften Gefährdung der Abhängigen werden.
Clonidin	Initial 75 mg oral, maximal 600 mg pro Tag	Vor allem, wenn deutlicht Blutdruckerhöhungen das klinische Bild prägen, kann die Gabe von Nutzen sein.
Carbamazepin	600–900 mg pro Tag, keine Retardpräparate!	Bei weniger ausgeprägter Symptomatik empfohlen.

26.2
Delirium tremens

Delire (lat. *delirare* = von der geraden Linie abweichen, verrückt sein) sind nicht pathognomisch für Alkoholismus, sondern treten bei einer Vielzahl von körperlichen Störungen auf (s. unten), stellen aber bei Alkoholabhängigen eine besonders häufige und schwerwiegende, vitalbedrohliche Komplikation dar (Letalität bis 20%).

Nur rund 5% der Alkoholabhängigen, bei denen ein vegetatives Entzugssyndrom auftritt, entwickeln das Vorbild eines Delirium tremens. Während Halluzinationen (vorwiegend optisch, seltener akustisch) auch bei schwereren vegetativen Entzugssyndromen beobachtet werden können, ist das *Vorliegen einer Desorientiertheit das entscheidende differenzialdiagnostische Kriterium*, welches die Diagnosestellung eines Delirium tremens rechtfertigt.

Wichtige Differenzialdiagnosen des Alkoholdelirs

- Pharmakoinduzierte Delirien
- Drogeninduziertes Delir
- Intoxikationen
- Wernicke-Korsakow-Syndrom
- Demenz
- Zerebrale Hypoxie
- Zerebrale Insulte und andere vaskuläre Erkrankungen (Aneurysmablutungen etc.)
- ZNS-Infektionen
- Metabolische Störungen
- Exsikkose
- Hitzschlag, Verbrennungen
- Epilepsie
- Extra- und intrakranielle Tumoren
- Subdurale/intrazerebrale Hämatome
- Traumata
- Kardiale Schädigungen und Infarkte

Typisch ist der *Verlauf:* Das Alkoholdelir entwickelt sich in der Regel 3–4 Tage nach Abstinenzbeginn, manchmal auch später, und wird häufig von epileptischen Anfällen eingeleitet, wobei es sich praktisch ausschließlich um Grand-mal-Anfälle handelt.

Klinische Symptomatik/Leitsymptome

- Bewusstseins- und Orientierungsstörungen
- Psychomotorische Unruhe und Angst
- Optische, selten akustische Halluzinationen
- Wahngedanken, speziell Verfolgungs- und Beeinträchtigungsideen (häufig)
- Wahrnehmung fluktuierender, rascher Massenbewegungen oft in Form kleiner Tiere
- Halluzinierung lauter Geräusche oder Marschmusik, seltener Stimmen
- Schlaf-Wach-Rhythmus ist aufgehoben
- Tremor
- Neologismen, Paraphasien, Echolalie
- Starke Suggestibilität
- Konvabulationen
- Somatische Folge- und Begleiterkrankungen:
  - Hyper- oder Hypotension
  - gastrointestinale Beschwerden
  - Myopathie und Rhabdomyolyse
  - Elektrolytentgleisungen
  - Pankreatitis und intestinale Blutungen
  - pulmonale und kardiale Störungen (Pneumonien, Schock und Kreislaufversagen)
  - massive kognitive Beeinträchtigungen
  - Denkstörungen mit Weitschweifigkeit
  - ausgeprägte Beeinträchtigung von Konzentration und Merkfähigkeit

Exkurs: Therapeutisches Vorgehen beim Delirium tremens

Das Vorliegen eines Delirium tremens ist eine *lebensbedrohliche Situation* und erfordert immer die sofortige Krankenhauseinweisung. Die Patienten sind in aller Regel *intensivpflichtig*. Hinsichtlich der Einschätzung des Schweregrades eines Delirs s. auch Abb. 26-1 und Tabelle 26-2.

Zu den in Deutschland gebräuchlichsten Medikamenten zur Behandlung des Alkoholentzugssyndrom bzw. Delirium tremens gehören Clomethiazol (Distraneurin) und das Neuroleptikum Haloperidol (Haldol). In

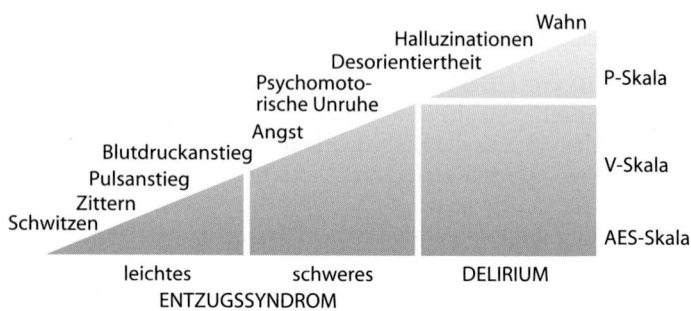

Abb. 26-1. Symptome eines Alkoholentzugsdelirs und die Möglichkeit der Erfassung der Symptomatik mit Hilfe der AES-Skala (Tabelle 26-2). (Nach Wetterling 1997)

den USA gilt dagegen das Benzodiazepin Diazepam (Valium) als Mittel der Wahl bei einem schweren Alkoholentzugssyndrom.

Nach Wetterling (1997) sollte die *stationäre Alkoholentzugstherapie* nach einem objektiven Alkoholentzugssymptom-Score wie der „Alkoholentzugs-Syndrom-Skala" (AES-Skala; s. Tabelle 26-2) *wie folgt durchgeführt werden:*

1. Überprüfung der *Vitalfunktionen.*
2. Feststellung der *Schwere der Alkoholentzugssymptomatik* anhand der AES-Skala (Tabelle 26-2).
3. Blutabnahme für *Laborparameter* (Alkoholspiegel etc.) und *EKG.*
4. *Ausschluss* bzw. *Nachweis von komplizierenden körperlichen Erkrankungen.*
5. *Behandlung* anhand des *AES-Skalenwerts* (Tabelle 26-2):
   - Bei einem Summenwert < 6 und einem Wert für psychische Symptome < 6:
     kann in der Regel auf die Gabe von Medikamenten verzichtet werden.
   - Bei einem Summenwert < 10 und einem Wert für psychische Symptome < 6:
     Carbamazepin 2- bis 3-mal 300 mg/24 h.
     Alternative: Propanolol (z.B. Dociton) initial 20 mg oral bis 240 mg/24 h;
     Clonidin (Paracefan) initial 75 mg oral bis 600 mg/24 h.
     Cave: Blutdrucksenkung, Bradykardie.
   - Bei einem Summenwert > 10 oder einem Wert für psychische Symptome > 6:
     kann Clomethiazol (Distraneurin) bis zu 2 Kaps. bzw. 10 ml Mixtur/2 h gegeben werden (Tageshöchstdosis 20 Kaps. bzw. 100 ml Mixtur).

Tabelle 26-2. Alkoholentzugssyndromskala (AES-Skala) nach Wetterling (1997). Gesamtscore S = V + P

Vegetative Symptomatik = Teilscore Vegetative Symptomatik V

Pulsfrequenz				
< 100	❶ 101–110	❷ 111–120	❸ < 120	❹ Herzrhythmus-störungen

Diastolischer Blutdruck			
< 95	❶ 95–100	❷ 100–105	❸ > 105

Temperatur			
< 37,0	❶ < 37,5	❷ < 38,0	❸ > 38,0

Atemfrequenz		
< 37,0	❶ 20–24	❷ > 24

Schwitzen			
Kein	❶ Leicht (feuchte Hände)	❷ Deutlich (Stirn + Gesicht)	❸ Massiv (profuses Schwitzen)

Tremor			
Kein	❶ Leicht	❷ Deutlich	❸ Schwer

Psychische Symptomatik = Teilscore psychische Störungen P

Psychomotorische Unruhe				
Keine	❶ Nesteln	❷ Wälzen	❸ Will im Bett aufstehen	❹ Erregt

Kontakt			
Kann kurzem Gespräch folgen	❶ Leicht ablenkbar	❷ Schweift andauernd ab	❸ Geordnetes Gespräch unmöglich

Orientierung (Zeit, Ort, Person)			
Voll orientiert	❶ Eine Qualität gestört (z.B. Zeit)	❷ Zwei Qualitäten gestört	❸ Alle Qualitäten gestört

Halluzinationen (optische, akustisch, taktil)				
Keine	❶ Suggestibel (liest von lerren Blatt)	❷ Eine Qualität (z.B. optisch) gestört	❸ Zwei Qualitäten (opt. + taktil) gestört	❹ Alle Qualitäten gestört

❺ Szenische Halluzination („Film" – mehrere Halluzinationen hintereinander mit Handlungsablauf)

Angst		
Keine	❶ Leicht (auf Befragen)	❷ Stark (spontan angebend)

Cave: Verschleimung, Ateminsuffizienz, gute Überwachung gewährleisten (Monitor), keine zu starke Sedierung, Patient muss leicht erweckbar bleiben.

Alternative bei pulmonalen Komplikationen bzw. Vorerkrankungen: Diazepam (z.B. Valium) maximal 10 mg/2 h (oral oder i.v.)

oder

Clonidin (s. oben) + Haloperidol (z. B. Haldol), maximal 5 mg/4 h [γ-Hydroxybuttersäure (Somsanit)] initial 25 mg/kgKG, dann 10 mg/h/kgKG über i.v. Perfusor.

Cave: Zu starke Sedierung (Diazepam); Blutdrucksenkung und Bradykardie (Clonidin); Krampfanfälle, Hypernatriämie (γ-Hydroxybuttersäure); Clonidin i.v., Diazepam i.v. und γ-Hydroxybuttersäure i.v. nur bei Monitoring und Intensivüberwachung.

6. Weitere *Maßnahmen*, v.a. bei schwerem Entzugssyndrom *(AES-Skala >10):*
   - Elektrolytstörungen langsam ausgleichen.
   - Bei Delir i.v.-Zugang legen, 100 mg Thiamin langsam i.v. und dann 500 ml 5,25% Glukose i.v. infundieren (zur Vermeidung einer Wernicke-Enzephalopathie).

26.3
Wernicke-Enzephalopathie

Die Wernicke-Enzephalopathie, auch als Polioenzephalitis haemorrhagica superior bezeichnet, ist eine Vitamin-B$_1$-Mangelerkrankung und manifestiert sich mit einer komplexen Störung der Okulomotorik, einer Gangataxie und Desorientiertheit.

Klinische Symptomatik/Leitsymptome

- *Störungen der Okulomotorik:*
  - Nystagmus (horizontal; ein vertikaler Nystagmus und rotatorische Nystagmuskomponenten sind selten)
  - Abduzensparesen (insbesondere bilateral)
  - Blickparesen (vertikal und horizontal)
  - Ptose und internukleäre Ophthalmoplegie (selten)
- Ataxie (pathologische Veränderungen im Oberwurm und in den vestibulären Kerngebieten)
- Akute Desorientierung (unspezifisch)
- Fluktuierende Vigilanzminderung zumeist mit einer Somnolenz bis hin zu komatösen Zustandsbildern, Desorientierung und Aufmerksamkeitsstörung sowie Suggestibilität
- Hypothermie und Hypotension (hypothalamische Beteiligung)
- Polyneuropathie (assoziiert)

26.4
Korsakow-Syndrom

Das Korsakow-Syndrom ist eine typischerweise bei chronischen Alkoholikern im Rahmen einer oder mehrerer Episoden einer Wernicke-Enzephalopathie auftretende Erkrankung mit Beeinträchtigung der Gedächtnisfunktion, wobei nicht geklärt ist, auf welche Weise das Korsakow-Syndrom die Gedächtnisstörung verursacht.

Klinische Symptomatik/Leitsymptome

- Beeinträchtigung des Kurzzeitgedächtnisses (retrograde und anterograde Amnesie) bei intaktem Langzeitgedächtnis
- Desorientiertheit
- Konfabulationen
- Beeinträchtigung kognitiver Funktionen bei zumeist intakter Aufmerksamkeit und Sprachproduktion
- Häufig Zeichen anderer alkoholbedingter neurologischer Erkrankungen, z. B. Nystagmus und Gangataxie sowie Zeichen einer peripheren Neuropathie

26.5
Pellagra

Bei Alkoholikern kann im Rahmen einer Pellagra, die aus einem Mangel an Nikotinsäure (Vitamin B_2) oder einer Aminosäurevorstufe, dem Tryptophan, resultiert, ein Demenzsyndrom entstehen. Differenzialdiagnostisch muss bei den zentralnervösen Störungen der Pellagra an eine Enzephalitis oder Enzephalopathie anderer Ursache gedacht werden, bei denen normalerweise zentrale Lähmungen vorliegen.

Klinische Symptomatik/Leitsymptome

- *Systemische Prodromalsymptome:*
  - Appetitlosigkeit
  - Diarrhö
  - Glossitis
  - Anämie
  - kutane Erythemata

- *Neurologisch-psychopathologische Symptome:*
  Initial:
  - Depressionen
  - Müdigkeit
  - Schlaflosigkeit
  - Gereiztheit
  - Konzentrationseinbußen
  Später:
  - Verwirrtheitszustände
  - Halluzinosen
  - paranoide Ideen
  Fakultativ:
  - Tremor
  - erhöhter Muskeltonus
  - Optikusneuropathie
  - Taubheit

26.6
Hepatozerebrale Degeneration

Die alkoholische Lebererkrankung (s. Kap. 16) kann von einer hepatozerebralen Degeneration begleitet sein (diffuse und umschriebene Nekrosen im Bereich des Übergangs von weißer und grauer Substanz, Verlust an Neuronen und myelinisierten Fasern in den Basalganglien und im Kleinhirn). Die Defizite sind nicht reversibel. Der Verlauf wird häufig durch Episoden einer reversiblen hepatischen Enzephalopathie überlagert.

Klinische Symptomatik/Leitsymptome

- *Anteile eines Demenzsyndroms:*
  - verminderte Aufmerksamkeit
  - schlechte Konzentrationsfähigkeit
  - Gedächtnisstörungen
- *Motorische Auffälligkeiten (assoziiert):*
  - zerebelläre Ataxie
  - Dysarthrie
  - Tremor
  - Choreoathetose

- Funktionsstörungen der kortikospinalen Bahnen (fakultativ)
- Myoklonus (fakultativ)
- Zeichen einer Myelopathie (fakultativ)

26.7
Spätatrophie des Kleinhirns

Bei etwa $^1/_3$ aller Alkoholabhängigen finden sich Zeichen einer zerebellären Dysfunktion. Die Spätatrophie des Kleinhirns, eine alkoholbedingte degenerative Schädigung des Kleinhirns, kommt vornehmlich bei Männern vor (Thiaminmangel, toxischer Effekt des Alkohols, Elektrolytverschiebungen).

Klinische Symptomatik/Leitsymptome

- Zerebelläre Gangataxie mit stetiger Progredienz über Wochen, Monate bis Jahre
- Extremitätenataxie (v. a. Beine)
- Dysarthrie (leichtgradig)
- Polyneuropathie (häufig)
- Verminderter Muskeltonus
- Okuläre Dysmetrie (eher ungewöhnlich)
- Haltetremor

26.8
Zentrale pontine Myelinolyse

Die zentrale pontine Myelinolyse (Abb. 26-2) ist eine seltene demyelinisierende Erkrankung der zentralen/ventralen Pons, die sich in einer relativ raschen Entwicklung einer Para- oder Tetraparese, einer Pseudobulbärparalyse sowie einer deutlichen Bewusstseinseinschränkung manifestiert. Eine Hyponatriämie scheint der Ausbildung einer zentralen pontinen Myelinolyse vorauszugehen. Häufig wird eine rasche Korrektur einer Hyponatriämie berichtet und ist als wahrscheinlich wichtigster ätiologischer Faktor anzunehmen.

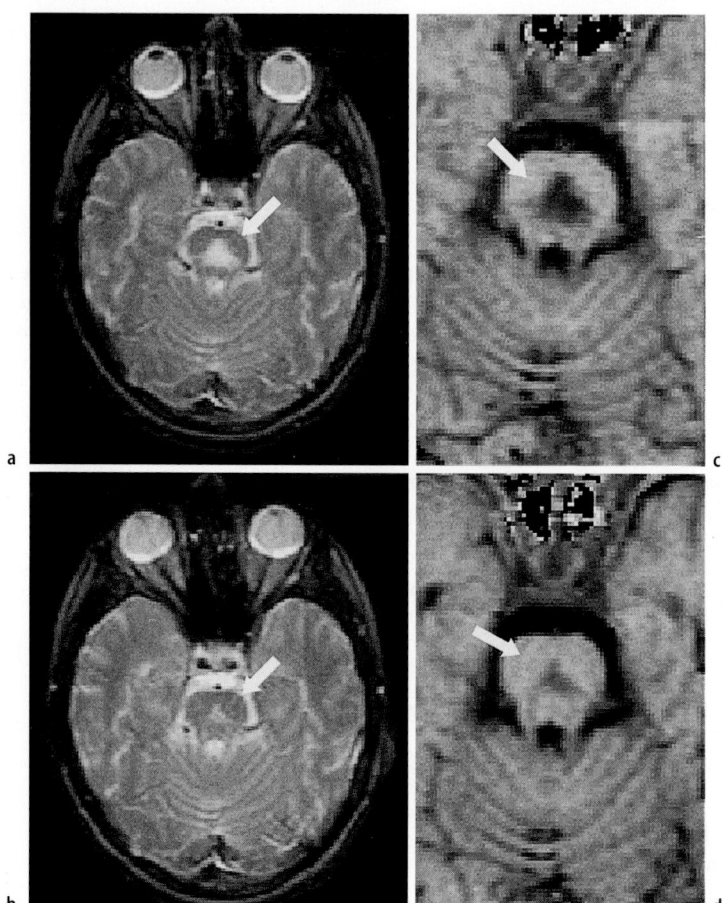

Abb. 26-2a–d. Magnetresonanztomographische Verlaufsuntersuchung bei stationärer Aufnahme (**a, c**) und in der Verlaufskontrolle nach 6 Monaten (**b, d**) eines Patienten mit zentraler pontiner Myelinolyse. Auf den transversalen T2-gewichteten Bildern (**a, b**) ist die pontin ausgedehnte signalreiche Läsion dargestellt, die in der Kontrolluntersuchung eine deutliche Größenabnahme und eine nur noch blassere Hyperintensität zeigt (*Pfeile*). Auf den quantitativen Magnetisation-Transfer-Ratio-Bildern, einer Technik, die Gewebedestruktion quantitativ erfasst, ist eine massive Signalreduktion mit einem MTR von 14,8% der Läsion (normal 38,9%) in der Erstuntersuchung nachweisbar (**b**). In der Verlaufsuntersuchung zeigen sich erhebliche Gewebeveränderungen mit deutlich erholter MTR (auf 31%) als Hinweis auf strukturelle Reorganisation im zuvor geschädigten Bereich (*Pfeile*). (Mit freundlicher Genehmigung von Dr. Nick Silver, NMR Research Unit, Institute of Neurology, Queen Square, London, UK)

Klinische Symptomatik/Leitsymptome

- Verwirrtheitszustände
- Dysarthrie
- Dysphagie
- Blickparesen
- Schwäche der Fazialen- und der Nackenmuskulatur
- Spastische oder schlaffe Extremitätenparesen
- Locked-in-Syndrom (im Rahmen einer Demyelinisierung von kortikospinalen und kortikobulbären Faserbahnen im Bereich der Basis pontis)
- Krampfanfälle
- Vigilanzstörungen bis zum Koma (gelegentlich)

26.9
Marchiafava-Bignami-Erkrankung

Die Marchiafava-Bignami-Erkrankung (Abb. 26-3) ist eine seltene Erkrankung, die bei Patienten (besonders bei Männern) mit chronischem Alkoholmissbrauch und Mangelernährung auftritt (Demyelinisierung und Axonverlust des Corpus callosum).

Klinische Symptomatik/Leitsymptome

- Krampfanfälle
- Vigilanzstörungen bis hin zum Koma
- Spastik
- Rigidität
- Tremor
- Reizbarkeit
- Frontale Enthemmungsphänome
- Abulie
- Apathie
- Aphasie
- Apraktische Störungen (interhemisphärisches Diskonnektionssyndrom)

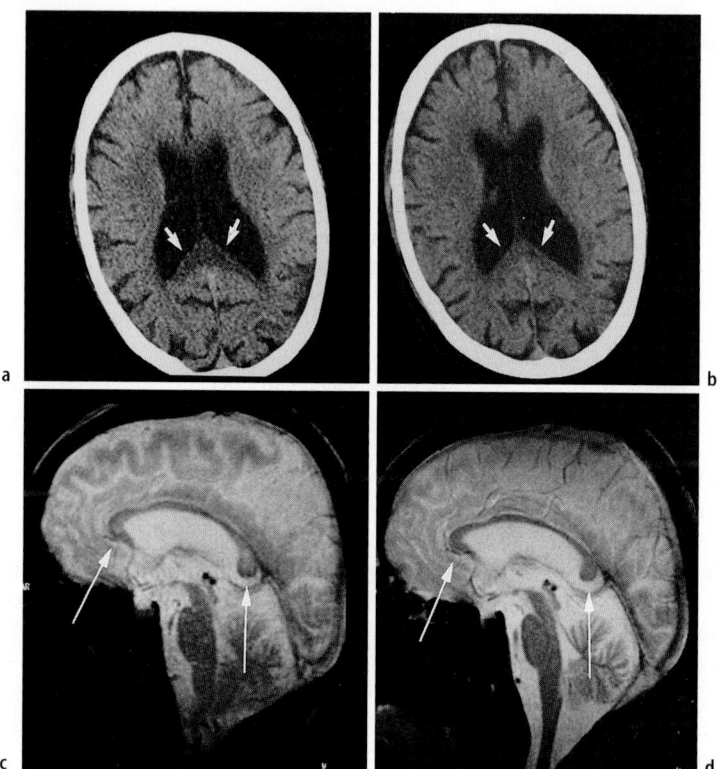

Abb. 26-3 a – d. Computertomographie (**a, b**) und Magnetresonanztomographie (**c, d**) bei stationärer Aufnahme und in der Verlaufskontrolle eines Patienten mit Marchiafava-Bignami-Erkrankung. Das kraniale CT zeigt bei Aufnahme (**a**) ein hypodenses Splenium (*Pfeile*) des Corpus callosum sowie leichtgradig erweiterte Ventrikel und Subarachnoidalräume. Die CT-Kontrolluntersuchung nach 7 Wochen (**b**) zeigt eine eindeutige Besserung mit im Vergleich zur normal erscheinenden weißen Substanz isodenser Darstellung der initial hypodens veränderten Anteile des Corpus callosum. Auf dem mittsagittalen T2-gewichteten Bild am Tag nach der stationären Aufnahme (**c**) sind hyperintense Läsionen im Genu und Splenium des Corpus callosum dargestellt. Die MRT-Kontrolluntersuchung nach 7 Monaten (**d**) zeigt normalisiertes Signal im Genu und Splenium des Corpus callosum auf dem T2-gewichteten Bild. Offensichtliche atrophische Veränderungen des Corpus callosum haben sich nicht eingestellt. (Mit freundlicher Genehmigung von Lippincott-Raven Publishers, Philadelphia; aus: Gass et al. 1998)

26.10
Tabak-Alkohol-Amblyopie

Bei Alkoholabusus und Mangelernährungen kann es in Kombination mit Tabakkonsum zu einer sog. Tabak-Alkohol-Amblyopie mit Visusverlust durch eine selektive Schädigung des N. opticus kommen. Trotz des Namens „Tabak-Alkohol-Amblyopie" ist weder für den Alkohol noch für den Tabak die pathogenetische Bedeutung eindeutig geklärt, sodass mehrere Autoren die Mangelernährung als zentrales Element postulieren.

Klinische Symptomatik/Leitsymptome

- Visuseinschränkung bilateral (schleichend und schmerzlos) innerhalb von wenigen Wochen
- Zentrale bzw. zentrozekale Skotome.

26.11
Alkoholbedingte Polyneuropathie

Die Polyneuropathie ist die häufigste chronische neurologische Erkrankung in Verbindung mit einem Alkoholabusus (toxischer Effekt des Alkohols, Mangelernährung). Eine Axondegeneration scheint neben einer segmentalen Demyelinisierung der dominierende pathologische Vorgang zu sein.

Klinische Symptomatik/Leitsymptome

- Distal- und beinbetonte sensomotorische Ausfälle (langsam progredient)
- Extremitätenschwäche
- Schmerzen
- Parästhesien
- Muskelkrämpfe
- Taubheitsgefühle
- Gangataxie
- Brennende Dysästhesien
- Abschwächung der Muskeleigenreflexe

- Eingeschränktes Vibrationsempfinden
- Verminderte Oberflächensensibilität und Schwächesymptomatik
- Schmerz- und Temperaturempfindung sind seltener betroffen
- Beteiligung der Hirnnerven (selten)
- Ödeme, trophische Veränderungen, eine Hyperpigmentation oder Ulzeration der Haut können Hinweise auf eine Polyneuropathie sein
- Impotenz (*Anmerkung:* Impotenz ist bei Alkoholikern zwar ein relativ häufiges Phänomen, wahrscheinlich aber eher Ausdruck psychogener Veränderungen als einer assoziierten autonomen Neuropathie. Untersuchungen des autonomen Nervensystems haben jedenfalls nur eine marginale Irritation sympathischer Vasomotorenfunktionen trotz ausgeprägter Zeichen einer peripheren Neuropathie gezeigt – etwas häufiger scheint eine Vagusbeteiligung mit Veränderungen kardiovaskulärer Reflexe zu sein.)

26.12
Alkoholbedingte Myopathie

Ein Großteil ambulanter und hospitalisierter alkoholabhängiger Patienten zeigt klinische und muskelbioptische Zeichen einer Myopathie. Die Ursache ist in einer unmittelbar toxischen Wirkung des Alkohols auf die Muskulatur bzw. in Schädigungen der Muskelmembran und der Mitochondrien durch toxische Metaboliten des Alkohols zu suchen. Die alkoholische Myopathie wird in die akute nekrotisierende und die chronische Form eingeteilt.

26.12.1
Akute nekrotisierende Myopathie

Eine akute nekrotisierende Myopathie kann sich im Verlauf von 1–2 Tagen infolge eines massiven Alkoholexzesses entwickeln (Muskelfasernekrosen). Die klinische Erholung benötigt Wochen bis Monate, wobei residuelle Schwäche und kardiale Überleitungsstörungen persistieren können.

Klinische Symptomatik/Leitsymptome

- Myalgien und Paresen mit eher proximaler Betonung, die asymmetrisch und fokal verteilt sein können mit einer verspannten, angeschwollenen Muskulatur in den betroffenen Gebieten
- Massive Creatinkinaseerhöhung
- Myoglobinurie
- EKG: Überleitungsstörungen und Arrhythmien
- EMG: myopathische Veränderungen und Fibrillationen
- Komplikationen:
  - kardiale Veränderungen
  - renale Schädigungen durch die Myoglobinurie

26.12.2
Chronische Alkoholmyopathie

Eine sich subakut oder chronisch schleichend über Wochen bis Monate entwickelnde chronische Myopathie (selektive Typ-II-Muskelfaseratrophie).

Klinische Symptomatik/Leitsymptome

- Proximale Schwächesymptomatik und Atrophien bei relativ gut erhaltenen Reflexen
- Im Gegensatz zu der akuten nekrotisierenden, alkoholischen Myopathie finden sich nur sehr gering ausgeprägte oder fehlende Myalgien.

26.13
Zerebrovaskuläre Erkrankungen

Das Risiko für einen Schlaganfall steigt ab einem täglichen Alkoholkonsum von etwa 30–40 g/Tag an. Bis zu einem Alkoholkonsum von 14 g/Tag scheint das Schlaganfallrisiko vermindert zu sein. Der *protektive Effekt* der geringen Alkoholmengen wird mit erhöhten Prostazyklinkonzentrationen, einer verbesserten Fibrinolyse und Veränderungen der relativen Konzentrationen von HDL- und LDL-Lipoproteinen sowie geringer ausgeprägten arteriosklerotischen Gefäßveränderungen in Zusammenhang gebracht.

Für intrazerebrale und subarachnoidale Blutungen steigt das Risiko linear mit der täglichen Alkoholmenge an. Das sog. „binge-drinking", d. h. eine kurzfristige exzessive Alkoholaufnahme (z. B. am Wochenende), erhöht generell das Risiko des Schlaganfalles, auch wenn der durchschnittliche Alkoholkonsum moderat ist.

Als *Mechanismen,* die für eine *Erhöhung des Schlaganfallrisikos bei starkem Alkoholkonsum verantwortlich sein können,* kommen die akute oder chronische arterielle Hypertonie, die alkoholassoziierte Kardiomyopathie, Arrhythmien, die erhöhte Inzidenz des Zigarettenrauchens sowie eine Reboundthrombozytose mit Hyperkoagulabilität bei Alkoholentzug in Frage. Des Weiteren gilt die erhöhte Homocysteinkonzentration im Serum bei Alkoholikern als besonderer Risikofaktor für die erhöhte Inzidenz des Schlaganfalls bei chronischenm Alkoholabusus (Alkohol ist ein Folatantagonist). Insbesondere scheint das „binge-drinking" sowohl eine kurzfristige Erhöhung des systolischen Blutdruckes zu bewirken als auch einen Effekt auf den Tonus zerebraler Arterien auszuüben.

Weiterführende Literatur

Charness ME, Simon RP, Greenberg DA (1989) Ethanol and the nervous system. N Engl J Med 321: 442–454

Davis VE, Walsh MJ (1970) Alcohol, amines and alcaloids: a possible biochemical basis for alcohol addiction. Science 167: 1005–1006

Gass A, Birtsch S, Oster M et al. (1998) Marchiafava-Bignami disease – reversibility of clinical and neuroimaging abnormality. J Comp Assist Tomogr 22/3: 503–504

Goebel HH, Herman-Ben Yur P (1976) Central pontine myelinolysis. In: Vinken PJ, Bruyn GW, Klawans HL (eds) Metabolic and deficiency diseases of the nervous system. Handbook of clinical neurology, vol 28. Elsevier, Amsterdam, pp 285–316)

Harper CG, Kril JJ (1990) Neuropathology of alcoholism. Alcohol Alcoholism 25/2/3: 207–216

Messing RO, Greenberg DA. (1995) Alcohol and the nervous system. In: Aminoff MJ (ed) Neurology and general medicine. Churchill Livingstone, New York, pp 615–629

Thier P (1993) Alkoholfolgekrankheiten. In: Brandt T, Dichgans J, Diener HC (Hrsg) Therapie und Verlauf neurologischer Erkrankungen. Kohlhammer, Stuttgart, S 841–863

Victor MA (1986) Toxic and nutritional myopathies. In: Engel AG, Banker BQ (eds) Myology basic and clinical. McGraw-Hill, New York, pp 1807–1842

Victor M, Adams RD, Collins GH (1989) The Wernicke-Korsakoff syndrome and related neurologic disorders due to alcoholism and malnutrition. Davis, Philadelphia

Warach SJ, Charness ME (1995) Imaging the brain lesions of alcoholics. In: Greenberg JO (ed) Neuroimaging – a companion to Adam's and Victor's principles of neurology. McGraw-Hill, New York, pp 503–515

Wolf PA (1986) Cigarettes, alcohol, and stroke. N Engl J Med 315: 1087–1089

Kapitel 27
Alkohol und Psychiatrie

M. Soyka

Alkoholismus stellt zumindest bei Männern die häufigste psychische Störung dar. Es besteht eine erhebliche Komorbidität mit anderen psychischen Störungen, speziell Persönlichkeitsstörungen, Schizophrenien, affektiven Erkrankungen und Angststörungen. Allgemein ist beim Vorliegen einer psychischen Störung das Risiko für das Vorliegen eines Alkoholismus etwa auf das 2fache gesteigert. Wichtig ist auch zu beachten, dass bei Alkoholikern ein etwa 60- bis 120fach erhöhtes Risiko für Suizidhandlungen besteht.

Die wichtigsten neuropsychiatrischen Folgeschäden bei Alkoholabhängigen umfassen die Alkoholintoxikation, den sehr seltenen pathologischen Rausch, alkoholinduzierte Amnesien (sog. Blackouts) sowie das Alkoholentzugssyndrom. Zu den Alkoholpsychosen gehören das Delirium tremens, die Alkoholhalluzinose, der eher seltene alkoholische Eifersuchtswahn sowie neuropsychiatrische Störungen im engeren Sinne wie die Alkoholdemenz, das Wernicke-Korsakow-Syndrom und die hepatische Enzephalopathie.

27.1
Neuropsychologische Defizite bei Alkoholabhängigkeit

Seit langem ist bekannt, dass sich bei Alkoholabhängigen eine Vielzahl von psychometrisch bzw. neuropsychologisch fassbaren Defiziten finden lässt. Die wichtigsten Funktionen, die nach langjährigem Alkoholkonsum beim organischen Psychosyndrom bei Alkoholabhängigen gestört sein können, betreffen v.a. die Bereiche Aufmerksamkeit und Konzentration, verbales und räumliches Gedächtnis, verbales Lernen, Zeitwahrnehmung, Problemlösestrategien und Abstraktionsvermögen, räumliches Vorstellungsvermögen, Motorik, visuelle Merkfähigkeitsstörungen sowie Dyspraxie oder Dysarthie als umschriebene neurophysiologische Defizite (Tabelle 27-1).

Tabelle 27-1. Psychometrische Testverfahren zur Objektivierung hirnorganischer Leistungsbeeinträchtigungen bei Alkoholabhängigen. (Aus: Soyka 1995)

Testverfahren	Prüfgröße
Einzelne Subtests des Hamburg-Wechsler-Intelligenztests	Hirnorganische Leistungsminderung
Feinmotoriktest nach Grünberger	Feinmotorik, Koordination
Benton-Test	Hirnorganische Leistungsminderung
Farbe-Wort-Interferenz-Test (FWIT)	Interferenzfestigkeit
Pfadfindertest	Visomotorische Geschwindigkeit, Umstellungsfähigkeit (frontale Schädigung)
Zahlenverbindungstest	Visomotorische Geschwindigkeit (frontale Schädigung)
Zerebraler Insuffizienztest	Interferenzfestigkeit, Wahrnehmungsgeschwindigkeit
d-2-Konzentrations-Belastungs-Test	Aufmerksamkeit, Konzentration, Belastbarkeit
Halstead-Category-Test	Problemlösungsstrategien (frontale Schädigung)
Diagnostikum für Zerebralschädigungen	Hirnorganische Leistungsminderung
Spezielle Fragestellungen: Wiener Testgerät	Reaktionsfähigkeit (Fahreignung!)
Verkehrs-Verständnis-Test	Fahreignung

Es sei explizit betont, dass sich entsprechende Defizite nicht nur bei Patienten mit langjähriger Alkoholabhängigkeit, sondern häufig schon bei sog. sozialen Trinkern finden lassen. Einige Befunde deuten darauf hin, dass sich hirnorganische Störungen bei Frauen rascher entwickeln als bei Männern.

Neuropathologisch gesichert ist bei Alkoholismus seit langem das Auftreten von Hirnatrophien, wobei der Verlust von grauer Substanz gesichert, der von weißer Hirnsubstanz umstritten, aber wahrscheinlich ist. Vor allem im Bereich des Hippocampus, der für Gedächtnisfunktionen wichtig ist, zeigt sich eine Reduktion der Hirnsubstanz.

Die Häufigkeit des *hirnorganischen Psychosyndroms* bei Alkoholabhängigen kann wegen dessen klinischer Vielgestaltigkeit nicht genau angegeben werden. Relativ gut belegt ist dagegen die Prävalenzrate des *Wernicke-Korsakow-Syndroms* mit etwa 1,7–2%. Alkoholabhängige mit hirnorganischem Psychosyndrom weisen häufig motorische Störungen auf. Im affektiven Bereich bieten Alkoholabhängige häufig das Bild eines diskreten

Stirnhirnsyndroms mit affektiver Enthemmung, Logorrhö, vermindertem Kritikvermögen oder einer allgemeinen Nivellierung des Persönlichkeitsbildes. Früher wurde in diesem Zusammenhang häufig von einer „Entkernung" der Persönlichkeit gesprochen. Auch depressiv-antriebsarme Bilder kommen vor.

27.2
Komorbidität von Alkoholismus mit psychiatrischen Störungen

Die Komorbidität von Alkoholismus mit psychiatrischen Störungen hat in den vergangenen Jahren vermehrte Aufmerksamkeit gefunden.

27.2.1
Alkohol und affektive Erkrankungen

Generell kann man depressive Syndrome bei Alkoholabhängigkeit entweder nach ihrem chronologischen Auftreten oder nach ihrer ätiologischen Zuordnung klassifizieren (Abb. 27-1). Folgende Aspekte der Komorbidität von Alkoholabhängigkeit und depressiven Syndromen sind zu beachten:

1. Alkoholkonsum kann zumindest kurzfristige depressive Verstimmungen auslösen.
2. Depressive Syndrome können nach längeren Trinkexzessen auftreten.
3. Vermehrter Alkoholkonsum kann während einer primär affektiven Erkrankung exazerbieren. So sollen bis zu $^2/_3$ der Patienten in manischen Phasen ihren Alkoholkonsum steigern.

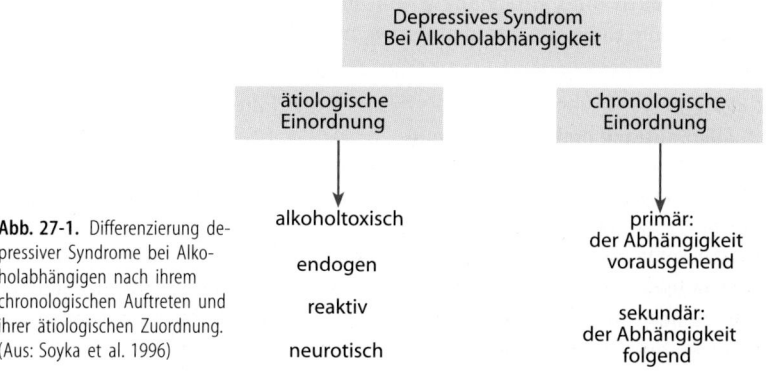

Abb. 27-1. Differenzierung depressiver Syndrome bei Alkoholabhängigen nach ihrem chronologischen Auftreten und ihrer ätiologischen Zuordnung. (Aus: Soyka et al. 1996)

4. Depressive Syndrome und Suchterkrankungen können auch bei anderen psychiatrischen Erkrankungen wie z. B. Schizophrenien auftreten.
5. Manche Patienten leiden sowohl an einer affektiven als auch an einer Suchterkrankung.

Die Prävalenz depressiver Syndrome wurde in verschiedenen Untersuchungen sehr unterschiedlich beurteilt; die Prävalenzraten schwanken dabei zwischen 2 und 85% (!). Folgt man epidemiologischen Untersuchungen, ist das Risiko für Patienten mit „major depression", eine Alkoholabhängigkeit zu entwickeln, gegenüber der Normalbevölkerung etwa 1,7fach und für Patienten mit Dysthymie 1,8fach erhöht. Ein deutlich höheres Risiko wiesen Patienten mit Manie auf (6,2fach erhöhtes Risiko!). Dabei bestehen deutliche Geschlechtsunterschiede: Im Gegensatz zu Männern weisen alkoholkranke Frauen wesentlich häufiger Depressionen auf sowohl im Vergleich zur Normalbevölkerung (19% vs. 7%) als auch im Gegensatz zu Männern (5% vs. 3%). Auf neurobiologischer Ebene wurde insbesondere eine Störung der serotonergen Neurotransmission für die Genese eines depressiven Syndroms sowie auch einer Alkoholabhängigkeit verantwortlich gemacht.

Therapeutische Aspekte

In den vergangenen Jahren wurden eine Reihe von Untersuchungen zur Frage der Effektivität von trizyklischen Antidepressiva bei Alkoholabhängigkeit durchgeführt. Die meisten dieser Untersuchungen zeigten dabei, dass sowohl trizyklische Antidepressiva als auch Serotoninwiederaufnahmehemmer in der Behandlung depressiver Syndrome bei Alkoholabhängigkeit effektiv sind, unabhängig von ihrem Effekt auf die Abstinenzrate, die durch die Gabe von Antidepressiva meist unbeeinflusst blieb.

27.2.2
Alkoholismus und Schizophrenie

Schizophrenie geht mit einem etwa 4fach erhöhten Risiko für Alkoholismus einher. In den meisten Fällen geht die Erstmanifestation einer Psychose dem des Alkoholismus zeitlich voran. Klinisch unterscheiden sich schizophrene Patienten mit Substanzmissbrauch von anderen Schizophrenen auf zahlreichen Ebenen. Insgesamt wiesen sie mehr produktiv-psychotische und weniger „Negativsymptome" als andere Schizophrene auf.

Als Ursachen für einen Alkoholismus bei Schizophrenen wurde v. a. das Zugehörigkeitsgefühl zu einer bestimmten Subkultur, der Wunsch, soziale Kontakte aufrecht zu erhalten oder zu knüpfen oder die Suche nach einer anderen Identität genannt. Schizophrene Patienten selbst gaben als Hauptgründe für ihren Substanzmissbrauch Langeweile, Ängste, Schlafstörungen und Kontaktschwierigkeiten an. Klinisch bedeutsam ist, dass Schizophrene mit zusätzlichem Alkoholismus offensichtlich ein erheblich erhöhtes Risiko für Suizidversuche aufweisen.

Therapie

Generell steht bei suchtkranken Schizophrenen zunächst die Behandlung der Psychose im Vordergrund, eine Psycho- oder Suchttherapie sollte erst nach ausreichender Stabilisierung dieser Patienten begonnen werden. Kontraproduktiv ist in vielen Fällen der Besuch von Selbsthilfegruppen, die von vielen Schizophrenen als Überforderung erlebt werden. Generell sollte die Behandlung suchtkranker Schizophrener eher supportiv denn konfrontativ sein. Psychoedukative Maßnahmen sind häufig sinnvoll, ebenso regelmäßige Alkomat- und Urinkontrollen (Drogennachweis). Eine neuroleptische Behandlung ist bei vielen schizophrenen Patienten mit Alkoholismus kaum zu umgehen.

27.2.3
Alkohol und Angsterkrankungen

Angststörungen sind mit Alkoholismus oder anderen Substanzstörungen positiv assoziiert. Besonders eng ist die Beziehung zwischen Alkoholismus und der Panikstörung, weniger eng bei den Phobien. Möglicherweise ist die erhöhte Rate von Lebenszeitdiagnosen von Panikstörungen und Alkoholismus zumindest teilweise eine Folge auch gemeinsamer familiärer Risikofaktoren; es könnte somit abgeleitet werden, dass Angehörige von Alkoholikern ein erhöhtes Risiko für Angststörungen aufweisen. Ein genetischer Polymorphismus, der den GABA- bzw. serotonergen Metabolismus determiniert, könnte zu beiden Störungen, Alkoholismus und Angsterkrankungen, beitragen.

27.2.4
Andere psychische Störungen

Speziell die *antisoziale Persönlichkeitsstörung* weist die engste Beziehung zu Alkoholismus, aber auch zu anderen Substanzmissbrauchsstörungen auf. Bei Männern mit antisozialer Persönlichkeit ist im Vergleich zur Allgemeinbevölkerung das Risiko für Alkoholismus um den Faktor 21,0 (!) erhöht, für Drogenmissbrauch immerhin noch um den Faktor 13,4.

Die diagnostische Definition für antisoziale Persönlichkeitsstörungen erfordert v.a. das Vorliegen von Verhaltensstörungen besonders in der Kindheit und Jugend, sodass angenommen werden kann, dass die antisoziale Persönlichkeitsstörung gewöhnlich die primäre Störung vor Beginn des Substanzmissbrauchs ist (genetische Faktoren?). Eine weitere wesentliche Beziehung zwischen Alkoholismus konnte am ehesten noch für die *Borderline-Persönlichkeitsstörung* gezeigt werden.

Zwangserkrankungen scheinen dagegen nicht exzessiv gehäuft mit Alkoholismus einherzugehen.

27.2.5
Suizidalität

In einer Metaanalyse wurde das Lebenszeitrisiko für Suizide mit etwa 2% ermittelt. Damit lag die Suizidrate bei Alkoholabhängigen 60- bis 120fach höher als bei psychisch Gesunden. Anders ausgedrückt war Alkoholismus für etwa 25% aller Suizide verantwortlich. Hinsichtlich der Zahl unvollendeter Suizidversuche wurden sogar noch deutlich höhere Prävalenzraten von 15–26% ermittelt.

Die wichtigsten Risikofaktoren für Suizidhandlungen bei Alkoholabhängigen sind:

- früher Beginn des Alkoholismus,
- hohe Trinkmengen,
- lange Trinkdauer,
- frühere Suizidhandlungen.

Außerdem das Vorliegen einer *psychiatrischen Störung,* insbesondere:

- depressive Syndrome, affektive Erkrankungen,
- antisoziale Verhaltensmuster,
- Impulsivität,

- Persönlichkeitsstörungen, Angsterkrankungen,
- hirnorganisches Psychosyndrom, Alkoholpsychosen,
- zusätzlicher Substanzmissbrauch,
- positive Familienanamnese für Alkoholismus und Depression,
- schwere körperliche Folgeschäden,
- soziale Folgeschäden und Probleme (alleinstehend, niedriger sozioökonomischer Status, Arbeitslosigkeit),
- männliches Geschlecht (?),
- zentrales Serotonindefizit (?).

An akuten Risikofaktoren konnte v. a. der Verlust oder die Trennung von einem nahen Angehörigen innerhalb der letzten 6 Wochen sowie der Zeitraum kurz nach einer stationären Behandlung herausgearbeitet werden.

27.3
Neuropsychiatrische Folgeschäden

27.3.1
Alkoholintoxikationen

Generell hat Alkohol einen biphasischen Effekt auf das ZNS: Geringe Konzentrationen von Alkohol wirken erregend, höhere Konzentrationen dämpfend auf das Nervensystem. Klinisch kann man Alkoholintoxikationen grob in leicht-, in mittelgradige und schwere Rauschzustände bis hin zum alkoholischen Koma unterscheiden.

- *Leichte Rauschzustände* finden sich meist bei einer Blutalkoholkonzentration (BAK) von 0,5–1,0 Promille. Hier kann es schon zu einer Beeinträchtigung der Gang- und Standsicherheit sowie komplexerer motorischer Funktionen und der Koordination kommen, aber auch zu Störungen der Augenfolgebewegungen, evtl. mit Nystagmus, und im psychischen Bereich u. a. zu einer Enthemmung und verminderter Kritikfähigkeit mit häufig etwas verminderter Selbstkontrolle.
- Bei *mittelgradigen Rauschzuständen* bei einer BAK von etwa 1,5–2,0 Promille finden sich deutlicher ausgeprägte psychische Auffälligkeiten, wie zunehmende affektive Enthemmungen, gehobener Affekt bis hin zur Euphorie, aber auch Gereiztheit und Aggressivität, häufig im raschen Wechsel. Das Denken ist meist, aber nicht immer, ausreichend geordnet. Die motorischen Störungen wie z. B. Gang- und Standunsicherheit sind dagegen meistens sehr merkbar ausgeprägt.

- Bei *schwereren Rauschzuständen* mit einer BAK von über 2 – 2,5 Promille kommt es zunehmend zu Bewusstseins- und Orientierungsstörungen, Angst und Erregung, aber auch zu Sedierung und einer Vielzahl neurologischer Symptome wie z.b. Gleichgewichtsstörungen, Dysarthie, Schwindel, Ataxie und anderen Beeinträchtigungen des zerebellovestibulären Systems. Hier sind differenzialdiagnostisch häufig eine Vielzahl anderer Erkrankungen abzugrenzen, speziell auch subdurale Blutungen und Schädel-Hirn-Traumata, aber auch Vergiftungen mit anderen Medikamenten/Substanzen.
- Das eigentliche *alkoholische Koma* beginnt meist bei einer BAK von über 4,0 Promille, die häufig tödlich ist. Bei einer BAK von etwa 5 Promille liegt die Letalität bei rund 50%. Tödlich wirkt in der Regel eine Dämpfung des Atemzentrums oder eine Aspiration von Erbrochenem. Die sonst äußerlich erkennbaren Zeichen einer schweren Alkoholisierung (gerötetes Gesicht etc.) können fehlen.

Übersicht 27-1. Diagnostisches Vorgehen bei schweren Alkoholintoxikationen

- *Immer:*
    - Anamnese (Trinkmenge etc.), evtl. Asservierung von alkoholischen Getränken
    - (Fuselalkohole?) und Tabletten
    - somatisch-neurologische Untersuchung (Kreislauf, Verletzungen, Frakturen, Reflexe, Herdbefunde)

- *Labor:*
    - BAK bestimmen
    - BZ, Na, K, γ-GT, GOT, GPT, GLDH, evtl. Cholinesterase, Bilirubin, Hb, HK, Leukozyten, Harnstoff, Kreatinin, evtl. Blutgase, pH, Ammoniak, CK (bei Verdacht auf Rhabdomyolyse), evtl. Thoraxröntgenaufnahme, Sonographie (Leber, Blutung?)
    - bei Verdacht auf Polyintoxikationen: toxikologische Blut- und Urinuntersuchung, evtl. Magenspülung, evtl. Flumazenil (Anexate – bei Verdacht auf Benzodiazepinintoxikation)
    - bei neurologischer Symptomatik, Herdbefund: Schädelröntgenaufnahme, CCT, evtl. NMR, Liquor
    - bei Koma, Verdacht auf pathologischen Rausch: EEG

27.3.2
Pathologischer Rausch

Darunter werden Rauschzustände bei nur leicht bis mäßiggradig ausgeprägter Alkoholisierung verstanden, bei denen entweder ein alkoholinduzierter Dämmerzustand mit paranoider Symptomatik oder ungewöhnliche Erregungszustände im Vordergrund stehen. Typischerweise beginnt ein patologischer Rausch meist schlagartig, es kommt zu aggressiven Handlungen bis hin zu Gewalttaten, psychotischem Erleben, üblicherweise in Form von Verfolgungsängsten bei weitgehend oder völlig fehlenden Trunkenheitssymptomen.

Ein pathologischer Rausch kann bei starker Alkoholisierung, aber auch bei relativ niedriger BAK auftreten. Die Pathogenese ist unbekannt. Typischerweise beginnt der pathologische Rausch rasch, dauert meist relativ kurze Zeit – bis längstens wenige Stunden – und endet in einem Terminalschlaf. Für das psychotische Erleben besteht eine weitgehende bis totale Amnesie. Differenzialdiagnostisch sind eine Vielzahl anderer hirnorganischer und psychischer Störungen in Erwägung zu ziehen (s. Übersicht 27-2).

Übersicht 27-2. Differenzialdiagnose des pathologischen Rauschs

- *Psychische Störungen:*
    - Alkoholdelir, andere Delire
    - Alkoholhalluzinose
    - andere organisch bedingte Wahnerkrankungen
    - Persönlichkeitsstörungen
    - Soziopathie
    - Hysterie
    - erregbare Persönlichkeit
    - psychische Erkrankungen
    - Manie
    - Schizophrenie
    - paranoide Reaktionen

- *Hirnorganische Störungen:*
    - Temporallappenepilepsie
    - Intoxikationen, insbesondere mit Sedativa, Hypnotika, Tranquilizern
    - Durchgangssyndrome, z. B. bei Schädel-Hirn-Trauma

- *Metabolische Störungen:*
  - Hypoglykämie
  - Leber- und Nierenerkrankungen
- *Simulation*

27.3.3
Alkoholinduzierte Amnesien

Bei stärkerer Alkoholisierung kann es zu Amnesien und amnestischen Lücken (sog. Filmrisse oder Blackouts) kommen, die von dem Patienten häufig als irritierend bis bedrohlich erlebt werden. Die Pathogenese ist weitgehend unklar.

27.3.4
Alkoholentzugssyndrom

Die einzelnen Symptome des „einfachen" Alkoholentzugssyndroms sind in Übersicht 27-3 zusammenfassend dargestellt.

Übersicht 27-3. Symptomatik des einfachen Alkoholentzugssyndroms

- *Somatisch-internistisch:*
  - allgemeines Unwohlsein und Schwäche
  - gastrointestinale Störungen: Appetitmangel, Übelkeit, Erbrechen, Magenschmerzen, Durchfälle
  - Herz-Kreislauf-Störungen, Tachykardien, periphere Ödeme

- *Vegetativ:*
  - Mundtrockenheit
  - vermehrtes Schwitzen
  - Juckreiz
  - Schlafstörungen

- *Neurologisch:*
  - Tremor (Hände, Zunge, Augenlider)
  - Artikulationsstörungen, Ataxie, Parasthesien
  - epileptische Anfälle vom Grand-mal-Typ
  - selten Nystagmus, Muskel- und Kopfschmerzen

- *Psychisch:*
  - Angst
  - Reizbarkeit
  - motorische und innere Unruhe
  - depressive Verstimmungen
  - Konzentrations- und Gedächtnisstörungen
  - selten Bewusstseinsstörungen und vorübergehende Halluzinationen

Die häufigsten Symptome sind in der Regel der alkoholische Tremor, gastrointestinale Syndrome sowie Herz-Kreislauf-Störungen. Das Alkoholentzugssyndrom, das typischerweise, abhängig von der individuellen Alkoholisierung und Alkoholgewöhnung, wenige Stunden nach der letzten Alkoholeinnahme beginnt, bei schweren Trinkern aber auch schon bei relativ hoher BAK deutlich ausgeprägt sein kann, dauert unbehandelt meist wenige Tage, längstens eine Woche.

Die *Pathophysiologie* des Alkoholentzugssyndroms wird heute recht gut verstanden. Generell verstärkt Alkohol die Wirkung inhibitorischer Substanzen und schwächt die Wirkung exzitatorischer Neurotransmitter ab, während es im Alkoholentzug jeweils zu überschießenden Gegenreaktionen kommt, die in Abb. 27-2 zusammenfassend dargestellt sind (hinsichtlich weiterer Details s. Soyka 1995).

Wichtig ist bei dem Alkoholentzugssyndrom die Beachtung der zahlreichen *somatischen Begleiterkrankungen und Komplikationen.* Dazu gehören v.a. gastrointestinale Blutungen, Verletzungen, Kreislaufstörungen wie Tachykardie und Blutdrucksteigerungen, Herzrhythmusstörungen, häufig kompliziert durch Elektrolytentgleisungen, Pneumonien, Hypoglykämien oder spezielle somatisch-neurologische Krankheitsbilder.

Noch relativ schlecht verstanden wird das sog. *protrahierte Alkoholentzugssyndrom.* Hierunter werden bei Alkoholabhängigen nach Abschluss der eigentlichen Entzugsphase persistierende psychovegetative Störungen und Störungen wie Angstdysphorie, Appetitmangel, Schlafstörungen und Schweißausbrüche verstanden, die z.T. über Wochen bis Monate fortdauern und Anlass für Alkoholrückfälle sein können.

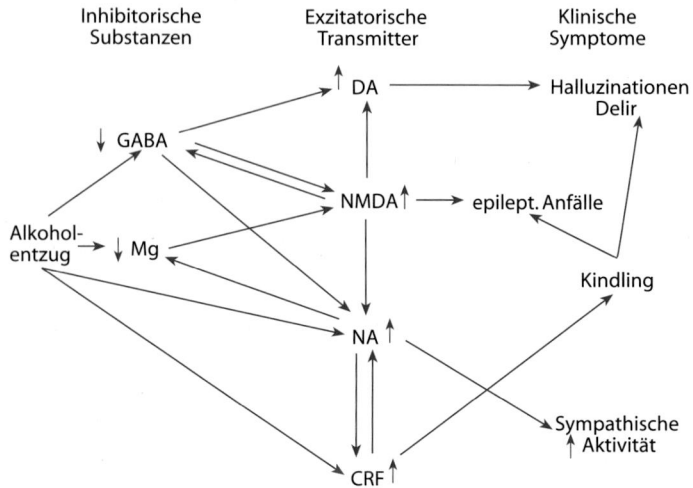

Inhibitorische Substanzen	Exzitatorische Transmitter	Klinische Symptome

Abb. 27-2. Pathophysiologie des Alkoholentzugssyndroms. (Nach Soyka 1995)

27.3.5
Delirium tremens

Delire sind nicht pathagnomisch für Alkoholismus, sondern treten bei einer Vielzahl von körperlichen Störungen auf (Übersicht 27-4), stellen aber bei Alkoholabhängigen eine besonders häufige und schwerwiegende, vital bedrohliche Komplikation dar.

Typisch ist der *Verlauf:* Das Delir entwickelt sich in der Regel 3–4 Tage nach Abstinenzbeginn, manchmal auch später, und wird häufig von epileptischen Anfällen eingeleitet, wobei es sich praktisch ausschließlich um Grand-mal-Anfälle handelt. Klinisch steht neben Bewusstseins- und Orientierungsstörungen eine psychomotorische Unruhe und Angst im Vordergrund. Optische, selten akustische Halluzinationen können hinzutreten, Wahngedanken, speziell Verfolgungs- und Beeinträchtigungsideen, sind häufig. Oft werden fluktuierende, rasche Massenbewegungen oft in Form kleiner Tiere wahrgenommen oder laute Geräusche oder Marschmusik, seltener Stimmen halluziniert. Der Schlaf-Wach-Rhythmus ist aufgehoben, im neurologischen Bereich findet sich häufig ein Tremor, aber auch Neologismen, Paraphasien und eine Echolalie. Seltener, aber sehr typisch ist eine starke Suggestibilität des Patienten sowie Konfabulationen.

Übersicht 27-4. Wichtige Differenzialdiagnosen des Alkoholdelirs

- Pharmakoinduzierte Delirien
- Drogeninduziertes Delir
- Intoxikationen
- Wernicke-Korsakow-Syndrom
- Demenz
- Zerebrale Hypoxie
- Zerebrale Insulte und andere vaskuläre Erkrankungen (Aneurysmen etc.)
- ZNS-Infektionen
- Metabolische Störungen
- Exsikkose
- Hitzschlag, Verbrennungen
- Epilepsie
- Kardiale Schädigungen und Infarkte
- Extra- und intrakranielle Tumoren/Karzinome
- Subdurale/intrazerebrale Hämatome
- Traumata

Unter den wichtigsten somatischen Folge- und Begleiterkrankungen finden sich eine Hyper- oder Hypotension, gastrointestinale Beschwerden, Myopathie und Rhabdomyolyse, Elektrolytentgleisungen, pankreative und intestinale Blutungen, v. a. aber pulmonale und kardiale Störungen, insbesondere Pneumonien, Schock und Kreislaufversagen; außerdem liegen typischerweise massive kognitive Beeinträchtigungen vor, Denkstörungen mit Weitschweifigkeit, eine ausgeprägte Beeinträchtigung von Konzentration und Merkfähigkeit.

27.3.6
Alkoholhalluzinose

Die Alkoholhalluzinose, eine alkoholinduzierte psychotische Störung, ist durch das Leitsymptom akustische Halluzinationen (Stimmenhören, ggf. auch optische, akustische und taktile Halluzinationen, akut auftretend) bei fehlenden Bewusstseins- und Orientierungsstörungen, Angst sowie verschiedene Wahnsymptome ohne Amnesie gekennzeichnet. Klinisch ähnelt die Alkoholhalluzinose stark der paranoiden Schizophrenie, von der sie differenzialdiagnostisch abzugrenzen ist.

In der Regel beginnt die Alkoholhalluzinose ähnlich wie andere Alkoholpsychosen kurz nach Beginn der Abstinenz, in seltenen Fällen aber auch bei fortgesetztem Alkoholismus. Die Prognose ist in den meisten Fällen gut, es wurden aber auch chronische Halluzinosen beschrieben, die in etwa $^1/_5$ der Fälle auftreten und sich dann differenzialdiagnostisch kaum von chronischen schizophrenen Psychosen unterscheiden lassen.

27.3.7
Alkoholischer Eifersuchtswahn

Der alkoholische Eifersuchtswahn ist eine relativ seltene Störung. Generell kann Eifersuchtswahn bei verschiedenen psychischen Störungen auftreten, speziell bei organischen Psychosen (in 6,9 %), aber auch bei Schizophrenien (in 2,5 %) und paranoiden Störungen (in 6,7 %). Typischerweise erkranken praktisch ausschließlich männliche Alkoholabhängige. Die Prognose ist in den meisten Fällen ungünstig. Gefürchtet sind die bei Eifersuchtskranken häufigen Gewalttaten, die sich praktisch ausschließlich auf die Partnerin, kaum je auf den (vermeintlichen oder realen) Nebenbuhler richten.

Klinisch fällt auf, wie unkritisch häufig Patienten mit Eifersuchtswahn an ihren Ideen festhalten, die Argumenten und Gegenbeweisen gegenüber völlig resistent sind. Prädisponierend für einen Eifersuchtswahn scheinen einerseits sexuelle Funktionsstörungen (gesteigerte Libido bei gleichzeitigem Potenzverlust), aber auch Persönlichkeitsstörungen u.a. mit einer Selbstwertproblematik und Gefühlen von Minderwertigkeit, begleitet von Angst, Unsicherheit und einer starken Sensitivität zu sein.

Die Prognose des Eifersuchtswahns ist in den meisten Fällen schwierig. Neuroleptika sind meist ohne durchschlagenden Effekt. Wegen der häufig erkennbaren Gefährdung der Partner(in) erfolgt häufig eine Trennung der (Ehe-)partner.

27.4
Hirnorganische Veränderungen

27.4.1
Psychiatrische Aspekte des Wernicke-Korsakow-Syndroms

Die Klinik des Wernicke-Korsakow-Syndroms ist bereits in Kap. 26 „Alkohol und Neurologie" ausführlich dargestellt worden. An dieser Stelle soll lediglich auf die hirnorganischen Defizite beim Wernicke-Korsakow-Syndrom hingewiesen werden. Anders als beim M. Alzheimer sind die kognitiven Störungen beim Wernicke-Korsakow-Syndrom in der Regel nicht progredient. Differenzialdiagnostisch sind v. a. die Alkoholdemenz, hepathische Enzephalopathien sowie andere hirnorganische Funktionsstörungen und Hirnschädigungen auszuschließen.

27.4.2
Alkoholdemenz

Leitsymptome der Alkoholdemenz sind kognitive Defizite nach längerem, schwererem Alkoholkonsum, die mindestens 3 Wochen nach Beendigung des Alkoholkonsums weiterbestehen. Typische Symptome der Alkoholdemenz sind intellektueller Abbau mit kritiklosem, urteilsarmem Denken sowie Persönlichkeitsveränderungen mit emotionaler affektiver Abstump-

---

Übersicht 27-5. Differenzialdiagnose dementieller Syndrome bei Alkoholikern. (Nach Soyka 1995)

- Wernicke-Korsakow-Syndrom
- Hepatische Enzephalopathie
- „Einfache" Alkoholdemenz
- Marchiafava-Bignami-Syndrom (Corpus-callosum-Atrophie)
- Bei akutem Beginn evtl. Alkoholentzugsdelir
- Akute Alkoholintoxikation
- Andere Intoxikationen (Brom, Drogen etc.)
- Abnormer Rauschzustand
- Postkontusionelle Hirnschädigung (subdurales Hämatom, Normaldruckhydrozephalus)
- Zustand nach Apoplex/Blutung, Vaskulopathien, Multiinfarktdemenz, rezidivierende Hypoglykämien/Diabetes mellitus
- Sogenannte Alkoholepilepsie
- M. Alzheimer
- Andere Demenzformen wie M. Pick
- Schwere Hypovitaminosen oder andere Malnutrition
- Zustand nach Enzephalitis, Meningitis
- Hypothyreose
- HIV-Enzephalopathie
- Neurologische Erkrankungen (z. B. multiple Sklerose)

fung, Affektlabilität, z. T. euphorischen Entgleisungen. Die Alkoholdemenz erfordert im Wesentlichen eine Ausschlussdiagnose, wobei eine Reihe bedeutsamer Erkrankungen auszuschließen sind (s. Übersicht 27-5).

27.4.3
Alkoholismus und Morbus Alzheimer

Verschiedentlich wurde diskutiert, ob Alkoholismus als Risikofaktor für die Entwicklung eines M. Alzheimer angesehen werden kann. Die bislang vorliegenden Untersuchungen deuten darauf hin, dass Alkoholismus keine wesentliche Kovariable für die Entwicklung von M. Alzheimer darstellt.

Weiterführende Literatur

Feuerlein W, Küfner H, Soyka M (1998) Alkoholismus – Missbrauch und Abhängigkeit. Thieme, Stuttgart

Soyka M (1994) Sucht und Schizophrenie. Nosologische, klinische und therapeutische Fragestellungen. 1. Alkoholismus und Schizophrenie. Fortschr Neurol Psychiat 62: 71–87

Soyka M (1995). Die Alkoholkrankheit – Diagnostik und Therapie. Chapman & Hall, Weinheim

Soyka M. (1996) Die Alkoholhalluzinose – Pathophysiologie, Klinik und Therapie. Nervenarzt 67: 891–895

Soyka M (1997) Alkoholismus – eine Krankheit und ihre Therapie. Wiss Verlagsges, Stuttgart

Soyka M (2000). Ratgeber Alkoholabhängigkeit. Uni-Med, Bremen

Soyka M, Sand P (1995) Successful treatment with flupenthixol in a patient with both schizophrenia and alcoholism. Pharmacopsychiatry 28: 64–65

Soyka M, Naber G, Völcker A (1991) Prevalence of delusional jealousy in different psychiatric disorders – an analysis of 93 cases. Br J Psychiat 158: 549–553

Soyka M, Albus M, Finelli A et al. (1993) Prevalence of alcohol and drug abuse in schizophrenic inpatients. Eur Arch Psychiat Clin Neurosci 242: 362–372

Soyka M, Hollweg M, Naber D (1996) Alkoholabhängigkeit und Depression. Nervenarzt 67: 896–904

Soyka M, Rothenhäußler H-B, Preuss U, Möller H-J (1997) Antidepressiva bei Alkoholabhängigkeit – neue Befunde zu Indikationen, Interaktionen und Effizienz. Psychopharmakotherapie 4: 138–144

Soyka M, Dittert S, Gartenmeier A, Schäfer M (1998) Fahrtauglichkeit unter Therapie mit Antidepressiva. Versicherungsmedizin 50: 59–66

Kapitel 28
Konzepte der Alkoholismustherapie

K. F. Mann

Die Behandlung von Alkoholabhängigen ist wesentlich erfolgreicher, als allgemein angenommen wird. Eine regelrechte Therapie basiert auf der Erkennung des momentanen Krankheitsstadiums des Patienten. Die Behandlung des Alkoholgefährdeten oder Alkoholabhängigen erfolgt je nach dem erreichten Krankheitsstadium ambulant oder stationär.

Ziel jeder Behandlung ist es, die Motivation zum Trinken abzubauen zugunsten einer Motivation zur Abstinenz. Krankheitseinsicht, Bereitschaft zur Veränderung und innere Einstellung zur Ursache der Abhängigkeit spielen dabei ebenso eine Rolle wie spezifische Abwehrmechanismen, das Ausmaß an sozialer Unterstützung oder Angst vor Sanktionen wie Führerscheinentzug, Verlust von Partner oder Arbeitsplatz.

Früher wurde Motivation eher als eine Persönlichkeitseigenschaft gesehen im Sinne eines anhaltenden Persönlichkeitszuges („trait"). Das Trait-Modell ist jedoch wenig hilfreich, um die Bereitschaft zu einer Behandlung oder zur Veränderung beeinflussen zu können. In jüngerer Zeit rückte daher ein dynamisches Konzept von Motivation als einem veränderbaren Zustand („state") in den Vordergrund. Damit wird die Förderung und Stabilisierung von Motivation eine Aufgabe der Therapie und ist nicht länger eine Vorbedingung.

Liegt ein Alkoholmissbrauch vor, erfolgt eine ambulante Frühintervention. Bei weniger stark ausgeprägten Abhängigkeiten kann eine längerfristige hausärztliche Behandlung unter Zuhilfenahme der neuen Anticraving-Substanzen sinnvoll sein, v. a. wenn es noch ein intaktes soziales Umfeld für die Betroffenen gibt. Bei schwerer abhängigen Patienten ist eine stationäre psychotherapeutische Maßnahme sinnvoll. Wird sie sachkundig durchgeführt und die Patienten anschließend ambulant weiterbetreut, ist langfristig mit Erfolgsraten von über 50 % zu rechnen.

28.1
Behandlung von Alkoholmissbrauch und Alkoholabhängigkeit

28.1.1
Ambulante Alkoholismusbehandlung

Ambulante Frühinterventionen

Bei der Diagnose „schädlicher Gebrauch" bzw. „Alkoholmissbrauch" ist eine „Minimalintervention" angezeigt. Sie kann in einem oder mehreren ärztlichen Gesprächen bestehen, in denen auf die bereits vorliegenden Warnsymptome hingewiesen und eine Reduktion der Trinkmengen empfohlen wird. Liegt eine Alkoholabhängigkeit vor, erfolgt die Frühintervention in Form eines aufklärenden und konfrontierenden Gesprächs. Punkt für Punkt werden die aufgeführten Diagnosekriterien und Laboruntersuchungen besprochen. Ziel ist die Abstinenzmotivation. Folgende Faktoren haben sich als hilfreich bei Motivationsbildung und -festigung herausgestellt:

- persönliche Risiken des Trinkens dem Patienten rückmelden,
- Eigenverantwortlichkeit für Änderung betonen,
- klaren Ratschlag bezüglich Ziel erteilen,
- Verhaltensalternativen aufzeigen,
- nichtkonfrontative Gesprächsführung anwenden,
- Selbstwirksamkeit des Patienten bekräftigen.

In dieser Phase des Motivationsprozesses ist die Einbeziehung der Angehörigen sehr wichtig, da von vielen Abhängigen bereits ein charakteristisches Abwehrverhalten mit Bagatellisierungstendenzen gezeigt wird. Scheitern alle genannten Maßnahmen, wird als nächster Schritt der stationäre (in Ausnahmefällen auch ambulante) Entzug eingeleitet.

Längerfristige hausärztliche Behandlung zur Rezidivprophylaxe und adjuvante Pharmakotherapie

Die stationären Behandlungen zur Rezidivprophylaxe sind zwar erfolgreich, sie werden in Deutschland pro Jahr aber nur von etwa 1 % aller Alkoholabhängigen in Anspruch genommen. Etwa 2,5 % der Alkoholkranken werden ein- oder mehrmals pro Jahr körperlich entgiftet. 25 % werden aus unterschiedlichsten Gründen in Allgemeinkrankenhäusern behandelt. Der größte Anteil der Alkoholabhängigen (70 %) wird von Allgemeinärzten zumindest einmal pro Jahr gesehen.

Nur wenige Patienten gelangen somit nach dem Entzug in stationäre, suchtspezifische Behandlungen. Alkoholkranke sind aber gerade in den ersten Wochen nach Entzug besonders vulnerabel für einen Alkoholrückfall. Gerade hier brauchen wir neue Therapiemethoden. Sie müssen gemeindenah sein, sofort einsetzen und auch vom niedergelassenen Arzt in Zusammenarbeit mit Suchttherapeuten angewendet werden können. Dies setzt eine wesentlich bessere suchtmedizinische Fort-und Weiterbildung voraus.

Die ambulante Betreuung der leichter abhängigen und weniger geschädigten Patienten durch Hausärzte sollte nach Möglichkeit immer durch regelmäßige Teilnahme an Selbsthilfegruppen ergänzt werden (z. B. Anonyme Alkoholiker, Blaukreuzler, Guttempler etc.; s. Anhang A). In jeder Form der kontinuierlichen ambulanten Betreuung von Alkoholabhängigen sollte eine adjuvante pharmakologische Therapie zumindest in den 6 Monaten nach Entzug erwogen werden.

In den letzten Jahren wurden wir Zeuge einer Entwicklung, die die ambulante Therapie von Alkoholabhängigen mit der Einführung der sog. Anticraving-Substanzen bereicherte. Sie können sowohl vom erfahrenen Hausarzt im Rahmen von Frühinterventionen als auch während der ambulanten Entwöhnungsbehandlung nach Entzug eingesetzt werden. Substanzen mit Wirkungen auf das cholinerge, glutamaterge, dopaminerge, serotonerge und opioiderge System wurden klinisch geprüft. Am erfolgversprechendsten sind bisher der Glutamatmodulator Acamprosat und der Opiatantagonist Naltrexon.

Das glutamaterge System

Acamprosat (Kalziumazetylhomotaurinat) vermindert bei unveränderter Flüssigkeitsaufnahme das Verlangen nach Alkohol, unterdrückt das „Rückfallverhalten" und vermindert Entzugssymptome. Da die Substanz nicht mit der Pharmakokinetik und der Pharmakodynamik von Alkohol interferiert und in der Diskriminationsaufgabe den Alkoholstimulus nicht substituiert, wird geschlossen, dass ihr Anticraving-Eigenschaften zukommen. Die von L-Glutamat ausgelöste Entladungstätigkeit an Neuronen wird durch Acamprosat verringert.

Klinische Erfolge konnten mittels einer Vielzahl placebokontrollierter Doppelblindstudien nachgewiesen werden. Die höhere Dosierung (2 g/Tag) wirkte besser als die niedrigere (1,3 g/Tag). Statistisch war nur die hohe Dosis dem Placebo überlegen. In einer Multicenterstudie in Deutschland wurde die Medikation für die Dauer von 12 Monaten verabreicht. Die Patienten wurden nach Absetzen weitere 12 Monate beobachtet.

Die Zeit bis zum ersten Rückfall und die Zahl der abstinenten Tage unterschieden sich signifikant zwischen beiden Gruppen. Nach 12 Monaten waren 42,8 % der Patienten der Acamprosat-Gruppe abstinent verglichen mit 20,7 % der Placebogruppe. Die positiven Effekte in der Acamprosat-Gruppe blieben auch nach Absetzen der Medikation erhalten. Bei einer zusammenfassenden Auswertung von 11 unabhängigen placebokontrollierten Studien in Europa konnte die Wirkung von Acamprosat an knapp 4000 Patienten nachgewiesen werden. Bis auf eine englische Studie zeigten die übrigen 10 Studien positive Ergebnisse.

Das opioiderge System

Im Tierversuch konnten Interaktionen zwischen Alkohol und den endogenen Opioidsystemen vielfach nachgewiesen werden (d.h. β-Endorphine). Es muss angenommen werden, dass eine Blockade endogener Opioidrezeptoren die Alkoholzufuhr reduziert. Möglicherweise muss ein direkter Effekt von Opiatantagonisten wie z.B. Naloxon auf die belohnende Wirkung des Alkohols vermutet werden.

In mehreren Studien konnte die Wirksamkeit des Opiatantagonisten Naltrexon nachgewiesen werden. An Alkoholikern konnte gezeigt werden, dass im Verlauf von 12 Wochen Naltrexon gegenüber Placebo signifikant bessere Ergebnisse erbrachte. Am erfolgreichsten in Bezug auf Abstinenz war die Kombination Naltrexon und allgemein stützende Psychotherapie, v.a. bezüglich niedrigerer Trinkmengen unter Naltrexon, wenn es doch zu einem Rückfall gekommen war.

Das dopaminerge System

In den letzten Jahren wurden mehrere Untersuchungen mit Dopaminagonisten (Bromocriptin, Lisurid) oder -antagonisten (Tiapridex) beim Menschen durchgeführt. Insgesamt sind die Ergebnisse der dopaminergen Substanzen bisher nicht überzeugend, z.T. wurden unter aktiver Behandlung sogar mehr Rückfälle beobachtet. Zudem muss grundsätzlich bei einer Behandlung mit Neuroleptika das Risiko extrapyramidaler Nebenwirkungen, insbesondere von Spätdyskinesien, bedacht werden.

Das serotonerge System

In klinischen Studien waren positive Effekte der Serotoninwiederaufnahmehemmer (Fluoxetin, 5-HT$_2$-Antagonisten, Ritanserin) nicht oder nur kurzfristig nachweisbar. Ähnlich enttäuschend verlief die Prüfung von Serotoninagonisten wie z. B. Buspiron. Sie könnten allenfalls bei ängstlichen Alkoholabhängigen hilfreich sein, wobei eher eine Reduktion der Angstsymptomatik beschrieben wird als eine Veränderung des Trinkverhaltens.

Schlussfolgerungen zur Pharmakotherapie

Bei einer Metaanalyse der Studien mit einer Behandlungsdauer von mindestens 3 Monaten konnte gezeigt werden, dass einigen Anticraving-Substanzen eine gute Wirksamkeit bescheinigt werden kann. Sie ist etwa so hoch wie bei der Langzeitrezidivprophylaxe der unipolaren Depressionen mit klassischen Antidepressiva. Somit ist heute auch bei Alkoholabhängigen eine Kombinationsbehandlung aus Psychotherapie und Pharmakotherapie möglich. Es ist sogar zu fordern, dass Anticraving-Substanzen nur gemeinsam mit supportiven Gesprächen verordnet werden. Anderenfalls besteht die Gefahr, dass eine in der Behandlung dringend notwendige Auseinandersetzung mit der Erkrankung und der Lebenssituation des Einzelnen unterbleibt oder sogar verhindert wird.

Grundsätzlich sind Anticraving-Substanzen adjuvante Therapieelemente. Konkret kann derzeit die Gabe von Acamprosat und Naltrexon empfohlen werden, wobei nur Acamprosat in dieser Indikation auf dem deutschen Markt zugelassen ist.

Ambulante Entwöhnung

Die Behandlung sollte sofort nach dem Entzug einsetzen. Wichtigstes therapeutisches Ziel ist die Festigung des Abstinenzwunsches. Zu diesem Zweck hat sich ein breites Spektrum psychotherapeutischer Maßnahmen bewährt. Es gelten die gleichen grundlegenden Wirkfaktoren wie in der allgemeinen Psychotherapie, z.B. Problemaktualisierung, motivationale Klärung, Ressourcenaktivierung und aktive Hilfe zur Problembewältigung.

Trotz aller Gemeinsamkeiten mit der Psychotherapie anderer psychischer Störungen gibt es in der Behandlung von Suchtkranken einige Besonderheiten, die die psychotherapeutische Vorgehensweise modifizieren:

- *Abstinenz* ist überragendes Ziel der Behandlung und zugleich Voraussetzung der traditionellen Psychotherapie von Abhängigen.
- Die Psychotherapie des Suchtkranken zielt auf ein Annäherungsverhalten (die Einnahme eines Suchtmittels). Im Gegensatz hierzu steht in der Psychotherapie anderer Störungen häufig die Veränderung eines Vermeidungsverhaltens (z. B. Angst) im Vordergrund.
- Die Selbsthilfebewegungen realisierten die ersten Veränderungsschritte schon vor Jahrzehnten. Dieser Erfolg beeinflusst die Psychotherapie von Abhängigen bis heute.

Rückfallverhütungsprogramme nach Marlatt u. Gordon (1985) haben in den letzten Jahren besonderes Interesse gewonnen. Danach ist ein Rückfall nicht als ein plötzlich auftretendes Ereignis zu sehen, sondern eher als ein Entwicklungsprozess. Hieraus folgt, dass geeignete Maßnahmen die Wahrscheinlichkeit eines Rückfalls reduzieren können, sofern sie rechtzeitig und gezielt eingesetzt werden.

28.1.2
Stationäre Entwöhnung

Die weltweit erste stationäre Einrichtung zur Aufnahme von Alkoholabhängigen wurde 1851 in einem Dorf bei Düsseldorf eröffnet. Schon damals wurde erkannt, dass u. a. zwei Bedingungen für den Erfolg entscheidend waren: eine Selektion von Patienten und ein klares Abstinenzgebot mit Kontrollen und Sanktionen. Über Jahrzehnte dominierten in Deutschland die sog. stationären „Kuren" von 6 Monaten und länger. Untersuchungen über die Wirksamkeit der Standardbehandlung in diesen Fachkliniken ergaben, dass sich erfolgreiche Behandlungseinrichtungen durch folgende Charakteristika auszeichnen: Selektion prognostisch günstigerer Patienten; Modell der therapeutischen Gemeinschaft; Ehepartner und Bezugspersonen werden aktiv einbezogen; aktive Nachbetreuung am Ende der Therapie.

In den letzten Jahren kam es zu einer allmählichen Verkürzung der stationären Behandlungszeiten. Dies wurde durch positive Ergebnisse in Modelleinrichtungen gefördert und steht in Einklang mit internationalen Erfahrungen. Dabei werden Therapiedauer und -modalitäten individuell festgelegt. Je nach dem Stadium der Erkrankung und den persönlichen und sozialen Ressourcen eines Patienten wird entweder eine ambulante, eine teilstationäre, eine stationäre Kurzzeit- (4–6 Wochen) oder eine mittelfristige stationäre Behandlung (2–4 Monate) vorgeschlagen. Die Behandlung von 6 Monaten wird ihre Bedeutung behalten, insbesondere für Patienten mit schlechter Prognose und geringer sozialer Unterstützung.

28.2
Stationär-ambulante Kombinationsbehandlung („Tübinger Modell")

Eine solche Behandlung kann z. b. aus einem 6-wöchigen stationären und einem einjährigen ambulanten Teil bestehen. Sie erfolgt ausschließlich in „geschlossenen Gruppen", d. h. alle Patienten werden an einem bestimmten Tag aufgenommen und 6 Wochen später gemeinsam entlassen. Die personelle Konstanz ist gewährleistet, da Therapeut und Kotherapeut die Gruppe sowohl stationär wie ambulant betreuen. Die Indikationsstellung zur Behandlung erfolgt in ambulanten Vorstellungsgesprächen. Die stationäre Behandlung besteht aus Gruppentherapie, pädagogischem Rollenspiel, Bewegungs- und Beschäftigungstherapie, autogenem Training und Informationsgruppen.

Die Patienten planen selbstständig Außenaktivitäten und Abendveranstaltungen. Jedem Patienten wird ein „Bezugstherapeut" für Einzelgespräche zugeordnet, wobei der Schwerpunkt der Behandlung jedoch auf der Gruppentherapie liegt. Einmal pro Woche findet eine Angehörigengruppe statt, zusätzlich wird an einem Wochenende ein Angehörigenseminar durchgeführt. Die ambulante Gruppentherapie findet einmal wöchentlich statt. Regelmäßige Atemluftanalysen dienen der Abstinenzkontrolle. Bei Verdacht auf einen Rückfall werden Blutproben entnommen.

Rückfällige Patienten können zu einer maximal einwöchigen Krisenintervention erneut auf die Station aufgenommen werden. Seit der Einführung der Anticraving-Substanzen, wie z. B. Acamprosat, werden rückfällige Patienten außer durch die übliche suchttherapeutische Aufarbeitung des Rückfalls zusätzlich auch pharmakologisch behandelt. Eine weitere Indikationsstellung für Acamprosat sind Patienten „vor" einem Rückfall, die über ein starkes Verlangen, Alkohol zu trinken, berichten. Wenngleich für diese spezifische Indikationen noch keine kontrollierten Studien vorliegen, so sind die ersten Erfahrungen doch positiv.

28.2.1
Behandlungsergebnisse des Tübinger stationär-ambulanten Modells

Zur Überprüfung der Behandlungsergebnisse wurden alle Patienten der Jahre 1982–1989 retrospektiv ausgewertet. Die sehr guten validen Behandlungsergebnisse sind in Tabelle 28-1 zusammengefasst.

Therapieverlauf	Anteil der Patienten [%]
Abstinent	57,1
Rückfall ohne Abbruch	11,2
Rückfall mit Abbruch	17,3
Abbruch ohne Rückfall	14,4
Erfolgreiche Therapie	68,3

Tabelle 28-1. Behandlungserfolg des Tübinger Modells, eines stationär-ambulanten Modells, 1982–1990 (n=790). (Mod. nach Mann u. Batra 1993)

28.2.2
Längerfristige Erfolgsraten

In Katamneseuntersuchungen wurde der langfristige Behandlungserfolg nachuntersucht. Eine Zehnjahreskatamnese des Behandlungsjahrgangs 1976 (n = 94) ergab, dass 50 Patienten (53,1%) im Jahr vor der Nachuntersuchung vollständig abstinent gelebt hatten. 19 Patienten (20%) waren mit einem Durchschnittsalter von 48 Jahren gestorben. 5 Patienten (5,3%) konnten nicht erreicht werden, 3 Patienten (3,1%) gaben an, gebessert zu trinken, die übrigen 22 (23,4%) tranken ungebessert (Längle et. al. 1993).

Auf Grund dieser Ergebnisse scheint für eine bestimmte Gruppe von Alkoholikern eine kürzere Therapie, bei der z.B. unterschiedliche Therapieelemente (ambulant/stationär) kombiniert werden, eine sinnvolle Ergänzung zu den traditionellen Angeboten darzustellen. Insbesondere durch eine gemeindenahe Behandlung, bei der eine Integration des sozialen Umfelds (Partner, Familie, Freunde, Arbeitgeber) möglich ist, werden noch bestehende soziale Beziehungen unterstützt und therapeutisch fruchtbar gemacht. Angehörige von mehr als 80% unserer Patienten nahmen an den Angehörigengruppen teil. Weiterhin gelingt es dem niedergelassenen Psychiater oder Hausarzt häufig leichter, Patienten zu einer Therapieteilnahme an einem integrativen gemeindenahen Behandlungsprogramm zu motivieren. Ängste, im Rahmen einer längerfristigen Entwöhnungsbehandlung den Arbeitsplatz oder Partner zu verlieren, treten in den Hintergrund.

28.3
Behandlungsergebnisse und Erfolgsbeurteilung

Eine neuere Metaanalyse (basierend auf ca. 30 experimentellen und 20 nichtexperimentellen Studien) belegt die Wirksamkeit der Psychotherapie mit Alkoholabhängigen im Vergleich zu Kontrollbedingungen. Die Prüfung der differentiellen Wirksamkeit ergibt keine statistisch signifikanten Vorteile für verhaltenstherapeutische Behandlungen im Vergleich zur Standardmethode, der auch die Familien- und Paartherapien zugerechnet wurden. Verglichen mit den Minimalinterventionen und der Disulfiramtherapie war die Verhaltenstherapie überlegen (Süß 1995).

Therapeutenvariablen spielen wahrscheinlich eine bedeutende Rolle für das Therapieergebnis. Der Grad der Empathie des Therapeuten korreliert mit dem Therapieergebnis. Konfrontatives und direktives Vorgehen führten zu einer höheren Rückfallrate in der 12-monatigen Nachbeobachtungszeit verglichen mit unterstützendem und akzeptierendem Vorgehen. Das Ausmaß der Vormotivation spielte keine Rolle für das spätere Therapieergebnis.

Zusammenfassend wird gefolgert (Institute of Medicine 1990)

1. Eine angemessene und spezifische Behandlung von Alkoholabhängigen kann zu eindeutig positiven Resultaten führen. Eine ganze Reihe spezifischer Behandlungsmodalitäten war mit einem Therapieerfolg assoziiert, wenn man sie in kontrollierten Studien mit Wartegruppen ohne Behandlung oder mit alternativen Behandlungsformen verglich.

2. Es gibt keine einzelne den anderen Behandlungsmodalitäten überlegene Therapieform, die für alle Alkoholabhängigen gültig wäre.

3. Therapeutenvariablen als Erfolgsdeterminanten wurden bisher deutlich unterschätzt. Fertigkeiten und Werthaltungen der Therapeuten sind wichtige Faktoren, die den Erfolg beeinflussen. Dies ist unabhängig von der psychotherapeutischen Ausbildung der Behandler.

4. Selbsthilfegruppen, insbesondere die Anonymen Alkoholiker, sind weit verbreitet. Es muss angenommen werden, dass die Selbsthilfegruppen insgesamt einen positiven und stabilisierenden Faktor in der Auseinandersetzung vieler Alkoholabhängiger mit ihrer Krankheit darstellen.

5. Die Behandlung anderer mit dem Trinken zusammenhängender Lebensprobleme kann das Therapieergebnis positiv beeinflussen. Hierzu gehört das Training sozialer Fertigkeiten, Ehe- und Familientherapie, u. U. eine antidepressive, medikamentöse Behandlung, Stressmanagement und die Einbindung in gemeindenahe Hilfssysteme.

6. Der globale Behandlungserfolg unausgewählter Patienten scheint zwischen stationären und ambulanten Behandlungsformen keinen Unterschied aufzuweisen. Das Gleiche gilt für länger dauernde Behandlungen im Vergleich zu kürzeren. Einschränkend muss jedoch gesagt werden, dass bei einer größeren Schwere der Abhängigkeit und ausgeprägteren

psychiatrischen Zusatzstörungen sowie schon weiter fortgeschrittenen Alkoholfolgeschäden eine längere und stationäre Behandlung der kürzeren ambulanten überlegen ist.

Die Erfolge stationärer und ambulanter Behandlungen zur Rezidivprophylaxe sind schwer zu vergleichen, da es nur eine sehr geringe Zahl entsprechender Studien gibt. Neuere Ergebnisse deuten auf eine leichte Überlegenheit der stationären Behandlung hin und sprechen gegen eine Abschaffung dieser bewährten Therapiemodalität.

28.4
Behandlung des Alkoholentzugsyndroms und des Delirium tremens

Das erste Ziel des Entzugs liegt in der körperlichen Entgiftung, ggf. mit entsprechender Behandlung von Entzugserscheinungen. Ohne Motivationsarbeit weist der rein körperliche Entzug jedoch hohe Rückfallraten auf und mündet nur in wenigen Fällen in eine weiterführende Behandlung. Dabei sind gerade in diesem Stadium der Vulnerabilität von Patienten und Angehörigen besonders gute Voraussetzungen für Aufbau und Stabilisierung von Veränderungsmotivation gegeben. Deshalb setzen nach dem neuen Konzept des „qualifizierten Entzugs" zeitgleich mit der körperlichen Entgiftung psychotherapeutische Verfahren ein. Behandlungsziel ist dabei je nach Schwere der Abhängigkeit:

- Vermittlung in Selbsthilfegruppen,
- Selbsthilfegruppen plus ambulante hausärztliche Behandlung ergänzt durch Anticraving-Substanzen,
- ambulante Psychotherapie (Entwöhnung),
- stationäre Psychotherapie (Entwöhnung).

Es gelingt, dass bis zu 50 % aller Patienten 6 Monate später tatsächlich eine weiterführende Behandlung antreten. Der Einwand, ein derart von außen gesteuertes konfrontatives Motivationskonzept könne nicht zu stabilen Erfolgen führen, kann entkräftet werden, da nur wenige der vermittelten Patienten innerhalb der ersten 2 Wochen die angetretene stationäre Behandlung abbrechen. Die Entscheidung, welche therapeutischen Schritte dem Entzug folgen, hängt erneut vom Schweregrad der Abhängigkeit und der Folgeschäden ab. In der Mehrzahl der Fälle scheint eine ambulante Betreuung u. U. mit adjuvanter Pharmakotherapie (s. Abschn. 28.1.1) und die Vermittlung in Selbsthilfegruppen angezeigt.

28.4.1
Therapeutisches Vorgehen bei vegetativen Entzugserscheinungen

Eine pharmakologische Behandlung vegetativer Entzugserscheinungen ist nur bei 30–50 % der Patienten erforderlich, wobei der beste Prädiktator der Verlauf früherer Entzüge ist. Meist genügt es, die Patienten in eine ruhige und kompetente Umgebung zu bringen, Zuwendung und Hilfe anzubieten und eine normale Flüssigkeits- und Nahrungszufuhr zu gewährleisten. Metabolische Entgleisungen müssen diagnostiziert und ggf. behandelt werden. Dies betrifft v. a. die Substitution von Vitaminen.

Sollte eine pharmakologische Behandlung wegen der Schwere der Entzugserscheinungen notwendig sein, haben sich im stationären Rahmen Clomethiazol (Distraneurin alle 2–4 h 2 Kaps., maximal 24 Kaps. pro Tag) oder Benzodiazepine (z. B. Diazepam, maximal 10 mg alle 2 h) bewährt. Beide Substanzklassen sind für den ambulanten Entzug ungeeignet. Ihr eigenes Suchtpotential könnte zu einer dauerhaften Gefährdung der Abhängigen werden.

Vor allem wenn deutliche Blutdruckerhöhungen das klinische Bild prägen, kann die Gabe von Clonidin (initial 75 mg oral, maximal 600 mg pro Tag) sinnvoll sein. Im Übrigen wurde in den letzten Jahren bei weniger ausgeprägter Symptomatik auch die Gabe von Carbamazepin (600–900 mg pro Tag, keine Retardpräparate!) empfohlen.

28.4.2
Therapeutisches Vorgehen beim Delirium tremens

Nur rund 5 % der Alkoholabhängigen, bei denen ein vegetatives Entzugssyndrom auftritt, entwickeln das Vollbild eines Delirium tremens. Während Halluzinationen (vorwiegend akustisch, seltener optisch) auch bei schweren vegetativen Entzugssyndromen beobachtet werden können, ist das Vorliegen einer Desorientiertheit das entscheidende differenzialdiagnostische Kriterium, welches die Diagnosestellung eines Delirium tremens rechtfertigt. Hinzu kommen dann in der Regel visuelle, taktile und akustische Halluzinationen, manchmal Grand-mal-Anfälle sowie Störungen des Bewusstseins und der kognitiven Fähigkeiten. Charakteristisch ist darüberhinaus eine psychomotorische Hyperaktivität.

Das Vorliegen eines Delirium tremens ist eine *lebensbedrohliche Situation* und erfordert immer die sofortige Krankenhauseinweisung. Die Patienten sind in aller Regel *intensivpflichtig*.

Während früher, v. a. in den psychiatrischen Kliniken, die parenterale Gabe von Clomethiazol üblich war, werden heute eher Benzodiazepine, in der Regel in Kombination mit Neuroleptika (z. B. Haldol, maximal 5 mg/4 h), bevorzugt. Unter dieser Medikation klingt das Delirium tremens meist in 2–4 Tagen ab. Wichtig ist die ausschleichende Dosierung der Medikation. Die Gabe von Thiamin (50 mg langsam i. v., 50 mg i. m.) zur Prophylaxe einer Wernicke-Enzephalopathie muss erwogen werden, sie hängt von der Symptomatik und Anamnese sowie den Laborbefunden ab.

Weiterführende Literatur

Gastpar M, Mann K (1998) A multisite placebo controlled study of naltrexone in Germany. International Society of Biomedical Research in Alcoholism (ISBRA), Copenhagen

Grawe K (1995) Grundriss einer Allgemeinen Psychotherapie. Psychotherapeut 40: 130–145

Herz A (1997) Endogenous opioid systems and alcohol addiction. Psychopharmacology 129: 99–111

Institute of Medicine (1990) Broadening the base of treatment for alcohol problems. National Academy Press, Washington

Kranzler HR, Burleson JA, Korner P et al. (1995) Placebo-controlled trial of fluoxetine as an adjunct to relapse prevention in alcoholics. Am J Psychiat 152: 391–397

Küfner H, Feuerlein W (1989) In-patient treatment for alcoholism. A multi-centre evaluation study. Springer, Berlin

Längle B, Mann K, Mundle G, Schied HW (1993) Ten years after – The posttreatment course of alcoholism. Eur Psychiat 8: 95–100

Mann K, Batra A (1993) Die gemeindenahe Versorgung von Alkoholabhängigen – Evaluation eines kombinierten stationären und ambulanten Behandlungskonzeptes. Psychiat Prax 20:831–834

Mann K, Stetter F, Günthner A, Buchkremer G (1995) Qualitätsverbesserung in der Entzugsbehandlung von Alkoholabhängigen. Dtsch Ärztebl 92/45: 2217–2221

Marlatt GA, Gordon JA (1985) Relapse prevention: maintenance strategies in the treatment of addictive behaviors. Guildford, New York

Sass H, Soyka M, Mann K, Zieglgänsberger W (1996) Relapse prevention by acamprosate: results from a placebo controlled study in alcohol dependence. Arch Gen Psychiat 53: 673–680

Stetter F, Mann K (1997) Zum Krankheitsverlauf Alkoholabhängiger nach einer stationären Entgiftungs- und Motivationsbehandlung. Nervenarzt 68: 574–581

Süß HM (1995) Zur Wirksamkeit der Therapie bei Alkoholabhängigen: Ergebnisse einer Meta-Analyse. Psychol Rundsch 46: 248–266

Veltrup C, Weber J, Metten D et al. (1995) Katamnestische Untersuchungen bei Alkoholabhängigen. In: Mann K, Buchkremer G (Hrsg) Suchtforschung und Suchttherapie in Deutschland. Sucht (Sonderheft): 172–173

Wienberg G (1992) Die vergessene Mehrheit. Zur Realität der Versorgung alkohol- und medikamentenabhängiger Menschen. Psychiatrie-Verlag, Berlin

Kapitel 29
Alkoholkonsum und Gesamtmortalität und Morbidität – Gibt es positive Auswirkungen eines moderaten regelmäßigen Alkoholkonsums?

J. Rehm

Alkoholkonsum ist Bestandteil des täglichen Lebens vieler Menschen. Deshalb sind gesundheitliche Auswirkungen von Alkoholkonsum, sowohl negativer als auch positiver Art, von großer Public-Health-Relevanz in Deutschland. Dabei ist zu bedenken, dass Alkohol im Gegensatz zu anderen Substanzen, wie beispielsweise Tabak, keine gleichförmigen Auswirkungen auf einzelne gesundheitliche Indikatoren hat (im Sinne von „je mehr Konsum, desto höher die Wahrscheinlichkeit des Auftretens von Krankheit X"), sondern dass unterschiedliche Trinkmengen zu quantitativ und qualitativ verschiedenen gesundheitlichen Auswirkungen führen können.

Ziel des vorliegenden Beitrags ist es, eine Übersicht zu relevanten Ergebnissen der Forschung in Hinblick auf moderaten Alkoholkonsum zu geben. Dabei geht es nicht um Konsequenzen hinsichtlich einzelner Krankheiten, sondern um den Versuch einer Gesamtschau, d.h. um zusammenfassende Indikatoren zu Mortalität und Morbidität.

Diese Gesamtschau beginnt mit dem wichtigsten Indikator: Gesamtmortalität. Die Beziehung zwischen Alkoholkonsum und Gesamtmortalität wird dabei zunächst überblickartig dargestellt und danach in ihre einzelnen Bestandteile, d.h. in die Beziehungen zwischen Alkoholkonsum und einzelnen Todesursachen, zerlegt. Es folgen methodologische Überlegungen hinsichtlich möglicher konfundierender Variablen sowie ein kurzer Verweis auf noch offene Fragen. In den nächsten Abschnitten werden die Beziehungen zwischen moderatem Alkoholkonsum und Morbidität sowie Behinderungen aufgeführt. Auf Grund der schlechteren Datenlage im Vergleich zu Mortalität nehmen die Ausführungen zu Morbidität und Behinderungen weniger Raum ein als die Ausführungen zu Mortalität. Schließlich folgt eine zusammenfassende Diskussion sowie Schlussfolgerungen.

29.1
Alkoholkonsum und Gesamtmortalität: ein Überblick

29.1.1
Die J-förmige Kurve zwischen Alkoholkonsum und Gesamtmortalität

Sowohl in der bisher umfangreichsten Metaanalyse von English et al. (1995) als auch in neueren Arbeiten zu ergab sich für Männer wie auch für Frauen eine J-förmige Kurve hinsichtlich der Assoziation Alkoholkonsum und Gesamtmortalität. Mit anderen Worten: Sowohl Abstinente als auch starke Trinker wiesen deutlich höhere Mortalitätsrisiken auf als moderate Konsumenten. Konkret war das Mortalitätsrisiko für Männer bei einem Durchschnittskonsum von 10 g reinem Alkohol pro Tag am niedrigsten. 10 g reiner Alkohol pro Tag wird auch oft als sog. „Standarddrink", d.h. als zugrundeliegende Maßeinheit für Alkoholkonsum, verwendet. Es entspricht in etwa der Menge Alkohol, die in einem kleinen Bier (0,33 l), in 0,1 l Wein oder in einem einfachen Schnaps (0,02 l) enthalten ist.

Für Frauen war der Nadir des geringsten Mortalitätsrisikos noch niedriger. Frauen wiesen bei durchschnittlich 20 g reinem Alkohol/Tag bereits ein erhöhtes Mortalitätsrisiko auf, das dann 50% mehr Risiko bei 40 g Alkohol/Tag erreichte. Die Kurve der Männer war dagegen etwas flacher. Mit einem Durchschnittskonsum von 30 g reinem Alkohol pro Tag war in etwa die gleiche Mortalität wie mit Abstinenz verbunden, während 40 g/Tag bereits mit einem signifikanten Risikoanstieg im Vergleich zu Abstinenten verbunden waren.

29.1.2
Alkohol und einzelne Todesursachen

Die Ursache für unterschiedliche Ausformungen der J-förmigen Beziehung zwischen Alkoholkonsum und Gesamtmortalität liegt in den zugrunde liegenden Beziehungen zwischen Alkoholkonsum und den einzelnen Mortalitätsursachen. Insgesamt lässt sich die entsprechende Forschung so zusammenfassen, dass 4 Kategorien von Todesursachen negativ durch Alkoholkonsum beeinflusst werden (d.h. je mehr Alkoholkonsum, desto höhere Wahrscheinlichkeit an Krankheit X zu sterben, ohne dass damit schon eine genaue Angabe zum Verlauf der jeweiligen Kurven gemacht wird):

- maligne Tumoren,
- chronische oder akute somatische und psychische Krankheiten, die Alkohol als Teil ihrer diagnostischen Definition beeinhalten (z.B. alkoholische Leberzirrhose),
- Unfälle und Verletzungen,
- bestimmte zerebrovaskuläre Krankheiten.

Dem steht eine kleinere, aber wichtige Gruppe von Todesursachen gegenüber, die durch moderaten Alkoholkonsum positiv beeinflusst werden kann, und die fast ausschließlich im kardiovaskulären Bereich zu finden ist. Die folgende Beschreibung beginnt jedoch mit den Gruppen, für die Alkoholkonsum, auch moderater Konsum, keine positiven Wirkungen aufweist.

Bösartige Neubildungen

Für den Bereich der alkholassoziierten Krebsarten lassen sich folgende Aussagen treffen: Alkoholkonsum ist verbunden mit einer erhöhten Wahrscheinlichkeit von bösartigen Neubildungen im Bereich:

- der Lippe, der Mundhöhle und des Rachenraums (ICD 9-Kategorien: 141, 143 – 146, 148, 149),
- der Speiseröhre (ICD 150),
- der Leber und der in der Leber liegenden Gallenwege (ICD 155),
- des Kehlkopfs (ICD 161),
- der weiblichen Brustdrüse (ICD 174).
- Die Evidenz für einen Einfluss von Alkoholkonsum bei bösartigen Neubildungen im kolorektalen Bereich (ICD 153, 154) ist noch nicht gesichert genug, um solche Neubildungen als alkohol(mit)bedingt zu klassifizieren.

Anmerkung: Da die wesentlichen derzeit diskutierten epidemiologischen und anderen Studien im Bereich Alkohol und Mortalität den ICD 9 als Grundlage hatten, beziehen sich im Folgenden alle ICD-Kategorien auf diese Krankheitsklassifikation (WHO 1977), obwohl inzwischen eine neuere Version des ICD veröffentlicht wurde.

Die entsprechenden Dosis-Wirkungs-Kurven sind linear, haben aber verschiedene Steigungen (d.h. verschiedene Risikosteigerungen pro Standarddrink), wobei die Neubildungen der Brustdrüse und des kolorektalen Bereichs die geringsten linearen Effekte aufweisen.

Todesursachen mit Hinweis auf Alkohol per Definition

Trivialerweise sind alle Todesursachen, die einen Bezug zu Alkoholkonsum bereits im Namen aufweisen, mit Alkohol assoziiert. Es handelt sich in dieser Kategorie oft um Krankheiten, die mit sog. Alkoholismus in Verbindung stehen und nicht durch nichtabhängigen Konsum verursacht werden können wie:

- die Alkoholabhängigkeit selbst (ICD 303), der Alkoholmissbrauch (ICD 305), die Alkoholpsychose (ICD 291) und Polyneuropathien infolge von Alkoholabusus (ICD 357,5);
- akute und chronische, somatische Krankheiten wie die
  - alkoholische Myokardiopathie (ICD 425,5),
  - Gastritis durch Alkoholismus (ICD 535,3),
  - alkoholische Fettleber (ICD 571),
  - akute alkoholische Hepatitis (ICD 571,1),
  - alkoholische Leberzirrhose (ICD 571,2),
  - nicht näher bezeichneter alkoholischer Leberschaden (ICD 571,3),
  - alkoholassoziierte, chronische oder akute Pankreatitis (ICD 577, 577,1).

Die entsprechenden Dosis-Wirkungs-Kurven sind meist exponential, d. h. das entsprechende Mortalitätsrisiko erhöht sich für moderates Trinken nur unwesentlich, um dann bei stärkerem Alkoholkonsum beschleunigt anzuwachsen (z. B. Leberzirrhoserisiko). Dieser Form der Kurve liegt die Tatsache zugrunde, dass langzeitiger hoher Alkoholkonsum in aller Regel diesen Krankheiten vorangeht. Es muss aber darauf hingewiesen werden, dass einer Klassifikation der in diesem Abschnitt genannten Krankheiten nicht zusätzlich eine Paralleldiagnose von Alkoholabhängigkeit oder -missbrauch zugrunde liegen muss. Insofern sind Begriffe wie „Gastritis durch Alkoholismus" etwas missverständlich.

Unfälle und Verletzungen

Zusätzlich zu den bereits genannten Krankheiten sind folgende Todesursachen aus den Bereichen von Verletzungen und Unfällen (sog. E-Kategorien des ICD 9) nach dem bisherigen wissenschaftlichen Erkenntnisstand sicher mit Alkohol assoziiert:

- Kraftfahrzeugunfälle im Verkehr (ICD E 810–819),
- andere Kraftfahrzeug- bzw. Verkehrsunfälle (ICD E 820–826, E 829–838; E 840–845),

- Vergiftungen durch alkoholische Getränke (ICD E 860),
- Unfälle durch Sturz (ICD E 880 – 888),
- Unfälle durch Feuer und Flammen (ICD E 890 – 899),
- Unfälle durch Ertrinken und Untergehen (ICD E 910),
- Unfälle durch Maschinen (ICD E 919) oder durch schneidende oder stechende Gegenstände (ICD E 920), beides meist sog. Arbeitsunfälle,
- Selbstmord und Selbstbeschädigung (ICD E 950 – 959).

Die Dosis-Wirkungs-Beziehungen zwischen Alkoholkonsum und Unfällen wurde bisher eingehend nur für Verkehrsunfälle untersucht, wobei sich eine exponentielle Beziehung zwischen Blutalkoholspiegel und dem Risiko einer Kollision zeigte. Schließlich soll hier auf eine weitere Besonderheit des Unfallbereichs hingewiesen werden: Während Alkoholkonsum auf die ersten beiden Krankheitskategorien (bösartige Neubildungen, psychische und somatische Krankheiten mit explizitem Bezug zu Alkohol in der Definition) nur langfristig wirkt, handelt es sich im Unfallbereich um kurzfristige Folgen von Alkohol, die theoretisch bereits nach einmaligem Konsum auftreten können (Tabelle 29-1).

Tabelle 29-1. Übersichtsschema für Schadens- und/oder Kostenformen nach Alkoholkonsum unterschieden nach Einmal- und Langzeitgebrauch

	Körperlich	Mental/psychisch/psychophysiologisch	Unmittelbares persönliches und Umfeld (Verhaltensaspekte)	Soziale Reaktions- und Kontrollebene
Einmalgebrauch	Überdosis (tödlich)	Veränderungen im Bewusstsein und bei der Verhaltenskontrolle (Unfälle)	Starke Störung von Personen-, Sozial- und Arbeitsbeziehungen; Unfälle, Gewalt	Legale Kontrolle und Sanktionierung, informale Kontrollmechanismen
Langzeitgebrauch	Mortalität (z.B. Leberzirrhose); Morbidität (z.B. Gastritis, Pankreatitis)	Abhängigkeit; Depressionen	Chronische Störungen von persönlichen, sozialen und Arbeitsbeziehungen	Stigmatisierung; Zwang zur Verhaltensänderung; rechtliche Kontrolle von alkoholbedingtem Problemverhalten; selektive Alkoholverfügbarkeitskontrollen

Zerebrovaskuläre Probleme

Als letzte Gruppe von Krankheiten wurden bestimmte zerebrovaskuläre Bedingungen als negativ durch Alkohol beeinflusst identifiziert wie:

- hämorrhagischer Schlaganfall (ICD 430–432),
- Arrhytmien (ICD 427,0, 427.2, 427,3),
- Blutdruckveränderungen (ICD 401, 405).

Positive Wirkung von Alkoholkonsum auf Todesursachen

Alkoholkonsum kann aber nicht nur negative Auswirkungen auf Todesursachen haben, sondern auch positive Auswirkungen. Zu nennen sind:

- ischämische Herzkrankheiten (ICD 410–414), die in allen etablierten Marktwirtschaften unserer Tage eine der wichtigsten Todesursachen darstellen;
- ischämische Schlaganfälle,
- Diabetes mellitus (ICD 250).

Der protektive Effekt von Alkohol beginnt bei geringen Konsummengen (10 g oder 1 dl Wein an jedem 2. Tag) und scheint an einen regelmäßigen und mäßigen Konsum gebunden zu sein. Sogenanntes Binge-Trinken (d.h. das Trinken von relativ hohen Dosen bei einer einzelnen Gelegenheit) führte zu erhöhtem Risiko für koronare Herzkrankheiten, selbst wenn der durchschnittliche Alkoholkonsum niedrig war. Ob ein Durchschnittskonsum, der über dem als moderat geltenden Konsum von Alkohol liegt, noch kardioprotektiv wirkt, ist unklar, wenn man von der Tatsache absieht, dass starkes Trinken sicher nicht zu stärkeren protektiven Effekten führt. Hinsichtlich der Gesamtmortalität einer Population ist er sicherlich schädlich!

29.1.3
Zum Zusammenspiel der verschiedenen Todesursachen

Die genaue Form der J-förmigen Kurve hängt vom Anteil der genannten Todesursachen ab, die von Alkohol positiv oder negativ beeinflusst werden können. So finden sich beispielsweise Kohorten mit jüngeren Erwachsenen (z.B. 20- bis 35-Jährige), in denen Herzkrankheiten als Todesursache praktisch ausscheiden; es finden sich monoton steigende Dosis-Wirkungs-Beziehungen zwischen Alkoholkonsum und Gesamtmortalität, d.h. der kurvilineare Verlauf verschwindet völlig, und kein Trinkmuster hat eine positive Wirkung auf Gesamtmortalität. Desgleichen spielen Herzkrankheiten in bestimmten Entwicklungsländern keine wichtige Rolle im Gesamtbild der Mortalität, und der kurvilineare Verlauf ist in diesem Fall weniger ausgeprägt, da die protektive Wirkung von moderatem Alkoholkonsum wenig Einfluss auf die Gesamtmortalität hat.

Demgegenüber spielt die protektive Wirkung in Alterskohorten und Regionen, in denen ischämische Herzkrankheiten die wichtigsten Todesursache darstellen eine wichtige Rolle, und der Kurvenverlauf wandelt sich vom J fast zu einem vollen U.

29.2
Hat Wein spezielle Wirkungen?

Bislang wurde immer von Alkohol und sog. Standarddrinks gesprochen. Dieser Sprachgebrauch setzt die Äquivalenz verschiedener Sorten Alkohol voraus: 10 g reiner Alkohol hat immer die gleiche Wirkung, egal ob in Form von Bier, Wein oder Schnaps. In den letzten Jahren ist diese Äquivalenz nicht mehr unumstritten. Einige Autoren argumentieren, dass Wein spezielle protektive Funktionen hinsichtlich Herzkrankheiten aufweist. Ein intensiver Überblick der epidemiologischen Literatur zeigte jedoch, dass Alkohol per se für die meisten protektiven Wirkungen verantwortlich war. In verschiedenen Kulturen wurden protektive Effekte für Wein, Bier und Schnaps mit durchaus vergleichbaren Effektgrößen gefunden.

Neuere epidemiologische Studien nach dem Literaturüberblick erbrachten keine gegenteiligen Erkenntnisse. Laborstudien zeigten ebenfalls keine eindeutigen Ergebnisse hinsichtlich der Wirkung von Wein auf Blutfette, besonders, wenn die Effekte von Wein gegen Traubensaft oder gegen alkoholfreien Wein getestet wurden.

Es lässt sich deshalb zusammenfassen, dass zusätzliche Effekte von Wein, d.h. Effekte, die über die Wirkung von Alkohol hinausgehen, falls sie überhaupt existieren, relativ klein sind und für den Bereich Public Health wenig Relevanz besitzen. Eine ähnliche Meinung vertritt Doll (1997), der zudem die existierenden Studienergebnisse mit relativ stärkeren protektiven Effekten von Wein auf unterschiedliche Trinkmuster im Vergleich zu Bier- und Schnapskonsum zurückführt. Demnach wird Wein eher in geringeren Mengen, aber dafür regelmäßig eingenommen, ein Trinkmuster, das mit einer Verringerung von ischämischen Herzkrankheiten in Verbindung steht. Weiterhin wird Wein oft in Verbindung mit Mahlzeiten getrunken. Auch diese Einnahmeform reduziert ischämische Herzkrankheiten, weil somit die hohen Blutfettwerte nach Mahlzeiten reduziert werden können.

29.3
Alkoholkonsum und Morbidität (inklusive Behinderungen)

Zum Thema Morbidität und in größerem Ausmaß zum Thema Behinderungen liegen wesentlich weniger Daten vor als zu Mortalität. Dies liegt nicht zuletzt daran, dass keine standardisierten/vergleichbaren Informationen zu Behinderungen routinemäßig gesammelt werden. Zusammenfassende Studien wie z.B. solche zu sozialen Kosten von Alkohol haben deshalb meist die Risikofaktoren aus Mortalitätsstudien für Morbidität übernommen oder beide Endpunkte gemeinsam analysiert.

Subjektives Wohlbefinden

Verschiedene Studien haben herausgefunden, dass sowohl Abstinente als auch starke Trinker i. Allg. schlechter auf subjektive Gesundheitsindikatoren abschneiden, und zwar sowohl auf Skalen subjektiven Wohlbefindens als auch auf Beschwerden- und Stressskalen oder Skalen zur Messung von subdiagnostischen Depressionssymptomen.

Hospitalisierungen

Klassischerweise gelten Hospitalisierungen als bester empirischer Indikator von Morbidität. Dieser Indikator wurde auch in den gängigen Studien zu alkoholbedingten sozialen Kosten verwendet. Die entsprechenden Ergebnisse spiegeln zu großen Teilen die Mortalitätsergebnisse wider.

Demenz und kognitive Fähigkeiten allgemein

Die bisherige Datenlage bis 1996 hat in der Mehrzahl der Studien gezeigt, dass moderater Alkoholkonsum keinen Einfluss auf Demenz, insbesondere die Alzheimer-Krankheit, hat. Seit diesem Überblick sind aber mehrere Studien erschienen, die positive Auswirkungen von moderatem Konsum auf kognitive Fähigkeiten insbesondere der älteren Generationen nachweisen konnten. Es erwies sich ebenfalls, dass moderates Trinken mit besseren kognitiven Fähigkeiten insbesondere bei Frauen verbunden ist.

In jüngsten Untersuchungen fand sich im Vergleich zu früheren Studien ein deutlich geringeres Risiko für das Neuauftreten von Demenz bei moderaten Trinkern im Vergleich zu Abstinenten. Die Inzidenz der Alzheimer-Krankheit scheint dagegen sowohl bei sehr geringem wie bei moderatem Konsum reduziert zu sein (positiver Effekt auf das zerebrale Durchblutungssystem, „cerebral vasculature"?).

Behinderungen

Die sog. Global-Burden-of-Disease-Studie (GBD-Studie) von Murray u. Lopez (1996, 1997) hat einen gänzlich anderen Weg der Operationalisierung gewählt. Grundidee war dabei die Erstellung eines einzigen Indikators, der sowohl Mortalität als auch Morbidität bzw. gesundheitsbedingte Behinderungen kombiniert. Dieser Indikator der sog. DALYs („disability adjusted life years") adjustiert jede Zeitperiode, in der ein Individuum mit einer bestimmten Behinderung lebt, mit einem bestimmten Gewichtungsfaktor für den Schweregrad der Behinderung, der über Expertenurteile gewonnen wurde.

Im Rahmen der GBD-Studie wurden 3 verschiedene Effekte von Alkoholkonsum unterschieden: der negative Einfluss von Alkohol auf Unfälle und Verletzungen, der negative Einfluss von Alkohol auf Krankheiten und der positive Einfluss auf ischämische Herzkrankheiten. Als Ergebnis wurde Alkohol als Ursache identifiziert von:

- 3,5 % der globalen Belastung mit Krankheiten,
- 2,2 % der Mortalität,
- 2,5 % aller durch frühzeitige Mortalität verlorenen Lebensjahre,
- 6 % aller durch Behinderung verlorenen Lebensjahre.

In anderen Worten: Der relative Einfluss von Alkohol auf Behinderungen wurde als sehr viel wichtiger beurteilt als der relative Einfluss auf Mortalität. Wie nicht anders zu erwarten, gab es große Unterschiede zwischen den verschiedenen Regionen der Welt, wobei der Einfluss von Alkohol in etablierten Marktwirtschaften mit 10,3 % aller DALYs am größten war, gefolgt von Lateinamerika und der Karibik (9,3 %) und den ehemals sozialistischen europäischen Nationen in Zentral- und Osteuropa (8,3 %). Am wenigsten Einfluss hat Alkohol im mittleren Osten mit seinem hohen Bevölkerungsanteil an abstinent lebenden Moslems.

Die Berechnungen der GBD-Studie können nur so genau sein wie die zugrunde liegenden Daten. Dennoch zeigen die genannten sowie andere Ergebnisse (z. B. sind 15,6 % aller durch Behinderung verlorenen Lebensjahre in etablierten Marktwirtschaften durch Alkohol verursacht) deutlich in die Richtung, dass Alkohol sowohl mehr Einfluss auf nicht tödliche Krankheiten haben könnte als auch auf Mortalität.

Auf der anderen Seite wurde in den letzten Jahren insbesondere der Mortalitätsbereich erforscht und die Bereiche alkoholbedingte Morbidität und Behinderungen fast völlig vernachlässigt. Eine solche Vernachlässigung lässt sich zwar mit der einfacheren Verfügbarkeit von Daten erklären, ist aber aus einem Public-Health-Standpunkt heraus nicht verantwortbar.

Fazit

Die Beziehung zwischen Alkoholkonsum und Gesamtmortalität ist in etablierten Marktwirtschaften J-förmig. Dies bedeutet, dass Abstinente und starke Trinker ein höheres Mortalitätsrisiko aufweisen als moderate Trinker. Als Erklärung für diese Beziehung kann die positive Wirkung von moderatem Alkoholkonsum auf ischämische Herzkrankheiten und ischämische Schlaganfälle dienen. Die relativ geringe Mortalität von Personen mit moderatem Konsum blieb auch bei methodisch anspruchsvollen Studien, die für verschiedene Konfundierungen kontrollierten, stabil.

Über Morbidität und Behinderungen liegen wesentlich weniger Daten vor als über Mortalität. Es gibt jedoch Hinweise, dass moderates Trinken über die bereits in der Mortalität genannten ischämischen Krankheiten hinsichtlich Demenz und subjektiven Gesundheitsindikatoren eine kurvilineare Beziehung aufweist, d.h. dass moderates Trinken auch hinsichtlich dieser Krankheiten mit positiven Wirkungen verbunden ist. Allerdings ist an dieser Stelle zu sagen, dass Alkoholkonsum auch negativ stärker mit Morbidität und Behinderungen verbunden ist als mit Mortalität.

Es ist verwunderlich, dass die Beziehungen von Morbidität und Behinderungen im Gegensatz zu den Arbeiten über Mortalität wissenschaftlich wenig Beachtung fanden. Wenn man den Rahmen noch weiter steckt und auch gesellschaftliche Reaktionen auf Alkoholkonsum miteinbezieht (s. Tabelle 29-1), sollten zukünftige Studien immer die Gesamtperspektive von Alkoholkonsum mit seinen negativen wie positiven Folgen im Auge haben, und es sollten keine Folgerungen auf einzelnen alkoholbedingten Konzequenzen oder gar auf Einzeluntersuchungen basieren.

Nachdem die positive Wirkung von Alkohol auf ischämische Herzkrankheiten außer Frage steht und auch biologisch untermauert wurde, stellt sich die Frage nach praktischen Konsequenzen. Sollten Ärzte ihren

Patienten raten, mäßig, aber regelmäßig Alkohol zu konsumieren, um Herzinfarkten und anderen ischämischen Krankheiten vorzubeugen? Diese Frage kann nur im Einzelfall entschieden werden, wenn ein Arzt den Patienten und seine individuelle Risikostruktur gut kennt und andere potenzielle präventive Maßnahmen wenig erfolgversprechend sind.

Auf Bevölkerungsebene sollte Alkoholkonsum als propagierte Public-Health-Maßnahme ausscheiden, weil er mit zu vielen Risiken verbunden ist. Im Gegenteil scheint es angebracht, die Risiken von Alkohol durch entsprechende Maßnahmen, wie der Herausgabe von Richtlinien zum Alkoholkonsum mit niedrigem Risiko, zu minimieren.

Weiterführende Literatur

Alcohol Health & Research World (1997) Alcohol's effect on organ function. Alcohol Health Res World 21/1

Ashley MJ, Rehm J, Bondy S (2000) Measuring health risks and benefits of alcohol. In: NIAAA (eds) 10th Spec Rep US Congress on Alcohol and Health. NIAAA, Bethesda, pp 3–27

Bondy S (1996) Overview of studies on drinking patterns and consequences. Br J Addict 91/11: 1663–1674

Criqui M (1994) Alcohol and the heart: implications of present epidemiological knowledge. Contemp Drug Probl 21: 125–142

Doll R (1997) Cochrane and the benefits of wine. In: Maynard AC (ed) Non-random reflections on health services research: on the 15th anniversary of Archie Cochrane's effectiveness and efficiency. BMJ, London

Edwards G, Anderson P, Babor T et al. (1994) Alcohol policy and the public good. OUP, New York

English DR, Holman CDJ et al. (1995) The quantification of drug caused morbidity and mortality in Australia, 1992. Commonw Dep Human Services and Health, Canberra

Murray C, Lopez A (1996) The global burden of disease: a comprehensive assessment of mortality and disability from diseases, injuries and risk factors in 1990 and projected to 2020. Harvard School of Public Health on behalf of the WHO and the World Bank, Boston

Murray C, Lopez A (1997) Global mortality, disability, and the contribution of risk factors: global burden of disease study. Lancet 349: 1436–1442

Rehm J (2000) Alcohol consumption and mortality. What do we know and where should we go? Addiction 95/7: 989–995

Rehm J, Ashley MJ, Room R et al. (1996) Drinking patterns and their consequences: report from an international meeting. Br J Addict 91/11: 1615–1621

Rehm J, Ashley MJ, Dubois G (1997) Alcohol and health: individual and population perspectives. Br J Addict 92/1: 109–115

Single E, Robson L, Rehm J, Xie X (1999) Morbidity and mortality attributable to alcohol, tobacco, and illicit drug use in Canada. Am J Public Health 89/3: 385–390

WHO (1977) Manual of the international statistical classification of diseases, injuries and causes of death (ICD 9). WHO, Geneva

Anschriften aus dem Suchtbereich

A1
Bundesweit tätige Organisationen, Behörden und Kammern

A1.1
Verbände der Suchtkrankenhilfe

Deutsche Hauptstelle gegen die Suchtgefahren e. V. (DHS)
59065 Hamm, Westring
Tel.: (02381) 9015-0, Fax: (02381) 15331
e-mail: info@DHS.de

Akzepte e. V. Bundesverband für akzeptierende Drogenarbeit und humande Drogenpolitik
47165 Münster, Am Roggenkamp 48
Tel.: (02501) 27572
Fax: (02382) 81179

Arbeiterwohlfahrt Bundesverband e. V. (AWO)
53110 Bonn, Oppelner Str. 130
Tel.: (0228) 6685-151 oder -0 (Zentrale)
Fax: (0228) 6685209
e-mail: info@awobu.awo.org
Internet-URL: http://www.awo.org

Arbeitsgemeinschaft Katholischer Fachkrankenhäuser für Suchtkranke e. V.
79104 Freiburg, Karlstr. 40
Tel.: (0761) 200369
Fax: (0761) 200350

Bundesverband für stationäre Suchtkrankenhilfe e. V. „buss"
34117 Kassel, Kurt-Schuhmacher-Str. 2
Tel.: (0561) 779351
Fax: (0561) 102083

Bundesweiter Arbeitskreis Glücksspielsucht
32052 Herford, Auf der Freiheit 25
Tel.: (05221) 599850
Fax: (05221) 599875
Internet-URL: http//www.gluecksspielsucht.de

**Deutsche Gesellschaft für Suchtforschung und
Suchttherapie e. V. (DG-Sucht)**
59067 Hamm, Wilhelmstr. 125
Tel.: (02381) 417998
Fax: (02381) 417999

Deutsche Gesellschaft für Drogen- und Suchtmedien e. V.
60065 Frankfurt, Postfach 160150
Tel.: (069) 467361 und (06173) 5266
Fax: (069) 467361

Deutscher Caritasverband e. V. – Referat Besondere Lebenslagen
79104 Freiburg, Karlstr. 40
Tel.: (0761) 200-369
Fax: (0761) 200-350
Internet-URL: http://www.caritas.de

Deutsches Rotes Kreuz e. V. (DRK) – Generalsekretariat
52113 Bonn, Friedrich-Ebert-Allee 71
Tel.: (0228) 541-1208
Fax: (0228) 541-1261
Internet-URL: http://www.rotkreuz.de

Fachverband Drogen und Rauschmittel e. V. (FDR)
30159 Hannover, Odeonstr. 14
Tel.: (0511) 18333
Fax: (05 11) 18326
Internet-URL: http://www.neuland.com/fdr/Jost Leune

Fachverband Freier Einrichtungen in der Suchtarbeit e. V. /(FES)
90402 Nürnberg, Königstr. 12
Tel.: (0911) 106009 13
Fax: (0911) 2277 22
e-mail: 10034-3024@compuserve.com
Internet-URL: http://www.fes-sucht.de

Fachverband Sucht e. V.
53113 Bonn, Adenauerallee 58
Tel.: (0228) 261555
Fax: (0228) 215885 oder 2420999
e-mail: sucht@sucht.de
Internet-URL: http.//www.sucht.de

Foederation der Drogenhilfe in Europa e. V.
C/o Drogenhilfe Tübingen e. V.
74182 Obersulm, Friedrichshof
Tel.: (07130) 4733-0
Fax: (07130) 4733-33
e-mail: Friedrichshof@t-online oder fdh@dhe.ch
Internet-URL: http://www.fdhe.ch

Gesamtverband für Suchtkrankenhilfe im Diakonischen Werk der Evangelischen Kirche in Deutschland e. V. (GVS)
34117 Kassel, Kurt-Schumacher-Str. 2
Tel.: (0561) 109570
Fax: (0561) 778351

Gesellschaft gegen Alkohol- und Drogengefahren (GAD) e. V.
39104 Magdeburg, Planckstr. 4–5
Tel.: (0391) 56566-0
Fax: (0391) 56566-0

Internationale Vereinigung anthroposophischer Einrichtungen für Suchttherapie e. V.
34628 Willinghausen, Junker-Hooß-Str. 4
Tel.: (06691) 5312
Fax: (06691) 6126

Paritätischer Wohlfahrtsverband Gesamtverband e. V.
– Referat Gefährdetenhilfe
60528 Frankfurt, Heinrich-Hoffmann-Str. 3
Tel.: (069) 6706-269
Fax: (069) 6706-209
e-mail: info@paritaet.org
Internat-URL: http://www.paritaet.org/gv/sgff97.htm

Verband ambulanter Behandlungsstellen für Suchtkranke/
Drogenabhängige e. V. (VABS)
79104 Freiburg, Karlstr. 40
Tel.: (0761) 200363
Fax: (0761) 200350

A.1.2
Selbsthilfe- und Abstinenzorganisationen

AI-Anon-Familiengruppen
– Selbsthilfegruppen für Angehörige und Freunde von Alkoholikern
Alateen – Selbsthilfegruppen für Kinder und jugendliche Angehörige
von Alkoholikern
45128 Essen, Emilienstr. 4
Tel.: (0201) 773007
Fax: (0201) 773008

Anonyme Alkoholiker (AA) – Interessengemeinschaft e. V.
80939 München, Lotte-Branz-Str. 14
Tel.: (089) 3164343 und 3169500
Fax: (089) 3165100
e-mail: Kontakt@anonyme-alkoholiker.de
Internet-URL: http://www.Anonyme-Alkholiker-de

Regionale Kontaktstellen sind auch unter der bundeseinheitlichen
Rufnummer (Vorwahl) 19295 zu erreichen.

Anonyme Raucher
76227 Karlsruhe, Lenzenhubweg 28
Tel.: (0721) 408221

Arbeitsgemeinschaft der deutschen Abstinenzverbände (AGAV)
66386 St. Ingbert, Nelkenstr. 20
Tel.: (06894) 7592
Fax: (06894) 870331
e-mail: AGAV1@t-online.de
Internet-URL: http.//home.t-online.de/home/AGAV1

Blaues Kreuz in der Evangelischen Kirche Deutschland e.V., Bundesverband
24768 Rendsburg, An der Marienkirche 19
Tel.: (04331) 590-381
Fax: (04331) 590-387
e-mail: bke@blaues-kreuz.org
Internet-URL: http://www.blaues-kreuz.org

Blaues Kreuz in Deutschland e.V.
42289 Wuppertal, Freiligrathstr. 27
Tel.: (0202) 620030
Fax: (0202) 6200381
e-mail: bkd@blaues-kreuz.de
Internet-URL: http.//www.blaues-kreuz.de

Bund alkoholfrei lebender Kraftfahrer e.V., Bundesverband
46145 Oberhausen, Karlstr. 13
Tel.: (0208) 633147
Fax: (0208) 633763

Bund gegen Alkohol im Straßenverkehr e.V.
Bundesgeschäftsstelle und Landessektion Hamburg
20149 Hamburg, Alsterchaussee 17
Tel.: (040) 440716
Fax: (040) 4107616

Bundesarbeitsgemeinschaft der Freundeskreise für Suchtkrankenhilfe
in Deutschland e.V., Selbsthilfeorganisation
34117 Kassel, Kurt-Schumacher-Str. 2
Tel.: (0561) 780413
Fax: (0561) 711282

**Bundesverband der Elternkreise drogengefährdeter
und drogenabhängiger Jugendlicher e. V. (BVEK)**
10365 Berlin, Herzbergstr. 82
Tel. (0 30) 55 67 02-0
Fax: (0 30) 55 67 00 25

Deutscher Frauenbund für alkoholfreie Kultur e. V.
62329 Egelsbach, Kurt-Tucholsky-Str. 7
Tel. und Fax: (0 61 03) 4 27 31

Deutscher Guttempler-Orden (I.O.G.T.) e. V.
20097 Hamburg, Adenauerallee 45
Tel.: (0 40) 24 58 80
Fax: (0 40) 24 14 30
e-mail: guttempler@t-online-de
Internet-URL: http.//iogt.international.org

JUVENTE Jugendorganisation der Guttempler in Deutschland
20097 Hamburg, Adenauerallee 45
Tel.: (0 40) 24 58 80
Fax: (0 40) 24 14 30
e-mail: mathias_boelchow@compuserve.com

**Kreuzband e. V., Selbsthilfe- und Helfergemeinschaft für Suchtkranke
und deren Angehörige**
59065 Hamm, Münsterstr. 25
Tel.: (0 23 81) 6 72 72-0
Fax: (0 23 81) 6 72 72 33
e-mail: Kreuzbund.ham@t-online.de

Selbsthilfe junger Suchtkranker
Bundesweite Koordinationsstelle der Caritas
10115 Berlin, Große Hamburger Str. 18
Tel.: (0 30) 2 80 51 12
Fax: (0 30) 2 82 65 74

Selbsthilfe Sucht in der Arbeiterwohlfahrt –
Arbeiterwohlfahrt Bundesverband e. V. (AWO)
53119 Bonn, Oppelner Str. 130
Tel.: (02 28) 66 85-1 51 oder -0 (Zentrale)
Fax: (02 28) 66 95-2 09

Synanon e. V.
10365 Berlin, Herzbergstr. 84
Tel.: (0 30) 5 50 00-0
Fax: (0 30) 5 50 00-1 21

A1.3
Behörden und Kammern

AOK – Bundesverband
53177 Bonn, Kortrijker Str. 1
Tel.: (02 28) 8 43-0
Fax: (02 28) 8 43-5 02
Internet-URL: http.//www.aok.de

Bundeskriminalamt (BKA)
65193 Wiesbaden, Thaerstr. 11
Tel.: (06 11) 55-1
Fax: (06 11) 55 21 41
Internet-URL: http.//www.bka.de

Bundesministerium für Familie, Senioren, Frauen und Jugend
52123 Bonn, Rochusstr. 8 – 10
Tel.: (02 28) 9 30-0
Fax: (02 28) 9 30-22 21
Internet-URL: http.//www.government.de/inland/ministerien/familie.html

Bundesministerium für Gesundheit
53121 Bonn, Am Propsthof 78 a
Tel.: (02 28) 9 41-0
Fax: (02 28) 9 41-49 32
e-mail: poststelle.haus1@bmg.400.de

Internet-URL: http.//www.bmgesundheit.de/
krankhei/ubersi2_.htm#heading4
Ref.. 322: Betäubungsmittelrecht, Int. Suchtstofffragen
Ref. 326: Drogen und Suchtmittelmissbrauch

A.2 Österreich

Österreichisches Bundesinstitut für Gesundheitswesen
A-1030 Wien, Stubenring 6
Tel.: (00431-) 5156160
Fax. (00431-) 5138472
e-mail: Sabine.Haas@reitux.net

Zentralstelle zur Bekämpfung des Alkoholismus
A-1150 Wien, Hackengasse 13

A.3
Niederlande

AMOC/DHV-Stichting
Amsterdam Oecumenisch Centrum/Stichting Deutscher Hilfsverein
NL-1074 HC Amsterdam, Stadthouderskade 159
Tel.: (0031-20) 6721192
Fax: (0031-20) 6719694

A.4
Schweiz

Schweizerische Fachstelle für Alkohol- und andere Drogenprobleme SFA
CH-1003 Lausanne, Av. Ruchonnet 14
Tel.: (0041-21) 3212911
Fax: (0041-21) 3212940
e-mail: sfa.ispa@sfa-ispa.ch
Internet-URL: http.//www.sfa-ispa.ch

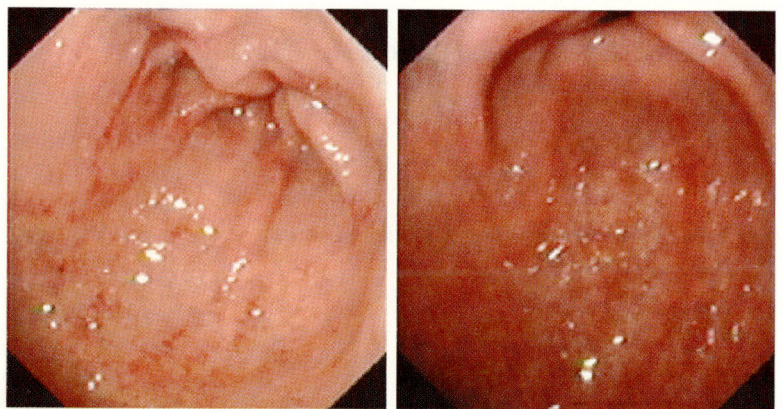

Abb. 12-3 a, b. Legende s. S. 159

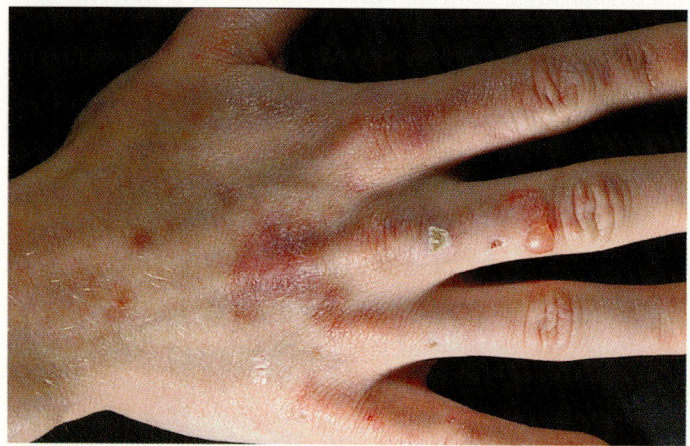

Abb. 24-1. Legende s. S. 369

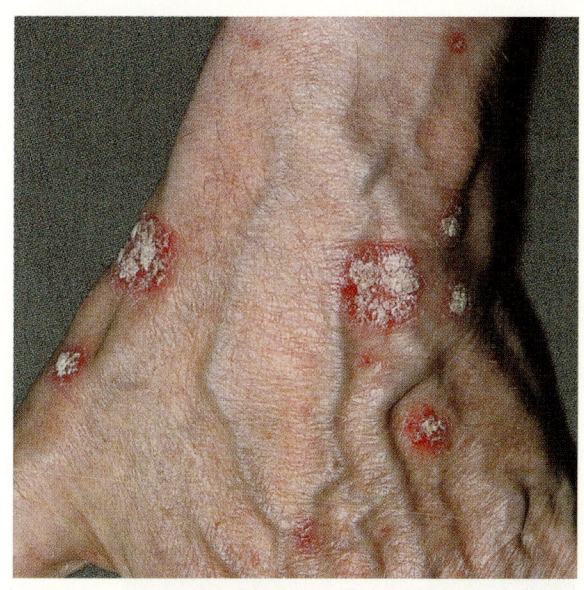

Abb. 24-2. Legende s. S. 370

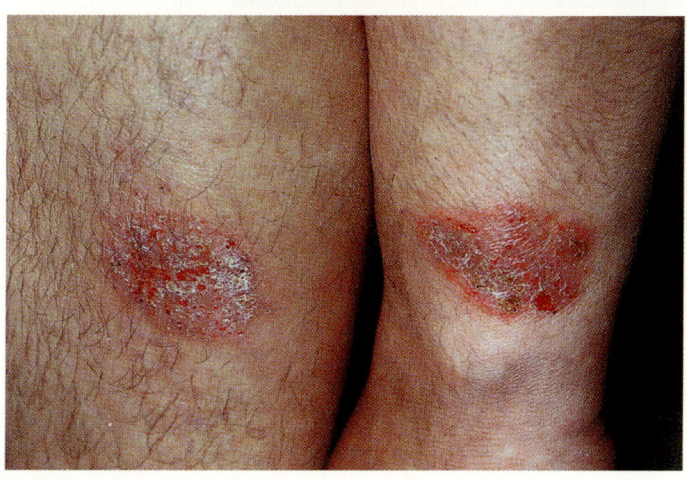

Abb. 24-3. Legende s. S. 371

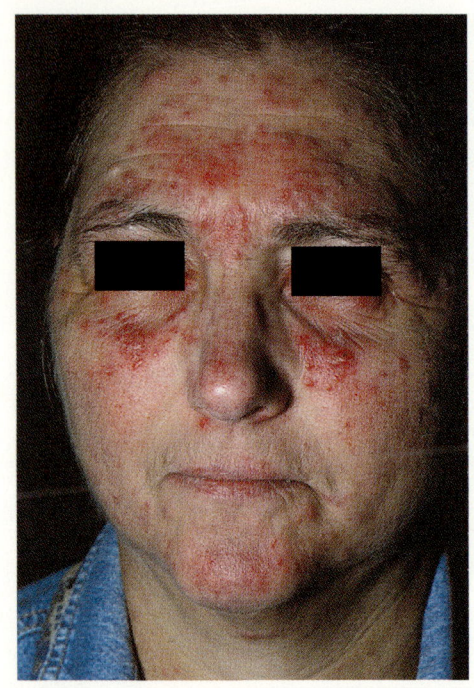

Abb. 24-4. Legende s. S. 372

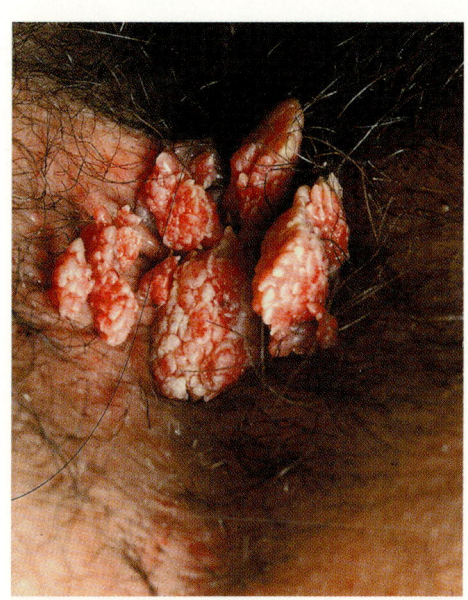

Abb. 24-5. Legende s. S. 373

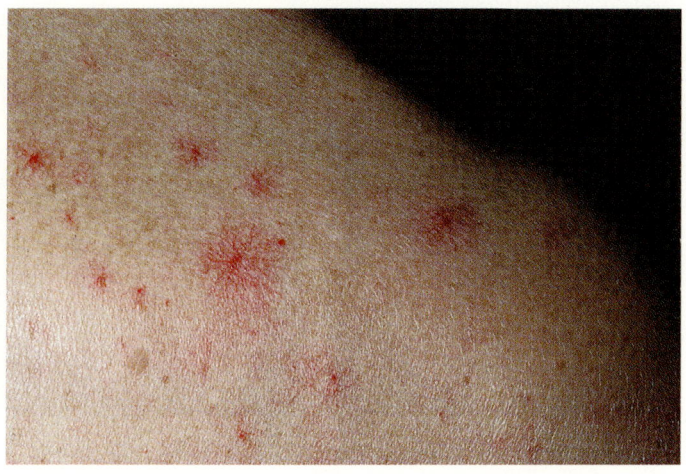

Abb. 24-6. Legende s. S. 375

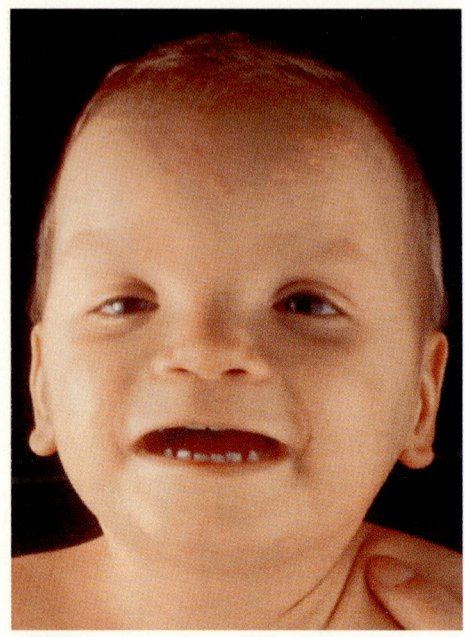

Abb. 25-3. Legende s. S. 385

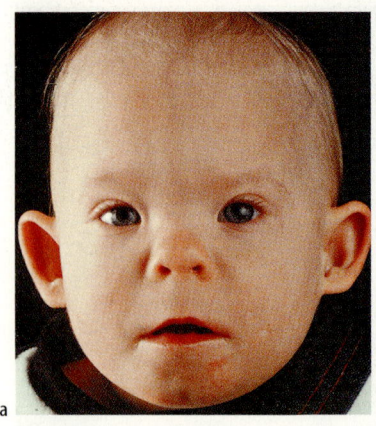

a

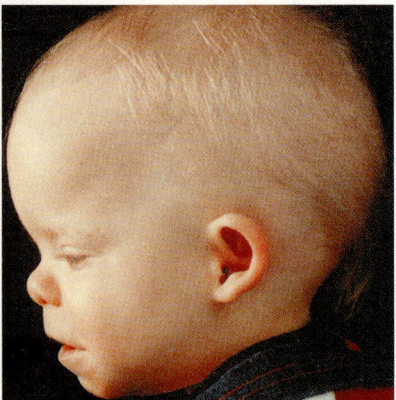

b

Abb. 25-4a, b. Legende s. S. 385

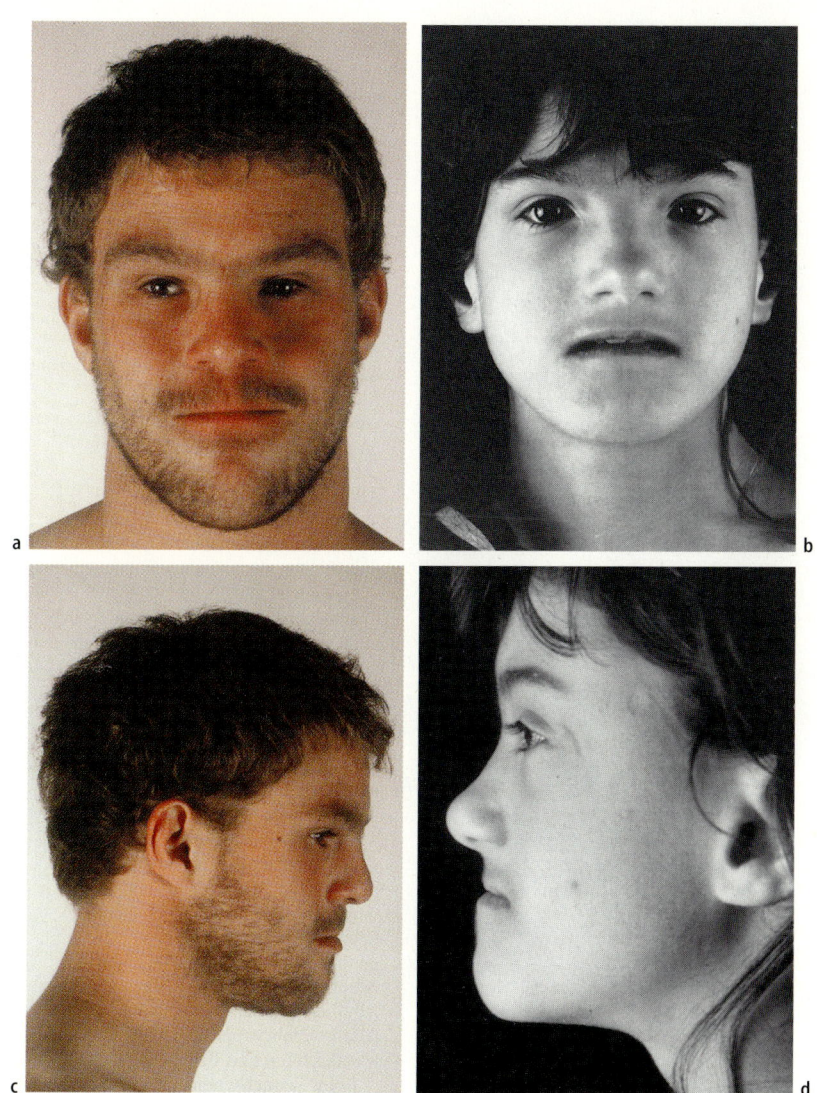

Abb. 25-7 a – d. Legende s. S. 396

Sachverzeichnis

Neurotransmitter 179
Niere, Erkrankungen 325–333
- Glomerulonephritis 325, 332, 333
- Morphologie und Funktion 326, 327
- Veränderung renal relevanter
  Parameter 327–330
- Versagen, alkoholbedingtes akutes
  331
Nikotin, Interaktion mit Alkohol 266,
267
Noradrenalin 315
Norharman 79
Normoblasten 357
Notfallambulanz 82

O

OCDS („Obsessive-Compulsive-
Drinking-Scale") 100
Oligomenorrhöe 318
Onychomykose 372
Opiate/Opioide, Interaktion mit Alkohol
258, 259, 268
opioiderges System 438
Organschäden, alkohol induzierte 70
Oropharynxkarzinom 138
Ösophagoduodenoskopie 161, 218
Ösophagus
- *Barrett*-Syndrom 150, 295
- *Boerhaave*-Syndrom 151
- gastroösophagealer Reflux 146–148,
  295
- *Mallory-Weiss*-Syndrom 150, 151
- Motilitätsstörung 180, 181
- Refluxösophagitis 148, 149
Ösophaguskarzinom 152–154
- Leitsymptome 153, 154
Osteocalcinspiegel 279
Osteomalazie 310
Osteopathie, alkoholinduzierte
310–312
Osteopenie 310, 311
Osteoporose, alkoholinduzierte 310, 311
Östrogen 319
Oxalsäure 268
Oxandrolon 221
Oxazepam 257

P

Paget-Erkrankung 311
Palmarerythem 206
Pankreas
- exokrine Sekretion, Wirkung von
  Alkohol 185–187
Pankreaskarzinom 197, 198
Pankreatitis, alkoholische 187–197
- Anamnese 192
- bildgebende Verfahren 193, 194
- chronische 70
- Diagnostik 192
- Inzidenz 187
- Klinik 189, 190
- körperliche Untersuchung 193
- Labor 193
- Leitsymptome 190, 191
- – Frühstadium 191
- – Spätstadium 192
- Pankreasfunktionstest 193
- pathogenetische Mechanismen 188,
  189
- Therapie 194–197
- – Diätempfehlungen 196
- Verlauf 188
Pankreolauryltest 193
Papillomavirus, humanes (HPV) 373,
374
Papulose, bowenoide 373
Paracetamol 250
- Interaktion mit Alkohol 263
Parathormon 305
Parotidose, alkoholische 133
Pavor nocturnus 392
„Peer-groups" 28
Pektoralalopezia 376
Pellagra 374, 409, 410
permissiv-funktionsgestörte Kultur 26
Permissivkultur 26
Persönlichkeitsentwicklung 23, 24
Persönlichkeitsstörung
- antisoziale 424
- Borderline 424
Persönlichkeitsstruktur, prämorbide
24
Phäochromozytom 316
Pharmakokinetik, Alkohol 37–40

W

Wachstum, prä- und postnatales 388

Wachstumsfaktoren 224–227

Wachstumshormon (STH) 302

Wahrnehmungsstörungen 391

Warfarin 265

Wasserabsorption, Hemmung durch Alkohol 168, 171

Wasserintoxikation 328, 329

Wasserstoffsuperoxid 290, 291

Wechselwirkungen (s. Interaktionen)

Wein, spezielle Wirkungen 453, 454

Weißfleckung 211

Werbung 12

Wernicke-Enzephalopathie 408

Wernicke-Korsakow-Syndrom 420, 432, 433

Widmark 38

wirtschaftliche Bedeutung 12, 13

Wirtsschleimhaut 134

Wohlbefinden, subjektives 454

Wohnungslosigkleit 29

X

Xylol, Interaktion mit Alkohol 269

Z

Zahlenreihen 10, 11

Zahnstatus 211, 212

zerebrovaskuläre Erkrankungen 417, 418

Zieve-Syndrom 207, 358

Zinkmangel 168, 173

– Klinik 277

Zwangserkrankung 424

Zwillingsstudien 64, 65

Zytokine 242

– fibrogene 224–227

W. Röck GmbH Druck + Medien, Weinsberg